古今名医临证实录丛书

咳喘证

主　编　陈凯佳

编　委　（按姓氏笔画排序）

门　凌　田小卉　刘成丽　陈凯佳

陈铭泰　罗　英　凌天和　黄子天

谢晓燕　谢婉君

中国医药科技出版社

内容提要

本书为古今名医临证实录丛书之一，书中选取了古今名医对咳喘的证治经验，并且多选取对咳喘确有阐发，有医案佐证的医家经验，部分加入医家对该病的医论及验方效方，旨在为临床中医诊治咳嗽、喘证、肺胀、哮病、咯血、肺痨等疾病提供借鉴。全书内容丰富，资料翔实，具有极高的临床应用价值和文献参考价值，能够帮助读者开阔视野，增进学识。

图书在版编目（CIP）数据

咳喘证/陈凯佳主编．—北京：中国医药科技出版社，2013.4（2024.9重印）
（古今名医临证实录丛书）
ISBN 978 - 7 - 5067 - 5994 - 6

Ⅰ．①咳…　Ⅱ．①陈…　Ⅲ．①咳嗽 - 中医学 - 临床医学 - 经验 - 中国　②哮喘 - 中医学 - 临床医学 - 经验 - 中国　Ⅳ．①R256.1

中国版本图书馆 CIP 数据核字（2013）第 041778 号

美术编辑　陈君杞
版式设计　郭小平

出版　中国医药科技出版社
地址　北京市海淀区文慧园北路甲 22 号
邮编　100082
电话　发行：010 - 62227427　邮购：010 - 62236938
网址　www.cmstp.com
规格　710×1020mm ¹/₁₆
印张　21 ½
字数　385 千字
版次　2013 年 4 月第 1 版
印次　2024 年 9 月第 2 次印刷
印刷　河北环京美印刷有限公司
经销　全国各地新华书店
书号　ISBN 978 - 7 - 5067 - 5994 - 6
定价　45.00 元

出版者的话

古人说"熟读王叔和,不如临证多"。古今名医莫不是在临证中推求理论,提高理论,并且善于解决临床疑难问题者,来源于临证、应用于临床的理法方药也才经得起反复验证。编辑本套丛书的主旨,是将古今名医对疾病的认识与其实际诊治案例结合起来,呈现于读者,是以定名为"古今名医临证实录"。

本丛书共分为 22 册:发热、咳喘证、糖尿病、肿瘤、高血压、冠心病、中风、心律失常、痹证、肾病、肝胆疾病、胃肠病、月经带下病、不孕不育症、妊娠产后病、妇科杂病、儿科病(古代医家和近现代医家)、男科病、皮肤病、睡眠障碍、癫痫。

丛书以历代临床中医名家为纲,分古代医家和近现代医家两大部分。文献的来源,均列于文后。

古代文献的选辑,以明清文献为主,根据病症的不同,适当选录了各朝代医家,如胃肠病选录了金元时期的李杲等等。原则以相关病种享有盛誉的中医临床家的文献为主。现代医家统一选择国家级名老中医、国医大师,或某领域获得业内和社会公认的名老中医。

古代文献中的计量单位,悉遵古制;近代医家部分,因部分医家涉及到医论医话中的行文剂量,故将其计量单位保持了原貌,没有换算为国家法定计量单位。现代医家文献则统一改为国家法定计量单位。

每一医家下设:【医家简介】、【主要学术思想和主张】、【医论医话】、【验方效方】、【精选案例】。一般要求入选的名医均有论、有方、有案,以较完整地反映他对该病的认识和经验。其论不求面面俱到,但求切中要旨,能够启发临床;其方多为有独到运用心得的实用效验方;其案则精选效验显著、案例完整,并能反映医家诊治思想的病例。

本丛书力求全面地反映古今名医的临床经验,其最大特点是理论、方药和案例结合,故堪称全面反映古今名医诊治"实录"。相信本丛书对中医临床各科均能起到很好的参考和指导作用。

中国医药科技出版社

2013 年 1 月

编写说明

本书选取古今名医对咳喘的证治经验，汇编成书。

本书原则，是尽量选取对咳喘确有阐发，有医案佐证的医家经验，部分加入医家对该病的医论及验方效方，旨在为临床中医诊治咳嗽、喘证、肺胀、哮病、咯血、肺痨等疾病提供借鉴。

在体例上，鉴于中医临床发展的古今不同，本卷将古代医家与近现代医家分成两部分。

古代医家部分的体例，先为"医家简介"，次为"医家的主要学术思想和主张"，再次为医家与该病相关的"医论医话"（若为后代医家对此医家的学术经验进行的整理总结，则此版块改为"临证经验"），再次为针对本病所拟或常用的"验方效方"，末则为"精选验案"。

由于近现代中医临床已经形成了病证结合的辨治模式，因此对近现代医家经验的整理，采取了以古代病名与近现代病名相结合进行分类的方法。古之"咳嗽"，在近现代可参上呼吸道感染、咽炎、支气管炎等诸多疾病；古之"喘证"，近现代可参慢性阻塞性肺病、肺气肿等；古之"肺胀"，近现代可参慢性肺源性心脏病（肺心病）等；古之"哮病"，近现代可参支气管哮喘；古之"咯血"，近现代可参支气管扩张等；古之"肺痨"，近现代可参肺结核等。每种之内同样以医家为纲，每位医家的内容同样以"医家简介"、"主要学术思想及主张"、"医论医话"（若为后代医家对此医家的学术经验进行的整理总结，则此版块改为"临证经验"）、"验方效方"、"精选验案"为序。

书中部分汤药和成方未注明组成的，编者以（组成：……）的形式标出，以便读者阅读。计量单位现代的克统一用 g 标示，古代的钱、分未作更改。

本书所选内容，均注重临床实用性，文字有直录，有摘录，均详注出处，以供进一步研究。目录中每位医家后的题目，则为编者所撰，力图点出其论治本病的主要特点，而非该医家学术的全面概括。所归纳或有不当之处，当以医家本人所论为准。

编　者
2012 年 11 月

目　录

上篇　古代医家

下篇　近现代医家

古代医家

咳　嗽

朱丹溪

（倡滋阴降火说，善从痰治咳喘）

【医家简介】

朱丹溪（1281～1358），字彦修，名震亨，婺州义乌（今浙江义乌市），元代著名医学家，金元四大家之一。三十岁因母病而学医，后师从理学家许谦学习理学。四十四岁从罗知悌学医。罗为刘完素的再传弟子，旁通张从正、李杲二家学说。丹溪尽得其学，并吸取三家之长，融会自己的心得体会，倡导滋阴学说，善治杂病，自成一派。

相关著作：《局方发挥》、《格致余论》、《本草衍义补遗》，门人整理有《丹溪心法》、《丹溪手镜》、《脉因证治》等。

【主要学术思想和主张】

朱丹溪吸取了前代刘、张、李三位医家之长，致力于对内伤火热证候及治疗的探讨。创"相火论"、"阳有余阴不足论"，提出火证的三大治则：实火可泻、虚火可补、火郁当发。确立"滋阴降火"的治则，倡导滋阴学说，对杂病创气、血、痰、郁的辨证，提出"百病皆有兼痰者"的论述，并首提"哮喘"病名。

【医论医话】

有风寒、有火、有痰、有劳、有肺胀。感冷则嗽，膈上多痰，二陈汤加炒枳壳、黄芩、桔梗、苍术、麻黄、木通、姜，水煎。久热嗽，人壮气实，能食，多酒热，脉实数者，凉膈散；夏月热嗽而咽痛者，加桔梗、荆芥、枳壳。虚嗽以四君子汤加当归、芍药、炙甘草。寒热交作而痰嗽者，小柴胡汤加知母之类。一方加白芍药、五味子、桑白皮。

（摘自《丹溪心法》）

【验方效方】

○ **方一　清化丸**

［主治］治肺郁痰喘嗽，睡不安宁。

［组成及服法］贝母　杏仁　青黛

上为末，沙糖入姜汁泡蒸饼，丸如弹大。噙化。

○ **方二　青金丸**

［主治］治食积火郁嗽。

[组成及服法] 贝母、知母各半两，为末　巴豆去油膜，半钱

上为末，姜泥丸，辰砂为衣。食后服，每五丸，白汤下。一云青黛为衣。

○ **方三　苍莎丸**

[主治] 调中散郁。

[组成及服法] 苍术、香附各四两　黄芩二两

上为末，蒸饼丸梧子大。每服五十丸，食后姜汤下。

○ **方四　人参清肺散**

[主治] 治痰嗽咽干，声不出。

[组成及服法] 人参一钱半　陈皮一钱半　半夏一钱　桔梗一钱　麦门冬半钱　五味子十个　茯苓一钱　甘草半钱　桑白皮一钱　知母一钱　地骨皮一钱　枳壳一钱　贝母一钱半　杏仁一钱　款冬花七分

上水煎，生姜三片。

（摘自《丹溪心法》）

【精选验案】

案1　一妇人积嗽，腹有块，内蒸热。

贝母、瓜蒌、南星、香附各一两　姜黄、蓝实各二钱五分　白术一两

案2　一妇人积痰嗽。

黄芩　黄连　香附　贝母　瓜蒌　生甘草　陈皮　茯苓　白术　知母　杏仁　桑白皮

案3　一人痰积郁嗽

贝母、黄芩、香附、瓜蒌、青皮各一两半

案4　一人体肥，膏粱饮酒，当劳倦发咽痛鼻塞痰嗽。

凉膈散加桔梗、荆芥、南星、枳实。

（以上医案录自《丹溪治法心要》）

叶天士

（擅治温病，治咳护胃）

【医家简介】

叶天士，名桂（1667～1746），号香岩，晚号上津老人，出生于江苏吴县。其祖父叶时、父亲叶朝采均擅医，叶桂少时昼则从师习儒，夜而从父学医，先后拜于周扬俊、王子接、马元仪等名医门下。悬壶济世五十载，名扬大江南北。叶氏长于治疗时疫和痧痘，对温热病的病因病机、辨证论治造诣极深，是中医温病学的奠基人之一。

相关著作：《临证指南医案》、《温热论》、《幼科要略》、《种福堂医案》、《叶案

存真》等。

【主要学术思想和主张】

叶天士是清代温病学派的主要代表医家之一,对温病理论的构建作出了突出贡献,创卫气营血辨证体系,临证诊断尤重辨舌验齿之法,倡导脾胃分治,善于甘润养胃;在诊治内科杂病方面,师古而不泥古,建树颇多,外感咳嗽,叶氏重在祛邪,内伤咳嗽,以治本为主。无论外感与内伤,叶氏均强调必须保护胃气。

【医论医话】

咳为气逆,嗽为有痰,内伤外感之因甚多,确不离乎肺脏为患也。若因于风者,辛平解之。因于寒者,辛温散之。因于暑者,为熏蒸之气,清肃必伤,当与微辛微凉,苦降淡渗,俾上焦蒙昧之邪下移出腑而后已。若因于湿者,有兼风、兼寒、兼热之不同,大抵以理肺治胃为主。若因秋燥,则嘉言喻氏之议最精。若因于火者,即温热之邪,亦以甘寒为主,但温热犹有用苦辛之法,非比秋燥而绝不用之也。至于内因为病,不可不逐一分之。有刚亢之威,木叩而金鸣者,当清金制木,佐以柔肝入络。若土虚而不生金,真气无所禀摄者,有甘凉甘温二法,合乎阴土阳土以配刚柔为用也。又因水虚而痰泛,元海竭而诸气上冲者,则有金水双收,阴阳并补之治,或大剂滋填镇摄,葆固先天气元精。

(摘自《临证指南医案》)

【验方效方】

○ **方一 清化湿热法**

千金苇茎汤(苇茎、冬瓜仁、桃仁、薏苡仁)。

○ **方二 清肺透邪法**

治寒热客气。包裹肺俞。麻杏石甘汤(麻黄、杏仁、石膏、甘草)。

(摘自《临证指南医案》)

【精选验案】

案1 某(十岁)。头胀咳嗽。此风温上侵所致。

连翘一钱半 薄荷七分 杏仁一钱半 桔梗一钱 生甘草三分 象贝一钱

案2 邱。向来阳气不充,得温补每每奏效。近因劳烦,令阳气弛张,致风温过肺卫以扰心营。欲咳心中先痒,痰中偶带血点。不必过投沉降清散,以辛甘凉理上燥,清络热。蔬食安闲,旬日可安。

冬桑叶 玉竹 大沙参 甜杏仁 生甘草 苡仁 糯米汤煎

案3 潘氏。久咳不已,则三焦受之,是病不独在肺矣。况乎咳甚呕吐涎沫,喉痒咽痛。致咳之由,必冲脉之伤,犯胃扰肺,气熏熏灼,凄凄燥痒,咳不能忍。近日昼暖夜凉,秋暑风,潮热溏泄,客气加临,营卫不和,经阻有诸。但食姜气味过辛致病,辛则泄肺气,助肝之用。医者知此理否耶?夫诊脉右弦数,微寒热,渴饮。拟从温治上焦气分·以表暑风之邪。用桂枝白虎汤。

案4　胡（六六）。脉右劲，因疥疮，频以热汤淋浴，卫疏易伤冷热。皮毛内应乎肺，咳嗽气塞痰多。久则食不甘，便燥结，胃津日耗．不司供肺。况秋冬天降，燥气上加，渐至老年痰火之象。此清气热以润燥，理势宜然。倘畏虚日投滞补，益就枯燥矣。

霜桑叶　甜杏仁　麦冬　玉竹　白沙参　天花粉　甘蔗浆　甜梨汁　熬膏

案5　丁（六三）。秋令天气下降，上焦先受燥化，其咳症最多，屡进肺药无功。按经云久咳不已，则三焦受之，是不专于理肺可知矣。六旬又三，形体虽充，而真气渐衰。古人于有年久嗽，都从脾肾子母相生主治。更有咳久气多发泄，亦必益气，甘补敛摄，实至理也。兹议摄纳下焦于早服，而纯甘清燥暮进，填实在下，清肃在上。凡药味苦辛宜忌，为伤胃泄气预防也。

早服：水制熟地八两　白云苓乳蒸，四两　五味子去核蒸烘，三两　建莲去心衣，三两　淮山药乳蒸，四两　车前子二两　淮牛膝盐水拌蒸烘，三两　紫衣胡桃肉霜连紫皮研，三两

上为末，用蒸熟猪脊髓去膜捣丸。服二三钱，开水送。

晚用益胃土以生金方法：真北沙参有根有须者四两　生黄芪薄皮三两　麦冬去心二两　生白扁豆圆圆连皮，四两　生细甘草一两　南枣肉四两

淡水煎汁，滤清收膏，临成加真柿霜二两收，晚上开水化服五钱。

（以上医案录自《临证指南医案》）

陈修园
（推崇仲景，温肺化饮）

【医家简介】

陈修园（1753～1823），名念祖，字修园，福建长乐人。早岁丧父，自幼一边攻读儒经，一边学医，乾隆五十七年中举，后会试不第，寄寓京师。适光禄寺刑部郎中伊朝栋患中风证，手足瘫痪，汤水不入，群医束手。念祖投以大剂而愈，声名大噪。后在长乐嵩山井山草堂讲学，培养医学生，弟子极多。临床长于用温补脾肾的方法治疗杂病。

相关著作：《伤寒论浅注》、《长沙方歌括》、《金匮要略浅注》、《金匮方歌括》、《灵素节要浅注》、《伤寒医诀串解》、《神农本草经读》、《医学三字经》、《医学实在易》、《医学从众录》、《女科要旨》、《时方妙用》、《时方歌括》、《景岳新方砭》、《伤寒真方歌括》等。

【主要学术思想和主张】

陈修园特别推崇张仲景，是维护伤寒派的中坚人物之一。临床长于用温补脾肾的方法治疗杂病。陈修园对于咳嗽治疗认识独特，突出无论内外之邪，不"合"于

肺则咳嗽成，强调"饮邪"为根，辨证论治以虚实为要，时时不离温化寒饮之药，特色鲜明，深得仲师之旨。

【医论医话】

咳嗽证，方书最繁，反启人多疑之惑，其实不外虚实二证。实者，外感风寒而发；虚者，内伤精气而生也。总不离乎水饮。

咳嗽虽为肺病，其标在肺，其本在肾。肾具水火，水虚者滋之，宜猪苓汤，服四五剂后，即服六味地黄丸加蛤蚧、麦冬、五味子；火虚者温之，宜真武汤，去生姜加干姜、细辛、五味子，四五剂后，即服桂附地黄丸。数方俱以利水为主，若读张景岳书辈，必谓补肾不可利水。《求正录》中有实漏卮之喻，而不知咳嗽必挟饮邪，标在肺而本在肾，天不连地而连水也。今于水道一利，则上千之水饮亦必下行，源流俱清，咳嗽自愈。经云：上焦如雾，中焦如沤，下焦如渎。但得三焦气化，水道通决，则云行雨施，乾坤有一番新景象矣。

（摘自《陈修园医学全书》）

【验方效方】

○ **方一 实证方**

（1）外感风寒，内挟水饮：香苏饮加杏仁、防风各二钱，半夏、干姜各一钱五分，五味子捣扁、细辛各八分，水煎服，温覆取微汗。

（2）夏月伤暑咳嗽：六一散滑石六钱，甘草一钱，加干姜、细辛、五味子各一钱，水煎服。

（3）秋间伤秋金燥气：泻白散，二剂合为一剂，去粳米，加黄芩、阿胶各一钱五分，干姜一钱，五味子、细辛各五分。

○ **方二 虚证方**

（1）培土生金法：六君子汤加干姜一钱五分，五味子、细辛各八分

（2）培补肺肾法：附子理中汤加茯苓四钱，细辛、五味子各八分，阿胶、天门冬各三钱。

（摘自《陈修园医学全书》）

吴 鞠 通

（三焦辨证，擅治温病）

【医家简介】

吴鞠通（1758～1836），名瑭，字配珩，江苏淮阴人，青年时攻科举习儒，十九岁时父亲病故，于是弃儒学医。四年后侄儿巧官突患温病发黄不治，吴鞠通受到沉重打击，开始关注温病研究，后经朋友介绍检修《四库全书》，得以阅读吴又可的《温疫论》和叶天士《临证指南医案》，叹服其说。乾隆五十八年（1793年）京师大

疫，瑭以温病之法治疗，获全活达数十人，声名大震。临床善治温病，提出三焦辨证，是清代温病四大家之一。

相关著作：《温病条辨》、《医医病书》、《吴鞠通医案》，后编成《吴鞠通医学全书》。

【主要学术思想和主张】

吴鞠通在继承前人理论和证治经验的基础上，创立了温病三焦辨证理论，说明温病自上而下的传变规律，补充了卫气营血辨证的不足；并在这一基础上又提出了"治上焦如羽，非轻不举；治中焦如衡，非平不安；治下焦如权，非重不沉"的治疗原则，形成了一整套温病辨证治疗体系，命名九种温病。

【临证经验】

吴鞠通治疗咳嗽的特色是三焦辨治。上焦咳嗽，其治在肺，法宜轻宣；中焦咳嗽，治在脾胃，法宜调和；下焦咳嗽，治在肝肾，法宜咸寒，或通肝络。

（摘自《吴鞠通治疗咳嗽特色探析》）

【验方效方】

◇ 疏风清热凉润法

[组成] 苦桔梗三钱　连翘三钱　银花二钱　甘草二钱　薄荷一钱　鲜芦根三钱桑叶三钱　麦冬三钱　细生地三钱　茶菊三钱　天冬一钱

[主治] 风热咳嗽。

（摘自《吴鞠通医案》）

【精选验案】

案1　吴（三岁）、吴（五岁）、吴（八岁）。三幼孩连咳数十声不止，八岁者且衄，与千金苇茎汤（组成及服法：苇茎、薏苡仁、冬瓜子、桃仁），加苦葶苈子三钱。有二帖愈者，有三四帖愈者，第三四帖减葶苈之半，衄者加白茅根五钱。

案2　刘，十七岁，乙酉五月二十四日。三月间春温，呛咳见吐，现在六脉弦细，五更丑寅卯时，单声咳嗽甚，谓之木叩金鸣，风本生于木也。议辛甘化风，甘凉柔木。

苦桔梗三钱　连翘三钱　银花二钱　甘草二钱　薄荷一钱　鲜芦根三钱　桑叶三钱麦冬三钱　细生地三钱　茶菊三钱　天冬一钱

二十八日。咳嗽减，食加，脉犹洪数，左大于右。效不更力，再服四五帖。

六月初二日。木叩金鸣，与柔肝清肺已效，左脉洪数已减，与前方去气分辛药，加甘润。

沙参三钱　玉竹三钱　麦冬三钱　冰糖三钱

案3　吴，二十岁，甲子四月二十四日。六脉弦劲，有阴无阳，但嗽无痰，且清上焦气分。

桑叶三钱　生扁豆三钱　玉竹三钱　冰糖三钱　麦冬三钱　沙参三钱　杏仁三钱

连翘钱半　茶菊三钱　四帖

二十六日。于前方内去连翘，加：丹皮二钱、地骨皮三钱。

案4　陈，四十岁，丙戌正月十三日。咳嗽起于前年九月，夏伤于湿，伏暑遇新凉而发之咳，证本不大，后因误补封固，邪已难出。又用桑皮末，用地骨引邪入肾。按肾为封藏之脏，误入者永难再出矣，身热得补药汗解，而足心之热总不解，是其确证也。现在咳而呕，六脉弦细而数，阴阳两虚也。勉照胃咳方法，先能得谷，建立中焦，假如胃旺，或有生机。常吐血一二口，中有瘀滞，亦系久病络伤，季胁作痛，肝经部分应加宣络降气。

姜半夏六钱　苏子霜钱半　桃仁三钱　云苓八钱，呕不止可加至两许　降香末二钱广皮炭三钱　姜汁每杯冲三小匙

煮一杯，分一次服，此证扬汤止沸而已，断难釜底抽薪。

案5　陈，十六岁。少年而体质本弱，六脉弦细而软，五更咳嗽，时而吐血，应照阳虚夹饮吐血论治。又劳者温之治法，与小建中汤，加茯苓、半夏。

白芍六钱，炒　姜半夏三钱　生姜三大片　桂枝四钱　云苓五钱　胶饴八钱，化入炙甘草三钱　大枣二枚，去核多服为妙

案6　某，十三岁。五更空咳，木叩金鸣，本用柔药柔肝，兹两胁痛，中有怒郁瘀滞，法当活络。

新绛纱三钱　苏子霜二钱　广皮二钱　炒旋覆花三钱　包降香末二钱　姜半夏五钱归须三钱　郁金二钱　青皮钱半　香附三钱

（以上医案录自《吴鞠通医案》）

程文囿
（崇尚实用，善治疑难）

【医家简介】

程文囿，字观泉，号杏轩，歙县东溪人，悬壶于岩寺。程杏轩出生世医之家，少业儒，博学工诗，二十岁开始研究医学，医名渐噪，加之为人和蔼，医德高尚，到嘉道年间，求诊接踵，医名显卓，时人谓："有杏轩则活，无杏轩则死。"程氏以内妇儿科见长，善治疑难病。

相关著作：《医述》、《杏轩医案》。

【主要学术思想和主张】

程文囿治学态度严谨，尚实用而少空谈，敢于怀疑，在理论上时时有突破，学验颇丰，程氏认为医术蔑古则失之纵，泥古则失之拘，应以古人为师。《杏轩医案》为所治疑难病证之验案，对真寒假热、实证类虚、阴极似阳等证，辨析甚明，遣方用药灵活多变。

【精选验案】

案1 张妆功兄乃郎嗽久伤阴奇治验

汝兄乃郎，年方龆龀，秋间咳嗽，入冬不止。初起呛嗽痰涩，气急面红，渐次潮热脉数，食减肌瘦。药如泻白散、止嗽散、清燥救肺汤，遍尝无验。汝兄虑成童怯，嘱予筹治。令且停药，每日用甜雪梨一枚，去皮渣，雄猪肉四两，同切块，清水煮汤啜之，其肉与粳米稀粥同食。儿病日久，戒食荤油，复为药苦，得此可口，食而甘之，数日而效，浃旬而痊。汝兄称谢，并问其故。予曰："斯证即喻西昌所谓秋伤于燥，冬生咳嗽之候也夫燥者濡之，其所以服诸清润之剂而不应者，缘童质向亏，嗽久阴伤。凡药皆草木根荄荛，只可濡其时邪之燥，未能滋其津液之干耳。经云：阴之所生，本在五味子，五谷为养，五果为助，五畜为益，故用猪肉、雪梨、粳米诸多濡液滋干之品，气味合而服之，以补精益气，岂寻常方剂可同语耶。汝兄慨然曰："人知药能疗病，不知药反增病；人知食肉病复，不知食肉病愈。今而后益信医理渊深，不易知也。"

案2 周都宪咳久医误治用温肺涤邪

歧伯虽言五脏六腑皆令人咳，然其所重，全在于肺。盖皮毛者，肺之合也，皮毛先受邪气，邪气以从其合。其寒饮食入胃，从胃脉上至于肺，则肺寒，肺寒则外内合邪，因而客之则为肺咳。是咳之不离乎肺，犹疟之不离乎少阳。据谕病缘夏热晓起，感冒凉风，更兼饮冷，始而微咳，渐至咳甚，服药月余咳仍不已。经云：形寒饮冷则伤肺，此致病之大端。医者只知天时之气热，不察人身之脏寒频投滋润，希冀清火止咳，适燕指南，无怪药愈服而咳愈频也。盖肺为娇脏，性虽畏热，然尤畏寒，金被火刊固为咳，金寒水冷亦为咳。五行之理，生中有克，克中有生，金固生水者也。然金寒则水冷使非火克金，则金不能生水矣。譬诸水冰地诉犹以霜雪压之，其能堪乎。诊脉沉细，口不干渴时当盛暑，背犹怯风，使非温中涤邪，何以春回肠谷，倘再因循贻误，寒邪不解，久咳肺伤，更难为计，拟温肺汤一法。

案3 家近陶翁肝阳逆肺咳嗽加感风温标本异治

两寸关脉侯俱大，左关尤急。据述前冬因情志抑郁，先见此脉，后觉心烦不安。旧春心烦稍定，咳嗽至今不止，舌苔时黄时退。此肝为受病之源，肾为传病之所。夫肝之伤脾，人所易知，肝之伤肾，人所不识。譬如折花枝安插瓶中，花枝日茂，瓶水日为吸干，肝阳吸引肾阴，此之谓也。且肺为肾母，子虚必盗母气，不特金不制木，而木反得侮金。肝阳上升，冲心为烦，冲肺为咳。脉大不敛舌见黄胎，要皆阳亢阴亏之听使然。所幸寝食如常别无兼证。议以滋肾生肝，保金化液，辛温刚愎，似非所宜。复诊脉急依然，连日嗽甚于前，夜卧欠安，头额手心俱热，是属挟有风温外因。若云阴虚之热，当发于日晡，不应发在午前，且其来也渐，何骤若此？质虚恙久，固不能正从标治，然亦未可过补。仿汪广期前辈风温汤方法。

（以上医案录自《杏轩医案》）

费伯雄
（平淡和缓，注重正气）

【医家简介】

费伯雄（1800～1879），字晋卿。江苏省武进县孟河镇人。费伯雄生长在世医家庭，家学渊源，先儒后医。悬壶执业不久，即以擅长治疗虚劳驰誉江南。道光年间曾两度应召入宫廷治病。先后治疗皇太后肺痈和道光皇帝失音证，均取得显效。为此获赐匾额和联幅，称道其"是活国手"。费氏博学通儒，医术精湛，人称其以名士为名医，蔚然为医界重望。

相关著作：《医醇賸义》、《医方论》、《食鉴本草》、《本草饮食谱》、《食养疗法》、《怪疾奇方》等。

【主要学术思想和主张】

费伯雄善于根据自身的临证经验对经论进行创造性的阐述和发挥，解析、修正古方，创立新方。费氏主张应从不同医家之异处求其同处，以辨证论治为宗。在用药上提倡平淡和缓，所谓"平淡之极，乃为神奇"。费氏治咳，主张和法缓治，注重正气，全面调理脏腑功能，不得惟独治肺，贵在辨证论治，标本兼顾。

【医论医话】

经曰：五脏六腑皆令人咳，非独肺也。可知心肝脾肾四经，各有咳嗽之症，不过假途于肺耳。只此二语，度尽金针。后人不明此义，一遇咳嗽，不辨其所以致咳之由，但从肺治，又安怪其效者少，而不效者多耶！

（摘自《医醇賸义》）

【验方效方】

○ 方一　玉环煎

［组成］玉竹四钱　羚羊角一钱五分　沙参四钱　麦冬二钱　石斛三钱　贝母二钱　萎皮三钱　蛤粉四钱　梨汁半杯冲服

［主治］肺热而咳，上焦微喘，肌表漫热，口燥咽干。

○ 方二　姜桂二陈汤

［组成］炮姜五分　桂枝五分　橘红一钱　半夏一钱　葶苈子二钱　当归一钱五分　茯苓二钱　白术一钱　苏子一钱五分　杏仁三钱　苡仁一两，煎汤代水

［主治］肺寒而咳，乃水邪射肺，水冷金寒，咳吐痰沫，胸脘作懑，肌肤懍冽。

○ **方三　保肺济生丹**

[组成] 天冬一钱五分　麦冬一钱五分　人参一钱　沙参四钱　五味子五分　玉竹三钱　女贞子二钱　茯苓二钱　山药三钱　贝母二钱　茜草根二钱　杏仁三钱　藕三两，切片煎汤代水

[主治] 肺虚而咳，肌表微热，神倦气短，不时火升，失血咽痛。

○ **方四　降气和中汤**

[组成] 苏子一钱五分　沉香五分　海石三钱　蒌仁四钱　莱菔子二钱　芥子一钱　橘红一钱　半夏一钱　桑皮二钱　贝母二钱　杏仁三钱　姜汁两小匙冲服

[主治] 肺实而咳，胸脘喘满，时吐稠痰。

○ **方五　加减葛花汤**

[组成] 葛花二钱　鸡子三钱　花粉二钱　石斛三钱　沙参四钱　麦冬一钱五分　茯苓二钱　苡仁四钱　橘红二钱　贝母二钱　杏仁二钱　橄榄二枚，打碎陈者亦可用

[主治] 嗜酒太过，伤肺而咳。

○ **方六　丹青饮**

[组成] 赭石三钱　麦冬一钱五分，青黛拌　杭菊二钱　石斛三钱　潼蒺藜三钱　白蒺藜三钱　沙参四钱　桑叶一钱　橘红一钱　贝母二钱　杏仁三钱　旋覆花一钱，绢包

[主治] 肝经之咳，痰少胁痛，易怒头眩。

○ **方七　术米汤**

[组成] 当归一钱五分　白术一钱五分　茯苓三钱　苡米八钱　半夏一钱五分　橘红一钱　莱菔子二钱　海石三钱　杏仁三钱　蒌仁四钱　姜汁两小匙冲服

[主治] 脾经之咳，胸懑痰稠，食少体倦。

（摘自《医醇賸义》）

【精选验案】

案1　某。痰气上升，呛咳气喘，宜降气化痰。

橘红一钱　半夏二钱　苏子一钱五分　茯苓二钱　桑皮二钱　沉香四分　蒌皮仁炒、研，三钱　当归二钱　象贝三钱　川郁金二钱　海浮石三钱　杏仁三钱

案2　某。风痰咳嗽，宜祛风化痰。

嫩桔梗一钱　大力子三钱　赤苓三钱　炙草五分　前胡一钱　橘红一钱　荆芥一钱　象贝三钱　桑叶一钱　大杏仁三钱

案3　某。脉来左弦右滑，肝风驱痰上升，呛咳气逆，喉闷作梗，系阴分不足故也。宜清泄上焦法。

南沙参　桑白皮　苦杏仁　甘菊花　麦门冬　制半星　象贝母　杭白芍

二诊　脉来弦象渐平，呛咳亦减。宜宗前法更进一筹。

南沙参　陈橘红　瓜蒌皮　川杜仲　全当归　云茯苓　左牡蛎　川贝母　旋覆

花　桑白皮　怀牛膝　冬白术　甜杏仁　莲子肉

三诊　肝营不足，肝气太强，上犯肺胃，呛咳日久。经治虽已获效，旋于疟后失于调养，肝营更亏。急宜调营柔肝，兼治肺胃。

当归身　川贝母　杏仁泥　大丹参　杭菊花　石决明　淮山药　合欢皮　潼沙苑　莲子肉　云茯苓　桑白皮　陈橘红　柏子仁

案4　某。营血大亏，肝风内动，不时呛咳，头目作眩。宜养阴调营，熄风化痰。

南沙参　云茯苓　苡仁　当归身　潼白蒺藜　女贞子　甜杏仁　象贝母　陈橘红　杭菊花　桑白皮　石决明　白苏子

（以上医案录自《孟河四家医案医话集》）

王孟英
（善调气机，善清痰热）

【医家简介】

王士雄，字孟英（1808～1868），小字篯龙，号梦隐，一作梦影，别号半痴山人，浙江海宁人。从曾祖起三世均以医名。王氏十四岁时，父亲因病谢世，他继承家训，发奋研究医学，善治温病、霍乱、暑温，成为清代温病四大家之一。

相关著作：《温热经纬》、《随息居重订霍乱论》、《随息居饮食谱》、《回春录》、《仁术志》等。

【主要学术思想和主张】

王孟英总结了前人的温病成就，并明确提出"新感"、"伏邪"两大辨证纲领，充实并发挥了温病的发病机制和辨证施治理论。其于杂病论治，重视人体气机升降，善于调治气机，尤其重视调肺气，善于清化痰热，用药轻灵，认为"欲清气道之邪，必先去其邪所依附之痰"，广泛运用涤痰一法熔于各法之中，取得了卓越的临床效果。

【精选验案】

案1　仲冬，大雪连朝，积深丈许，严寒久冻，西湖可行车马，斯时也，盛少云患痰嗽，夜热自汗，不寐，左胁痛如针刺，肌削不饥，自问不起矣。请孟英托以后事，及诊其脉：许以可生。盖病来虽恶，未经误药也。与固本丸（组成及服法　地黄，生地，菟丝子，当归，五味子，甘杞，麦门冬（去心），牛膝，天门冬，茯神，地骨皮，远志。（《审视瑶函》）加龟板、鳖甲、苁蓉、知（母）、（黄）柏、青黛、石斛、花粉、白芍、楝实、海石、旋覆、贝母、蛤壳、牛膝，出入为方，大剂投之，即效。连服四五十剂而瘳。

案2　赵春山司马，向患痰嗽，自仲秋以来，屡发寒热。吴古年从伏暑化疟治，颇为应手。而一旬半月之后，病必复至。延至季冬，董兰痴醵尹，嘱其质于孟英，按脉滑数，舌绛苔黄，渴饮溲赤，动则喘逆，夜不成眠，痰多畏冷，自问不起矣。孟英曰：无恐也，不过膏粱酿痰，温补助热，是为病根。迨夏吸受暑邪，秋半而发，势颇类疟。古年虽识其证，惜手段小耳。因予：羚羊（角）、豆豉、连翘、薄荷、知母、花粉、竹茹、贝母、旋覆、海玄参、栀子、省头草、梨汁等药，服五剂，热退不畏冷。去前四味，加沙参、麦冬、葳蕤、枇杷叶，渐能安寐，各恙降序。再加生地，服匝月，而体健胜昔，登高不喘。司马云：余昔曾服参、茸大补之药而阳痿，今服君方而沉顿起，乃知药贵对证，不贵补也。

案3 谢谱香，素属阴亏，情志抑郁，因远行持重，而患咳逆，左胁刺痛，寸步难行，杳不知饥，卧难着枕。孟英诊之，脉象弦细软数，苔腻痰黏，便艰溲少。曰：此乃肾气不纳，肝气不舒，肺气不清，胃气不降。投以：沙参、枇杷叶、竹茹、贝母、旋覆、栀子、龟板、鳖甲、丝瓜络、冬瓜子、青铅、白前、金铃、藕肉，以熟地泡汤煎服，数剂而平，继渐滋填向愈。

案5 郑妪。患咳嗽，自觉痰从腰下而起，吐出甚冷。医作肾虚水泛治，渐至咽喉阻塞，饮食碍进，即勉强咽之，而胸次梗不能下，便溏溲频，无一人不从虚论。孟英诊曰：脉虽不甚有力，右部微有弦滑，苔色黄腻，岂属虚证？以苇茎汤合雪羹加贝母、知母、花粉、竹茹、麦冬、枇杷叶、柿蒂等药，进十余剂而痊。

（以上医案录自《回春录》）

马培之
（内外兼治，重视痰饮）

【医家简介】

马培之（1820～1903），清代医家。字文植。江苏武进孟河镇人。世医出身，因幼年丧父而随祖父马省三学医，医术精良，尤长于内外、喉诸科。时值慈禧太后病，征各省名医医治，马氏受荐入宫，治愈其病，遂得赏识。后马氏因故托病回家，慈禧且赐有匾额，医名大振。是孟河医家学派里马氏家族成就最大者。

相关著作：《外科传薪集》、《医略存真》，门人整理有《马氏医案》。

【主要学术思想和主张】

马氏对中医各科都有高深的造诣和成就，尤以外科见长。认为痰饮"初则清稀，久则黏腻，由胃傍流，传于脏腑经脉以及肢节皮肤，上至头顶，下至足底，无微不至，故痰饮为病，十居八九"。指出痰饮致病的广泛性与怪异性。

【医论医话】

肺合皮毛，主咳。经言：皮毛先受邪气，邪气以从其合也。其寒饮食入胃，从胃脉上至于肺，则肺寒。肺寒则外内合邪，因而客之，则为肺咳。乘春则肝先受之。

盖肺咳不已，传于他脏，际此发陈之令，则必先传于肝。当以和解法中，佐以清降之品。

（摘自《孟河四家医案医话集》）

【验方效方】

○ **止嗽散**

[组成及服法] 法半夏八两　冰糖六两　盐一两　井水煎服

[主治] 治疗咳嗽。

（摘自《外科传薪集》）

【精选验案】

案1 通州，顾左，三十六岁。两天不足之体，脾弱不能化津，变饮生痰，停蓄胃中，痰随气升，致生喘咳。不能右卧，咳急则涕泪交流，肺气亦亏，脉来弦疾，左关较大，谷减神羸，水弱肝强，积饮小化。拟养阴柔肝，扶脾化饮，兼肃肺金。

北沙参三钱　淮山药二钱　甜杏仁二钱　法半夏一钱五分　炙冬花一钱五分　海螵蛸一钱五分　橘红一钱　煅牡蛎三钱　炒香瓜子壳三钱　云苓三钱　黑料豆三钱　旋覆花一钱五分

又：法半夏四两，食盐五钱，共研细末，和匀，每服二钱，开水下。

复诊　痰气较平，咳嗽较减，右卧稍好。宗前法进治。

原方去旋覆花、北沙参，加参须一钱、白术一钱五分、红枣三枚。

案2 某。左关滑大之象已减，阴气稍复，数犹未平，痰热未尽。肝阳素旺，上贯于肺，频作咳呛，遇热亦咳。肺为清虚之脏，畏热畏寒，肺气亦虚，日来肢节不和，步履欠健。先为平肝肃肺，俟咳呛愈后，再进培养。

北沙参　半夏　杏仁　石斛　橘红　象贝　云茯苓　蛤壳　炙紫菀　合欢皮　枇杷叶

二诊　咳呛较平，脉亦较静。颇有转机，惟喉际作干，语言未亮。肺肾阴亏，阴不上承。还宜清肺发声，兼清痰气。

南沙参　杏仁　桔梗　橘红　竹茹　半夏　炙兜铃　川贝　百部　石斛　梨汁　冬花　枇杷叶

案3 某。肺胃不和，伏寒在内，咳嗽呕吐清水，食饮难消，或恶寒热，骨节疼痛，胃脘不舒，体质虽亏，未宜用补。拟温中肃肺。

法半夏　桂枝　清炙草　枳壳　冬花　川贝母　杏仁　云苓片　橘红　竹茹苏子　煨姜

案4 某。肝肾之脉，位处于下，为纳气藏精之所。下元不固，则藏纳失职，气不归窟，子病及母，故动则气升作咳呛。虽肺病而致咳之由不在肺也。前投贞元饮加味，似合机宜，仍宗原法。

熟地　沙苑　党参　山萸肉　白术　炙草　牛膝　百合　牡蛎　金樱子　冬术

归身　白芍　莲子

案5　广东，陈培之。脉弦大，左寸沉濡，关部沉滑。气虚寒客下焦，狐疝多年，劳则坠胀作痛。太阴脾有湿痰，冬令则气升喘咳，痰湿旁流于络，臂痛足肿。拟温肺化痰，兼纳肾气，先治其嗽。

法半夏　沉香　冬术　炙草　杏仁　旋覆花　橘红　苡仁　茯苓　黑料豆　紫菀　姜　白果

二诊　外寒引动内痰，肾气上浮，咳而微喘，胸膺不畅，喉际作痒，昨投温肺纳肾，逆气略平。仍昨法中加以宣畅。

蜜炙前胡　炙冬花　炙草　杏仁　苏子　茯苓　半夏　枳壳　橘红　紫菀　旋覆花　桂枝　白果　姜

三诊　脾有积温，变饮生痰，渍之于肺。夜来则气升痰上，咳而作喘，足跗浮肿，肺气不降。拟三子养亲加味主之。

苏子　法半夏　冬花　杏仁　茯苓　炙草　苡米　莱菔子　橘红　白芥子　姜

四诊　进三子养亲，痰嗽较减，气逆较平。惟足肿未退，脉弦缓滑，脾湿不清。前法加减。原方加桑皮。

五诊　连日咳减痰稀，胸膺亦畅。惟夜分咳时，尚难平卧，脉弦缓滑。肺虚寒伏，积饮不清，肾气少藏。拟温肺饮主之。

法半夏　橘红　苏子　白前　炙草　炮姜　蒌仁　桂枝　冬花　茯苓　杏仁　旋覆花

六诊　寒痰喘嗽，已愈八九，足肿未退，右少腹气疝坠胀。仍宜养肺为主，理气佐之。

参须　法半夏　白前　冬花　桂枝　苏子　云苓　蒌仁　炒黑干姜　橘红　炙草　杏仁

（以上医案录自《孟河四家医案医话集》）

张聿青
（善治湿温，融会贯通）

【医家简介】

张聿青（1844～1905），名乃修，江苏无锡人。父亲张甫崖，素有医名。张聿青少时因病弃儒，承父业习医，专于临床。在无锡行医三十余年，声著遐迩。1895年迁居上海，旅沪十年，治愈疑难病症甚众，医名大振，声誉蔚然。生平著述，大多散佚，仅存医案及医论若干篇。擅治湿温一类病证。门人多达百人。

相关著作：门人编辑其医案为《张聿青医案》，另著有《如梦录》。

【主要学术思想和主张】

张聿青临床诊病，集诸家之长，融会贯通。遇有症情复杂、虚实疑似之时，能通过脉象探讨求得真相，同时还十分注意气候、生活外因对病理变化产生的影响，疗效明显。

【验方效方】

○ **三拗汤**

[功效] 温肺散寒。

[组成] 不去节麻黄三分　不去皮尖杏仁三钱　白茯苓三钱　不去节甘草三分炒杜苏子三钱，研　制半夏一钱五分　枳壳七分　橘红一钱　老姜二片

（摘自《明清十八家医案》）

【精选验案】

案1 简（左）。感风入肺，肺失清肃。咳嗽痰色黄浓，夜重日轻，脉象带数。宜肃肺化痰。

粉前胡一钱　马兜铃一钱五分　牛蒡子三钱　茯苓三钱　橘红一钱　炒杏仁三钱竹沥半夏一钱五分　冬瓜子三钱　象贝二钱　肺露一两

二诊　咳仍不止，痰黄而浓，咽痒头胀。风温外薄，肺胃内应，气热而肺失肃耳。肃肺以清气热。

山栀皮三钱　川贝母二钱　粉前胡一钱　花粉二钱　桔梗一钱　冬瓜子四钱　马兜铃一钱五分　炒杏仁三钱　枇杷叶去毛，四片

三诊　咳渐减疏，口燥咽干轻退。再清金润肺，而化气热。

北沙参四钱　川贝母二钱　光杏仁二钱　炒枳壳一钱　桔梗一钱　冬瓜子四钱　马兜铃一钱五分　炒竹茹一钱　枇杷膏五钱

案2 陈（右）。肾本空虚，封藏不固，暴凉暴暖，感于肌表，肺辄内应，痰饮因而复发。气喘胸闷，痰不得出，痰从偏左而来，以肝用主左，肝气挟痰上逆，所以其势尤甚。药饵之外，务须怡情以条达肝木，使气不上逆，勿助痰势，其病自然少发也。

代赭石四钱　杜苏子三钱　制半夏一钱五分　橘红一钱　川桂枝四分　旋覆花二钱杏仁泥三钱　煨石膏四钱　枳壳一钱　郁金一钱五分

案3 张（左）。音塞不扬，两年之久，遂起呛咳，却不见红。脉象气口不调。寒热互阻于肺，然肺为水之上源，恐肺金日损，而变假为真。

不去节麻黄三分　杏仁三钱　不去皮尖　煨石膏三钱　炒苏子三钱　不去节甘草三分　制半夏一钱五分　枳壳一钱　橘红一钱　茯苓三钱

二诊　用麻杏甘膏并不汗出，咳嗽音塞，尚复如前。肺邪伏匿既深，恐变假为真。拟重药轻服法。

麻杏石甘汤加细辛、前胡、橘红、茯苓、枳壳（其人竟服七剂未见过节）

三诊　用辛温寒合方，音塞较开，咳嗽大减。然天气温燥，呛咳复甚。脉象左大。伏匿之邪，虽得渐解，而肺气阴液，早为并损。再清金养肺。

南沙参四钱　光杏仁三钱　炒天冬三钱　白茯苓三钱　生甘草三分　川贝母二钱　生扁豆衣三钱　水炒竹茹一钱　生鸡子白一枚，冲服

案4　张（左）。肺邪未彻，复感新风，与浊相合。头胀咳嗽身热，痰气带秽。宜以疏化。

池菊一钱五分　橘红一钱　牛蒡子三钱生打　光杏仁三钱　桑叶一钱五分　冬瓜子三钱　荆芥穗一钱　枳壳一钱五分　前胡一钱五分　生薏仁三钱　广郁金一钱

二诊　疏泄肺邪，咳仍不减，痰气带秽。脉大。风邪与浊交蒸，肺胃热郁。厥阴之病，在藏为肝，在色为苍，而风气通肝，所以痰带青绿也。

冬瓜子三钱　生薏仁四钱　云茯苓三钱　桔梗六分　桑叶一钱　光杏仁三钱，打　甜葶苈四分　粉前胡一钱　水炒竹茹一钱

三诊　咳嗽不减，痰不爽利，色带青绿。下虚上实。再清金润肺。

川贝母二钱　光杏仁三钱　蜜炙桑叶一钱　炒蒌皮三钱　冬瓜子三钱　生薏仁三钱　黑栀皮一钱五分　白茯苓三钱　青芦管八钱　枇杷叶膏五钱，分二次服

四诊　痰色仍带青绿，心中空豁。脉象虚细，舌红苔心霉黑。痰热上盛，真水下虚。再上下分治。

玉泉散三钱　川贝母二钱　光杏仁三钱　炒蒌皮三钱　桑叶一钱五分　冬瓜子三钱　阿胶珠二钱　水炒竹茹一钱　枇杷叶四片，炙，去毛

五诊　心中空豁较退，苔霉痰绿呛咳俱减。的是风热痰郁于肺胃，遂有火烁金伤之势。再用喻氏清燥救肺法。

阿胶珠三钱　生甘草三分　光杏仁三钱，打　浮石四钱　桑叶一钱五分　煨石膏三钱　冬瓜子三钱　川贝母一钱五分　枇杷叶去毛，四片　芦根一两

六诊　用喻氏法，病退十六，效方再望应手。

阿胶珠三钱　桑叶一钱五分　生甘草三分　地骨皮二钱　煨石膏三钱　川贝母二钱　冬瓜子三钱　干枇杷叶三片　肺露一两，冲

七诊　咳嗽较定，而痰阻肺之支络，欲咳稍舒。舌心灰润。再开痰降肺。

光杏仁三钱　冬瓜子三钱　海浮石二钱　炒蒌皮三钱　郁金一钱五分　枳壳一钱　桔梗一钱　茯苓三钱　池菊一钱五分　桑叶一钱　枇杷叶四片

案5　邵（左）。夜卧受寒，咳嗽发热，即服酸收之品，肺邪因而不泄，咳经三月，仍然不止，痰出觉冷。伏寒不泄，恐致损肺。

不去节麻黄三分　不去皮尖杏仁三钱　白茯苓三钱　不去节甘草三分　炒杜苏子三钱，研　制半夏一钱五分　枳壳七分　橘红一钱　老姜二片

二诊　用三拗汤以搜太阴深伏之寒，咳嗽大退。然脉形仍然沉细。不入虎穴，焉得虎子。

不去节麻黄三分　炒苏子三钱　新会红一钱　不去皮尖杏仁三钱　制半夏一钱五分
白茯苓三钱　不去节甘草五分　砂仁末三分，研冲　蜜生姜八分

三诊　咳嗽递减，十退七八，而仍痰多稀白。前法改进化痰。

制半夏二钱　炒苏子三钱　白茯苓三钱　光杏仁三钱　生薏仁三钱　广橘红一钱
旋覆花一钱五分　台白术一钱五分　糖生姜一钱

四诊　搜散太阴伏寒，咳嗽渐定。然三日来不寒而热，汗不畅达。脉数，右寸
关独大。此外感新邪，与本病两途。拟用疏泄，不致引动伏气为上。

淡豆豉三钱　橘红一钱　荆芥穗一钱　炒苏子三钱　生薏仁三钱　光杏仁三钱
桑叶一钱　制半夏一钱五分　白茯苓三钱　鲜佛手一钱

（以上医案录自《明清十八家医案》）

费绳甫
（兼取二家，条分缕析）

【医家简介】

费绳甫（1851～1914），字承祖，为费伯雄之长孙，马培之外甥，幼承家训，
年少时随祖父录方，后同室诊病。青壮年即名重乡里，除继承祖业外，对费氏治虚
有进一步发挥，独树一帜，求诊者日以百计，中年迁沪，以善治危、大、奇、急诸
病享誉于时。费氏子孙辈皆伟其业。

相关著作：《临证便览》，门人整理有《费绳甫医案》。

【主要学术思想和主张】

费绳甫治病能兼取东垣、丹溪二家之长，治虚劳主清润平稳，养胃阴则主气味
甘淡。在切病上，提出了四要：见证、病源、气候、体质；用药主张轻病用而轻不
离题，重病用重药而重不偾事。治虚劳主清润平稳，治伤寒、时疫、霍乱、痧胀等
热性病、流行病等方面都有独特建树。

【医论医话】

五脏六腑皆有咳嗽，经论已详。此外，有外感六淫之邪而咳者，有内伤肺肾之
阴而咳者，有痰火上灼肺阴而咳者，有木叩金鸣而咳者，有胃阴虚而咳者，非条分
缕析之，临症时安能测识。

（摘自《孟河四家医案医话集》）

【验方效方】

◇ 方一　辛温透邪法

[主治] 风寒袭肺，咳嗽头痛，恶寒发热，舌苔白，脉来浮缓。

[组成] 紫苏叶一钱五分　青防风一钱五分　荆芥穗一钱　粉甘草五分　苦杏仁
三钱

○ **方二 辛凉肃肺法**

[主治] 风热侵肺,咳嗽鼻塞,时流清涕,作嚏头痛,脉来浮滑。

[组成] 牛蒡子—钱五分 薄荷叶—钱 冬桑叶—钱五分 苦杏仁三钱 净蝉蜕—钱 生甘草四分 鲜竹叶三钱

○ **方三 清解法**

[主治] 暑邪侵肺,咳嗽口干,苔黄肌热,小溲甚赤,脉来浮数。

[组成] 光杏仁三钱 瓜蒌皮三钱 冬桑叶—钱五分 薄荷叶—钱 冬瓜子四钱 生甘草四分 鲜竹叶三钱 鲜芦根去节,二两

○ **方四 渗湿肃肺法**

[主治] 湿邪侵肺,咳嗽苔白,口不干,脘闷溲少,脉来弦缓。

[组成] 薄橘红—钱 制半夏—钱五分 川厚朴—钱 赤茯苓二钱 淡豆豉二钱 生苡仁三钱 光杏仁三钱 川通草—钱

○ **方五 润肺清燥法**

[主治] 肺受燥热,咳嗽口干,鼻干目燥,大便燥结,脉来数大。

[组成] 瓜蒌皮三钱 象贝母三钱 川石斛三钱 光杏仁三钱 冬桑叶二钱 生甘草五分 鲜竹茹—钱 梨五片

○ **方六 清火肃肺法**

[主治] 火灼肺津,咳嗽苔黄,口渴引饮,内热汗多,小溲甚赤,脉来滑数。

[组成] 天花粉三钱 川石斛三钱 光杏仁三钱 生石膏五钱 生甘草五分 象贝母三钱 冬桑叶—钱五分 鲜竹茹—钱五分

○ **方七 清养肺阴法**

[主治] 肺阴虚,呛咳日久,内热口干,痰内带血,右寸脉虚。

[组成] 北沙参四钱 生白芍—钱五分 生甘草五分 川石斛三钱 甜川贝三钱 瓜蒌皮三钱 毛燕绢包,煎汤代水,三钱

○ **方八 补阴益气法**

[主治] 肺气虚,呛咳口淡,神倦畏寒,肌瘦乏力,饮食少进,右寸关脉濡涩。

[组成] 吉林参须五分 北沙参四钱 粉甘草五分 大白芍—钱五分 甜川贝二钱 薄橘红五分 南枣三枚

(摘自《孟河四家医案医话集》)

【精选验案】

案1 江阴何某。肺气呛咳,渐已清楚,惟脾胃未醒。尚宜培土生金之治。

白归身二钱 云茯苓二钱 炒山药三钱 甜冬术—钱半 川厚朴—钱 广陈皮—钱 半夏曲二钱 白蔻壳—钱 佩兰叶—钱 合欢花二钱 川续断二钱 怀牛膝二钱 金橘饼二枚 莲子二十粒

案2 安徽余仲庚。先受风而后受寒，咳嗽气急，喉有痰声，脉来浮弦。治必泄邪肃肺。

苏梗一钱五分 牛蒡子一钱五分 苦杏仁三钱 瓜蒌仁三钱 橘红一钱 甘草四分 冬瓜子四钱

连服二剂而愈。

案3 南京蒋寿山。发热咳嗽，烦躁难以名状。余诊脉弦滑，邪热挟痰，销烁肺津。治必生津泄邪，清热豁痰。

香豆豉三钱 黑山栀一钱五分 冬桑叶一钱 天花粉三钱 象贝母三钱 瓜蒌皮三钱 冬瓜子四钱 鲜竹沥二两 薄荷叶一钱

进两剂，热退躁止，惟咳嗽、口干引饮，苔黄溲赤。此邪热外泄，而痰热未清也。前方去豆豉、山栀、薄荷，加石斛二钱、竹茹一钱五分、梨五片，进两剂，口干引饮、苔黄溲赤皆退，惟咳嗽尚未止。痰热虽化，肺津暗耗，清肃无权。前方去桑叶、象贝、竹沥。加南沙参四钱、川贝母三钱、杭菊花一钱半。连进三剂，霍然而愈。

案4 镇江姜某，肺气不降，脾有湿痰，呛咳喘急。治宜肃降。

南沙参四钱 云茯苓二钱 生苡仁四钱 莱菔子二钱 家苏子二钱 白芥子一钱 化橘红一钱 制半夏一钱半 川郁金二钱 甜杏仁三钱 川贝母二钱 瓜蒌仁三钱 佛手五分 降香五分

（以上医案录自《孟河四家医案医话集》）

喘 证

朱丹溪

（倡滋阴降火说，善从痰治咳喘）

【医家简介】

参见"咳嗽"。

【主要学术思想和主张】

参见"咳嗽"。

【医论医话】

喘，有短气、有火炎、有痰、有阴火上逆。凡久喘未发，以扶正气为要；已发，以攻邪为主；气短者，参补之；火炎上者，降心火，清肺金；有痰者，降痰下气为主；阴火上逆者，补阴降火；有气虚短气而喘，有痰亦短气而喘；有阴虚自小腹下火起而上者。喘急而有风痰者，《妇人大全良方》：千缗汤 [组成及服法 齐州半夏（炮制，四片破之）、皂角（去皮，炙）、甘草（炙）、生姜] 加导痰汤 [组成及服法 半夏（汤泡七次）、天南星（炮，去皮）、橘红、枳实（去瓤，麸炒）、赤茯苓（去皮）、甘草（炙）]。阴虚挟痰喘急者，补阴降火，四物汤加半夏、枳壳。气虚者，人参（蜜炙）、黄柏、麦门冬、地骨皮之类。大概喘急者，不可用苦药、凉药，火气盛故也，导痰汤合千缗汤。诸喘不止者，用劫法，只一二服则止。气虚人少用。劫定之后，因痰治痰，因火治火，用椒目研极细末，用二钱生姜汤调下止之。丸、末皆可用。又法萝卜子蒸熟为君，皂角烧灰分为末，生姜汁蜜为丸，如小桐子大，每服用五七十丸，噙化止之。元气虚而喘，喘而气短者生脉散。上气喘而躁者，属肺胀；欲作风水，发汗即愈。秋冬之间，风痰作喘，搜风化痰丸。肺湿作喘，以甜葶苈研细末，枣肉为丸服之。人卧则气浮于肺，凡上升之气，大概用香附、黄连、黄芩、山栀、青皮以降之。

（摘自《丹溪治法心要》）

【验方效方】

○ **方一 神秘汤**

[主治] 治上气喘急不得卧。

[组成及服法] 陈皮、桔梗、紫苏、五味子、人参各等份

每服四钱，用水煎，食后服。

○ 方二　分气紫苏饮

［主治］治脾胃不和，气逆喘促。

［组成及服法］五味子、桑白皮、茯苓、甘草炙、草果、腹皮、陈皮、桔梗各等份　紫苏减半

上每服五钱，水二盅，姜三片，入盐少许煎，空心服。

（摘自《丹溪心法》）

【精选验案】

案 1　一子二岁患痰喘，见其精神昏倦，病气深，决非外感，此胎毒也。盖其母孕时，喜辛辣热物所致，勿与解利药，因处以人参、连翘、芎、连、生甘草、陈皮、芍药、木通，煎，入竹沥，数日安。

案 2　一妇人，六七个月痰嗽喘急不卧，专主肺。

北柴胡一钱　麻黄二钱　石膏二钱　桑白皮一钱　甘草半钱　黄芩一钱半

一汗而愈。后服五味子、甘草、桑皮、人参、黄芩。

（以上医案录自《丹溪治法心要》）

叶 天 士
（擅治温病，喘分虚实）

【医家简介】

参见"咳嗽"。

【主要学术思想和主张】

参见"咳嗽"。

【医论医话】

喘症之因，在肺为实，在肾为虚，先生揭此二语为提纲。其分别有四：大凡实而寒者，必夹凝痰宿饮，上干阻气，如小青龙、桂枝加朴、杏之属也。实而热者，不外乎蕴伏之邪，蒸痰化火，有麻杏甘膏、千金苇茎之治也。虚者，有精伤气脱之分，填精以浓厚之剂，必兼镇摄，肾气加沉香，都气入青铅，从阴从阳之异也。气脱则根浮，吸伤元海，危亡可立而待。思草木之无情，刚柔所难济，则又有人参、河车、五味子、石英之属，急续元真，挽回顷刻。补天之治，古所未及。更有中气虚馁，土不生金则用人参建中。

（摘自《临证指南医案》）

【精选验案】

案 1　肝升饮邪上逆

汪。脉弦坚，动怒气冲，喘急不得卧息。此肝升太过，肺降失职。两足逆冷，入暮为剧。议用仲景越婢法。

又：按之左胁冲气便喘，背上一线寒冷，直贯两足，明是肝逆挟支饮所致。议用金匮旋覆花汤法。

旋覆花　青葱管　新绛　炒半夏

案2　肾阳虚浊饮上逆

吴。浊饮自夜上干填塞，故阳不旋降，冲逆不得安卧。用仲景真武法。

人参　淡熟附干　生淡干姜　茯苓块　猪苓　泽泻

案3　肾气不纳

徐四二。色萎膝疏，阳虚体质。平昔喜进膏粱，上焦易壅，中宫少运，厚味凝聚蒸痰，频年咳嗽。但内伤失和，薄味自可清肃。医用皂荚搜攒，肺伤气泄，喷涕不已，而沉锢胶浊，仍处胸背募俞之间。玉屏风散之固卫，六君子汤之健脾理痰，多是守剂，不令宣通。独小青龙汤，彻饮以就太阳，初服喘缓，得宣通之意。夫太阳但开，所欠通补阳明一段工夫，不得其阖，暂开复痹矣。且喘病之因，在肺为实，在肾为虚。此病细诊色脉，是上实下虚，以致耳聋鸣响。治下之法，壮水源以熄内风为主，而胸次清阳少旋，浊痰阻气妨食。于卧时继以清肃上中二焦，小剂常守，调理百日图功。至于接应世务，自宜节省，勿在药理中也。

熟地砂仁制　萸肉　龟甲心　阿胶　牛膝　茯苓　远志　五味子　磁石　秋石

蜜丸，早服。卧时另服威喜丸，竹沥、姜汁泛丸。

案4　翁四二。脉细尺垂，形瘦食少，身动即气促喘急。大凡出气不爽而喘为肺病，客感居多。今动则阳化，由乎阴弱失纳，乃吸气入而为喘，肾病何辞？治法惟以收摄固真，上病当实下焦，宗肾气方法意。

熟地　萸肉　五味子　补骨脂　胡桃肉　牛膝　茯苓　山药　车前子　蜜丸

（以上医案录自《临证指南医案》）

陈修园

（推崇仲景，温肺化饮）

【医家简介】

参见"咳嗽"。

【主要学术思想和主张】

参见"咳嗽"。

【医话医论】

喘气，诸家之说最杂，近有张心在之论深合鄙意，余所以数千里而神交之也。心在云：喘气专在口也，鼻息出入，气未始不至于口，而专在口则喘矣。天气通于鼻，一呼一吸，吐故而纳新，果顺其常，则出心肺而入肝肾，脾居中而转运，此句最精，可以悟出绝妙治法。何喘之有？惟鼻失其职，或肺壅窍塞，不能上达，其气复返心脾，而出于口；或肺虚力弱，不能下引其气，止到心脾，而出于口，则喘作焉，皆肺之过也。至若气短症，鼻气有出无入，能呼而不能吸，则责在肝肾之绝，肺不任咎矣。

喘者，气上冲而不得倚息也，有内、外、实、虚四证，宜与痰饮、咳嗽参看。外则不离乎风寒，内则不离乎水饮，实则为肺胀，虚则为肾虚，宜分别治之。脉宜浮滑，忌短涩。

（摘自《陈修园医学全书》）

【验方效方】

○ 方一 黑锡丹

沉香镑 附子炮，去皮、脐 葫芦巴酒浸，炒 阳起石研细，水飞 茴香舶上者，炒 补骨脂酒浸，炒 肉豆蔻面裹，煨 金铃子蒸，去皮、核 木香、肉桂去皮（《太平惠民和剂局方》），为气喘必用之药，宜预制之以备急。

○ 方二 四磨饮

喘证起于七情气逆者，宜四磨饮（人参、槟榔、沉香、天台乌药）

○ 方三 苏子降气汤

起于痰喘胀满者，宜苏子降气汤（紫苏子、半夏、前胡、厚朴、陈皮、甘草、当归、生姜两片、大枣、肉桂（《太平惠民和剂局方》））。

○ 方四 贞元饮

过服辛燥等药，喘促愈盛者，可用贞元饮［熟地黄、炙甘草、当归（《景岳全书》）］。

（摘自《陈修园医学全书》]

程文囿
（崇尚实用，善治疑难）

【医家简介】

参见"咳嗽"。

【主要学术思想和主张】

参见"咳嗽"。

【精选验案】

案1 张仲篯翁息贲喘嗽

情志抑郁原属肝病，辛散、酸收、甘缓，俱厥阴正治之方，屡投未应。窃思肝木不平金失其刚，肺脏不能无患。肺欲收，观其胸痞喘咳不得卧，岂非肺张不收，卧则叶黏背俞，阻塞气道之故乎。经言："诸气膹郁，皆属于肺。"喻氏发明秋伤于燥，冬生咳嗽之义，是知郁病可不专责于肝，而燥证则全关于肺也。盖肺主气，居相傅之官，苟治节有权，则清肃下行克称其职。病缘木郁生火，兼挟燥邪，金受火刑，令失清肃，肺燥叶张阻塞气机而为患矣。倘果专属肝病而不涉肺，何至喘咳不能着枕耶？且肝病治肺，辅金制木，道犹不悖。设令肺病不救则烦冤逆满，内闭外脱，更何如耶？拟千金苇茎汤大意。

案2 王锡章肺肾虚喘畏补致脱

经云：呼出心与肺，吸入肾与肝，是肺主出气，肾主纳气。肺为气之主，肾乃气之根。母藏子宫，子隐母胎，金水相生之义也，前商保金生水，纳气归根，正本澄源，治不为谬，据述服药，脘中微觉痞闷，心疑药补，即不敢尝。此由胃虚不能传送药力之故，与补无干。如果补之为害，何喘不见增，病不见甚耶？经曰：能合脉色，可以万全。岂色悴神疲，喝喝不继者如是，而能以耗散收功者乎？先哲有云：喘生毋耗气。气本弱而复耗之，元本亏而复竭之，抱薪救火，入井下石，脱机甚速，勿怪言之不祥。

（以上医案录自《杏轩医案》）

林珮琴
（言简法备，善于化裁）

【医家简介】

林珮琴（1771～1839），字云和，号羲桐，江苏丹阳人。幼年随父读书，勤奋好学。清嘉庆十三年（1808年）中举人。第二年进京应试进士未取，弃儒学医，潜心研读《灵枢》、《素问》等名家经典著作，宗族邻里凡有病者咸往疗治，起奇疾甚多。以擅长治疗温病闻名。四十岁后，总结其医学临床经验，撰写《类证治裁》，有较高的临床应用价值。

相关著作：《类证治裁》。

【主要学术思想和主张】

林珮琴的著作言简法备，认为"一法未合，虽古法宜裁，一方未合，虽古方宜裁"，主张依据病情遣方用药，善于化裁。

【医论医话】

肺为气之主，肾为气之根，肺主出气，肾主纳气，阴阳相交，呼吸乃和。若出纳升降失常，斯喘作焉。张口抬肩，气道奔迫，病机谓诸病喘满，皆属于热。海藏以为火铄真气，气衰而喘，有由然矣。夫喘分虚实，经云：邪入六腑则身热，不时卧，上为喘呼。又云：不得卧，卧则喘者，水气客之，此举之实也。经曰：秋脉不及，谓肺金虚也。则令人喘，呼吸少气。又曰：劳则喘息汗出，此明喘之虚也。实喘者，气长而有余；虚喘者，息促而不足。实喘者，胸满声粗，客邪干肺，上焦气壅，治在疏利；通用定喘汤。虚喘者，呼长吸短，肾不纳气，孤阳无根，治宜摄固。

六味丸去丹、泻，加牛膝、五味子、补骨脂、胡桃肉。故实喘责在肺，虚喘责在肾。

（摘自《类证治裁》）

【验方效方】

○ 方一 参苏温肺汤

［功效］温肺。

［组成］参苓 茯苓 白术 甘草 肉桂 半夏 陈皮 紫苏叶 五味子 木香 桑白皮 姜

○ 方二 清膈煎

［功效］清痰火。

［组成］广皮钱半 贝母、浮石各二钱 胆星一钱 木通钱半 白芥子七分

（摘自《类证治裁》）

【精选验案】

案1 族某七旬以来，冒寒奔驰，咳呕喘急，脉弦滑，时冷气。

夫寒痰停脘必呕，宿痰阻气必咳。老人元海根微，不任劳动，劳则嗽，嗽则气升而喘，必静摄为宜，仿温肺汤，用辛温止嗽以定喘。淡干姜、五味子（干姜、五味子摄太阳而定喘，古人治嗽喘，必二味同用）。桑皮（炙）、茯苓、潞参、甜杏仁、橘红、制半夏、款冬花、紫衣胡桃，数服喘呕俱定，十服全瘳。

案2 李。喘由外感者治肺，由内伤者治肾，以肺主出气，肾主纳气也。出气阻而喘，为肺病，吸气促而喘，为肾病。今上气喘急，遇烦劳则发，不得卧息，必起坐伏案乃定，近则行步亦喘，是元海不司收纳之权，致胶痰易阻升降之隧，急急摄固真丸。熟地炭、牛膝炭、茯神、五味子、萸肉、补骨脂、莲子（俱炒）。数服颇安。

案3 贡。积年痰嗽，脉细形衰，动则疝气偏坠，病因肝肾久损，客冬心事操劳，身动即喘，痰嗽益剧，肉消骨立，是五液悉化为痰，偏卧不舒，是阴阳亦乖于用，所谓因虚致病，积损成劳候也。右脉沉数无力，左脉浮数无根，良由下元真气失纳，以致下引上急，吸入颇促而为短气，若不纳使归源，将下元根蒂都浮，喘嗽何由镇静，况症本肾虚水泛为痰，必非理嗽涤饮可效。奈何胆星、竺黄、芥子、芩、柏等无理乱投，不知顾忌。

昨议服固摄之品，痰气较平，而脉象未改，是损极难复，维系不固，有暴脱之忧。今酌定晨服都气丸加参、术、远志、补骨脂，晚服肾气汤去黄、泻、丹皮、桂、附，加茯神、五味子、杞子、沙苑子、莲子、枣仁。冀其气平而痰嗽自定。

案4 倪。年近七旬，木火体质，秋嗽上气喘急，痰深而黄，甚则不得卧息，须防晕厥。治先平气定喘。蜜桑皮、苏子、杏仁、川贝母、茯神、瓜蒌、百合。二服后，加白芍、麦冬。述旧服两仪膏痰多食减，今订胶方，减用熟地（砂仁末拌熬晒干，四两）、高丽参（一两）、茯苓（三两）、甜杏仁（炒研，五两）、莲子（八两）、

枣仁（一两）、枇杷膏（四两）、燕窝（两半）、橘红（八钱）、贝母（一两）、山药（三两）、阿胶（一两），各味熬汁，阿胶收，开水化服。

（以上医案录自《类证治裁》）

费伯雄
（平淡和缓，注重正气）

【医家简介】

参见"咳嗽"。

【主要学术思想和主张】

参见"咳嗽"。

【精选验案】

案1 某。气喘汗流，脉无欲脱。以生脉散为主，兼养血化痰，补火生土之治。

人参五分　麦冬二钱　五味子十五粒　丹参二钱　茯苓三钱　炒枣仁二钱　川贝二钱　制半夏、淡苏蓉各三钱　竹沥一匙　手拳米一撮（把米放在手心，用两手搓，待米热而光滑为拳米）

案2 某。气喘汗流。宜酸甘化阴。

旋覆花钱半，包　怀牛膝二钱　人参五分　麦冬二钱　五味子四分　杜仲三钱　象贝三钱　杏仁三钱　牡蛎三钱，煅　补骨脂一钱　橘红一钱

案3 某。肺气不降，肾气不纳，呛咳气喘。宜纳气降气之治。

象贝三钱　杏仁三钱　橘红一钱　沉香四分　补骨脂（核桃肉炒）一钱　杜仲三钱　茯苓二钱　五味子四分　潼沙苑三钱　山药三钱　炙苏子三钱　半夏一钱

（以上医案录自《孟河四家医案医话集》）

王孟英
（善调气机，善清痰热）

【医家简介】

参见"咳嗽"。

【主要学术思想和主张】

参见"咳嗽"。

【精选验案】

案1 邻人王氏妇之父王叟。仲秋患痰嗽不食，气喘不卧，囊缩便秘，心摇摇不能把握，势极可危。伊芳女浼家慈招孟英救之，曰：根蒂欲脱耳，非病也。以八味地黄汤去丹皮、泽泻，合生脉散加青铅、龙骨、牡蛎、紫石英、胡桃、楝实、苏蓉，

（为剂投之）。大解行而诸恙减，乃减去苁蓉、麦冬，服旬日而瘳。

案2 邵奕堂室。以花甲之年，仲冬患喘嗽，药之罔效。坐而不能卧者，旬日矣。乞诊于孟英。邵述病源云：每进参汤，则喘稍定。虽服补剂，仍易汗出，虑其欲脱。及察脉，弦滑右甚。孟英曰：甚矣！望、闻、问、切之难，不可胸无权衡也。此证当凭脉设治，参汤切勿沾唇。以：瓜蒌、薤白、旋覆、苏子、花粉、杏仁、蛤壳、茯苓、青黛、海石为方，而以竹沥、（莱）菔汁和服。投匕即减，十余帖痊愈。

案3 吴蕴香大令宰金溪。自仲春感冒而起，迨夏徂秋，痰多气逆，肌肉消瘦，延至初冬，诸证蜂起，耳鸣腰痛，卧即火升，梦必干戈，凛寒善怒。多医咸主补虚，迄无小效，卧理南阳，已将半载，群公子计无所施，飞函至家，嘱大公子汾伯副车，叩求孟英来署，已仲冬之杪日矣。诊脉弦细，而左寸与右尺甚数，右寸关急搏不调，且病者颈垂不仰，气促难言，舌黯无苔，面黧不渴。孟英曰：病虽起于劳伤挟感，而延已经年，然溯其所自，平昔善饮，三十年来，期在必醉，非仅外来之客邪，失于清解，殆由内伏之积热，久锢深沉，温补杂投，互相煽动，营津受灼，内削痰多，升降愆常，火浮足冷，病机错杂，求愈殊难，既承千里相招，姑且按经设法。

[按] 石膏知母黄芩等清肺涤痰；青蒿、鳖甲、栀子、金铃等柔肝泄热；玄参、女贞、天冬、黄柏等壮水制火，竹茹、旋覆、枇杷叶、橘红等宣中降气，出入为方，间佐龙荟丸，直泄胆经之酒毒，紫雪丹搜逐隧络之留邪，服三剂而舌布黄苔，蕴热渐泄。服六剂而嗽减知饥，渴喜热饮，伏痰渐化。季冬八日，即能出堂讯案。十剂后，凛寒始罢，足亦渐温，肺气果得下降。望日出署行香。继而兵火之梦渐清，夜亦能眠，迎春东郊，审决积案，亦不觉其劳矣。方中参以：西洋参、生地、麦冬充其液；银花、绿豆、雪羹化其积。至庚戌岁朝，各处贺年，午后护日，极其裕如，且肌肉渐丰，面黑亦退，药之对病，如是之神，调养至开篆时，起居如旧，各恙皆瘥，而孟英将赴宜黄杨明府之招，酝香为录其逐日方案，跋而记之，兹特采其大略如此。

案4 潘肯堂室。仲冬陡患气喘，医治日剧。何新之诊其脉无常候，嘱请孟英质焉。孟英诊曰：两气口之脉，皆肺经所主，今肺为痰壅，气不流行。虚促虽形，未必（即）为虚谛。况年甫三旬，平昔善饭，病起于暴，苔腻痰浓，纵有足冷面红，不饥、不寐、自汗等症，无非痰阻枢机，有升无降耳。遂与：石膏、黄芩、知母、花粉、旋覆、赭石、蒌仁、通草、海蜇、竹沥、（莱）菔汁、梨汁等药，一剂知，二剂平。乃去"二石"（石膏、赭石），加玄参、杏仁，服旬日而安。俟其痰嗽全蠲，始用：沙参地黄麦冬等，以滋阴善后。

（以上医案录自《回春录》）

马培之

（内外兼治，重视痰饮）

【医家简介】

参见"咳嗽"。

【主要学术思想和主张】

参见"咳嗽"。

【精选验案】

案1 某。饮邪喘咳，已过月余，动则喘息抬肩，脉来虚弦而疾，兼带歇止，左三部推之少神。肾亏于下，肺虚于上，肾气浮则诸气皆浮，喘出下焦，最为恶候。拟肃肺纳肾。

西洋参　北沙参　青铅　法半夏　甜杏仁　乌贼骨　大麦冬　牡蛎　云茯苓　潼沙苑　黑料豆　毛燕

复诊　服药后喘定，脉亦有神。原方去青铅，加丹参、夜交藤。

案2 某。肾气不纳，肺气不降，脾有湿痰。咳嗽气喘，甚则自汗，小水短数，下部乏力。拟纳气降气，以化湿痰。

北沙参　黑料豆　款冬花　杏仁　法半夏　瓜蒌子　补骨脂　牡蛎　炙草　银杏　沉香　茯苓

复诊　昨进纳气降气之剂，喘咳不平而痰不爽，肺气壅塞。拟用三子养亲汤。

炒苏子　桑皮　茯苓　白芥子　莱菔子　嫩前胡　杏仁泥　橘红　枳壳　生姜　款冬花　贝母

案3 某。喘咳之证，发于三阴者最剧，肾虚气不摄纳，肺虚气不约束，脾虚气不化津，痰嗽气喘，不能平卧，二便有时不禁，眩晕肢凉，症势极重。宜摄脾化饮，兼纳肾气。

炙款冬　沉香（人乳磨冲）　黑料豆　参须　焦白术　淮山药　煅牡蛎　法半夏　甜杏仁　茯苓　毛燕　旋覆花

复诊　喘咳较平，而脉沉未起，气馁阴伤，肝肾又失约束，脾气下陷，小溲勤短，五更便溏，火升头痛，左目视物不清，亏损已极。当补三阴气血。

党参　白术　淮山药　潼白蒺藜　煅牡蛎　菟丝饼　白芍　款冬花头（蜜炙）　桃肉　毛燕

案4 某。咳为肺病，喘为肾病，先咳而后作喘，肺病及肾。肾气浮则诸气皆浮,肺损则气无所附,夜分喘咳,不能着枕,气阻干咽,痰不易出,忍咳则小便沥出,上损及下,肾少蛰藏,膀胱之气又少约束。拟补肺纳肾,兼涤饮邪。

别直参 白术 新会皮 半夏 茯苓 熟附片 当归 菟丝子 肉桂 炙草 海螵蛸 杜仲 牛膝 生姜 红枣

(以上医案录自《孟河四家医案医话集》)

张聿青
(善治湿温,融会贯通)

【医家简介】

参见"咳嗽"。

【主要学术思想和主张】

参见"咳嗽"。

【医论医话】

喘之一证,在肺为实,在肾为虚,此指气而言,非仅关于痰也。气弱生痰,肝肾素亏之人,木失涵养,因于启蛰之时,气上升发,宿饮停痰,尽从上逆,肺降之道路蔽阻,出纳皆失其常。痰浊水沫,皆属阴类,所以饮家有当以温药和之之例。

(摘自《张聿青医案》)

【精选验案】

案1 顾石泉。肺感风邪,久恋不解。前月中旬作课熬夜,凉气复袭,卫气为邪所阻,以致阳气屈曲不舒,而为身热。热则痰湿尽行蒸动,营卫循环失度,以致寒热纷争,有如疟状。痰既阻遏,则浊气不能下降,清津不能上升,以致津乏来源,舌光口渴。痰湿熏蒸,以致溱溱汗出。胃为十二经之总司,主束筋骨而利机关,所以内经治痿有独取阳明之说。今湿痰蕴遏,阳明不主流利筋骨,所以两足忽然痿强。此皆未发气喘时之情形也。今咳嗽反止,而气喘难卧,冷汗直出,四肢厥冷,是肺气但主于出,而不能下纳,自然有此等一虚难挽之象。然所以致虚者喘也,其所以致喘者何哉?盖肺主右降,胃府居于肺下,肺胃之分,久为痰湿占踞之区,一朝而塞其右降之路,所以暴喘不止,而所吐之痰,反不若平日之多矣。一嗳则喘略松,即是胃实。丹溪云:气有余便是火。气火上逆,浊邪化燥,口起白腐矣。脉象无神,脱兆已著。

至于治法,则李士材云:因虚致病者,当治虚其病可退,因病致虚者,当治病其虚可保。挥蚊掠汗,作此梦语,以备商榷。

川桂枝五分 淡干姜五分 煨石膏七钱 光杏仁四钱 生薏仁五钱 冬瓜子五钱 枳壳一钱 青芦管一两

案2 陈(左)。肺合皮毛,毫有空窍,风邪每易乘入。必得封固闭密,风邪不能侵犯。谁为之封，谁为之固哉？肾是也。经云：肾者主蛰，封藏之本，精之处也。则知精气闭蛰于内，表气封固于外，所以肾本空虚，往往一至秋冬，气不收藏，为咳为喘者多矣。今稍一感触，即觉伤风，表气不固已甚。肺在上主气之出，肾在下主气之纳，肾虚封藏不固，则肾气不能仰吸肺气下行，气少归纳，所以体稍运动，即觉气急。素有之痰饮，为冲气挟之而上，咽痒咳嗽，甚至见红，特是肾之阴虚，与肾之阳虚，皆令气不收藏。左脉弦大，且有数意，断无命阳不振，寒饮上泛，而脉不沉郁，转见弦大之理。所以脉大而左部为甚，以肝肾之脉皆居于左，其为肾阴虚不能收摄无疑。况所吐之痰，牵丝不断，并非水饮。饮之所以为痰者，热炼之也。仲景小青龙汤、真武汤，为痰饮之要方。汤曰青龙，为其行水也。真武，水神名，为其治水也。足见饮即水类，与痰浊绝不相同。下虚如此，断勿存观望之心，而使根蒂日近空乏。用介宾先生左归饮法。

紫口蛤壳四钱　生地炭四钱　怀山药三钱　长牛膝三钱　萸肉二钱，炒　白茯苓三钱　车前子二钱

案3 某。痰喘劳碌，感寒触发，呀呷有声，胸膺先觉不舒而病作，其痰阻气坠，已非一日矣。阅苔满白，脉来沉弦，于法当宗小青龙加减。姑宗仲景之意，不拘其方，俾得肺气宣通，则痰自下降。

麻黄二分，炙　杜苏子盐水炒，二钱　前胡一钱五分　白芥子炒黄，三分　南沙参三钱　生甘草二分　旋覆花一钱，包　桂枝二分　煨生姜一片　瓜蒌仁姜汁炒，二钱　白芍土炒，一钱五分　橘红盐水炒，六分　枇杷叶两片，去毛

案4 邱（左）。痰湿素盛，而年过花甲，肝肾日亏，木少滋涵，于一阳来复之后，骤然气喘，痰随气上，漉漉有声。

其病在上，而其根在下，所以喘定之后，依然眩晕心悸，肢体倦乏，肝木之余威若此。下焦空乏，不足以涵养肝木，略见一斑。脉象左大少情，右濡细软。诚恐摄纳失职，复至暴厥。

炙熟地四钱　海蛤粉五钱　朱茯神三钱　龙骨三钱　炒杞子三钱　牛膝炭三钱　煨磁石三钱　白归身酒炒，二钱　炒白芍一钱五分　沙苑子盐水炒，三钱

二诊　补纳肝肾，症尚和平，然左脉仍觉弦搏。下焦空乏，根本之区，不易图复，理所宜然。

龟甲心五钱　牛膝炭三钱　沙苑子三钱　炙河车三钱　茯苓神各二钱　炙生地四钱　海蛤壳六钱　龙齿三钱　炒白芍二钱　建泽泻一钱五分

三诊　左脉稍敛，心悸眩晕俱减。再摄纳下焦。

龟甲心五钱　牛膝炭三钱　紫河车三钱　海蛤壳四钱　川断肉三钱　生熟地炙，各三钱　煨龙骨二钱　粉丹皮二钱　炒白芍一钱五分　沙苑子盐水炒，三钱　泽泻一钱五分

四诊　脉象较前柔静，饮食亦复如常。虚能受补，当扬鞭再进。

龟甲心七钱　辰茯苓三钱　泽泻秋石拌炒，一钱五分　生熟地炙，四钱　紫河车三钱　海蛤壳一两　沙苑子盐水炒，三钱　杭白芍一钱五分　粉丹皮二钱　龙齿三钱，煅牛膝炒，三钱　浓杜仲三钱

五诊　滋填甚合，再参补气，以气为统血之帅，无形能生有形也。

人参须七分　黑豆衣三钱　女贞子三钱　浓杜仲三钱　白归身二钱　生熟地炙，各四钱　元武板八钱　杭白芍酒炒，一钱五分　粉丹皮二钱　西潞党元米炒，三钱　煨龙骨三钱　泽泻一钱五分

用紫河车一具，微炙研末为丸，每日服三钱。

（以上医案录自《张聿青医案》）

费绳甫
（兼取二家，条分缕析）

【医家简介】

参见"咳嗽"。

【主要学术思想和主张】

参见"咳嗽"。

【医论医话】

喘无善证，比咳嗽痰哮更难调治，有风寒气喘，有暑热气喘，有痰饮气喘，有痰火气喘，皆实证，尚易治。所最险者，中虚气喘，肾虚气喘，阳气易脱，甚难补救耳。

（摘自《孟河四家医案医话集》）

【验方效方】

◇ 方一　辛温发表法

[主治] 风寒袭肺，气喘头痛，恶寒无汗，脉来浮紧。

[组成] 蜜炙麻黄一钱　川桂枝一钱　光杏仁三钱　制半夏一钱五分　老干姜八分　粉甘草五分

◇ 方二　辛寒肃肺法

[主治] 暑热侵肺，气喘身热，口渴引饮，汗多面垢，脉来洪大。

[组成] 生石膏八钱　粉甘草五分　光杏仁三钱　肥知母一钱　冬桑叶三钱　瓜蒌皮三钱　冬瓜子四钱　鲜竹叶三钱

◇ 方三　蠲饮肃肺法

[主治] 痰饮阻肺，气喘吐沫，舌苔白，口不干，小溲不利，胸脘胀满，脉来沉弦。

[组成] 甜葶苈一钱五分　薄橘红一钱　制半夏一钱五分　白芥子一钱　莱菔子二

钱　紫苏子一钱五分　光杏仁三钱　赤茯苓二钱　大枣三枚

○ **方四　清火豁痰法**

[主治] 痰火上灼肺阴，气失清肃，气喘口渴，心烦内热，脉来滑数。

[组成] 生石决四钱　牡丹皮二钱　女贞子三钱　川贝母三钱　瓜蒌皮三钱　光杏仁三钱　荸荠五枚　梨五片　鲜竹沥冲服，二两

○ **方五　温补中气法**

[主治] 中气虚，气喘神倦，口淡畏寒，四肢无力，脉来濡微。

[组成] 吉林参一钱　云茯苓二钱　野白术一钱　炙甘草五分　陈广皮一钱　五味子十粒　大枣三枚

○ **方六　补肾纳气法**

[主治] 肾虚气喘，头眩眼花，耳鸣心慌，腰腿阴酸，汗多脉沉。

[组成] 九制熟地四钱　紫河车四钱　吉林参一钱　五味子十粒　南杜仲三钱　甘枸杞三钱　核桃肉一枚

(摘自《孟河四家医案医话集》)

【精选验案】

案1　山西任静斋。患呛咳气喘，诊脉细弦，系肾阴久虚，肝阳上灼肺阴，清肃无权。法当育阴制阳。

北沙参四钱　生杜仲二钱　女贞子三钱　白芍一钱五分　甘草五分　大生地三钱　川贝母三钱　瓜蒌皮三钱　川石斛三钱　杏仁三钱　冬瓜子四钱

连服十剂，病乃霍然。

案2　四川倪太令淑，素精医理，因公来沪，事多烦劳，咳嗽气喘，夜难平卧。请医投以补肾纳气，不应。更医用通阳涤饮，病转剧。口渴引饮，大便溏泄。倪氏年近古稀，自觉支持不住，延余诊之。脉来沉滑，此痰热销烁肺阴，肃降无权。补肾纳气，滋腻未免碍痰；通阳涤饮，辛温反助火劫阴。火盛灼津，津枯失润。乃以生梨切片频进。

北沙参三钱　川贝母三钱　瓜蒌皮三钱　川石斛三钱　生甘草四分，生白芍一钱五分　甜杏仁三钱　冬瓜子四钱　鲜竹沥二两

连服三剂，口渴便泄已止，咳喘渐平，卧能着枕。前方加海浮石三钱，荸荠五枚。再服二剂，咳嗽气喘皆平，夜寐甚安。前方去竹沥，加吉林人参须一钱、淡竹茹一钱，进服六剂，眠食俱佳，精神振作而愈。

案3　广东郑某，肺气不降，脾多痰湿，不时喘咳。宜降纳之法并投。

南沙参四钱　家苏子二钱　上沉香六分　云茯苓二钱　瓜蒌仁三钱　大杏仁三钱　怀山药三钱　川贝母二钱　合欢花二钱　川郁金二钱　桑白皮二钱　薄橘红一钱　制半夏一钱半　补骨脂一钱　川续断二钱　旋覆花绢包，一钱　佛手五分

案4 孟河都司刘文轩之太夫人，发热，汗出不解，咳嗽气喘，苔黄带灰，胸腹胀痛，势濒于危，急延余诊，脉来沉滑。此痰滞交阻，肺胃失肃降之权，非攻下不可。

礞石滚痰丸［组成：青礞石（煅）、沉香、黄芩、熟大黄（《玉机微义》）］五钱，淡姜汤送下。

服后大便即行，热退痛止，喘咳皆平。太夫人性不喜药，以饮食调养而安。

案5 山西李云生，咳嗽气喘，每夜跌坐凭几而卧，已经旬日，势已不支。延余诊之，脉来细弦。此肝阳上灼肺阳，肺失清肃之权，非痰饮也。消痰涤饮，药皆辛温，反伤肺阴，而助木火升逆之势。

北沙参四钱 生石决四钱 女贞子三钱 牡丹皮二钱 川贝母三钱 瓜蒌皮三钱 川石斛三钱 甜杏仁三钱 冬瓜子四钱

连进二剂，喘咳绵平，夜能安卧。前方加大白芍一钱五分、黑料豆三钱。进六剂，痊愈。

（以上医案录自《孟河四家医案医话集》）

肺　胀

朱丹溪
（倡滋阴降火说，善从痰治咳喘）

【医家简介】

参见"咳嗽"。

【主要学术思想和主张】

参见"咳嗽"。

【医论医话】

肺胀而嗽者，主收敛，用诃子、青黛、杏仁。诃子能治肺气，因火伤极，遂成郁遏胀满，取其味酸苦，有收敛降火之功，佐以海粉、便浸香附、瓜蒌、青黛、半夏曲、姜蜜调噙之。肺胀嗽，左右不得眠，此痰挟瘀血，碍气而病，养血以降其火，疏肝以清其痰，四物汤加桃仁、诃子、青皮、竹沥。有嗽而肺胀壅遏不得者，难治。

（摘自《丹溪治法心要》）

李中梓
（脾肾并重，先后天并治）

【医家简介】

李中梓（1588～1655），字士材，号念莪，明末华亭（今江苏松江）人。李氏少年博览群书，青年时曾应科举，后因痛感两亲子被庸医药误致死及自己早岁多病，转而习医。一生对中医理论研究十分重视，兼取众家之长。其论述医理，颇能深入浅出。所著诸书，多能通俗易懂，因而在吴中医界广为传诵，成为明清间江南一大医家与宗师。

相关著作：《内经知要》、《药性解》、《医宗必读》、《伤寒括要》、《本草通玄》、《病机沙篆》、《诊家正眼》、《删补颐生微论》、《李中梓医案》等。

【主要学术思想和主张】

李中梓重视脾肾，重视先后二天亏损的调治，提出"肾为先天之本，脾为后天之本"的著名论断，重视阴阳水火的相互关系，且"气血俱要，而补气在补血之先；阴阳并需，而养阳在滋阴之上"，治疗上主张脾肾并补，"治先天根本，则有水火之分，水不足者，用六味丸壮火之主，以制阳光；火不足者，用八味丸益火之源，以消阴翳。治后天根本，则有饮食劳倦之分，饮食伤者，枳术丸主之。劳倦伤者，补中益气汤主之"。

【医论医话】

肺胀而喘，利水散邪，肺胀之状，咳而上气，喘而烦躁，目如脱状，脉浮大者，越婢加半夏汤；脉浮者，心下有水，小青龙汤加石膏主之。肾虚火不归经，导龙入海，八味丸主之。肾虚水邪泛滥，逐水下流，金匮肾气丸。上气面浮肿，肩息，脉浮大者危。

（摘自《李中梓医学全书》）

【验方效方】

○ **渗湿汤**

［主治］湿伤身重而喘。

［组成及服法］苍术、白术、甘草炙，各一两　茯苓去皮、干姜炮，各二两　橘红、丁香各二钱五分

每服四钱，水一盏，枣二枚，姜三片，煎七分服。

（摘自《李中梓医学全书》）

【精选验案】

社友孙芳其令爱，久嗽而喘，凡顺气化痰清金降火之剂，几于遍尝，绝不取效。一日喘甚烦躁，余视其目则胀出，鼻则鼓扇，脉则浮而且大，肺胀无疑矣。遂以越婢加半夏汤投之，一剂而减，再剂而愈。余曰：今虽愈，未可恃也，当以参术补元助养金气，使清肃下行，竟因循月许，终不调补，再发而不可救药矣。

（录自《李中梓医学全书》）

陈 修 园
（推崇仲景，温肺化饮）

【医家简介】

参见"咳嗽"。

【主要学术思想和主张】

参见"咳嗽"。

【医论医话】

喘者，气上冲而不得倚息也，有内、外、实、虚四证，宜与痰饮、咳嗽参看。外则不离乎风寒，内则不离乎水饮，实则为肺胀，虚则为肾虚，宜分别治之。咳而上气为肺胀，其人喘，目如脱，脉浮大者，用麻黄三钱，生石膏四钱，半夏二钱，甘草一钱，生姜一钱五分，大枣二枚，水二杯半，先煮麻黄去沫，入诸药，煮八分服，日二服，即愈，名越婢加半夏汤。

（摘自《陈修园医学全书》）

程文囿
（崇尚实用，善治疑难）

【医家简介】

参见"咳嗽"。

【主要学术思想和主张】

参见"咳嗽"。

【精选验案】

鲍宗海风寒喘嗽误补肺胀欲绝治验　黄敬修兄店内，有同事鲍宗海者。因感风寒，喘嗽多日。就彼地某姓老医看视，谓其证属内亏，药与地归参术。予见方劝其勿服。宗海以为伊体素虚，老医见识不谬，潜服其药，是夜喘嗽益甚。次日复往加减，医谓前药尚轻更增黄芪、五味子。服后胸高气筑，莫能卧下呷呀不休，闭闷欲绝。敬兄询知其故，嘱予拯治。予曰："前药吾原劝其勿服，伊不之信，况加酸敛，邪锢益坚，如何排解？"敬兄云："渠与我同事多年，不忍见其死而不救。"揣摩至再，立方用麻黄、桂枝、细辛、半夏、甘草、生姜、杏仁、葶苈子，并语之曰：此乃风寒客肺，气阻痰凝，因而喘嗽。医不开解，反投敛补，以致闭者愈闭，壅者愈壅，酿成肺胀危证。《金匮》云：咳逆倚息不得卧，小青龙汤主之。予于方中除五味子、白芍之酸收，加葶苈、杏仁之苦泻者，盖肺苦气上逆，急食苦以泻之，如救眉燃，不容缓待也。敬兄欣以为然，即令市药，煎服少顷，嗽出稠痰两盂，胸膈顿宽。再服复渣，又吐痰涎盏许，喘定，能卧。宗海始悟前药之误，泣求救援。予笑曰："无妨，枉自吃几日苦耳。"次剂麻桂等味分量减轻，参入桔梗、橘红、茯苓、苏子，更为调和肺胃而痊。

（录自《杏轩医案》）

林佩琴
（言简法备，善于化裁）

【医家简介】

参见"喘证"。

【主要学术思想和主张】

参见"喘证"。

【医论医话】

喘与胀二证相因，皆小便不利，故喘则胀，胀必喘。先喘后胀者，治在肺；先胀后喘者，治在脾。经曰：肺朝百脉，通调水道，下输膀胱。膀胱者，州都之官，津液藏焉，气化则能出矣。是小便之行，由肺气降下而输化也。若肺受邪，则失降下之令，以致水溢皮肤，而生肿满。此喘为本，肿为标，治宜清金降气为主，而行水次之。如脾主肌肉，恶湿克水，若脾虚不能制水，则水湿妄行，外侵肌肉，内壅滞上，使肺气不得下降，而喘乃生。此肿为本，喘为标，当实脾行水为主，而清金次之。若肺病而用燥脾之药，则金得燥而愈喘，脾病而用清金之药，则脾得寒而益胀矣。

（摘自《类证治裁》）

费伯雄
（平淡和缓，注重正气）

【医家简介】

参见"咳嗽"。

【主要学术思想和主张】

参见"咳嗽"。

【精选验案】

某。肺胀而喘，欲卧不得，面红流汗，系肾气不纳故也。

川贝三钱　潼白蒺藜各三钱　五味子十粒　天竺黄二钱　牡蛎煅，四钱　伽南香四分

（录自《孟河四家医案医话集》）

马培之
（内外兼治，重视痰饮）

【医家简介】

参见"咳嗽"。

【主要学术思想和主张】

参见"咳嗽"。

【精选验案】

案1　某。痰喘有年，脾肺受亏，气不化湿，肝木侮中，胸腹膨胀，足肿溺少，短气乏力，势将成胀。当宽中理气，以渗湿邪。

法半夏　杏仁　云苓　川朴　苡米　青皮　大腹皮　福曲　泽泻　郁金　枳壳

煨姜　冬瓜子皮　佛手

案2 某。喘咳有年，肺肾气虚，脾湿陷下，足肿而冷，已及少腹，小溲欠利，不能动劳，脉来濡细，湿胜阳虚，虑湿邪入肾，有不克平卧之势，症非轻浅。真武汤加减，喘平乃佳。

熟附子　陈皮　白术　牛膝　黑料豆　淡干姜　杏仁泥　苡米　法半夏　茯苓

复诊 喘势稍平，惟不能动劳，肾虚气不归窟，足冷稍和，而肿未减，气不化湿。仍议昨法，参以纳肾之品，俾气归于肾，渐可向安。

参须　补骨脂　白芍　白术　法半夏　核桃肉　附子　新会皮　牛膝　黑料豆　茯苓　炒黑干姜

（以上医案录自《孟河四家医案医话集》）

费绳甫
（兼取二家，条分缕析）

【医家简介】

参见"咳嗽"。

【主要学术思想和主张】

参见"咳嗽"。

【精选验案】

案1 浙江吴某。痰气哮咳，湿注两腿肿胀，乃是肺脾两虚—不易速瘳。急宜培土生金之治。

全当归一钱半　制半夏一钱半　莱菔子二钱　化橘红一钱二分　家苏子二钱　砂仁壳一钱半　川郁金二钱　上沉香六分　车前子二钱　大杏仁三钱　川牛膝二钱　生苡仁二钱　冬瓜子一钱　降香五分

案2 江北包某。痰气哮喘，久后脾虚肿胀，每有溏泄，屡次复发。治宜固本和荣，兼化湿浊。

白归身一钱半　生白术一钱半　炒山药三钱　六神曲三钱　白蔻壳一钱半　江枳壳一钱半　化橘红一钱　广木香五分　苏子霜一钱半　毕澄茄一钱　川牛膝一钱半　大腹皮二钱　茯苓皮三钱　五加皮二钱　冬瓜皮四钱　生苡仁四钱　荷叶一角

（以上医案录自《孟河四家医案医话集》）

哮 病

朱丹溪

（滋阴降火，首提"哮喘"）

【医家简介】

参见"咳嗽"。

【主要学术思想和主张】

参见"咳嗽"。

【医论医话】

哮专主乎痰，宜吐法。亦有虚而不可吐者。治哮必用薄滋味，专主乎痰，必用大吐，吐药中多用醋，不可全用凉药，必带表散，此寒包热也。半夏、枳壳（炒）、桔梗、片黄芩、炒紫苏、麻黄、杏仁、甘草，天寒加桂。一法小胃丹以二陈汤去甘草，加苍术、黄芩，做汤送下，看虚实用之。

（摘自《丹溪治法心要》）

【验方效方】

○ **方一**

治哮积方，用鸡子略损壳勿损膜，浸尿缸中三四日，夜煮吃效，盖鸡子能去风痰也。

○ **方二**

治哮，紫金丹：以精猪肉三十两，切骰子大，用信一两（明者），研极细，拌在肉内，令极匀，分作六份，用纸筋黄泥包之，火烘令干，又用白炭火，于无人远处煅之，以青烟出为度，出火毒放地上一宿，研细，用汤浸，蒸饼为丸，如绿豆大，食前茶清下，大人二十丸，小儿十丸，量虚实与之。

（摘自《丹溪治法心要》）

【精选验案】

一人哮喘，南星、半夏、杏仁、瓜蒌仁、香附、橘红、青黛、莱菔子、皂角灰。上末之，曲丸，姜汤送下。

（录自《丹溪治法心要》）

叶 天 士
（擅治温病，温肺治哮）

【医家简介】

参见"咳嗽"。

【主要学术思想和主张】

参见"咳嗽"。

【医论医话】

哮与喘，微有不同，其症之轻重缓急，亦微各有异。盖哮症多有兼喘，而喘有不兼哮者。要知喘症之因，若由外邪壅遏而致者，邪散则喘亦止，后不复发.此喘症之实者也。若因根本有亏，肾虚气逆，浊阴上冲而喘者，此不过一二日之间，势必危笃，用药亦难奏功，此喘症之属虚者也。若夫哮症，亦由初感外邪，失于表散，邪伏于里，留于肺俞，故频发频止，淹缠岁月。更有痰哮、咸哮、醋哮，过食生冷及幼稚天哮诸症，案虽未备，阅先生之治法，大概以温通肺脏，下摄肾真为主。久发中虚，又必补益中气。其辛散苦寒、豁痰破气之剂，在所不用，此可谓治病必求其本者矣。此症若得明理针灸之医，按穴灸治，尤易除根。噫，然则难遇其人耳。

（摘自《临证指南医案》）

【精选验案】

案1 王。受寒哮喘，痰阻气，不能着枕。

川桂枝一钱　茯苓三钱　淡干姜一钱　五味子一钱同姜捣　杏仁一钱半　炙草四分　白芍一钱　制麻黄五分

案2 徐，四一。宿哮廿年，沉痼之病，无奏效之药。起病由于惊忧受寒，大凡忧必伤肺，寒入背俞，内合肺系，宿邪阻气阻痰，病发喘不得卧。譬之宵小，潜伏里闬，若不行动犯窃，难以强执。

虽治当于病发，投以搜逐，而病去必当养正。今中年，谅无大害，精神日衰，病加剧矣。

肾气去桂、膝。病发时葶苈大枣汤或皂荚丸。

案3 陈，四八。哮喘不卧，失血后，胸中略爽。

苇茎汤加葶苈、大枣。

案4 马二二。宿哮痰喘频发。

真武丸。

案5 朱,五一。宿哮咳喘,遇劳发。

小青龙去麻、辛,加糖炒石膏,

案6 邹,七岁。宿哮肺病,久则气泄汗出。脾胃阳微,痰饮留着,有食入泛呕之状。夏三月,热伤正气,宜常进四君子汤以益气,不必攻逐痰饮。

人参 茯苓 白术 炙草

(以上医案录自《临证指南医案》)

陈修园
(推崇仲景,温肺化饮)

【医家简介】

参见"咳嗽"。

【主要学术思想和主张】

参见"咳嗽"。

【医论医话】

哮喘之病,寒邪伏于肺俞,痰窠结于肺膜,内外相应,一遇风、寒、暑、湿、燥、火六气之伤即发,伤酒、伤食亦发,动怒、动气亦发,劳役、房劳亦发。一发则肺俞之寒气与肺膜之浊痰狼狈相依,窒塞关隘,不容呼吸,而呼吸正气转触其痰,鼾駒有声,非泛常之药所能治,故《圣济》用前方之峻。然体实者可用,若虚弱之人,宜用六君子汤料十两加贝母二两,共研末,以竹沥四两,生姜汁一两,和匀拌之,又拌又晒,以九次为度。每服三钱,开水送下。以竹沥、姜汁可以透窠囊也。然内之浊痰,荡涤虽为得法,又必于潜伏为援之处断其根株,须用各家秘传诸穴灸法。如畏灸者,宜于夏月三伏中,用张路玉外贴药末,余家传有哮喘断根神验药散其方载于《修园新按》,入麝五分,姜汁调,涂肺俞、膏肓、百劳等穴,涂后麻瞀疼痛,切勿便去,俟三炷香足方去之,十日后涂一次,如此三次,病根去矣。

(摘自《陈修园医学全书》)

吴鞠通
(三焦辨证,擅治温病)

【医家简介】

参见"咳嗽"。

【主要学术思想和主张】

参见"咳嗽"。

【精选验案】

案1 金氏，二十六岁，癸亥二月初十日。

风寒挟痰饮为病，自汗恶寒，喘满短气，渴不多饮，饮则呕，夜咳甚，倚息不得卧，小青龙去麻、杏，加枳实、广皮，行饮而降逆气。

桂枝六钱　制五味子钱半　炙甘草三钱　干姜三钱　白术四钱，炒　半夏六钱　小枳实二钱　广皮二钱　生姜三片　茯苓六钱

甘澜水八杯，煮成三杯，三次服。

十一日。昨用小青龙，咳虽稍减，仍不得卧，今用葶苈大枣合法。

桂枝八钱　广皮三钱　干姜五钱　五味子二钱　半夏六钱　炙甘草三钱　白芍四钱，炒　小枳实二钱　大枣去核，五枚　苦葶苈二钱，炒香研细

水八杯，煮取三杯，三次服，渣再煮一杯服。

十二日。用小青龙逐饮，兼利小便，使水有出路。

桂枝五钱　小枳实二钱　干姜二钱　白通草钱半　杏泥五钱　制五味子钱半　炙甘草一钱　白芍二钱，炒　生苡仁五钱　半夏五钱　生姜三片

煮成两杯，分二次服，渣再煮一杯服。

十三日。脉稍平，病起本渴，大服姜桂渴反止者，饮居心下，格拒心火之渴也，仍以蠲饮为主。微恶寒，兼和营卫。

桂枝六钱　茯苓三钱　杏泥四钱　半夏六钱　干姜三钱　白芍三钱，炒　炙甘草钱半　广皮一钱　生姜三片　小枳实钱半　制五味子钱半　大枣二钱，去核

煎法如前。

十四日。咳则胁痛，不惟支饮射肺，且有悬饮内痛之虞，兼逐胁下悬饮。

桂枝六钱　青皮二钱　干姜四钱　广皮二钱　杏仁泥四钱　郁金三钱　生香附三钱　制五味子钱半　旋覆花三钱，包　小枳实钱半　半夏八钱　苏子霜二钱　生姜五钱

三碗，三次服，渣再煎一碗服。

十五日。咳止大半，惟胁痛攻胸，肝胃不和之故。切戒恼怒，用通肝络法。

半夏　苏子三钱，去油　干姜三钱　桂枝尖三钱　降香末　归须二钱　青皮二钱　旋覆花三钱　郁金　生香附　头煎二杯，二煎一杯，分三次服。

案2 谢氏，二十五岁，癸亥二月二十二日。

痰饮哮喘，咳嗽声重，有汗，六脉弦细，有七月之孕，与小青龙去麻辛主之。

桂枝五钱　半夏五钱　干姜三钱　白芍三钱　小枳实二钱　炙甘草一钱　五味子一钱　广皮钱半

甘澜水五杯，煮成两杯，二次服，渣再煮一杯服。

二十三日。其人本渴，服桂姜热药当更渴，今渴反止者，饮也。恶寒未罢，仍用小青龙法，胸痹痛加薤白。饮为阴邪，以误服苦寒坚阴，不能速愈。

桂枝八钱　小枳实二钱　薤白三钱　干姜五钱　制五味子一钱　川朴三钱　半夏六

钱　焦白芍四钱　广皮二钱　炙甘草二钱

甘澜水五杯，煮成两杯，分二次服，渣再煮二杯服。

二十四日。胃不和则卧不安，亥子属水，故更重。胀也，痛也，皆阴病也，无非受苦寒药之累。

桂枝八钱　半夏八钱　炙甘草一钱　白芍三钱，炒　干姜五钱　薤白三钱　生苡仁五钱　川朴三钱　杏泥三钱　苦桔梗三钱　五味子钱半　茯苓块五钱

甘澜水八杯，煮三杯，分三次服，渣再煮一杯服。

二十五日。寒饮误服苦寒坚阴，大用辛温三帖，今日甫能转热，右脉始大，左脉仍弦细，咳嗽反重者，是温药启其封固也。再用温药兼滑痰，痰出自然松快。

桂枝五钱　生苡仁五钱　薤白三钱　杏泥三钱　干姜三钱　茯苓五钱　瓜蒌二钱　小枳实二钱　半夏八钱　白芍三钱，炒　川朴三钱　制五味子钱半

甘澜水八杯，煮取三杯，三次服，渣再煮一杯服。

二十六日。右脉已退，病势少减，但寒热汗多胸痹，恐成漏汗，则阳愈虚，饮更难愈。

议桂枝加附子，去甘草，以肋胀故也。合瓜蒌薤白汤意，通中上之清阳，护表阳为急。

桂枝六钱　大枣二枚，去核　川朴三钱　焦白芍四钱　熟附子二钱　小枳实钱半　生姜三片　薤白三钱

甘澜水五杯，煮取两杯，渣再煮一杯，三次服，其第一次即啜稀热粥半碗，令微汗佳，第二三次不必啜粥。

二十七日。昨日用桂枝汤加附子，再加薤白法，漏汗已止，表之寒热已和，但咳甚，议与逐饮。

桂枝六钱　大枣五枚，去核　半夏五钱　茯苓块六钱　生苡仁五钱　葶苈子二钱，炒研细

甘澜水八杯，取三杯，分三次服。

案3　陶氏，三十六岁，二月二十五日。

痰饮脉洪数，咳嗽，倚息不得卧，有汗，胸痹。

桂枝五钱　石膏八钱　杏泥五钱　炙甘草三钱　半夏六钱　枳实五钱　老川朴三钱　广皮二钱

煮三杯，分三次服。

案4　佟氏，七十五岁。

脉沉细而不调，喘满短气，心悸气上阻胸，咳嗽倚息不得卧，乃中焦痰饮，下焦浊饮为患。年老全赖阳气生活，兹阴气阴邪上僭如此，何以克当。勉与通阳降浊法。

半夏二两　茯苓六钱　旋覆花四钱　秫米一撮　小枳实一两　干姜六钱　广皮六钱

煮三碗，分三次服。

十七日。悬饮内痛肠鸣，非下不可，以老年久虚，且不敢下，止有降逆而已。

半夏二两　桂枝五钱　生姜一两　广皮五钱　椒目四钱　薤白五钱　小枳实一两
旋覆花三钱　秫米五钱

十八日。年近八旬，五饮俱备，兼之下焦浊饮，随肝上逆，逼迫心火，不得下降，以致胸满而愦愦然无奈，两用通阳降逆，丝毫不应。盖年老真阳太虚，一刻难生难长，故阴霾一时难退也。于前方内加香开一法。

半夏一两　生姜一两　瓜蒌三钱　降香三钱　小枳实一两　干姜五钱　桂枝六钱
薤白三钱　沉香二钱，研细冲　广皮五钱　茯苓一两，连皮

又五饮而兼浊阴上攻，昨用苓桂，重伐肾邪，大辛以开中阳，虽见小效，大势阴太甚而阳太衰，恐实时难以复解也。勉与齐通三焦之阳法。

桂枝六钱　茯苓一两　生姜一两　老川朴三钱　公丁香三钱　肉桂二钱，研细冲
干姜五钱　小枳实六钱　薤白四钱　黑沉香三钱　半夏六钱　广皮四钱

二十日。仍宗前法而小变之。

桂枝六钱　干姜五钱　半夏八钱　小枳实五钱　广皮四钱　老川朴三钱　肉桂三钱
生姜一两　薤白三钱　云苓一两　川椒五钱，炒

二十三日。膀胱已开，今日可无伐肾邪，心下气阻不能寐，仍然议中焦，降逆法，令得寐。

半夏二两　广皮五钱　生姜汁半杯，冲　秫米一合　旋覆花五钱　小枳实八钱　代赭石八钱

二十四日。昨用降逆和胃，业已见效，但逆气虽降，仍然有时上阻，阴霾太重，肝气厥逆也。

半夏一两　小枳实六钱　带皮苓一两　旋覆花四钱　代赭石八钱　广皮四钱　姜汁
半杯，冲

（以上医案录自《吴鞠通医案》）

程文囿
（崇尚实用，善治疑难）

【医家简介】

参见"咳嗽"。

【主要学术思想和主张】

参见"咳嗽"。

【精选验案】

福方伯。哮嗽多年，原属锢疾，往岁举发尚轻此番发剧，胸满喘促，呼吸欠利，

夜卧不堪着枕。药投温通苦降，闭开喘定，吐出稠痰而后即安。思病之频发，隔间必育窠囊，痰饮日聚其中，盈科后进。肺为华盖，位处上焦，司清肃之职。痰气上逆，阻肺之降，是以喘闭不通。务将所聚之痰，倾囊吐出，膈间空旷，始得安堵。无如窠囊之痰如蜂子之穴于房中，莲子之嵌于蓬内，生长则易，剥落则难，不刈其根，患何由杜。考《金匮》分外饮治脾，内饮治肾。且曰：饮邪当以温药和之。议以早服肾气丸，温通肾阳，使饮邪不致上泛。晚用六君，变汤为散，默健坤元，冀其土能生金，兼可制水。夫痰即津液所化，使脾肾得强，则日入之饮食，但生津液而不生痰，痰既不生，疾自不作。上工治病，须求其本，平常守服丸散，疾发间用煎剂搜逐，譬诸宵小，潜伏里闾，乘其行动犯窃，易于拘执，剿抚并行，渐可杜患。

（录自《杏轩医案》）

林珮琴
（言简法备，善于化裁）

【医家简介】

参见"喘证"。

【主要学术思想和主张】

参见"喘证"。

【医论医话】

哮者，气为痰阻，呼吸有声，喉若拽锯，甚则喘咳，不能卧息。症由痰热内郁，风寒外束，初失表散，邪留肺络。宿根积久，随感辄发，或贪凉露卧，专嗜甜咸，胶痰与阳气并于膈中，不得泄越，热壅气逆，故声粗为哮。须避风寒，节厚味，审其新久虚实而治之。大率新病多实，久病多虚；喉如鼾声者虚，如水鸡者实；遇风寒而发者为冷哮，为实；伤暑热而发者为热哮，为虚。其盐哮、酒哮、糖哮，皆虚哮也。冷哮有二，一则中外皆寒，宜温肺以劫寒痰；温肺汤、钟乳丸、冷哮丸，并以三建膏护肺俞穴。一则寒包热，宜散寒以解郁热。麻黄汤、越婢加半夏汤。如邪滞于肺，咳兼喘者，六安煎加细辛、苏叶。冬感寒邪甚者，华盖散、三拗汤。外感寒，内兼微火者，黄芩半夏汤。热哮当暑月火盛痰喘者，桑白皮汤，或白虎汤加芩、枳、瓜蒌霜。痰壅气急者，四磨饮、苏子降气汤，气降，痰自清。痰多者吐之，勿纯用凉药，须带辛散。小青龙汤探吐。肾哮火急者，勿骤用苦寒，宜温劫之。用椒目五六钱，细研，分二三次，姜汤调服。俟哮止后，因痰因火治之。治实哮，用百部、炙草各二钱，桔梗三钱，半夏、陈皮各一钱，茯苓一钱半，一服可愈。治虚哮，用麦冬三两，桔梗三钱，甘草二钱，一服可愈。此煎剂内，冷哮加干姜一钱，热哮加玄参三钱，盐哮加饴糖三钱，酒哮加柞木三钱，糖哮加佩兰三钱，再用海螵蛸火煅研末，大人五钱，小儿二钱，黑砂糖拌匀调服，一服除根。其遇厚味而发者，清金丹消其积食。伤咸冷饮食而发者，白面二钱，沙糖二钱，饴糖化汁捻作饼，炙熟，加轻粉四钱，食尽，吐出病根即愈。年幼体虚者，分三四次服，吐后，用异功散加细辛。脾胃阳微者，急养正，四君子汤。久发中虚者，急补中，益气汤。宿哮沉痼者，摄肾真，肾气丸加减。总之，哮既发，主散邪；哮定，则扶正为主也。

（摘自《类证治裁》）

【验方效方】

○ **方一 冷哮丸**

[组成] 麻黄　杏仁　细辛　甘草　胆星　半夏曲　川乌　川椒　白矾　牙皂　紫菀茸　款冬　神曲

[功效] 温肺化饮。

○ **方二 黄芩半夏汤**

[组成] 白芍、半夏、甘草各二钱　黄芩三钱　枣四枚

[功效] 疏解。

（摘自《类证治裁》）

【精选验案】

案1 包。哮证每十日一发，嗽痰夜甚，脉形俱属虚寒。乃用六味滋阴，治不对证，焉能奏效。议补益中气为虚哮治法，用潞参、山药、茯苓、半夏、炙草，白术炒、杏仁、煨姜。数服而效。

案2 一小儿。冬春久哮，屡服治风痰之剂，不应。诊其脉，知其脾弱，不能化乳湿，用四君子汤加薏苡、山药、谷芽俱炒制半夏。数服愈。

案3 王。丹溪治哮专主痰，每用吐法，不用凉剂，谓寒包热也。今弱冠已抱宿根，长夏必发，呼吸短促，咳则汗泄，不能平卧，脉虚：左尺搏大，不任探吐，乃劳力所伤。暂与平气疏痰，俟哮咳定，当收摄真元。先服桑白皮汤去芩、连、栀、夏，用桑白皮蜜炙、甜杏仁炒研、茯神、竹茹、贝母、苏子炒研、薄橘红。数剂后，服生脉散、潞参、五味子、麦冬，加海浮石、海螵蛸、远志肉、山药、炙草、茯苓。

案4 巫妇。梅夏宿哮屡发，痰多端咳，显系湿痰郁热为寒邪所遏。暂用加减麻黄汤温散，麻黄三分、桂枝五分、杏仁二钱、苏叶、半夏（制）各钱半、橘红一钱、桔梗八分、姜汁三匙，二服后随用降气疏痰：瓜蒌皮、桑皮俱妙，一钱、贝母、杏仁俱炒研、各二钱、海浮石三钱、前胡、枳壳各八分、苏子炒研，六分、茯苓二钱、姜汁三匙。数服哮嗽除。

（以上医案录自《类证治裁》）

费伯雄

（平淡和缓，注重正气）

【医家简介】

参见"咳嗽"。

【主要学术思想和主张】

参见"咳嗽"。

【精选验案】

案1 某。痰气哮喘，胸闷小舒，脾胃失和。宜健脾和胃，化痰理气。

南沙参　茯苓　生苡仁　潼白蒺藜　象贝　橘红　苏子　白芥子　莱菔子　石决　杏仁　郁金　炙桑皮　木香　鹅管石煅研，各三钱

案2 某。风痰堵塞肺之小管，而为哮喘。痰鸣气不能降，夜不能睡，脉象浮滑。治当三子养亲汤加味调之。

苏子霜一钱　白芥子一钱　莱菔子三钱　法夏二钱　赭石三钱　旋覆花包，一钱半　枳实一钱　陈皮一钱　桂枝四分　马兜铃三钱　茯苓三钱　炙草四分　沉香三分　竹茹一钱半

案3 某。痰火内郁，风寒外束，哮喘发呃，脉滑舌腻。化痰肃降。

蜜炙麻黄三分　苏子霜一钱　杏仁三钱　橘红一钱　法夏二钱　象贝三钱　蒌仁三钱　赭石三钱　旋覆花包，二钱　海浮石三钱　桑皮三钱　款冬二钱　杷叶炙，三钱　沉香三分

案4 某。素有哮喘之疾，近因外邪触发，痰稀脉细。寒湿之邪，非温不解，桂枝合六安煎加减。

西桂枝三钱　中朴姜炒，一钱　制半夏一钱半　白芍酒炒，一钱半　当归二钱　茯苓三钱　炙草四分　炙紫菀一钱半　上沉香三分　杜苏子炒，二钱　旋覆花包，一钱半　浮水石三钱　生姜一片　大枣一枚　枇杷叶去毛，蜜炙，四钱

（以上医案录自《孟河四家医案医话集》）

王孟英

（善调气机，善清痰热）

【医家简介】

参见"咳嗽"。

【主要学术思想和主张】

参见"咳嗽"。

【精选验案】

案1 孙渭川令侄,亦患哮,气逆欲死。孟英视之:口渴头汗,二便不行。径予:生石膏、橘(皮)、贝(母)、桂(枝)、(茯)苓、知母、花粉、杏(仁)、(紫)菀、海蜇等药,服之而愈。

案2 耳姓妇,回族,患哮。自以为寒,频饮烧酒,不但病加,更兼呕吐泄泻。两脚筋掣,既不能卧,又不能坐。孟英诊曰:口苦而渴乎?泄(泻)出如火乎?小溲不行乎?痰黏且韧乎?病者曰:诚如君言,想为寒邪太重使然。

孟英曰:汝何愚耶?见证如是,犹谓受寒,设遇他医,必然承教,况当此小寒之候,而哮喘与霍乱,世俗无不硬指为寒者。误投姜、附,汝命休矣。予:北沙参、生苡仁、冬瓜子、丝瓜络、竹茹、石斛、枇(杷)叶、贝母、知母、栀子、芦根、青果、海蜇、莱(菔)汁为方,一剂知,二剂已。

案3 鲍继仲,患哮,每发于冬,医作虚寒治,更剧。孟英诊之:脉滑,苔浓,溺赤,痰浓。予:知母、花粉、冬瓜子、杏(仁)、贝(母)、茯苓、滑石、栀子、石斛,服之而安。

（以上医案录自《回春录》）

马培之
（内外兼治,重视痰饮）

【医家简介】

参见"咳嗽"。

【主要学术思想和主张】

参见"咳嗽"。

【验方效方】

○ 方一 哮喘神效丸

青皮一枚去穰。入巴豆一粒去壳。仁。研末服。亦可泛丸。

○ 方二 哮喘丸

杏仁三钱　马兜铃三钱　蝉衣二钱　桑皮二钱五分　白果肉二钱五分　白矾五分白信三分

上药为末,红枣肉为丸,如绿豆大。食后冷茶送下。男七丸,女六丸为止。即刻吐痰,神效无比。

（摘自《外科传薪集》）

【精选验案】

案1 宜兴，黄左。肺有伏寒，脾有湿痰，致成咳哮数年，作于夜分。拟用温肺饮主之。

干姜　杏仁　法夏　炙草　前胡　云苓　桑皮　桂枝　橘红　苏子　炙款冬　白果

案2 某。痰气上升，咳而作喘，业已数年，严寒尤甚，势成哮羔。法化痰、降气。

款冬花　法半夏　杏仁　贝母　桑白皮　枇杷叶　银杏　茯苓　苏子　白前　薄橘红　炙紫菀　生姜

案3 某。哮喘起自幼年，肺脾气伤，积饮在胃，卧时气促，咯痰不爽，食减，精神疲乏，脉象沉细弦急。肺不降气，肾不纳气。拟用外台茯苓饮。

台参须　旋覆花　蒌皮　橘红　杏仁　制半夏　款冬花　甘草　沉香　乌贼骨　白果肉

（以上医案录自《孟河四家医案医话集》）

张聿青
（善治湿温，融会贯通）

【医家简介】

参见"咳嗽"。

【主要学术思想和主张】

参见"咳嗽"。

【精选验案】

案1 侯（左）。先感风寒，既饮火酒，寒热互阻于肺，痰饮因而上升，致肺气不能下通于肾。气喘痰鸣，胸次窒闷异常，卧着尤甚。脉象沉弦，左尺尚觉有神。尚非肾气不能仰吸肺气下行之劣症。时自汗出。拟开太阳之表。弄斧班门，即请主裁。

川桂枝八分　淡干姜五分　煨石膏三钱　光杏仁三钱　甜葶苈五分　白茯苓三钱　制半夏一钱五分　生莱菔子一钱五分　生熟草各一钱　枳壳七分

案2 陈。向有痰饮，咳嗽痰多，习为常事。兹以感冒新风，肺气失肃，发热咳甚，兼以肝木郁结，风气通肝，肝木从而勃动，腹痛泄泻。此初起之情形也。乃热减痛止泻定，转见神志模糊，喉有痰声，而不得吐，气喘不能着枕，四肢搐动，面色红亮，汗出溱溱。舌苔灰滞，而脉象濡滑。良由痰饮之邪，随外感所余之热，肝经郁勃之气，蒸腾而上，迷蒙清窍，阻塞肺气。清窍被蒙，则神机不运，而神识模糊。肺气阻塞，则出纳失常，而气喘不能着枕，肺气不能下通于肾，则肾气立见空虚，肾为封藏之本，肾虚则封固不密，而为汗出。本虚标实，恐成必败之局。勉拟扶正化痰，降胃纳肾即请商裁。

吉林参七分，切小块，开水吞　旋覆花三钱包　怀牛膝盐水炒　三钱　陈胆星一钱　焦远志肉五分　炒苏子三钱　车前子盐水炒二钱　天竺黄二钱　磁石四钱　广蛤蚧尾一对　竹沥姜汁五滴冲　白金丸一钱，包入煎

又补泻兼施，上下兼顾，如油如珠之汗已止，神志稍清，痰出较多，而稠腻如胶，牵丝不断，汗虽止而不时懊烦。脉见歇止，舌苔浊腻灰滞。无形之气火，有形之浊痰，蕴聚胸中，肺出肾纳之道路，为之阻塞，肾气虽欲仰吸肺气下行，而无路可通。此时欲降肺气，莫如治痰。标实本虚，元气能否胜任，实非人事所能为也。勉再议方。

白前三钱　白茯苓四钱　炒苏子三钱　旋覆花三钱包　蜜炙橘红一钱　陈胆星一钱五分　炒葶皮三钱　竹沥半夏三钱　紫口蛤壳一两　白果肉四粒打烂　礞石滚痰丸一钱，开水先服　雪羹汤代水

案3　郭（左）。幼时即有痰喘之症，今年二十余，喘发复盛，痰聚胸膈，胸膈窒闷，欲吐不得，四肢少暖。投以小青龙下控涎丹，不吐不泻。改投此方。

皂荚子一分五厘　明矾三分　黑丑四分　上湘军三分

上四味研细，淡姜汤送下。

案4　杨（右）。感邪失表，邪伏肺腧，以致稍一感触，辄作哮喘。除访择针灸好手按穴针灸外，进以梨膏，以开通肺络，而润肺金。

蜜炙麻黄五钱、另煎去沫、冲入　川贝母一两五钱，去心　冬瓜子一两五钱　云茯苓四两　光杏仁三两　洋糖拌石膏五两　苏子水浸打烂绞汁，四两

上药煎为浓汁，用秋梨四斤，去核切片绞汁，同以上诸药汁及苏子汁，炭火收膏，将成时加入白冰糖三两，以滴水成珠为度，每服一调匙，晚间或临卧服。

（以上医案录自《明清十八家医案》）

费绳甫
（兼取二家，条分缕析）

【医家简介】

参见"咳嗽"。

【主要学术思想和主张】

参见"咳嗽"。

【医论医话】

哮则咳嗽气急，喉际痰声漉漉，《金匮》所谓喉中有水鸡声者是也。发时能坐不能平卧。每受寒即发者，风寒挟痰饮阻肺也。受热即发者，痰热蕴结肺中也。交冬即发者，风寒外束，痰热内蕴也。有发散太过，肺虚痰盛者。有肾气虚寒，痰涎上壅者。

（摘自《孟河四家医案医话集》）

【验方效方】

○ **方一 祛邪蠲饮法**

[主治] 风寒挟饮阻肺，气失肃降。咳嗽哮喘，喉际痰声漉漉，举发无常，甚则寝食俱废，脉来弦迟。

[组成] 川桂枝八分　云茯苓二钱　大白术一钱　薄橘红一钱　制半夏一钱五分　光杏仁五钱　川厚朴一钱　粉甘草五分　紫苏子一钱五分　生姜二片

○ **方二 渗湿消痰法**

[主治] 湿痰阻肺，咳嗽气急，时常举发，喉际痰声漉漉，寝食俱废，脉来沉弦。

[组成] 薄橘红一钱　制半夏一钱五分　紫苏子一钱五分　全当归二钱　海浮石三钱　瓜蒌仁研，三钱　炙紫菀一钱　光杏仁三钱　薏苡仁四钱　赤茯苓二钱　上沉香三分

○ **方三 清火涤痰法**

[主治] 痰火蕴结，肺失清肃。咳嗽哮喘，喉际痰声漉漉，口渴引饮，饮食步进，夜难平卧，脉来滑数。

[组成] 川贝母三钱　瓜蒌果四钱　光杏仁三钱　川石斛三钱　冬瓜子四钱　梨五片　荸荠打碎，三枚　甘蔗劈碎，二两　鲜竹沥冲服，二两

○ **方四 泄邪清热法**

[主治] 风寒束其里热，咳嗽气急，喉际痰声漉漉，口干，苔白兼黄，夜难平卧，交冬即发，脉来弦滑。

[组成] 老苏梗二钱　黑山栀一钱五分　薄橘红一钱　赤茯苓二钱　象贝母三钱　瓜蒌果三钱　光杏仁三钱　冬瓜子四钱　姜汁炒竹茹一钱

○ **方五 温纳肾气法**

[主治] 肾气虚寒，气不收纳，咳嗽哮喘，喉际痰声漉漉，夜难平卧，腰酸腹胀，肢酸汗多，脉来虚微。

[组成] 补骨脂一钱　南杜仲三钱　甘枸杞三钱　吉林参须五分　怀牛膝二钱　薄橘红一钱　制半夏一钱五分　云茯苓二钱　核桃肉一枚

如肢冷睛突，颈筋粗大，真阳欲越。宜用吉林参一钱煎汤送下黑锡丹一百粒。

(摘自《孟河四家医案医话集》)

【精选验案】

案1 常州瞿梅阁。咳嗽哮喘，举发无常，甚则喉际痰声漉漉，寝食俱废，诊脉沉细而弦。风寒挟痰饮阻肺，清肃之令不能下行。

薄橘红一钱　云茯苓二钱　制半夏一钱五分　苏子三钱　紫菀一钱　杏仁三钱　苡仁三钱　当归二钱　煨姜二片　大枣两枚

服六十剂而霍然。

案2 溧阳洪瑞初之夫人。咳嗽哮喘，喉际痰声漉漉，口渴引饮，夜坐凭几而卧。诊脉弦、滑、洪、大，此痰火销烁肺阴，肺气肃降无权。辛温、祛寒、涤饮，反为痰火树帜而劫肺阴。

梨汁　荸荠汁　芦根汁　冬萝卜汁　鲜竹沥

上药隔汤炖温连进二次，喘咳皆平，即能平卧。

南沙参四钱　川贝母三钱　瓜蒌皮三钱　甜杏仁三钱　苡仁三钱　冬瓜子四钱海浮石三钱　鲜竹茹一钱

服五剂，口渴止而病若失。

案3 溧阳朱某。痰气吼咳，音如拽锯，平卧不爽。急宜降气化痰。

家苏子二钱　莱菔子一钱半　白芥子一钱　鹅管石四分　海浮石三钱　瓜蒌仁三钱化橘红一钱　制半夏一钱半　川郁金二钱　象贝母二钱　大杏仁三钱　桑白皮二钱　川续断二钱　怀牛膝二钱　降香五分　小猪肾一对

案4 东台石品山。患咳嗽哮喘，喉际痰声漉漉，举发无常。发时自觉胸脘热盛，心烦不安。苔黄口干，脉来滑大。此痰火销烁肺阴，清肃无权。辛温逐饮，反劫阴液而助痰火，所以遍治无功。

沙参四钱　麦冬三钱　豆豉二钱　象贝母三钱　蒌皮三钱　杏仁二钱　石斛三钱冬瓜子四钱　竹茹一钱　竹沥二两

进八剂，有卓效。前方加女贞子三钱、杜仲三钱。二十剂全愈。

（以上医案录自《孟河四家医案医话集》）

咯 血

朱丹溪
（倡滋阴降火说，善从痰治咳喘）

【医家简介】

参见"咳嗽"。

【主要学术思想和主张】

参见"咳嗽"。

【医论医话】

痰盛身热，多是血虚。入方：青黛、瓜蒌仁、诃子、海石、山栀，为末，姜汁蜜丸，嚼化。嗽甚者，加杏仁。后以八物汤调理。痰带血丝出者，用童便、竹沥。先吐红后吐痰，多是阴虚火逆痰上。四物汤起料，加痰火药。先痰嗽后见红，多是痰积热，降痰为急。肥人咳嗽、发寒热、吐血，以琼玉膏。

（摘自《丹溪治法心要》）

【验方效方】

○ **茯苓补心汤**

［主治］心气虚耗，不能藏血，以致面色萎黄，五心烦热，咳嗽唾血。

［组成及服法］茯苓、半夏、前胡、紫苏、人参、枳壳炒、桔梗、甘草、葛根各半分　当归二两　川芎七钱半　陈皮、白芍各二两

上咀。水姜枣煎。

（摘自《丹溪心法》）

【精选验案】

一人因忧患病咳吐血，面黧黑色，药之十日不效。谓其兄陈状元曰：此病得之失志而伤肾，必用喜解乃可愈，即求一足衣食地处之。于是大喜，即时色退，不药而愈。所以言治病必求其本，虽药得其所病之气宜，苟不得其致病之情，则方终不效也。

（录自《丹溪治法心要》）

叶天士

（擅治温病，甘凉养阴）

【医家简介】

参见"咳嗽"。

【主要学术思想和主张】

参见"咳嗽"。

【医论医话】

吐血之嗽，火邪入肺，痰凝血涌，惟恐其不散不降，吐血之症不一，大概属阴虚火旺者为多。

大凡理肺卫者，用甘凉肃降，如沙参麦冬桑叶花粉玉竹川斛等类。治心营者，以轻清滋养，如生地玄参丹参连翘竹叶骨皮等类。以此两法为宗，随其时令而加减。若风淫津涸，加以甘寒，如芦根蔗汁薄荷羚羊之品。若温淫火壮，参入苦寒，如山栀黄芩杏仁石膏之品。若暑逼气分，佐滑石鲜荷之开解。在营与银花犀角之清芳。秋令选纯甘以清燥，冬时益清补以助藏。

（摘自《临证指南医案》）

【精选验案】

案 1 朱。形寒暮热，咳嗽震动，头中、脘中、胁骨皆痛。先经嗽红，体气先虚。此时序冷热不匀，夹带寒邪致病，脉得寸口独大。当清解上焦，大忌温散之剂。

桑叶　苏梗　杏仁　象贝　玉竹　大沙参

案 2 高。温邪上郁清空，目赤头胀，咳呛见血。此属客病，不必为内损法。

连翘　黑山栀　草决明　桑叶　薄荷梗　菏叶边　苦丁茶　花粉

药用急火煎。

案 3 某，二三。以毒药熏疮，火气逼射肺金，遂令咳呛痰血，咽干胸闷，诊脉尺浮。下焦阴气不藏最虑病延及下，即有虚损之患。姑以轻药，暂清上焦，以解火气。

杏仁三钱　绿豆皮三钱　冬瓜子三钱　苡仁三钱　川贝一钱半　兜铃七分

案 4 赵，三三。咳逆自左而上，血亦随之。先从少阳胆络治。

生地　丹皮　泽兰　茯苓　降香末　荷叶汁

案 5 顾，二八。脉左坚，阴伤失血致咳。

复脉去参、桂、姜，加白芍。

[按] 凡咳血之脉，右坚者，治在气分，系震动胃络所致，宜薄味调养胃阴，如生扁豆、茯神、北沙参、苡仁等类。左坚者，乃肝肾阴伤所致，宜地黄、阿胶、枸杞、五味子等类。脉弦胁痛者，宜苏子、桃仁、降香、郁金等类。成盆盈碗者，葛可久花蕊石散、仲景大黄黄连泻心汤。一证而条分缕晰，从此再加分别，则临证有据矣。

（以上医案录自《临证指南医案》）

吴 鞠 通
（三焦辨证，擅治温病）

【医家简介】

参见"咳嗽"。

【主要学术思想和主张】

参见"咳嗽"。

【精选验案】

案1　罗，三十二岁。右脉浮洪，咳痰吐血，唇绛，治在上焦气分。

桑叶二钱　生苡仁五钱　杏仁三钱　茯苓块五钱　沙参三钱　连翘八分　生扁豆五钱　三帖

初三日。血后咳不止，进食不香，右脉不浮而仍洪，兼与养阳明之阴。

桑叶钱半　茯苓块三钱　百合二钱　生扁豆三钱　生苡仁三钱　玉竹二钱　麦冬二钱，连心　沙参三钱　甜杏仁二钱

初五日。诸症俱退，惟进食不旺，右脉大垂尺泽，先与甘寒养胃阴。

大麦冬六钱，连心　桑叶一钱　生扁豆三钱　玉竹三钱，炒　甜杏仁三钱　细生地三钱　秋梨汁一酒杯，冲　沙参三钱

初九日。甘润养阴。

麦冬六钱，连心　桑叶一钱　生扁豆三钱　甜杏仁二钱　大生地三钱　玉竹二钱，炒　沙参三钱　柏子霜二钱　火麻仁二钱　白芍三钱　冰糖三钱　四帖

案2　章，丙寅二月二十四日。右脉空大，左脉弦，血后咳吐浊痰腥臭，真液不守，阴火上冲克金，非纯补纯清之证，然而愈矣。

沙参二钱　麦冬三钱，连心　生扁豆三钱　枇杷叶钱半　霜桑叶三钱　生阿胶三钱　甜杏仁二钱，蜜炙，研去尖皮　白花百合二钱　五味子钱半，研　天门冬三钱　藿石斛五钱，前汤代水

浓煎两杯，分二次服。

二十八日。脉少敛，痰咳亦减，切戒用心。

沙参三钱　麦冬三钱，连心　天门冬三钱　百合三钱　生阿胶三钱　生牡蛎三钱

桑叶二钱　生白扁豆三钱　生西洋参钱半　五味子三钱

水五碗，煮取两碗，渣再煮一杯，分三次服，日二帖。

脉大敛戢，古所谓脉小则病退是也，颇有起色，若得舌苔化去，则更妙矣。

沙参三钱　桑叶三钱　白扁豆三钱　麦冬三钱，连心　洋参钱半　天门冬三钱　五味子三钱　芦根汁五杯，鲜冲　梨汁一小杯，冲生苡仁五钱　四帖

（以上医案录自《吴鞠通医案》）

程文囿
（崇尚实用，善治疑难）

【医家简介】
参见"咳嗽"。

【主要学术思想和主张】
参见"咳嗽"。

【精选验案】

案1　黄敬修兄咳血

敬兄向在金华贸易，恙患咳血，医治无效，食微肌瘦，虑成损怯。予时至兰期，友人荐延诊视，阅前诸方，偏于温补。谓曰："古人治血症，虽有此法，然须审其证属虚寒，方为合辙。"据兹脉症，责诸肺肾阴亏，肝阳上僭，咳甚火炎，血随溢出。理应滋水生木，润肺保金，得以咳稀，血当自止。服药投机，予欲辞回，敬兄固留，为治月余，咳血全好，餐加神旺，肌肉复生。

案2　洪星门翁吐血

脉大不敛，阳虚体质，兼多烦劳，旧病喘、汗，服温补煎丸相安。月前偶感咳嗽，续见鼻衄痰红，日来吐多不止，口苦食减，头昏气促。若论寻常吐血，不过肝肺之火，药投清降，火平其血自止。尊体精气本虚，一阳初复，形神交劳，水火不交，气随血脱，病关根本，再投清降损真则阴阳离决矣。先哲有见血休治血之语，可味也。议从黑归脾汤，培养心脾，佐以生脉保金，摄纳肾气。服药三剂，血止脉敛。经云：人四十而阴气自半。平素质亏多病，今复大失其血，生生不继，脏真耗伤，灌溉栽培，尤非易事。夫血虽生于心，藏于肝，实则统于脾。古人治血证，每以胃药收功，良有以也。再按痰之本，水也，原于肾；痰之动，湿也，由于脾《内经》以痰多为白血，此果痰也，果精血也，岂精血之外别有称痰者耶？故昔贤又有见痰休治痰之论。参五阴煎，水、土金，先天一气化源也。

案3　龚西崖兄咳血

向患血证，发将匝月，医用血脱益气之法未为不是，惟嫌脉数不静，肌肉咽干，呛咳莫能正偃，咳甚则血来，咳止血亦止。血去阴阳，阴不恋阳，水不制火，刻值

金燥秉权，肺被火刑，金水不相施化。《医贯》云：不投甘寒以降火，骤用参耆以补阳，此非医误，不知先后着也。自述胸院乍觉烦冤，即咳频血溢。按冲为血海，其经起于气街，挟脐上行至胸中。冲脉动，则诸脉皆动，岂非下焦阴火上逆，血随火升之故耶？火在丹田以下曰少火，出丹田以上曰壮火，少火生气，壮火食气，欲止其血，须止其嗽，欲止其嗽，须熄其火。然非寻常清火止嗽之药所能奏功。务使下焦阴火敛藏，火不上逆，金不受刑，嗽止血自止矣。

（以上医案录自《杏轩医案》）

费伯雄
（平淡和缓，注重正气）

【医家简介】

参见"咳嗽"。

【主要学术思想和主张】

参见"咳嗽"。

【精选验案】

案1　某。肝阳上僭，巨口咯红，不时呛咳，损症渐成，势极沉重。始拟清养。

明天冬二钱　南沙参四钱　北沙参三钱　丹皮二钱　茯苓二钱　归身一钱　炒淮山药三钱　刘寄奴二钱　鲜毛姜三钱　茜草根二钱　怀牛膝二钱　肥玉竹三钱　甜川贝研，三钱　杏仁三钱　梨三片　藕节三枚

案2　某。虚寒吐血，阳虚咳嗽，巨口咯红。治宜温摄。

怀牛膝　潞党参　茯苓　山药　肉桂　制附子　橘红　半夏　补骨脂　茜草

案3　某。肺、脾、肾三阴有亏，浊阴凝滞不化，借肝阳而上升，以致气逆不降，不能平卧。据述气从少腹上升，痰多血少，从口咯出，大便微溏，脉虚数。拟金水两调，和中镇逆。

淡秋石　茯苓　牡蛎　橘白　炮姜　山栀　旱莲　白芍　熟地　五味子　甘草

案4　某。金水虽亏，中土尤弱，胸中乃清旷之地，缘阳气不布，浊阴上升，湿痰盘踞，且其咯痰难解，虽有痰中夹红，乃咳伤阳络，血随气升。今拟平调中土，顺气除痰。

茯苓　白术　山药　功劳叶　半夏　橘红　薤白头　诃子肉　阿胶　丹皮

二诊　投肃降法，咳嗽减，痰血亦止，内热亦退，惟气尚急，由肺胃两亏。用养肺胃法。

海浮石三钱　云苓三钱　南沙参四钱　炙紫菀一钱五分　丹参一钱　苡仁四钱　炙草五分　车前子三钱　生谷芽三钱　枇杷叶二片　霜桑叶二钱　甜杏仁三钱　川贝二钱　橘红一钱

三诊　咯红已止，咳嗽亦减，惟气逆更甚，纳少便溏，两足浮肿，脉细形瘦。皆由肺脾大亏，肾气不纳，势已成损。勉拟扶土、生金、纳气之法，候高明政。

西洋参　茯苓　山药　牡蛎　川贝　海螵蛸　苡仁　五味子　橘白　谷芽　扁豆衣　省头草　枇杷叶　蛤蚧尾一对

（以上医案录自《孟河四家医案医话集》）

王孟英
（善调气机，善清痰热）

【医家简介】

参见"咳嗽"。

【主要学术思想和主张】

参见"咳嗽"。

【精选验案】

范庆簪，年逾五十，素患痰嗽。乙酉秋在婺（地名），骤然吐血，势颇可危。孟英诊曰：气虚而血无统摄也。虽向来咳嗽阴亏，阴药切不可服。然非格阳吐血，桂、附更为禁剂。乃以：潞党参（炙黄）、（白）术、（茯苓）、（甘）草、山药、扁豆、橘皮、木瓜、酒炒白芍药为方，五帖而安。继去甘草、木瓜，加熟地、黄黑驴皮胶、紫石英、麦冬、五味子、龙骨、牡蛎，熬膏服之，痊愈。亦不复发。后范旋里数年，以他疾终。

（录自《回春录》）

费绳甫
（善治危急，咯血治火）

【医家简介】

参见"咳嗽"。

【主要学术思想和主张】

参见"咳嗽"。

【医话医论】

天下无倒流之水，而有倒流者，风激之也；人身无逆行之血，而有逆行者，火迫之也。火升灼营，血即横流旁溢，上为吐血，咯血，鼻衄、齿衄、耳衄、眼衄、肌衄等症。下为便血、尿血等症。经所谓阳络伤则血上溢，阴络伤则血下溢也。

（摘自《孟河四家医案医话集》）

【精选验案】

案1 绍兴陈君辅庭病，呛咳咯血，脘闷食少，大便燥结难下，溲短色赤。脉来沉弦。肝阳上升，挟痰热侮土残金，肺失清肃之权，胃少冲和之气。必须清肝化痰，肃肺和胃。

玄参一钱　北沙参四钱　川贝母三钱　蒌皮三钱　甜杏仁三钱　川石斛三钱　郁李仁二钱　松子仁三钱　火麻仁五钱　炙内金三钱　肥知母一钱　冬虫夏草一钱　女贞子三钱　生谷芽四钱　熟谷芽四钱

连服二十剂而安。

案2 无锡朱酉山先生，前任山西学政，世家也。其长子敬堂，咳嗽，吐血，内热口干，心悸头怯，足软无力，势甚可危。延余诊之，脉来细弦而数。水亏不能涵木，肝火上灼肺阴，清肃无权，络血上溢。治必壮水制火，清养肺阴，方可挽救。

大生地四钱　女贞子三钱　生白芍一钱半　丹皮二钱　甘草四分　侧柏叶二钱　北沙参四钱　川贝母二钱　天花粉三钱　川石斛三钱　茯苓二钱　旋覆花一钱半　毛燕绢包，煎汤代水，三钱

进二剂，血止咳平。内热口干皆退。照前方去旋覆花，加淮山药三钱、白莲子（去心）十粒。进二剂，心悸、头眩皆退，腿足亦觉有力。照前方去北沙参、侧柏叶，加福泽泻一钱五分、西洋参一钱，连服三十剂，即康复如初。

案3 佚名，脾肾久虚，中州砥柱无权，下元封藏不固，肝阳上亢，销灼荣阴，络血因此上溢，呛咳内热，屡次咯血，脉来虚细而弦。治宜脾肾兼补，养阴清肝。

冬青子四钱　黑料豆四钱　川石斛三钱　大白芍一钱五分　瓜蒌皮三钱　北沙参四钱　牡丹皮一钱五分　川贝母二钱　天花粉三钱　冬瓜子三钱　生甘草五分　生谷芽四钱　毛燕绢包，煎汤代水，三钱

案4 浙江陈子高，呛咳咯血，内热口干，饮食减少，肌肉消瘦，精神萎顿，势濒于危。延余诊治，脉来细弦而数。肾阴久虚，水不涵木，肝阳上亢，销铄肺阴，金受火刑，清肃无权。势已成损，不易挽回。

西洋参一钱半　女贞子三钱　生白芍一钱半　生甘草三分　川贝母三钱　川石斛三钱　冬瓜子四钱　生谷芽四钱　冬虫夏草一钱　毛燕绢包，煎汤代水，三钱

服药二剂，血止热退，餐饭已加。再服二剂，呛咳渐平，精神亦振。照方分量加二十倍，再加大生地八两，煎三次取汁，冰糖一斤收膏。每用一大匙，约六钱，开水化服。每日早晚各服一次。膏滋一料服完，病已霍然。

案5 上海吴君德如，伤风咳嗽六七日，痰内带血，内热口干。脉象弦滑。邪热耗气灼营，肺失清肃。治当清泄邪热，气血两清。

白茅根三钱　京玄参一钱半　鲜生地四钱　象贝母三钱　瓜蒌皮三钱　川石斛三钱　生甘草五分

一剂血止，再剂咳痉。

案6 安徽张莘叔，患咳嗽吐血，其色鲜红，发必盈碗盈盆，面赤足冷，其势甚危。余诊其脉细弦。此龙雷之火，升腾无制，络血因此上溢，非阴虚阳亢，宜用清滋，可以引火归原，别无良法。

九制熟地四钱　山萸肉一钱半　淮山药二钱　牡丹皮一钱半　云茯苓二钱　福泽泻一钱半　上肉桂饭丸过服，三分

一剂血止，面赤退。再剂咳平，足亦温。遂照前方分量加二十倍，研为细末，另用猪脊髓一斤半，牛脊髓八两，羊脊髓八两，煮烂打和为丸，如梧桐子大，每服三钱，开水送下。丸药服毕，恙已不发，康健胜常。

（以上医案录自《孟河四家医案医话集》）

张聿青

（善治湿温，融会贯通）

【医家简介】

参见"咳嗽"。

【主要学术思想和主张】

参见"咳嗽"。

【医论医话】

吐血之证，或出于肺，或出于肝各经不同。人身喉属肺，主气之出；咽属胃，主气之入。所以各经之血，其出于口也，莫不假道于胃，而溢于喉。

（摘自《张聿青医案》）

【精选验案】

案1 曹（左）。内伤营络，吐血盈碗者再。涌溢之际，血难骤出，以致瘀血散入肺中，肺之降令不行。咳嗽气逆，将入损途。

旋覆花二钱，包　延胡索一钱五分，酒炒　赤芍一钱五分，炒　红花四分，酒炒　锦纹大黄一钱五分，酒炙成炭　桃仁泥二钱　川郁金一钱五分　桂枝尖二分　土鳖虫三枚，去头足炙

又：咳嗽稍减，气升略定。大便解出带黑，瘀从下行之征。然猛药不能频进，再降肺化痰。

旋覆花三钱，包　桃仁泥二钱　炒苏子三钱，炒，研　紫丹参二钱　冬瓜子三钱　局猩绛五分　川郁金一钱五分，切　白茯苓四钱　红花四分，酒炒　枇杷叶去毛，炙，四片

案2 汪（右）。幼时曾有血证，血膜已有破绽。去秋燥气加临，咳嗽不已，金气暗伤，不能制木，当一阳来复之际，厥阳从而上逆，失血满碗而来。数月之中或涌或夹带，竟无全止之时，胸中隐隐掣痛。脉象细弦，右部兼滑。良以厥阳逆冲，

肺胃之络，为之激损，一时络难扃固，所以夹杂而不能净尽也。若不急急图治，深恐络之损处日甚，而致暴涌，不可不慎。

钉头赭石四钱　郁金五分，磨冲　川贝母二钱　百草霜二分，包　茜草炭一钱　丹皮炭二钱　金石斛四钱　桑叶一钱三分　瓜蒌霜四钱　降真香一钱，劈　竹茹一钱五分，盐水炒　苏子三钱，炒研　鲜藕节一两，煎汤代水

案3　胡（左）。痰带血点，痰稠如胶，心中有难过莫名之状。此本水亏于下，痰热扰上，切勿以其势微而忽之也。

海浮石三钱　决明四钱　川石斛四钱　丹皮炭一钱五分　藕节二枚　黑山栀二钱　钩钩三钱，后入　竹茹一钱，水炒　瓜蒌霜三钱　蛤黛散四钱　磁石三钱

又痰血已止，痰稠稍稀。的是肝火上撼心肺。再为清化。

海浮石三钱　煨决明四钱　川石斛四钱　丹皮炭一钱五分　瓜蒌霜三钱　磁石二钱　川贝母二钱　海蛤粉四钱　茯神辰砂拌，三钱　麦冬一钱五分，辰砂拌

又血止而心阴未复，再平肝养阴。

朱茯神　拣麦冬辰砂拌　当归炭　柏子仁　磁石（煅）　金铃子　醋炒枣仁　丹参炭　龙骨　代赭石　香附盐水炒

案4　顾（左）。咳经数月，渐至吐血盈盆，至今仍然夹带。脉象细弦，舌红少苔。阴虚木火上凌，营络损破，而气火仍然不平。还恐暴涌。

大生地五钱　大天冬三钱　侧柏炭三钱　茜草炭一钱五分　藕汁一杯　竹茹一钱五分，水炒　生白芍二钱　丹皮炭一钱五分　蒲黄炭八分　阿胶珠三钱

又：滋肾水以制木火，血已止住，而呛咳仍然不减。金水并调，一定之理。

大生地四钱　川贝母二钱　蛤黛散四钱，包　阿胶珠二钱　大天冬三钱　生白芍一钱五分　茜草炭二钱　怀牛膝盐水炒，三钱　枇杷叶去毛，炙，三钱　都气丸四钱，开水先服

案5　陈（左）。屡次失血，渐致呛咳咽痒，气从上升，而痰中时仍带红，痰稠而浓。脉细弦数。是肾水不足，木火上凌损肺，遂令络血外溢，血去阴伤，气不收摄，出纳因而失常。恐入损门。

冬瓜子四钱　生薏仁四钱　炙桑皮二钱　车前子三钱　青芦尖一两　光杏仁三钱　川贝母二钱　怀牛膝盐水炒，三钱　茜草炭一钱五分　都气丸五钱，二次服

二诊　血已止住，略能右卧，然仍咽痒呛咳，气从上升。脉细弦数，气口独大。血去既多，肾阴安得不伤？然上焦定然未肃，再清其上。

冬瓜子四钱，打　生薏仁三钱　丝瓜络一钱五分　炒蒌仁三钱　鲜荷叶三钱　鲜桑叶络三钱　象贝母二钱　光杏仁三钱，打　炒栀皮三钱　鲜枇杷叶一两，去毛　活水芦根一两去节

三诊　偏右能卧，气升大退。然呛咳不爽，痰不易出。肺气不克清肃。再清其上。

瓜蒌皮三钱　光杏仁三钱　炒苏子三钱　象贝母二钱　冬瓜子四钱　鲜桑叶络三钱　生薏仁四钱　盐水炒橘红一钱　白茯苓三钱　青芦尖八钱　枇杷叶露一两

四诊　偏右虽能着卧，呛咳气升，减而不止，痰出不爽，日晡发热。肺热阴伤，再润肺清金。

瓜蒌仁三钱　炙桑叶一钱五分　生甘草五分　冬瓜子四钱　川贝母二钱　甜杏仁三钱　生薏仁三钱　北沙参三钱　山栀皮三钱　青芦尖八钱　肺露一两，冲

五诊　清金润肺，暮夜呛咳已定，而每晨咳甚，痰不爽出，色带青绿，脉数内热。血去过多，阴伤难复，阳升凌犯肺金。拟育阴以平阳气之逆。

阿胶珠二钱　生甘草五分　蛤黛散三钱　雪梨膏五钱　炙生地四钱　川贝母三钱　甜杏仁三钱

六诊　呛咳时轻时重，气火之升降也。频渴欲饮，咳甚则呕。肺胃阴伤难复，气火凌上不平。从肺胃清养。

大天冬三钱　生甘草五分　炒蒌皮三钱　冬瓜子三钱　川石斛三钱　北沙参四钱　川贝母二钱　黑山栀皮三钱　蛤黛散四钱　琼玉膏五钱，冲

（以上医案录自《张聿青医案》）

肺 痨

朱丹溪

（倡滋阴降火说，善从痰治咳喘）

【医家简介】

参见"咳嗽"。

【主要学术思想和主张】

参见"咳嗽"。

【医论医话】

此阴虚之极，痰与血病，多有虫者。虚劳身瘦属火，因火烧烁故也。肉脱甚者，难治；不受补者，亦难治。治法以大补为主，四物汤加竹沥、童便、姜汁。一加炒檗。阳虚者，四君子加麦冬、五味子、陈皮、炒柏、竹沥、童便、姜汁。虚劳即积热做成，始健可用子和法；后羸惫四物加减送消积丸。热助气，不做阳虚，蒸蒸发热，积病最多。

（摘自《丹溪治法心要》）

【验方效方】

○ **方一 黄鳖甲散**

[主治] 治虚劳客热，肌肉消瘦，四肢烦热，心悸盗汗，减食多渴，咳嗽有血。

[组成及服法] 生地黄三两 桑白 半夏三两半 天门冬五两 鳖甲醋煮，五两 紫菀二两半 秦艽三两三钱 知母、赤芍、黄芪各三两半 人参 肉桂 桔梗各二两六钱半 白茯苓 地骨皮 柴胡三两三钱 甘草二两半

上锉。每服三钱，水煎服。

○ **方二 清骨散**

[主治] 治男子妇人五心烦热，欲成劳瘵。

[组成及服法] 北柴胡、生地黄各二两 人参、防风 熟地 黄秦艽各一两 赤苓一两 胡黄连半两 薄荷七钱半

上每服四钱，水煎温服。

（摘自《丹溪心法》）

【精选验案】

案1 一男子劳弱，潮热往来，咳嗽痰血，日轻夜重，形容枯瘦，饮食不美，肾脏虚甚。

参、白术、鳖甲各一钱　当归、五味子、炒芩、炒柏、软柴、地骨、秦艽、炒连、茯苓、半夏各五分　麦冬七分半　姜煎服就送下三补丸（组成：黄连（去须，微炒）、黄柏（炙微赤）、黄芩）

案2　一妇人劳瘵，四物加参、柴胡、黄芩、鳖甲、地骨、甘葛、五味子、甘草，水煎服。虚劳大热之人，服芩、连寒药不得者，用参、归、术、柴胡、地骨、麦冬、五味子、秦艽、芍药、青蒿、半夏、甘草、胡连，上用生姜、乌梅煎服。

案3　一人年三十五，患虚损，朝寒暮热，四君子汤加软柴胡、黄芩、当归、芍药、川芎、地骨皮、秦艽。

案4　一人气血两虚，骨蒸寒热交作，大便如常，脉细数，少食，八物汤加柴胡、知母、黄柏。

（以上医案录自《丹溪治法心要》）

李中梓
（脾肾并重，先后天并治）

【医家简介】

参见"肺胀"。

【主要学术思想和主张】

参见"肺胀"。

【医论医话】

（咳嗽血）涎唾中有少血散漫者，此肾虚火炎之血也，六味地黄汤加童便、阿胶，血如红缕，在痰中嗽出者，此肺血也，二冬、二母、白及、阿胶、甘草、薏苡仁、紫菀、百合、桔梗。肺伤者，其人劳倦，人参救肺散。（咯血）不嗽而血从络出，此肾血也。地黄、牛膝、牡丹皮、茯苓、当归、青黛、玄参、童便。

（摘自《李中梓医学全书》）

【验方效方】

○ 方一　新定拯阴理痨汤

［功效］养阴。

［组成］牡丹皮一钱　当归身一钱，酒洗　麦门冬一钱，去心　甘草炙，四分　薏苡仁三钱　白芍药七分，酒炒　北五味子三分　人参六分　莲子三钱，不去皮　橘红一钱　生地黄二钱，忌铜铁器，酒姜汁炒透　枣一枚

○ 方二　新定拯阳理痨汤

［功效］助阳。

［组成］黄芪二钱，酒炒　人参二钱，去芦　肉桂七分，去皮　当归一钱五分，中酒炒　白术一钱，七炒　甘草五分，酒炒　陈皮一钱，去白　北五味子四分，打碎　姜三片

枣肉一二枚

（摘自《李中梓医学全书》）

【精选验案】

案1 给谏章鲁齐，在吾邑作令时。令郎凌九，吐血发热，遗精盗汗，形肉衰削，先有医士戒之曰：勿服人参，若误服之，无药可救矣，两月弗效，召余诊。曰：此脾肺气虚之候，非大剂参省不可。鲁齐骇曰：前有医者戒之甚严，而兄用之甚多，何相悬？曰：此医能任决效否？曰：不能也。余曰：请易参五斤，毋掣其肘，期于三月，可以报勋。陈论甚力，鲁齐信而从之，遂用六君子，间用补中益气及七味丸疗之，日轻一日。果如所约。

案2 大宗伯董玄宰，乙卯春有少妾吐血蒸嗽，先用清火，继用补中，俱不见效，迎余治之。余曰：两尺沉实．少腹按之必痛，询之果然。此怒后畜血，经年弗效，乃为蒸热，热甚而吐血，阴伤之甚也，乃与四物汤加郁金、桃仁、穿山甲、大黄少许，下黑血升余，少腹痛仍在，更以前药加大黄三钱，煎服，又下黑血块及如桃胶蛆肉者三四升，腹痛乃止。虚倦异常，与独参汤与之，三日而热减六七。服十全大补汤百余日，而康复如常。

案3 刑部主政唐名必，劳心太过，因食海鲜吐血，有痰喉间如鲤，日哺烦热，喜其六脉不数，惟左寸濇而细，右关大而软，思虑伤心脾也。以归脾汤大料加丹参、丹皮、麦门冬、生地黄，二十余剂而证减六七，兼服六味丸三月，遂不复发。

（以上医案录自《李中梓医学全书》）

陈修园
（推崇仲景，温肺化饮）

【医家简介】

参见"咳嗽"。

【主要学术思想和主张】

参见"咳嗽"。

【医论医话】

痨字从火，未有痨症而不发热者。世医以苦寒为戒，谓滋阴一法最为妥当，而不知此症多是阴盛为病，滋阴是益其病也。人皆曰：阴虚则火动。吾独曰：阴盛则火动。何以言之？心肺在上，阳之位也，胸中之阳宣布，如日月一出，爝火无光，何有发热之病？惟下焦之阴气一盛，上干阳位，足太阴脾之湿气动，而为水饮，干于手太阴肺，则咳嗽不已；足少阴肾之寒气动，而为阴血，干于手少阴心，则吐血不休。虚痨以此二症为提纲，非阴盛所致而何？且心肺之位，如太空也，下焦之阴气上冲，阴霾密布，白昼亦如长夜，不独灯烛之火有光，即腐草萤虫俱能生光，岂非阴盛火动之一证乎？况人身中有龙雷之火，非诸经之火可比，然必阴云四合，而龙雷方得遂其奔腾之势，而烈日当空，龙雷潜伏矣。

（摘自《陈修园医学全书》）

【验方效方】

○ 方一　地骨皮散

骨蒸发热，日静夜剧，及妇人热入血室，胎前发热者，宜地骨皮散 [地骨皮、茯苓、柴胡、黄芩、生地黄、知母、石膏、羌活、麻黄（《丹溪心法》）]。

○ 方二　当归六黄汤

午后发热，盗汗不止者，宜当归六黄汤 [当归、生地黄、熟地黄、黄连、黄芩、黄柏、黄芪（《兰室秘藏》）]。

○ 方三　引火归原法

用八味丸 [川巴戟（酒没，去心，用荔枝肉同炒赤色，去荔枝肉不要）、高良姜（锉碎，用麦门冬去心，同炒赤色为度，去门冬）、川楝子（去核，用降真香锉碎同炒，油出为度，去降真香）、吴茱萸（去梗，用青盐同炒后，茱萸炮，同用）、胡芦巴（用全蝎同炒后，胡芦巴炮，去全蝎不用）、山药（用熟地黄同炒焦色，去地黄不用）、茯苓（用川椒同炒赤色，去椒不用）、香附子（去毛，用牡丹皮同炒焦色，去牡丹皮不用）（《寿亲养老新书》）]。

（摘自《陈修园医学全书》）

程 文 囿
（崇尚实用，善治疑难）

【医家简介】

参见"咳嗽"。

【主要学术思想和主张】

参见"咳嗽"。

【精选验案】

轩岐论五郁，首究乎肝。肝主春生之气，春气不生，则长养收藏之令息矣，而欲其无灾害者几希。夫病端虽始于肝，久则滋蔓他脏。肤浅见血投凉，因咳治肺者，固无足论，即知求本，而不审诸阴阳消长之理，依然隔膜。所谓补阴补阳，义各有二。芩连知柏，有形之水也；麦味地黄，无形之水也。以无形之水，制无形之火，如盏中加油，其灯自明。干姜桂附，温烈之温也；参耆甘草，温存之温也。以温存之温，煦虚无之气，如炉中复灰，其火不熄。日内咳频，痰犹带血，似须先投甘寒以降火，未可骤用参耆以补阳耳。

《医贯》云：凡人肺金之气，夜卧则归藏于肾水之中，肾水干枯，无可容之地，故复上逆而为患矣。病始不得隐曲，渐至不月风消，喘咳息贲，莫能正偃，所以然者，虽云火炽之相煎，实由水亏之莫济。夫火空则发，使非真实填空，炎焰何能敛纳。王太仆云：益心之阳，寒亦通行；强肾之阴，热之犹可。诚见道之论。昨论便溏多恐脾元下陷。夜来便圊数次，烦热少寐。失土为物母，心肝肺肾，若四子焉，子虚尚可仰给母气，苟土母倾颓中无砥柱矣。古人论脾肺两亏之证，最难措置，方欲培土强脾，恐燥剂有妨于阴液；方欲濡燥生津，恐润剂有碍于中州。惟上嗽热而下不便溏，下便溏而上不嗽热者，方好施治耳。今日用药，当以扶脾为急。昔士材先生虚劳，尝云：今日肺病多，保肺药中兼佐扶脾；明日脾病多。扶脾药中兼佐保肺，亦因时制宜法也。但脏真损伤已极，药饵恐难图成。

（录自《杏轩医案》）

林珮琴
（言简法备，善于化裁）

【医家简介】

参见"喘证"。

【主要学术思想和主张】

参见"喘证"。

【医论医话】

经言：精气夺则虚。凡营虚卫虚，上损下损，不外精与气而已。精气内夺，则积虚成损，积损成劳，甚而为瘵，乃精与气虚惫之极也。劳瘵症，多起于肾经。劳瘵阴虚火动，多起于伤风似疟。劳瘵骨蒸，按之皮肤不热，按之筋骨乃热，能食而瘦，脉弦数。劳瘵转阴虚火动，喉痛脉细数死。虚症颧赤或唇红，阴虚逼阳于上也。音瘖，肾气竭也。咳而喘急，肺虚气不归肾也。喉干咽痛，真水涸，虚火炎也。不眠恍惚，血不养心，神不能藏也。时多烦躁，阳中无阴，柔不济刚也。饮食不甘，肌肉渐消，脾元败也。盗汗不止，有火则阴不能摄，无火则阳不能固也。骨痛如折，肾主骨，真阴竭也。筋急痉痛，水亏木燥，肝失养也。足心如烙，虚火烁阴，涌泉涸也。脉大为劳，脉虚亦为劳。大而无力为阳虚，数而无力为阴虚。沉迟小为脱气，大而芤为脱血，细微而小为气血俱虚。寸弱而软为上虚，尺弱而涩为下虚。两关沉细为胃虚，弦为中虚。凡细数弱涩弦，皆劳伤脉，但渐缓则有生意，若弦甚者病必进，数甚者病必危。

（摘自《类证治裁》）

【验方效方】

○ **清安膏**

［主治］劳瘵嗽血。

[组成] 麦冬、生地各五十两　橘红三两　桔梗、甘草、贝母各二两　龙眼、苡仁各八两　薄荷五钱

（摘自《类证治裁》）

【精选验案】

案1　杨。弱冠成损，嗽血喘促，身热汗泄。食减便溏，脉弱数。此上损及中，补土生金，自不易定法。

四君子汤加熟地砂仁末炒、山药、茯神、五味子、白芍、莲子；小麦煎汤，数服血止，喘热亦定。然一阳初生，必交节不至加重，乃得转危为安。

案2　狄氏。月闭劳热，医用通经之品。喘嗽气捉，怔忡自汗。又用寒凉退热，食减肌消。乍寒乍热。诊其脉弱数而促，此下损及中也。急用潞参、茯神、黄芪、炙草、白芍；当归、五味子、枣仁、银柴胡，四剂诸症渐减，加山药、熟地炭、莲、枣。补心脾兼调肺肾，热嗽悉除，能进食矣。逾月后忽腰腹痛下胎形三寸许，儿头已半损烂。予深自咎，临诊未审其母舌青黑与否，然计其经闭后已六阅月，乃知胞宫血涸，胎形不长干黑累月必反枯溃深隐。通经破血药数十剂不能令堕，俟气通血调，瘀腐之膈膜者。乃去而不复留也。况血枯经闭：漫与三棱、莪术、牛膝、桃仁，不速之毙乎。志此为榨干汁者鉴。

案3　眭。肝肾阴虚，损久不复，冬至后痰咳粉红，嗽声子夜特甚。想虚阳失藏，龙火不伏，交子时阳气一动，炎灼上凌，浸至娇脏受戕，身热喘促。近又食减无味，午后颊红，时觉懔懔憎寒，是阴伤及阳，非萸地酸腻可效。必用甘药培元，佐以介属潜阳，冀其封固蛰藏，至立春前后，地气上腾，症不加重为幸。潞参、山药、百合、甘草、五味子、白芍、牡蛎、淡菜、阿胶，数服渐平。

案4　王。劳力伤精，右尺偏旺，是火水未济之象，日晡寒热、嗽血神疲，大宜小心调摄，否则火燃金燥，吐红嗽喘，行将日甚矣。五味子三分、熟地、山药、茯苓、杞子、丹皮各二钱、潞参三钱、白芍、川贝各一钱半、远志钱八分、莲子十粒。十数服诸症俱平。

案5　贡。弱冠未室，劳力伤阳，寒热痰红，咳则气促呕沫，头眩食减，色悴肌赢，半载不复，脉来虚数，右部尤少神，乃肺气受伤，脾元亦惫。理阳兼泄浊为宜。用六君子汤加山药、莲子、南枣、淡姜煎服。四剂寒热止，浊逆平，去半夏，加贝母、茯神、五味子，嗽稀而食进，数脉较减，又如薏米、芡实、黄芪、归、芍，煎丸兼服而瘳。后因自服地黄滋腻丸剂，食减便溏，饵牛肚，泻痢不止，又迫于完姻，虚嗽声哑，午余寒热，且夕利数行，脉益虚数。思食减脾损，痢久肾伤，阴阳告残，乃求挽抹，用药颇难，且终罔济，姑与扶肺脾以摄肾。潞参、茯苓、炙草、白芍、山药、益智、诃子、五味子、莲、枣，数服甚平。但气下陷则痢，迫体懔寒，手足口热，寐必口干，此阳虚生寒，阴虚生热，而津不上潮也。朝用补中汤去柴、归，加益智、茯神，晚用熟地炭、五味子、枣仁、白芍、贝母、薏米、麦冬俱炒，蔗汁

冲服。寒热轻，痢如故，与桃花汤加参、苓、五味子、乌梅。温摄下焦，痢仍不减，由肠液滑泄已久，气虚不受温摄，而喉痛声嘶，咳吐白沫，因春分节后气温升泄故也、转方仍用参、苓、莲、药补脾，五味子、白芍敛肺，沙参、桔梗清咽，熟地炭、钗斛育阴，诃子、牡蛎醋淬，涩下。

（以上医案录自《类证治裁》）

近现代医家

咳 嗽
（上呼吸道感染等）

恽 铁 樵
（中西汇通，化痰润肺）

【医家简介】

恽铁樵（1878～1935），名树珏，江苏武进人。幼年父母早亡，1916年，遭丧子之痛，愤而学医，深研《内经》、《伤寒论》，同时问学于伤寒名家汪莲石。1920年起辞职挂牌，开业行医，门庭若市，医名大振。早期即以儿科闻名，对儿科疾病的治疗积累了丰富的经验，善治小儿痧疹与惊风。

相关著作：《论医集》、《群经见智录》、《保赤新书》、《伤寒论研究》、（温病明理）、《药盒医案》等22种，大部分辑入《药盒医学丛书》。

【主要学术思想和主张】

恽铁樵是中西医汇通的代表人物之一，他提出的主张颇有见地，着重弄清中西医学的特性和长短，与余岩等人否定中医之谬论针锋相对，为改进中医寻求客观依据。主张以中医学说为主体，立足中医，探究近代科学和医学加以诊释、提高。

【医论医话】

痰多自汗，肩痛酸楚，为肺气虚损，痰饮停肺。母病及子，肺病传肾；肺气大虚，则金被木侮，故言"肝太旺，其实是虚"。久病气血大亏，肝不藏血，则左胁下痛，月事不行；阴不敛阳，气促脉躁疾。当治以化痰理气，平肝潜阳，养血活血。久病伤脾，阴液大伤，当滋阴润肺化痰为主。

（摘自《恽铁樵医案》）

【精选验案】

案1 包先生，10月13日。

肺燥咳嗽，痰腥，脉尚平正，亦不气急，却兼有寒热，舌苔抽心。论脉暂时无险，证恐是痎疟兼肺燥。能否渐愈，须俟药后3日看成效如何，方可断言。

麦冬9g 炙草1.8g 归身9g 桑芽4.5g 炙紫菀3g 炒乌药1.5g 滁菊4.5g 桔梗1.8g 橘红络各4.5g 红枣0.9g，用常山煮

二诊 10月15日。脉虚软，苔黄中间抽心，咳嗽而痰腥，颧赤，热常在百度左右。此是肺虚，乃属不足，非有余。苇茎汤可用，但不可泻肺。

桔梗 1.5g　杏仁 9g　细生地 9g　淡芩 2.4g　生草 1.5g　川贝 9g　炙紫菀 3g　芦根 4 寸，去节　橘红 4.5g　麦冬 9g　百部 1.5g　木通 2.4g　知母 3g　赤豆 60g，泡

[按] 咳嗽痰腥，见舌苔抽心，为肺燥阴虚。脉平正则无险象。肺病寒热起伏，似为疟疾。临床常难以分辨，故用一味红枣煮常山，化痰截疟而不伤正，仍以滋阴润肺，化痰止咳为主。麦冬、紫菀、归身滋阴润肺兼以养血；桑芽、滁菊疏风清热，清肝明目；橘红、络化痰通络；桔梗、甘草解毒利咽、消肿排脓。

二诊　高热无寒，乃可确诊。此热虽高，非实热，故云不可泻肺，为肺阴虚有热兼痰阻。当滋阴清肺化痰。生地、麦冬、知母、川贝滋阴清热润肺；紫菀、百部润肺化痰止咳；桔梗、杏仁宣降肺气；橘红化痰燥湿；木通、赤小豆清热散湿；甘草调和。

案 2　孙小姐，12 月 7 日。

脉数微躁疾，呼吸促，晨起痰薄白甚多，肩背酸楚，前 2 日有自汗，舌润，舌边有黑斑，左胁下痛，月事五月不行。病在肝，肺无弹力是肺痿，肝太旺，其实是虚。因肝病血，因肺病肾，故见许多副症。肝肺两者，以肺为急。

炙款冬 3g　杏仁 9g　蒺藜 9g　制香附 9g　炙紫菀 3g　炒乌药 3g　天麻 6g　归身 9g　赤芍 9g　炙鳖甲 6g

三诊　12 月 8 日。肺病因咳，咳剧则因胃病，胃所以病，从肝来。阴分虚竭，内热甚重，十滴水不宜，各种温药亦不宜。肝阴已伤，舌无味蕾，当用治肝胃之药与太平丸同服。

人参须 2.1g　姜夏 3g　竹茹 4.5g　川贝 9g　左金丸 1.2g　橘络 4.5g　佛手 3g　炒白芍 6g　杏仁 9g　归身 4.5g　炒乌药 2.4g　炙款冬 3g　炙紫菀 3g

膏药方：

天麦冬各 90g　炒绵仲 60g　细生地 120g　白芍 45g　炙草 15g　桃仁泥 45g　牡蛎 60g　炙鳖甲 60g　肥玉竹 30g　川贝 90g　归身 60g　菟丝子 60g　枳实 30g　浮小麦 150g

早晚一羹匙。

案 3　章奶奶，8 月 19 日。

略咳痰不爽，肺颇燥，及今疗治，当无患。

兜铃 3g　炙桑皮 3g　杏仁 9g　炙草 1.8g　川贝 9g　橘红 3g　细生地 9g　归身 9g

[案评] 此后诸咳嗽案均属内伤之病，须认清目标，浅者或为肺燥肺虚诸候；其深者便是肺病前兆；其尤深者，便为肺病。大约仅病肺一脏器者为浅，若有肾病并见者深矣。

[按] 肺燥咳嗽，略痰不爽，症较轻，故言"当无患"。治以润燥化痰止咳。川贝润肺止咳，桑皮、兜铃、杏仁清肺降气，橘红化痰，生地、归身滋阴养血。

二诊　8 月 22 日。色脉均佳，肺燥亦渐减少，但尚有些微心肌神经病，亦不足

为害。

沙参4.5g　茯苓9g　炙草1.8g　佐金丸1.2g　川贝9g　归身9g　细生地9g　制香附9g

[按] 肺燥咳嗽减轻，当治本为主。故减止咳药而加大益气生津之力。沙参、生地、川贝养阴润肺，茯苓、炙草健脾化痰，香附理气，归身养血。固有轻度心悸，应为痰热扰心，加小量左金丸泻火，又可避免药过呆滞。

三诊　8月24日。晨咳腰酸，脉气不宽，肺热肾亦热。

沙参4.5g　川贝9g　归身9g　细生地12g　丹参2.4g　川连0.9g　炙草1.8g　杏仁9g　天麦冬各9g

[按] 晨咳腰酸，脉细，为肺肾阴虚。以二冬、沙参、川贝润肺止咳，天冬、生地兼滋肾阴，清虚火；杏仁止咳，黄连清热，归身、丹参养血活血。

四诊　8月27日。病次第告瘥，较前为瘥。补为宜。

高丽参3g　归身9g　菟丝饼9g　钗斛9g　生白芍4.5g　佛手4.5g　麦冬9g　炒绵仲9g

[按] 诸症将愈，以扶正培元善后。高丽参大补元气、滋补强壮、生津止渴；石斛、麦冬养阴；归、芍养血；菟丝、杜仲补益肝肾；佛手理气，避免药过呆滞。

案4　蔡先生，9月6日。

咳剧痰白，脉微硬，气急，舌光。病殊不廉，肺虚已甚，当略敛之。

天麦冬各9g　滁菊4.5g　五味子7粒　杏仁9g　炙款冬3g　橘白络各3g　川贝9g　干姜炭0.3g

二诊　9月7日

肺虚，敛肺当效；因有风，故不效。咳剧，风不得出，化热，故渴。改用宣达，先令风净，然后敛之。

防风2.4g　杏仁9g　蒌仁3g,去油　桑叶9g　象贝9g　炙苏子9g　炙草1.8g　桔梗1.2g

三诊　9月9日。唇绛而干，脉舌均有虚象，渴甚仍剧咳，气急，病绝深。

象贝9g　杏仁9g　桑叶9g　瓜蒌皮4.5g　炙苏子9g　玄参2.4g　炙紫菀2.4g　炙草1.5g

[按] 一诊咳剧气急，肺气大伤；舌光，脉硬（弦），阴虚之象、痰白，无内热之象，示阳气亦不足。二冬、川贝润肺化痰止咳；菊花疏风清热，炙款冬、杏仁降气止咳，五味子敛肺止咳，橘白络化痰燥湿理气。因虑久病阴损及阳，少佐小量干姜炭以温中，并制药性寒凉太过。

二诊　咳剧，考虑本证外感较重，上方祛风解表药少，已有化热故。以疏风宣肺，清热化痰为主。防风、桑叶疏散风邪，杏仁、苏子降气，象贝、瓜蒌仁清热化痰，桔梗宣肺利咽，甘草调和。

三诊 唇绛而干，渴甚，脉舌均有虚象，示阴液大伤，病已气阴两虚。更见咳剧气急，病更深重。急投养阴之品，肺气欲脱，上方去宣肺之桔梗，偏温之防风，加润肺养阴之玄参、炙紫菀。瓜蒌皮较仁宽胸理气为佳。

案5 陆奶奶，1月9日。

目光无神，面色黄暗，脉数无胃气，咳嗽，面肿，有盗汗，经不准。自云初三起病，然伏根已深，脏气皆坏。有大危险，难冀挽回。

炙紫菀3g 杏仁9g 炙鳖甲9g 天麦冬各9g 炒乌药3g 绵仲9g，炒 赤白苓各3g 炙桑皮3g 川贝9g

[按] 本例虽自云初三起病，然望其色脉，病已多时，方至此失神、无胃气之危重候。气血大伤，神气失养，又见咳嗽盗汗，是肺阴虚；面肿为肾气虚；经不准，肝血虚，肝失疏泄。肺脾肝肾俱虚，故云"有大危险"。扶正为主。二冬、鳖甲滋肺肾之阴，杜仲补益肝肾，茯苓健脾，杏仁、桑皮下气止咳，紫菀、川贝润肺化痰，乌药温肾理气。

（以上医案录自《恽铁樵医案》）

岳美中
（学宗三家，专病专方）

【医家简介】

岳美中（1900～1982），名钟秀，号锄云，河北省滦南县人，著名中医学专家，自幼体弱多病，25岁时因肺病咯血而发愤学习中医。解放前行医于冀东、鲁西一带。解放后任唐山中医公会主任，唐山市卫生局顾问。8次到欧亚国家为其领导人治疗，受到国内外好评。治疗上尤长于补法。

相关著作：门人陈可冀等整理的著作有《岳美中论医集》、《岳美中医案集》、《岳美中医话集》、《岳美中老中医治疗老年病的经验》、《岳美中医话集》、《中国麻风病学辑要》等。

【主要学术思想和主张】

岳美中的主要学术思想在于学宗张仲景、李东垣、叶天士三家，注重临床。主张专病专方专药与辨证相结合。他认为，《伤寒论》六经标题首揭"辨病脉证并治"，《金匮要略》亦是如此，意在强调"专病"。书中指出某病某方某证"主之"，此即为"专方专药"。某病证"可与"或"宜"某方，是在辨证之下随宜治之。后世《千金要方》、《外台秘要》皆依此法。主张治急性病要有胆有识，治慢性病要有方有守。推崇补益，治疗老年病首重脾胃。

【医论医话】

治外感咳嗽首禁收敛药，如五味子（古方用五味子必伍以干姜，半夏）、罂粟壳等。治风寒咳嗽，既宜宣达，则滋润粘腻甘寒之药，在所应忌，如生地黄，天门冬，麦门冬，石斛，天花粉，桑白皮，玉竹，地骨皮，白芍药等——既锢闭寒邪，又助长痰涎——演成久病。体弱或老年人，偶患伤风感冒咳嗽，亦宜先事疏解，而不宜过于发散，若仅顾虚弱，遂用补剂，如人参，黄芪等，使外邪久驻，伤风咳嗽，易停食积（小儿更甚），医者常加鸡内金以治之——不知此药惲铁樵说它功专补脾，咳嗽得鸡内金，即完全不爽，最宜忌之。感冒风寒之咳嗽，最忌葶苈子。葶苈子功能泻肺，性最猛悍，伤寒大陷胸丸，用治肺实证。若认伤风咳嗽面红或声音嘶嗄为肺实而投之，必致病随药变．患风寒咳嗽，食物宜忌荤油，观《内经》于热病禁人食肉，可以参悟。

（摘自《岳美中论医集》）

【精选验案】

刘某某，男性。

患感冒咳嗽，感冒愈后，咳仍不止，且咯痰不爽，喉一痒，咳即作，早起尤甚，力咳而痰始稍去，总有痰涎黏着于喉间的感觉，胸部苦闷，鼻塞不通，脉数舌红。

处方　沙参 9g　马兜铃 6g　山药 9g　牛蒡子 6g　桔梗 6g　枳壳 6g　化橘红 4.5g　杏仁 9g　贝母 9g　白薇 6g　甘草 3g　服 3 剂

咳即爽，胸亦畅。再服 3 剂，咳嗽基本痊愈。

此方用沙参补益肺气，马兜铃开豁结痰，是一阖一辟，用山药补虚羸，牛蒡子散结气，是一补一泻；用桔梗引气排痰，枳壳下气止逆，是一升一降，这六味相反相成，在相互制约之下能超到相互促进的作用。更用橘红止喉痒，白薇通鼻塞，杏仁、贝母止咳化痰，甘草亦具祛痰功效。所以对咯痰不爽久不能愈之咳嗽症，服之如沟渠壅塞而得到疏瀹，气展痰豁，指日而咳症得愈。因名此方为"锄云利肺汤"取爽利痰咳之义。

（录自《岳美中医案》）

程门雪
（理气化痰，用药轻灵）

【医家简介】

程门雪（1902～1972），名揽辉，号壶公，江西省婺源县人。少年时代从安徽省歙县名医汪莲石先生学医，后就读于上海中医专门学校，并拜江苏省孟河派名医丁甘仁先生为师。1954 年任上海第十一人民医院顾问，1956 年任上海中医学院院长。曾当选为上海市人民代表，第二、三届全国人民代表大会代表。

相关著作有：《金匮讲义》、《伤寒论歌诀》、《校注未刻本叶氏医案》、《妇女经带胎产歌诀）和《程门雪医案》等。

【主要学术思想和主张】

程门雪师承孟河学派丁甘仁"用药轻灵",同时融会仲景、天士二家之长,打破寒温分立,经方时方运用自如,辨证用药明辨标本、复方多法、精于配伍、临证稳健,提出中风为"经络间病"。临证重视脾胃,兼顾心肝肺;治疗以理气、化痰为主,佐以清热、解表、利湿,用药甘、苦为主,药性寒、温并用。

【医论医话】

肺燥宜润,关于燥气的性质,费伯雄说得很好:"燥者干也,对湿言之。立秋以后,湿气去而燥气来,初秋尚热,则燥而热;深秋既凉,则燥而凉。"

(摘自《程门雪医案》)

【精选验案】

案1 郭某某,女,48岁。1949年2月24日初诊。

咳嗽气逆已久,胃纳不香。拟"温润辛金",和胃畅中治之。

处方 炙紫菀6g 炙款冬6g 云茯苓9g 竹沥半夏6g 陈广皮4.5g 炙远志3g 象贝母9g 甜杏仁9g 冬瓜子12g 生薏苡仁12g 清炙枇杷叶3g,去毛包煎 焦六曲9g 炒谷麦芽各9g

二诊 上气咳逆,咯痰不爽,胃纳呆钝,苔薄脉濡。再方"温润辛金"。

炙紫菀6g 炙款冬6g 炙百部4.5g 嫩白前4.5g 云茯苓9g 炙远志3g 甜杏仁9g 薄橘红4.5g 象贝母9g 肥玉竹6g 清炙枇杷叶9g,去毛包煎 黛蛤散12g,包煎 炙甘草2.4g 炒香谷芽12g

三诊 "温润辛金",肃肺和胃,迭进以来,颇觉合度,仍从原方出入为治。

炙紫菀6g 炙款冬6g 炙百部4.5g 嫩白前4.5g 甜杏仁9g 云茯苓9g 炙远志3g 薄橘红4.5g 竹沥半夏4.5g 象贝母9g 炙甘草2.4g 清炙枇杷叶9g,去毛包煎 炒香谷芽12g

[按] "温润辛金法"据雷氏《时病论》,为紫菀、百部、款冬、陈皮、杏仁、松子仁、冰糖等七味。《内经》曰:"形寒饮冷则伤肺",肺脏是喜温而恶寒的,辛入肺,辛温宣肺气,则肺邪自解。又肺亦恶燥,燥则肺叶上举而咳逆,甘润可使肺叶不举,肺气自降,清肃之令得行,治节之用自顺矣。"温润辛金法"一般适用于久咳、寒咳、干咳等症,本例咳逆缠绵,程老治以此法,紫菀、百部、款冬作为温宣肺邪药,杏仁润肺而止咳,陈皮和胃化痰。

案2 徐某某,女,老年。1970年2月26日初诊。

咳嗽已3年,痰多白沫,近感新邪,咳嗽频作,苔薄舌红,脉濡。治以宣肺化痰,温润辛金法。

净蝉衣3g 嫩白前9g 炙百部9g 炙紫菀9g 炙款冬9g 甜杏仁9g 薄橘红3g 老苏梗3g 南沙参9g 冬瓜子12g 天竺子4.5g 3剂

[按] 本例是新久、标本、虚实夹杂的咳嗽。方用苏梗、蝉衣祛新邪;苏梗与橘

红同用，兼温寒痰；苏梗与蝉衣同用，轻宣肺邪，以治新感。沙参润肺清金，照顾舌红肺虚；天竺子、白前、百部以治久咳。程老此方是《医学心悟》止嗽散和《时病论》温润辛金法的组合。久咳属虚，如将沙参以引申，在咳嗽不发时，程老常用麦门冬汤、沙参麦冬汤、百合固金汤等补肺以顾其本，甚或进一步而补其脾肾，以培其根本。本方实能拒邪，表气固密，则邪不能侵。也可加入玉屏风散卫表，以减少复发。

案3 季某某，男，56岁。1958年9月28日初诊。

伤风不醒，咳嗽不清，苔白腻舌尖红，脉浮滑。秋燥之邪未解，拟祛风宣肺，而助肃化。

南沙参9g 霜桑叶9g 甜杏仁9g 竹沥半夏4.5g 薄橘红4.5g 苦桔梗4.5g 冬瓜子12g 净蝉衣2.4g 玉蝴蝶6对 象贝母9g 生甘草2.4g 4剂

[按] 此例肺燥不润，失其清肃之令，见有阴虚症状。另一方面则肺邪未解，伤风不醒，犹有脉浮滑、喉痒等象。程老用润肺清燥以治其虚，宣肺化痰以治其实。此类燥咳证在春、秋季节比较多见，治疗中如稍偏辛燥，易致咯血，总以清润、宣肃为主。临床上治燥咳，有温润、凉润两法：寒燥在表用"杏苏散"（苏叶、杏仁、前胡、茯苓、半夏、陈皮、甘草、桔梗、枳壳、姜、枣），《温病条辨》"燥伤本脏—肺，头微痛，恶寒，咳嗽稀痰，鼻塞，嗌塞，脉弦，无汗，杏苏散主之"；燥热伤肺用"清燥救肺汤"（桑叶、石膏、人参、甘草、麻仁、阿胶、麦冬、杏仁、枇杷叶。人参可用太子参或沙参代），《医门法律》曰"气促干咳，无痰或少痰，咽喉口鼻干燥，舌干苔少，或痰中带血，用清燥救肺汤"即是。

（以上医案录自《程门雪医案》）

熊寥笙
（平调阴阳，治病求本）

【医家简介】

熊寥笙（1905～），名寂，字以行，四川省巴县人。中医研究员。1927年就学于同乡马氏国医学院马祖培先生，后私淑于陈无咎先生，深研丹溪之学。先后创办重庆市第一、第二中医院。临证善用经方，如大承气汤治疗燥实咳嗽，小柴胡汤治疗呕吐，并结合个人临床经验，灵活运用。

相关著作：《伤寒名案选新注》、《中医难症论治》、《常用中草药七百味歌括》、《温病卫气营血辨证机要》、《温病质难》、《痉厥闭脱辨》、《外感高热与内伤发热要点》、《伤寒点睛》、《金匮启蒙》、《黄疸症治津要》等。

【主要学术思想和主张】

熊寥笙精通中医典籍，钻研《伤寒论》，独具新知，提出了以"阴阳平调为生理，以阴阳偏颇为病理，治病求本，随其阴阳偏颇所在而调之，以平为期"的学术见解。重视《内经》中关于天人相应的理论。

【医论医话】

咳嗽病虽然牵涉面广，病情极为复杂，但其病因病理，执简御繁，总的不外外感和内伤两途。外感咳嗽，多属急性，可略分为风寒、风热，伤湿、伤燥四型。内伤咳嗽，多属慢性，可略分为肺火、湿痰、阴虚、阳虚四型。外感病起较急，多伴有外感表证，咳多整日不一。内伤起病较缓，多无表征，咳多早晚为甚。外感咳嗽，治不及时，迁延反复，也可变成慢性。总括治咳要点，约分6法：

（1）治分内外　外感宜解散，内伤宜清理。

（2）治分四季　春气上升，润肺抑肝。夏火炎上，清金降火。秋湿热甚，清热利湿。冬风寒重。解表行痰。以上虽分四时，临症又当从权。时令气候能影响人体，病固体异，医者必须灵活参究。

（3）治分脾肺　因咳而有痰者，咳为主，治在肺；因痰而致咳者，痰为主，治在脾。

（4）治分新久　新咳有痰者，属外感，随时解散；无痰者，属火热，只宜清之。久咳有痰者，燥脾化痰；无痰者，清金降火。外感久则郁热，内伤久则火炎，俱宜开郁润燥。

（5）治分时间　午前咳者，多胃中有火，宜清热泻肺。午后咳者，多阴虚火旺，血分有热，宜养阴退热。黄昏咳者，多阴火上浮，宜滋阴降火。五更咳者，胃有痰火，伏积于内，至火气生养之时，上朝于肺故也，宜清胃涤痰。

（6）治分虚实　虚者补之，气充则脏自固，实者泻之，邪去则肺自宁。气虚补气，血虚补血，阴虚滋阴，阳虚温阳。毋虚虚，毋实实，损有余，补不足，治咳大法，如是而已。

（摘自《中医难症论治》）

【验方效方】

○ 方一　二陈汤加减

[主治] 外感六淫有余之邪所致咳嗽。

[组成及服法] 法夏15g　陈皮15g　茯苓12g　甘草3g　生姜3片

水煎服，日3次。

[加减] 风：加防风、前胡、羌活。寒：加麻黄、杏仁、金沸草。湿：加苍术、赤茯苓、防己。热；加山栀、黄芩、桑白皮。燥：加玄参、麦冬、川贝母。食积：加山楂、枳壳、莱菔子。气滞：加苏子、桔梗。

○ 方二　二冬二母汤加减（自拟）

[主治] 内伤咳嗽。

[组成及服法] 天门冬9g　麦门冬9g　炒知母9g　川贝母9g

[加减] 火：加玄参、黄芩、款冬花。痰：加全瓜蒌、桑根白皮，郁：加桔梗、

炙枇杷叶、紫菀。血：加阿胶、紫菀。阴虚：加黄柏，地骨皮。

（摘自《中医难症论治》）

【精选验案】

案1 周某某，男，35岁。

病者患咳嗽有年，时作时止，反覆无常。近届秋凉，因起居不慎，外感风寒，咳嗽大发。曾去某西医院诊治，服咳嗽剂1周，效果不显，特转中医院服中药。予亦从俗而言曰：诸病易治，咳嗽有年，新感复发，难以速愈，既来之，则姑试之可也。问诊：气喘咳嗽，痰多而稠，色微黄，咯痰困难，心烦，口渴欲饮；舌诊：苔白微黄，舌质不红；脉诊：六脉浮数。予曰：病系外感咳嗽，初因凉风外袭，现已伏热内蒸，病情转变，寒邪包热，壅阻肺经，故喘而咳嗽，虽外无大热，而里热甚炽。法宜外散寒邪，内清肺热，表里两解。疏方用麻杏石甘汤加味。

麻黄4g，煎去上沫　生石膏24g　杏仁9g　甘草3g　水竹茹9g　毛化红6g　川贝母6g，研末分3次冲服

3剂，水煎，分3次服，每日1剂。

服药3剂，喘咳大减。继以清肺豁痰之剂调理旬日而愈。

[按] 本案系寒包热咳嗽。邪自外来，为有余之症，既有表寒，又有里热，徒事止咳，非其治也，须表里两解，斯为善治。本方用麻黄散肺邪，杏仁降肺气，甘草缓肺急，石膏清肺热，因里热重于表寒，故石膏四倍麻黄而用之，药简力专，所以效速，实为解表清里定喘之辛凉良剂。加用水竹茹、毛化红、川贝母，则清热化痰更为有力。麻杏石甘汤，本非治咳之剂，但麻杏石甘汤证之病理机制与本案咳嗽病理机制符合，故加味用之，而病得愈。治病求本，便是这个道理。肺为咳，肺之位最高，药力难于快速达到，不能立求速效，但只要辨证正确，自然徐徐见功。袁诗有云："莫嫌海角天涯远，但肯摇鞭有到时。"对于治这类咳嗽病，亦应作如是观。

案2 刘某某，男，41岁。

患者一向在水上工作，咳嗽多年。近自入秋以来，阴雨绵绵，旧疾复发。现证胸闷气喘，咳嗽，吐清稀痰，一身尽重，骨节烦疼，小便不利，脉象沉濡，舌质不红，苔薄白微腻。

辨证　感湿咳嗽。

治法　解表化湿。

处方　麻黄加术汤加味。

麻黄4g，去上沫　桂枝4g　杏仁9g　甘草3g　苍术9g　白术9g　茯苓12g

3剂，水煎，分3次服，每日1剂。

药服1剂，即微汗出，2剂，小便利，3剂尽，咳嗽愈。

[按] 本案为感湿咳嗽，湿从外来，亦为有余之证。外来之病，祛邪宜急，不比内伤之病徐徐调理。况湿为重浊之邪，如不速治，郁久生变，病即难图。用麻黄汤

加味，开门见山，单刀直入，宣化表湿，任重力专，病得速愈。麻黄汤为发汗峻猛之剂，今人多不敢用，中医传统有"春忌麻黄秋忌桂"之说，夏季则更不待言，以春主升发，不能用麻黄再发，秋令气燥，不能用桂枝再燥为由。故《活人书》云："夏至后用麻黄汤，另加知母、石膏、黄芩。盖麻黄性热，恐有发黄出斑之虑。"然须知药所以治病，非所以治时，有病则病受，当用则用，不能为时令所扼死。若无麻黄汤之适应症，当然麻黄汤万万不可乱投，必须切记。本案如用一般通治咳嗽方剂，如止咳散之类治之，病必缠绵难愈，湿邪久滞，不但咳益加剧，且将更发其他病变。医者治病，最要掌握病机，应病与药，无失机宜。

案3 柳某某，男，60岁。

病者患外感咳嗽，某医给服荆防败毒散合剂3天，计270mL，药后汗出，发热恶寒，头痛肢酸大减，而咳嗽加剧。时值仲秋，天久不雨，气温燥烈，感咽喉不利，时时干咳，不胜其苦，特来院就诊。证见于咳无痰，连咳数声，痰亦难出。咳时脸红颈胀，转不过气来，汗出气促，咽痛舌干，唇红，口渴欲饮，小便色黄。舌象：无苔，舌红少津。切诊：六脉细数。诊断：素体阴虚，过服三阳发表燥剂，劫肺伤津，致燥咳嗽。治法：清燥润肺，生津豁痰。处以润肺汤加减。

炒知母9g　川贝母9g，研末分3次冲服　麦门冬9g　白茯苓9g　天花粉12g　大生地12g　瓜蒌仁9g　毛化红3g　苦桔梗3g　生甘草3g

3剂，水煎，分3次服，每日1剂。

药后病减十之六七，复诊以清燥救肺汤加减，连服4剂，调理而安。

[按] 本案燥咳系外入之邪，亦为有余之症。患者初病，想系"凉燥"。医者不细察时令气候与人体素质之关系，误认为风寒感冒，大进辛温发散之荆防败毒合剂，因汗出多，阴虚之体，最易伤津，遂转为"温燥"。肺为娇脏，既恶寒，又恶燥，燥病的特点，最易伤阴，治宜凉润，即《内经》"燥者润之"之意。润肺汤为肺清燥之剂，大剂进之，病得以愈，若执肺病用药宜清灵，投剂过于轻清，治必费时日，是又不可不知。

案4 李某某，男，25岁。

患者体肥腴，嗜茶成癖，每晨起必喝茶一大杯，数十年如一日。尝有咳嗽，自恃体健，不以为意。一日来院就诊，诉1周来精神困乏，饮食不思，既未伤食，亦未受凉，萎靡不振，不知何以致此，自觉奇怪。近2日来，更加胸膈满闷，阵阵咳嗽，痰涎特多，滑而易出，倦怠嗜卧，四肢软弱无力。切其脉沉濡，视其苔白厚腻。予曰：病系湿痰为患。嗜茶成瘾，体胖阴虚，脾失健运，最易生痰。"脾为贮痰之器"，痰阻中宫，脾阳不振，故困乏而不思食，何奇之有？治法：健脾燥湿，化痰开膈。处以二陈汤加味。

法半夏12g　白茯苓12g　川陈皮9g　炙甘草3g　川厚朴9g　苍术9g　杏仁9g　广藿香6g　生姜3片

3剂，水煎，分3次服，每日1剂。

药服1剂，精神好转，饮食知味。2剂服后，白厚腻苔退去。3剂尽，痰减咳止。

[按] 本案湿痰咳嗽，系脾失健运，为不足之症，病由内发。此种咳嗽，较为多见，凡脾胃阳虚，贪吃冷物者多患之。病不在表，非辛温发散之剂所能治，又非肺燥，亦非清润之剂所能疗。病为湿痰内阻，法宜理脾和胃，燥湿化痰，故以二陈汤加味为治，湿痰咳嗽，病虽平常，若认症不清，妄投苦寒或甘润之剂，损害脾胃，亦可轻病转重而难治。脾胃为后天之本，五脏六腑之主，中医治病，以有胃气则生，无胃气则危，故胃气之有无，对病变之预后，极为重要。《内经》论咳，谓"聚于胃，关于肺"，既重视治肺，也重视治胃，是很有道理的。古人论痰饮，以痰属热为阳，饮属寒为阴，此亦非定论。如本案湿痰之用二陈汤，乃"湿则燥之"，并非清化热痰。又如饮症之思饮用十枣汤，乃逐水之下剂，实非温阳。任何病都有常有变，我们既要知其常，又要知其变，不能笼统地混为一谈。

案5 易某某，女，30岁。

病者患咳嗽已月余，曾服中西药至今咳嗽不止。出示病历：中药已服过祛风、散寒、清热，润燥之剂，西药则注射、内服镇静止咳药剂亦已备尝。症见咳嗽吐痰，早晚为甚，气上逆则咳剧，兼头晕胁痛、脘闷不舒、时作寒热、疲乏少食、口苦咽干、痰涎壅塞、咽喉间如物梗阻，面色久华、精神抑郁；苔薄白，脉微弦。予曰：病久情志不舒，七情郁结，气郁成痰，肺道不利而咳，肝亦病也。法宜疏解郁，理气化痰，处以逍遥散合半夏厚朴汤加减。

柴胡9g 当归9g 白芍9g 茯苓9g 白术9g 薄荷3g 苏叶6g 厚朴9g 法夏9g 金钱桔9g 甘草3g 生姜1片

水煎，分3次服，3剂，每日1剂。

3剂服后，气逆咳嗽减其半，喉间如物梗感亦消失。嘱将原方照服4剂以善其后。

[按] 本案为肝郁气滞致咳，病由内发，亦为不足之症。咳久肺气先虚，肺失清肃，金不制木，则肝气上逆，故化痰致咳。木郁则达之，气滞则利之，故以逍遗散合半夏厚朴汤为治。二方功用，前者重在疏肝，后者重在解郁，均非治咳之剂。但本案咳嗽为肝郁气滞所致，二方疏肝理气实为对证之方，不治咳而咳亦愈者，亦治病求本之理也。凡治咳嗽，最要在于分清内外所因，及新病久病之异，若久而有郁，务要开郁。若不详细辩证，因循前医治法，只在通治法上兜圈子，而不别寻蹊径，以呆法套方治活病，无怪乎有咳嗽难医之叹也！

案6 夏某某，女，3岁。

病孩咳嗽已月余，曾服过中西药，咳嗽至今未愈。望诊：面色不华，精神倦怠，神情不活跃；问诊：其母代诉曰：阵阵咳嗽，有时又不咳，咳时汗出，头上虚汗更多，不想吃东西，大便日2次，稀溏便；触诊：腹软不胀，手心发热；切诊：脉弱，指纹不显。予曰：病为咳久脾虚，肺金失养所致。法宜补土以生金，母健则子强，不治咳，而咳可自愈。处以五味子异功散加味。

党参9g　焦白术9g　白茯苓9g　炙甘草4.5g　陈皮4.5g　桔梗3g　浮小麦15g　大枣9g

3剂，水煎，分3次服，每日1剂。

药后饮食稍好，大便转半干，咳嗽减。嘱续服5剂后，精神振奋，汗止，咳嗽全愈。

[按] 本案为内伤脾虚，肺失所养，病由内生，为不足之证。咳久肺气先虚，导致中气不足，脾失健运，无以养金，故咳嗽迁延不愈。五味子异功散健脾理气，为补益之剂，似与治咳无关，但本案咳嗽正由于脾虚，肺金失养，虚则补之，扶正即所以祛邪，故服之而愈。治咳之法，初起有外邪，宜宣散，忌温补，以其留邪也，病久则正虚宜补，气充则自固也。可见咳嗽治法，无有定局，总以辨证施治为主，固守一方一法，均不足为训也。

案7　张某某，男，3岁。

患儿受凉伤食，发热汗出，气逆咳嗽。病已7日，曾服疏表宣肺之药数剂，病仍不解，现症每至午后壮热尤甚，彻夜咳嗽不休，难以入寐；小便黄少，大便秘结，3日未解；舌苔微黄而燥；指纹色紫，脉滑数。此表邪不解，入里化热，而成阳明燥实之候。当上病下取，釜底抽薪，急下存阴，宜大承气汤急下之。

大黄6g　炒枳实3g　厚朴6g　玄参6g　甘草3g　玄明粉6g

本方服1剂，当晚咳嗽大减，能食能睡。翌晨得大便，下燥矢1次，午后咳嗽，高热亦平，竟1剂收功。

[按] 经云："五脏六腑皆令人咳，非独肺也。"然其病变皆主于肺，以肺主气而声由此出，故咳嗽之病，无不聚于胃而关于肺。本案患儿因外感挟滞合病咳嗽，为表里俱病之候。然病在里而求之表，非但治之不效，且辛温伤津，后患无穷。论咳嗽之治，当辨有余与不足，外感之咳多有余，内伤之咳多不足。治病必求其本，肺与大肠相表里，肺已移热于大肠，热与积滞搏结，则其治不可重肺而遗肠。大承气汤本不治咳，但因其病本在肠，故一下而壮热咳逆便秘悉解。不烦余药。

案8　陈某某，女，21岁。

患咳嗽已旬日，服西药咳嗽剂未效。症见头痛，发热恶寒阵作，咳时牵引胸胁作痛，痰涎多，口苦无味，苔薄白，脉浮弦。病系少阳郁火咳嗽，须和解少阳，转邪外出，咳即可愈，见咳治咳，非治本也，故病不愈。拟小柴胡汤加味治之。

柴胡9g　京半夏9g　酒炒黄芩9g　全瓜蒌12g　白茯苓12g　毛化红9g　川贝母研末分3次吞，6g

3剂，水煎，分3次服，每日1剂。

药后寒热解，咳嗽止，病愈。

[按] 本案为少阳郁火咳嗽，故以小柴胡汤加味治之而愈。咳嗽病因复杂，以予之临症经验论，兼郁火者为多，故每以小柴胡加减化裁治之而取得满意疗效。近来治咳嗽，多用止咳化痰，法非不善，奈何未能抓住咳之主要矛盾所在，故疗效欠佳。

（以上医案录自《中医难症论治》）

陈苏生
（开肺敛肺，化痰排浊）

【医家简介】

陈苏生（1909~1999），江苏武进人。早年体羸多病，先后曾罹"肺痨"、"软脚风"、"伤寒"等病，几经周折而后愈，遂立业医之志。16岁师从上海名幼科沈仲芳，后又拜钟符卿先生为师。1943年拜识了祝味菊先生，经几度长谈，心悦诚服地列于祝氏门下。1991年确认为老中医药专家学术经验继承工作指导老师，1995年评为"上海市名中医"。

相关著作：《医苗集》、《医苗续集》、《温病管窥》、《陈苏生》，并整理老师祝味菊的学术思想而成《伤寒质难》。

【主要学术思想和主张】

陈苏生的学术思想可简要地概括为在整体观的指导下，实行"一本"（治病必求其本）、"二分"（掌握一分为二的哲学辩证方法）、"三辨"（辨证、辨病、辨人）、"四审"（审先后主次、主客标本、轻重异同，顺逆取舍）、"五段"、"八纲"十二个字。

【医论医话】

咳嗽是邪客肺系，肺失宣肃，肺气不清所致，以咳嗽咯痰为主要症状的病症，中医有外感、内伤之分。外感咳嗽虽多以风邪夹寒为起因，但也有夹寒、夹热、夹湿、夹燥之分，并以化热为多见。内伤咳嗽大多与久病及脏腑功能失调有关，如肺失宣肃，脾虚生痰，肝火犯肺，肾虚及肺等等。治疗咳嗽，尤其是较顽固的咳嗽，关键在于调畅肺气，而要使肺气通畅，关键在于宣畅气道，排除痰浊。宣畅肺气不宜过，咳嗽以外邪诱发为多，故发作时往往见表闭失宣，因而临床治疗多用宣肺散表，通畅气道。但也有宣散适度的问题。久咳不愈者，不少就是因为宣散太过，肺气受损，造成开合失司，反而达不到效果。因此先生主张，也当兼予固表敛肺之品，一开一合，以调整肺气之宣肃功能。代表药物仍以麻黄、麻黄根为主。排痰除浊不宜急。咳嗽一症虽为肺气宣散肃降功能失司，但中医临床多见久咳不愈者。久咳不愈，往往与痰浊有关。见咳止咳，咳不止者，仍未去其致咳之因，故古人有，"咳无止法"之戒，此多与痰浊有关。陈痰凝聚，潴留而久，则得生新痰，层层相因，无有终时，此慢支只可以暂且愈，而终难根治之故。因此治疗法则，大多以开肺与敛肺相结合，化痰与清热相表里，肺气失畅，痰浊潴留，痰去一分、则肺宇宽松一分。因此，排痰除浊也是治咳之关键。然而，排痰不宜过急，因久病去痰浊每每与人体的抵抗力下降有关，排痰过急，就有徒伤正气之嫌。

（摘自《中国百年百名中医临床家丛书·陈苏生》）

【精选验案】

案 1 张某，女，52 岁，1991 年 5 月 29 日初诊。

去年 10 月咳嗽频频，迄今已 7 个月有余，依然未能根治。刻见咯痰不爽，有泡沫，发则阵咳不休，舌质淡，脉细数。此乃肺气不宣，痰浊内恋，当予宣肺达痰，宽胸健胃。

炙麻黄 4.5g　麻黄根 4.5g　桃杏仁各 9g　白果仁 9g　郁李仁 9g　百部 9g　炙冬花 9g　车前草 24g　生甘草 4.5g　柴胡 9g　生牡蛎先煎, 30g　苍术 9g　川朴 6g　郁金 9g　石菖蒲 9g　玉蝴蝶 6g　7 剂

二诊　咯痰稍爽，咳嗽稍减，口干咽燥，苔脉如前。宗原法：加北沙参 9g，7 剂。

三诊　症再衰，咽干少复，效则守之，原方续投。前后服药 1 个月，咳嗽竟全愈。

［按］肺如悬钟，不叩不鸣，风寒外感，痰浊上逆，鸣而为嗽。宣畅肺气，排除痰浊，是保持肺气通畅之良法。肺气通，咳嗽自已矣。

案 2 王某，女，34 岁，1992 年 12 月 22 日初诊。

8 年前曾患肺炎，出现肺不张。病后易于咳嗽，入冬为甚。痰多色黄，咯之不爽。今年 1 月又得肺炎，大量抗生素治疗后，咳嗽仍不已。低热亦久延不已。苔中腻，脉弦细而数，拟予宣肺达痰，以祛其热。

炙麻黄 5g　麻黄根 5g　桃杏仁各 9g　白果仁 9g　郁李仁 9g　百部 9g　款冬花 9g　车前草 24g　生甘草 6g　柴胡 9g　生牡蛎 30g　苍术 9g　川朴 6g　郁金 9g　石菖蒲 9g　土茯苓 30g　忍冬藤 24g　连翘 9g　白薇 9g　辛夷 6g　苍耳子 6g　知母 9g　7 剂

二诊　陈痰宿饮，潴留肺络，必须开豁，令其上越。苔脉如前。原方加天竺黄 6g。14 剂。

三诊　1993 年 1 月 12 日。咳去其半，但余痰未净，仍是宿根所在。宿积未除。除痰务尽，毋令滋蔓。原方加：狗脊 12g，补骨脂 9g。7 剂。嘱间日服此方，遂愈。

案 3 黄某，女，29 岁，1992 年 12 月 28 日初诊。

妊娠 8 个月，子死腹中。分娩后经常咳嗽，动辄多汗，背脊发冷，痰白如沫，纳欲不振，脉来濡细，舌苔薄白。今已 2 个月，久治不愈，胸闷，肺失宣肃，脾失健运，拟予宣肺化痰，健脾和中。

炙麻黄 4.5g　麻黄根 4.5g　杏桃仁各 9g　白果仁 9g　郁李仁 9g　百部 9g　炙冬花 9g　车前草 24g　生甘草 4.5g　柴胡 9g　生牡蛎先煎, 30g　苍术 9g　川朴 6g　郁金 9g

石菖蒲9g　合欢皮24g　夜交藤15g　7剂

二诊　11月4日。咳嗽稍减，背肩发冷、纳呆如旧，舌脉无改，再与原法加减：原方加：桑寄生12g，川断12g，狗脊9g，鹿衔草9g，防风9g。10剂。

三诊　12月2日。痰郁于肺，脊冷形寒，口干欲热饮，苔脉如前。咳减而冷寒不已。几干而欲引热，乃"饮"之为患也。仲景曰："病痰饮者，当以温药和之。"予疏肝和胃，温肺化饮。

柴胡9g　生牡蛎先煎,30g　苍术9g　制半夏9g　川朴6g　白芥子9g　白茯苓9g　炙麻黄6g　杏仁9g　大腹皮9g　瓜蒌皮9g　桂枝9g　炙苏子9g　防风9g　生甘草6g　知母9g　白薇9g　7剂

四诊　12月9日，女子以肝为先天，产后病多与肝肾相关。产后咳嗽，延久不愈，腰膝酸冷，背有阴冷处如掌大，此皆是积饮内停，肾阳不足以温化故也。饮去则冷白解。咳嗽已减，苔脉同前，前方有效，原法再进。原方加独活4.5g，7剂。

五诊　12月16日。脊心阴冷已减，咳亦渐疏，咯痰仍欠利。少寐，苔薄白，脉濡细。予宣肺达痰，温肺化饮。

柴胡9g　生牡蛎先煎,30g　白芥子9g　莱菔子9g　炙苏子9g　炙麻黄4.5g　麻黄根4.5g　桃杏仁各9g　白果仁9g　郁李仁9g　百部9g　炙款冬9g　车前草24g　生甘草6g　夜交藤15g　7剂

六诊　背冷大减，咳晚间仍存，乃余痰积饮尚未肃清也。原方加苍术9g，川朴6g，细辛6g，生姜2片，五味子9g。7剂，遂愈。

案4　袁某，女，29岁，八一门诊部护士。

1966年9月22日来诊。上呼吸道过敏反应，整天多喷嚏流泪，咽喉灼热作痒，咳呛不爽，门诊部西药久治无效，即来索中药。从寒包火治。

蝉衣1.5g　僵蚕9g　银花9g　连翘9g　防风9g　辛夷1.5g　苍耳子9g　细辛3g　石膏12g　百部9g　车前草15g　6剂诸恙皆愈

（以上医案录自《中国百年百名中医临床家丛书·陈苏生》）

关 幼 波
（治病求本，十纲辨证）

【医家简介】

关幼波（1913～2005），北京市人，全国继承老中医药专家经验师承制导师，当代著名中医学家。其父关月波先生是北京地区名医，关幼波幼承家学，学有渊源。28岁参加考试获得中医师合格证。曾任北京中医医院院长。临床擅长治疗内、外、妇、儿等各科疑难杂重证，对肝胆系统疾病治疗尤为突出。

相关著作：《关幼波临床经验选》（1979），《关幼波肝病百问答》（1993）、《关

幼波肝病杂病论》（1994）。

【主要学术思想和主张】

关幼波学术上以"治病必求其本"为主导思想，强调辨证首先分清因虚而病、因病而虚，从气血入手辨明邪正盛衰，倡导以阴阳为总纲，下设气血、表里、寒热、虚实成十纲辨证。他以十纲结合脏腑辨证，涵盖其他具体辨证方法，阐明了痰—气（血）—瘀的病理生理关系，拓展了"痰瘀学说"的内涵与外延，并提出了完整系统的治疗法则。

【医论医话】

肺合皮毛，肺卫之气不固，而致六淫之邪从皮毛或口鼻而入，伤于肺络发生咳嗽，此阶段以表证为主。多见于上感、急性气管炎等。法当主解表邪，则咳即愈。属于外感风寒者，治以辛温解表，常用的药物如苏叶、麻黄、荆芥；外感风热者，治以辛凉解表，常用药物如桑叶、菊花、银花、连翘、薄荷等。若咳嗽兼有外邪者应宣肺，以利病邪的宣散，无外邪则有利于肺气的宣达通畅，使痰涎容易排出。最忌滥用止咳、镇咳、敛肺之品以致"闭门留寇"。常用的药物如：麻黄、桑叶、桔梗、荆芥等，其中以麻黄为最常用，本品虽辛温发汗，平喘利尿，但用于治咳，则取其轻扬发散，宣通肺气的功用，且可鼓邪外出，但用量不宜过多，一般以 1.5~3g 即可。有热者，配合生石膏（如麻杏石甘汤）。外感之邪经久不宣，必入里化热，而见口渴，痰黄黏稠难咯，当予清热。常用清肺热的药物如：生石膏、知母、黄芩、浙贝、桑白皮、地骨皮。有的需要配合清热解毒药物如：草河车、蒲公英、银花、连翘、鱼腥草等。肺既蕴热，久必伤及肺阴，且阴虚邪火愈炽，二者可互为因果，因此临床治疗往往清热、养阴兼顾。常用的药物如：沙参、麦冬、玄参、生地、天花粉、石斛等。外邪袭于肺络，肺失宣达，气机不畅，势必引起血脉凝滞不通，久咳久喘者肺部多有瘀血，故方中加用活血之品常可提高疗效。常用药物如赤芍、藕节等。消除痰浊为本病治疗的关键。痰由湿化，而湿由脾胃运化失职所生，脾为生痰之源，肺为贮痰之器。痰有湿痰和燥痰之分。

（摘自《关幼波临床经验选》）

【验方效方】

○ **方一 杏苏散加减**

[主治]秋冬季节，风寒之邪袭肺，致使肺气不宣，咳嗽频作，症见畏寒身痛、四肢酸楚，不发烧，鼻流清涕，口不渴，咳嗽吐稀白痰，脉浮紧，舌苔薄白。

[组成]杏仁10g　苏叶6g　荆芥6g　薄荷4.5g　麻黄1.5g　前胡10g　桔梗6g　赤芍10g　生甘草6g

[加减]痰多稀白者，加半夏、橘红；兼有食滞者，加炒莱菔子、焦三仙。

○ **方二 清热化痰养阴法**

[主治]肺阴素虚之体，或原有伏热，或风寒束肺郁而化热，兼感外邪以致肺气

闭塞，肺热内盛，蕴热成毒，症见发烧、口渴、咯痰黄黏，溲黄便结，脉浮数，苔黄质红。

［组成］银花15g　连翘12g　草河车12g　天花粉10g　瓜蒌15g　桑叶皮各10g　玄参10g　赤芍10g　知柏各10g　生地12g　丹皮10g　前胡10g　麻黄1.5g　杏仁10g

［加减］肺胃热甚者，加生石膏30g，黄芩10g；咽喉疼痛者，加锦灯笼、板蓝根、射干、蝉蜕、僵蚕；口干渴者，加沙参、麦冬、石斛、天花粉；热痰壅盛黏稠不易吐者，加海浮石、黛蛤散、天竺黄、竹沥水、蛇胆陈皮。

○ 方三　育阴润肺，清宣肺络法

［主治］干咳无痰，口渴咽痛，或痰中带血，脉沉数，舌红。

［组成］沙参15g　生地12g　天麦冬各10g　天花粉12g　石斛15g　知柏各10g　苦梗6g　赤芍10g　草河车12g　玄参10g　杏仁10g　麻黄1.5g

［加减］肺气虚者，加阿胶、百合，甚则加生芪、党参；心气不足者，加远志、川贝（二药相伍有调补心气化痰的作用）；阴虚肺热出现午后低烧两颧红赤者，加青蒿、鳖甲、地骨皮、银柴胡、杭白芍、生熟地；出虚汗加生龙牡、浮小麦；痰中带血者，加荷叶炭、藕节、白茅根、仙鹤草、川军炭。

○ 方四　健脾燥湿，活血宣肺化痰法

［主治］脾失健运，湿痰壅盛，症见身重乏力，胸闷泛恶，食少纳呆，大便溏泄，咳喘痰多色白，湿盛则痰多清稀，湿从热化则痰稠，脉滑，舌苔白腻舌体胖，边有齿痕。

［组成］党参12g　焦白术10g　生甘草10g　茯苓10g　藕节12g　苦梗6g　赤芍10g　麻黄1.5g　半夏10g　橘红10g　白果10g，打

［加减］喘促不安者，加地龙10g；大便溏泻者，加诃子、苍术、芡实。

○ 方五　固肾纳气法

［主治］下元虚衰，肾不纳气，症见喘促抬肩，惟以吸气为快，动则喘甚，气不得续，甚则汗出肢冷，舌质淡、少苔，脉沉细弱。

［组成］山药15g　丹皮10g　生熟地各15g　泽泻10g　茯苓12g　山萸肉10g　藕节12g　诃子10g　五味子10g　苏子4.5g　白果10g　麻黄3g

［加减］肾虚腰痛者，加川断、杜仲、牛膝、桑寄生。

（摘自《关幼波临床经验选》）

【精选验案】

巩某，男，6岁，初诊日期：1975年8月21日。

主诉　发烧、咳嗽已6天。

现病史　患儿于6天前感冒发烧，咽痛，咳嗽，体温波动在38℃～41℃之间，经某医院急诊，肌内注射青霉素，口服四环素，发烧时服退热片后则烧退，过3～4小时体温又升高，后又经服中药治疗（处方：连翘、蒲公英、板蓝根、锦灯笼、麦

冬、杏仁、川贝母等），共4剂，并用紫雪散6g，每次随汤药服1.5g，烧仍未退，咳嗽不止，遂于8月21日前来我院门诊。现症：咳嗽吐少量白黏痰，食欲不振，大便干燥，2天未解，小便正常，咽不痛，昨夜体温39℃。检查：体温38℃，患儿神疲少力，目赤稍肿，左侧扁桃体微红肿。听诊：左肺下野及肩胛下区可闻干性啰音。偶有细小湿性啰音。X线胸透：两侧肺部纹理紊乱，而下部尤显，并散布有小片状阴影，左侧肺门阴影增重。血查：白细胞3×10^9/L，中性粒细胞0.46，淋巴细胞0.54。舌象：舌苔薄白、质红。脉象：滑数。

西医诊断　急性支气管周围炎。

中医辨证　肺胃蕴热，兼感时邪，肺气不宣。

治法　清热宣肺，活血化痰，养阴导滞。

方药　草河车12g　熟军12g　桑叶皮各10g　生石膏24g　杏仁10g　炒知柏各10g 全瓜蒌15g　玄参12g　生地12g　银花12g　赤芍12g　丹皮10g　天花粉10g　麻黄1.5g　麦冬12g　生甘草6g

8月23日：上方服2剂，发烧已退，今晨体温36.5℃，咳嗽减轻，食欲好转。大便日解3次，有黏液，小便正常，精神转佳。脉象沉滑、舌苔正常。血查：白细胞4.6×10^9/L，嗜中性粒细胞0.45，淋巴细胞0.55。8月23日，上方去熟军加前胡3g，继服2剂而愈。胸透：心肺膈未见异常。

［按］患儿咳嗽发烧6天，诊为急性支气管周围炎。中医辨证属于肺胃蕴热，兼感时邪，以致肺气不宣，发烧不退，咽喉红肿，咳嗽少痰，大便干燥。一般认为西药解热剂作用是发汗退热。服后则汗出热退，由于内热较盛，过后体温又上升。由于汗出过多致使营阴被夺，热势更盛。故用麻杏石甘汤加味，取其清解主肺，凉血活血养阴为主，佐以导滞之品以彻里热。肠胃蕴热，大便秘结，腑气不畅，则肺气更不能宣达，故在用麻黄、桑叶、杏仁等宣肺，银花、桑皮、生石膏、草河车、炒知柏清热的基础上，配合熟军、瓜蒌疏通肠胃积滞，腑气得通，肺气易主。通下宣上，表里双解。由于燥热，汗出耗阴，故用生地、赤芍、丹皮凉血活血，天花粉、麦冬、玄参养阴润肺，使之肺阴得复，营血乃和，余热不致恋肺。

（录自《关幼波临床经验选》）

俞慎初

（肝肺同治，祛痰治瘀）

【医家简介】

俞慎初（1915～2002），号静修，出生于福建省福清城关的中医世家。父亲介庵先生为当时邑之名医。俞氏自幼耳濡目染，中学毕业后随父学医，1930年就读于上海中医学校，师从上海名医秦伯未。后与名医施今墨等人创办上海复兴中医专科学校。曾任福建中医学院医史教研室主任等职。1990年被授予"国家级中医药专家"称号，1992年被评为省"优秀教育世家"。临床精于内科，兼通妇幼。

相关著作：《新编中药学讲义》、《虫类药物临床应用》、《闽台医林人物志》、《校注长沙方歌括》、《中国药学史纲》、《俞慎初论医集》、《校注李濂医史》等。

【主要学术思想和主张】

俞慎初重视经典，博采众长，融会诸家。其治内科疾病，每以《伤寒论》、《金匮要略》为准绳，又灵活运用前代医家名方，随症化裁。在诊治外感时病、脾胃疾病、心肺病证和肝胆疾患方面，善于从肝肺同治，祛痰治瘀方面进行辨证治疗。

【验方效方】

⚬ **加减止嗽散（自拟）**

[主治] 广泛应用于多种类型咳嗽的治疗。

[功效] 疏风止咳、理气化痰。

[组成] 荆芥　百部　杏仁　浙贝母　款冬花　陈皮　甘草

[加减] 风热咳嗽，与桑菊饮或银翘散合方；风寒咳嗽加防风、紫苏叶；痰浊咳嗽，与二陈汤合方；痰多气逆咳嗽，与三子养亲汤合方；肺热咳嗽加桑白皮、黄芩、枇杷叶；如燥邪伤肺、耗伤津液，见咳嗽少痰者，加沙参、麦冬、知母、玄参等。

(摘自《俞慎初》)

【精选验案】

案1　王某，男，35岁，1990年10月11日诊。

半个月前感冒，经西药治疗后表证已除，但咳嗽频作，咳声不扬，痰白黏稠，口干喜饮，脉弦滑，舌质稍红苔白。证属风邪犯肺，肺失清肃，且内蕴痰浊略有化热。治宜疏风宣肺止咳，兼清化痰热，予加减止嗽散加味。

荆芥6g　百部6g　杏仁6g　蜜款冬6g　蜜兜铃6g　茯苓10g　陈皮5g　蜜枇杷叶10g　浙贝母10g　紫苏子10g　炙甘草3g

服4剂后，咳嗽明显减轻，但仍痰白黏稠。前方加桔梗6g，又服4剂后咳嗽已愈。

[按] 本例感受风邪，表证解后，余邪未尽兼痰浊内蕴，肺失宣降致咳嗽不已，故俞氏用自拟的加减止嗽散并加入具有清肺化痰、止咳降气作用的蜜枇杷叶、蜜兜铃、紫苏子等药治之，而获捷效。加减止嗽散是俞氏治疗咳嗽的经验方，其取程氏止嗽散原方的荆芥、百部、陈皮、甘草，加杏仁、浙贝母、款冬花所组成。俞教授认为，荆芥能疏风散邪，不仅表证用之，无表证咳嗽少量用之，有助于疏散肺经风邪，以达宣肺目的；百部有润肺止咳之功，是治新久咳嗽的良药。俞师又重视治咳方中理气药的应用，认为咳嗽发病，主要因肺气不利引起，故用陈皮以化痰湿、理肺气。原方的白前，因多用于肺气壅塞、痰多气逆的内伤咳喘证，俞教授常弃之不用，而加入止咳降气的杏仁和清肺化痰止咳的浙贝母，又用长于止咳作用的款冬花

易原方的紫菀。由于诸药配伍得当，故加减止嗽散的止咳化痰作用优于原方，临床疗效也较原方为著。

案2 赵某，女，61岁，1990年5月10日诊。

患者有慢性支气管炎病史，咳嗽时作时止已10余年。近1周来咳嗽复作，痰色白量多，质黏稠，咯吐不利，夜寐欠佳，舌质淡红苔白而干，脉弦缓。诊为痰浊内壅，肺气不宣，治宜燥湿健脾，化痰止咳。

前胡6g　杏仁5g　陈皮5g　半夏5g　茯苓10g　浙贝母10g　枇杷叶10g　蜜兜铃10g　夜交藤12g　合欢皮12g　炙甘草3g

服5剂后咳嗽遂减，夜寐改善，痰量减少且易咯出，前方又续服5剂后，咳嗽自平。

[**按**] 本例咳嗽因痰浊内蕴、肺络受阻、宣降失司而致，故用前杏二陈汤燥湿化痰、理气止咳且和中；又症见痰黏稠，咯吐不爽，苔白而干，此为痰浊已有化热致肺燥之象，故加蜜枇杷叶、蜜兜铃、浙贝母等以清肺化痰止咳。本案标本同治，药达病所，所以应手而效。

（以上医案录自《俞慎初》）

刘渡舟
（重经典，精伤寒）

【医家简介】

刘渡舟（1917~2001），辽宁省营口市人，中医教授。少年时代曾随王志远，谢泗泉两位医师学习中医7年之久。1956年调北京中医学院工作，从事伤寒教学30余年。临床善抓主症，喜用经方。擅于运用柴胡剂、泻心剂、苓桂剂等治疗肝胆病、脾胃病、水气病。

相关著作有《伤寒论通俗讲话》、《伤寒论十四讲》、《中国伤寒论解说》、《伤寒论诠解》、《金匮要略诠解》、《新编伤寒论类方》、《肝病诊治概要》、《伤寒论辞典》等。

【主要学术思想和主张】

刘渡舟对《伤寒论》体系及方药的运用有很多独到之见。他认为六经的实质是经络，《伤寒论》是一部主论风寒，兼论杂病之著，六经辨证可以统摄伤寒与杂病。强调六经辨证必须与八纲辨证结合。

【精选验案】

周某某，女，57岁。1989年9月6日初诊。

咳嗽20余日，痰多而黏稠，汗出微喘。患者平素大便偏干，4~5日一次。今者咳甚之时，反见大便失禁自遗。问小溲则称频数而黄。舌红，苔滑，脉来滑数。证属热邪犯肺，肺与大肠相表里，下连于肠，迫其津液使其传导失司，则见失禁之象。治以清热宣肺止咳为要。

麻黄5g 杏仁10g 炙甘草6g 生石膏30g 芦根30g 葶苈子10g 枇杷叶15g 竹茹15g 苡米30g

服药7剂，咳嗽之症大减，遗矢之症已愈，口又见干渴，大便转为秘结，乃与宣白承气汤：生石膏20g，杏仁10g，瓜蒌皮12g，大黄12g，甜葶苈10g，花粉10g，枇杷叶10g，浙贝10g。3剂而病愈。

[按]《素问·咳论》指出："五脏之久咳，乃移于六腑……肺咳不已，则大肠受之，大肠咳状，咳而遗失。"本案患者咳嗽20余日不愈，大便素常偏干，久咳之余，大便反见失禁，足见肺气的宣降失常，影响了大肠的传导功能。此"肺咳不已，大肠受之"之证也。又脉症所观，为一派热邪壅闭肺气之象，故治急当清泄肺热，力使热清气平而咳止。肺气一通，则大肠自不受邪扰。所用方药为麻杏甘膏汤加味，尤其是麻黄配石膏，用于清宣肺热，疗效可观。本方加芦根、葶苈子、枇杷叶，在于润肺肃肺，方更妙在苡仁一味，既可清肺中之痰结，又可祛大肠之湿气，为太阴阳明，脏腑两顾之品。大便干时，又用宣白承气汤，其旨在肺与大肠并调，上下表里同治之义。

（以上医案录自《刘渡舟验案精选》）

唐步祺
（服膺郑氏，推崇附子）

【医家简介】

唐步祺（1917～2004），四川省永川县人。1941年毕业于四川大学。祖父蓉生公以医闻于世，私淑清末伤寒大师郑钦安。唐氏幼承庭训，习郑氏之学，后游学于伤寒学家吴棹仙之门，继而问难于任应秋。精于辨阳虚阴虚症，妙于应用姜、桂、附子，屡起沉疴，世人誉称"唐火神"。

相关著作：《咳嗽之辨证论治》、《郑钦安医书阐释》。

【主要学术思想及主张】

唐步祺在理论上服膺郑钦安火神派之学术思想，实践中则身体力行，善于运用郑氏倡导之法和推荐之方（包括郑氏自拟之方）。如四逆汤、附子理中汤、补坎益离丹、麻辛附子汤、干姜甘草汤、潜阳丹、封髓丹、白通汤等。作为火神派的传人，唐氏赞崇附子，擅用附子，推"附子为热药之冠"，用附子剂量颇大，对治阳虚诸种病症，用姜附少则30g，多达250g。

【医论医话】

咳嗽发作，都会影响人体生理机能，而发生一系列的病理变化，表现为多种多样的证状。对之进行诊断，主要是运用四诊八纲的方法原则，审因所得之全部资料，辨明其阴阳、表里、寒热、虚实。其中表里、寒热、虚实，俱应统于阴阳，尤其内伤虚证，更应辨明其阴阳，故前人有"只要能辨别四阳，随拈几样药都能治病"之说。能辨明阴阳，而又视察病势进展之缓急轻重，标本之所在，而提出治则，以处方用药，庶可避免误治，而获得预期之效果。

（摘自《咳嗽之辨证论治》）

【精选验案】

案 1 陈某某，男，54 岁，农民。

患者身体素弱，随时伤风感冒而咳嗽，多未及时治疗。此次，在田间刘小麦受大风，回家后，即感到头痛，怕风，咳嗽。时隔 1 日，病势转重，头痛特甚，颈项强痛，发热自汗，咳嗽加剧，吐泡沫痰，小便黄。舌苔红润而滑。脉浮缓而现洪大。此为外感风邪，入于经络，风属阳邪，随即化热。法当调和营卫，兼以清热。

桂枝 6g　白芍 9g　生姜 15g　大枣 15g　甘草 12g　杏仁 15g　麦冬 9g　连翘 9g

尽剂后，头痛、怕风、咳嗽均减轻，痰亦少，热退，小便由黄变为清白，舌苔白腻而滑。脉浮缓。用桂枝汤祛经络之风邪。

桂枝 6g　白芍 9g　生姜 15g　大枣 15g　甘草 15g

又尽 1 剂，头仍痛，咳嗽，口不渴。舌苔微黄。脉浮紧。出现感寒症状，以麻黄汤加半夏生姜散寒降逆而止咳。

麻黄 9g　杏仁 15g　桂枝 6g　甘草 15g　半夏 15g　生姜 30g

服药 1 剂，即告痊愈。

案 2　朱某某，男，50 岁，农民。

患者于抢收稻谷后，即感头痛，口干舌燥，渴饮冷水。次日，又冒暑热，在酷烈之太阳下进城运肥料，日光晒其皮肤，暑邪从皮毛而入；热邪亦可从鼻窍入内。于是，暑热之邪传于里而成暑病。证见头疼身热，腹痛泄泻，小便短赤，烦渴思饮冷水，心慌呕吐，咳嗽无痰，连续咳嗽数声，能咳出少量黄痰，有时眩晕，口中乏津液。舌质红，苔黄燥而滑。脉细数。法当清暑利湿，兼以解表，使湿热从小便而出，鸡苏散治之。

滑石 62g　甘草 12g　薄荷 6g

服药后，小便增多，暑热之邪从小便而解。微感头痛、眩晕、咳嗽，舌苔红润，邪热未尽，必须清其余热，则咳嗽随诸症自愈。嘱用鲜荷叶、车前草，共煎汤水，频频服之。

病者遵嘱用荷叶、车前草熬水，当作茶饮，2 日告愈。

案 3　王某某，男，45 岁，工人。

患者喜食生冷，复爱坐茶馆饮茶，以致水湿阻于胸膈，上逆而咳。其人面色苍黄微肿，人困无神，咳嗽而吐涎痰，有时呕吐清水，头重、目眩、满口津液。舌苔白腻。脉弦细而濡。法当利湿降逆，止呕平咳，小半夏加茯苓汤加味治之。

半夏 15g　生姜 31g　茯苓 15g　干姜 15g

服药后，小便增多，咳嗽减轻，不再呕吐清水但痰涎多，上方加味润肺化痰止咳。

半夏 15g　生姜 31g　茯苓 15g　干姜 15g　紫菀 6g　旋覆花 6g

尽剂后，诸症大减。惟感觉心下逆满，短气而咳，当温阳利湿，降逆止咳，等桂术甘汤加味治之。

茯苓 15g　桂枝 15g　白术 18g　甘草 15g　半夏 15g　生姜 31g

服药 1 剂，咳嗽即愈。惟胃纳不佳，乃以四君汤加砂、蔻治之。

党参 15g　茯苓 15g　白术 24g　炙甘草 18g　砂仁 9g　白蔻 9g

尽剂后，饮食日增而痊愈。

案 4　廖某某，男，19 岁，农民。

病者于立秋后，在田间耕作，由于气候反常酷热，未能得到适当休息，以致头痛身热，咽干口渴，干咳无痰，连续阵咳一二十声，才能吐出少量稠黏痰，微带黄色，大便结燥，口中少津液，舌苔干黄，脉浮大而数。此乃燥气伤人，首先犯肺，发为咳嗽，法当清润肺金，则咳自愈，清燥救肺汤治之。

泡参 18g　桑叶 9g　石膏 15g　枇杷叶 12g　杏仁 12g　麦冬 12g　阿胶 9g　胡麻仁 24g　甘草 9g

服药 1 剂后，头痛、身热、口渴等症悉除，咳嗽较利爽，大便仍结燥，上方去石膏、桑叶治之。

泡参 18g　杏仁 12g　枇杷叶 12g　麦冬 12g　阿胶 12g　甘草 9g　胡麻仁 24g

尽剂后，咳嗽随诸症而愈。

案 5　张某某，女，58 岁，农民。

患者中年丧偶，二次结婚，其爱人又丧失劳动力，本人顶着出工干活，其爱人前妻遗一女 15 岁，经常吵闹，故忧郁生气，饮食减少，自觉两胁下痛，久之起一包块亦作痛，以手揉按，则痛止，似觉包块移动，面色苍白无神，声音细微，头眩痛，口苦，恶寒，两膝下冰冷，咳时牵掣腰背胁下胀痛，吐涎痰，易发怒。舌苔白润而滑。脉弦细。此肝气之逆，乘肺而咳，胁下包块，乃肝阴旺盛，阴寒之气凝聚不通。法当温通，甘草干姜汤加香附治之。

炙甘草 31g　干姜 31g　香附 15g

连服 2 剂，无不良反映，似觉包块移动。继续用附子理中汤去参加吴萸、细辛治之。

制附片 31g　干姜 24g　白术 24g　细辛 3g　炙甘草 24g　吴萸 12g

又服 2 剂，不复恶寒，胁下包块散去，但隐隐作痛，咳、痰涎亦随之减轻。法当温肝利肺止咳，小柴胡汤加减治之。

柴胡 9g　半夏 15g　黄芩 6g　甘草 12g　干姜 18g　五味子 6g　细辛 3g　青皮 12g　赤芍 9g　香附 12g

连尽 2 剂，即告痊愈。

案 6　卢某某，女，24 岁，农民。

患者已怀孕 5 个月，受孕 2 个月后，即微感咳嗽，未及时治疗，稍后咳嗽增重，就诊于中医，服药无效，而咳嗽反加剧。检阅前数医之处方，多着重安胎，而未从病来对证治疗。病者头晕，一身痛，喉管发痒则咳，连续不断，咳时吐风泡沫痰，有时呕吐清水，肚痛，四肢无力，困倦无神，恶寒特甚，不思饮食，喜酸辣厚味。舌苔白腻而微黄。脉浮紧而洪大。法当祛风散寒，麻黄汤加味治之。

麻黄 6g　杏仁 15g　桂枝 12g　甘草 18g　紫苏 9g　防风 9g

服药 1 剂，喉管已不发痒，咳嗽随之减轻。上方去苏、防，加姜、夏治之。

麻黄 9g　杏仁 18g　桂枝 12g　甘草 18g　半夏 18g　生姜 31g

尽剂后，咳嗽又减轻。但恶寒、肚痛，食少心烦，困倦无神。此寒邪入里，应对症治疗，不要顾虑用药动胎，麻黄附子细辛汤治之。

麻黄 9g　制附片 31g　细辛 3g　桂枝 15g　生姜 31g　甘草 31g

连服 2 剂，诸症大减，微咳，仍然恶寒，四肢软弱无力，是寒邪虽去，而阳气不足，附子理中汤加茯苓治之。

制附片 31g　党参 31g　白术 24g　干姜 24g　炙甘草 24g　茯苓 24g

服药 1 剂，原方加桂、椒目。

制附片 31g　党参 31g　白术 24g　干姜 24g　炙甘草 24g　茯苓 24g　桂子 9g　椒目 9g

尽剂后，已不畏寒。仅有微咳，肚子隐隐作痛，饮食不多，烦躁不安。舌苔转为白滑而润。脉洪大而迟缓。用六君子汤加味补胃气以安胎。

党参 18g　茯苓 15g　白术 15g　炙甘草 15g　半夏 15g　陈皮 12g　砂仁 9g　白蔻 9g　椒目 9g

连服 3 剂，咳嗽随诸症告愈而平。

（以上医案录自《咳嗽之辨证论治》）

丁光迪

（擅调气机，清金肃肺）

【医家简介】

丁光迪（1918~2003），男，南京中医药大学教授，享受政府特殊津贴，博士研究生导师，江苏武进人。出生于中医世家，17 岁起师从父亲丁谏武及上海名医恽铁樵、陆渊雷，1955 年在江苏省中医进修学校学习，毕业后留校任教。通治各科疾病，尤其擅长治疗脾胃病、妇科病。

相关著作：《金元医学评析》、《中药的配伍与应用》、《诸病源候论养生方导引法研究》、《东垣学说论文集》，后人整理有《中国百年百名中医临床家丛书·丁光迪》等。

【主要学术思想和主张】

丁光迪论病强调脾胃气机的升降，善用风药，更精于升阳化湿法的灵活运用。其处方用药，重视配伍，或据气味，或据归经，具有"方无定方，法无定法，十分灵活"的特点；善用炒药，尤其对滋阴药用炒的功效，体会更为深刻。其于临床治病，不拘于煎方，或丸或散，更酌情推荐导引、按摩、针灸、食疗，特别是运用"煮散"有妙用。

【医论医话】

"咳嗽病成因多，清金肃降是常法，内外实虚细磋摩"，"咳喘之患多饮逆，寒温虚实亦相迫，通阳化气标而本，肺肾复常效自获"。本病的治疗，不要多用镇咳药，无论中药、西药，往往镇咳无效，反致胸闷憋气。

（摘自《中国百年百名中医临床家丛书·丁光迪》）

【验方效方】

◇ 辛润理肺汤（自拟方）

[功效] 温润其气，肃肺止咳。

[组成] 带节麻黄4g 带皮杏仁打，去尖，10g 甘草6g 桔梗5g 佛耳草包，10g 橘红5g 当归10g 炮姜4g 生姜5g

[加减] 如喉中燥痒较甚，咳频不止，每为凉燥郁闭于表，肺气不展，可加荆芥5g，枇杷叶（包）10g。咳声呛急，生甘草再加3g，甘以缓之。亦有喉痒干咳，呈过敏状态，一年四季都发，一接触过敏原，其咳即剧，反复无常。即以荆芥、防风各10g，换麻黄。过敏每属风象，并有体质因素，可配伍三豆汤（即黄豆、绿豆、赤豆各10g，甘草3g，煮汤连滓饮服），能益脾解毒，增强抗过敏作用。如咳而遗尿，为肺气不能下及，失于收敛，宜加五味子3g。五味子合甘草干姜，能益肺气而摄下焦。如咳引胸痛、胁痛，是肺气闭郁，络脉失和，可加广郁金10g，桃仁泥5g。如兼见咳血，并非火迫，每为咳震络伤，可加荆芥炭5g，广郁金10g。由干咳渐变为咳而有痰，痰出咳减的，每为病情好转之象，是肺气畅达，驱邪外出了，不必加药。痰较多的，可加法半夏5g。病情好转，应逐步减少辛散之品，防止辛散肺气。

（摘自《中国百年百名中医临床家丛书·丁光迪》）

【精选验案】

案1 王某，男，49岁，南京电子管厂工人。1982年11月1日初诊。

咳嗽多年，遇寒加甚。最近连日上夜班，触冒风寒，旧病骤剧。咳嗽气急，痰涎甚多，恶寒战栗，随之高热（送至某医院急诊，经检查，诊断为慢性支气管炎并发急性感染。用青、链霉素，激素等治疗，因药物过敏反应，转中医就诊）。诊时病已第3天，尚然咳嗽甚剧，气息急促，恶寒发热（体温39.5℃），头额稍有汗，摸之不温，身无汗，身困拘急。神识微见迷糊，烦躁不安，自诉胸闷微痛，咯痰不爽，痰多稠沫，中央晦黄痰片。不欲饮食，大小便不畅。舌淡，有紫气，苔薄腻微黄；脉弦细数。分析病情，此为新感引动伏饮，兼夹郁热为患，属于咳嗽的表里寒热错杂证候。盖由伏饮之体，胸阳本为不足，而风寒所伤，肺气更被郁遏；邪郁则生热，热不得泄，还迫于肺，以致寒热纠葛，肺气膹郁，出入升降之气被阻，所以寒热不解，而剧咳气迫如此。表气不宣，里气更郁，内犯心肺，所以神色迷糊，烦躁不安，胸中微痛，亦相应而致。饮与热结，势有结胸、气痹之变！急与祛邪宣肺，化饮泄热，开通气机为治。大青龙汤加味。

麻黄先煎，4g　桂枝10g　炙甘草3g　生石膏先煎，25g　光杏仁打，10g　生姜10g　姜半夏10g　赤芍10g　黄芩10g　石菖蒲5g　矾郁金10g　茯苓10g　陈皮5g

2剂，1昼夜服完。

二诊　11月3日　药后得透汗，寒热已退，咳嗽大减，痰亦少。惟感神困欲睡，形虚畏冷，欲得温饮。小便已畅，舌苔薄黄已化；脉细微弦。这是药病相当，邪却饮化之象，殊为转机佳兆，法当治标顾本。

桂枝10g　白芍10g　炙甘草3g　生姜5g　大枣3个　姜半夏10g　陈皮5g　茯苓10g　赤芍10g　黄芩10g　姜川朴3g　光杏仁打，10g　炮姜2g　3剂

三诊　11月6日　连进桂枝汤加味合二陈法，调和营卫，化其痰饮，病情进一步好转，神气清爽，知饥欲纳，咳嗽仅晨晚为多，并能起坐活动。咳痰亦爽利，胸脘觉舒。大便已是3日未解，今天得大便，更见轻松。惟尚动则易汗，欲得温暖，气虚之象又显。舌色转润，质尚隐紫；脉细。邪祛正怯，自属情理中事，再为补脾益肺，温化痰饮，两顾为法。异功散合苓桂术甘汤。

炒党参10g　茯苓10g　白术10g　炙甘草3g　姜半夏10g　陈皮5g　桂枝10g　黄芪皮10g　炮姜3g　姜川朴2g　红花5g　生姜5g　大枣3个　5剂

四诊　11月11日　诸症悉平，精神恢复，仅晨晚尚有咳嗽，但痰唾已少。舌苔薄白，紫气见减；脉细，按之有滑象。肺脾之气渐复，痰饮亦已向化，调理巩固为法。前方去川朴；加当归10g，黄芪皮改黄芪。5剂。

此病来势急，治疗得法，退亦较快，药服完后即去上班。嘱用香砂六君丸合杏苏二陈丸作日常调理，整个冬令没有复发。

[按]　寒饮久咳，又感新邪，成为表里寒热错杂证候，这在秋冬或冬春季节，很为多见。余在临床所遇的，病情尚有许多差别。其一，如果寒饮又感风寒，同气相求，往往多从寒化，成为表里皆寒之证，治以小青龙汤，收效较快，亦少反复。但有时邪遏气郁，亦能转从热化。不过，这种发热，属于外感病变的一般规律，即寒邪郁而为热，如上述病例，用大青龙汤解表泄热，也能迅速见效。但须注意，这并

不是寒饮已从热化，观其邪热退后，寒饮咳嗽的本证又显露了，需要用温化之药，这一点是明显的区别。其二，寒饮兼有轻度感染，饮郁化热，前人所谓"阴凝之处，必有伏阳"证候，病情又不一样，能够缠绵很长时间，痰不化，热不甚，但又退不清，亦不能从汗而解，这又有其特点，余在临床，每参小青龙加石膏汤、杏苏二陈加黄芩等用药方法。一方面化痰止咳，一方面又兼以泄热，亦能取得疗效。其三，更有内留伏饮，外感风热，成为寒温夹杂证候的，处理就较棘手，虽然大法总是先祛新感，后治寒饮，但祛风清热，轻剂不易见效，重则又碍宿饮，很多掣肘。余常先用清解方法为主，略参一些化痰除饮之品，如二陈诸药，这亦是一种标本兼顾方法。待外感解，发热退，再着重治其痰饮咳嗽。但这里亦有复杂情况，因为风热多伤阴津，有些病例，虽然邪气已去，但遗留燥、湿两存的病情，即痰饮逗留多湿，而伤津又见燥象，证候错杂。此时对于温肺化饮之品，要有所节制，而且还要适当顾津。余每仿照张景岳的金水六君煎方法，以沙参、麦冬、菱皮等换熟地；或者取叶天士的用异功散去白术，加白芍、生山药，以及参酌于异功散与麦门冬汤之间的用药方法，因而获得疗效的。总之，在临床处理，切忌简单从事，而要别标本、分缓急、抓主症，妥善处理加以治疗。例如上述诸证，不同于一般外感，能够刻期见效，往往缠绵反复，须经过几个回合，才能平复。杂证之难，就在于此，宜多加以琢磨。

案2 金某，女，44 岁，南京市人民政府干部。

国庆节后发病，因晚间受凉而致。喉中燥痒，干咳无痰，痒甚咳甚，晨晚为剧。其咳始终无痰，得温饮略舒；咳甚气逆，甚至小便自遗，胸膺隐痛，咳声嘶急，有时涎中见血丝。如此延至来年春暖，其咳才止。多方医药，未能向愈，至今已历 4 年。舌净苔薄，有津；脉细见弦象。此凉燥束肺，气逆致咳。治以温润其气，肃肺止咳。用辛润理肺汤（自拟方）。

带节麻黄 4g　带皮杏仁打，去尖，10g　甘草 6g　桔梗 5g　佛耳草包，10g　橘红 5g　当归 10g　炮姜 4g　生姜 5g　5 剂

二诊　因为药方见效，自己连服 8 剂，喉痒除，咳大减，睡眠安熟。舌苔薄，脉细见滑象。肺温气降，佳兆。原方续进 5 剂，巩固疗效。追访 2 年，病未复发。

案3 韦某，女，47 岁，1983 年 7 月 8 日初诊。

咳嗽已 5 个月余，咽喉作痒，阵发剧咳，咳甚并且恶心欲吐；痰出白沫，时或不爽。面目浮肿，形体疲乏，诸治不效。脉细，左手有滑象；苔薄，舌边多齿痕。脉症合参，咳久肺虚，已涉损证，但风邪尚然逗留，不能单从虚证考虑，此为不足中尚有余邪，即肺虚夹邪咳嗽。治宜表里兼顾为法，先侧重于祛邪。止嗽散出入。

炒荆芥 5g　白前 10g　前胡 10g　紫苏 3g　茯苓 10g　法半夏 10g　陈皮 4g　炒白术 10g　炙甘草 3g　炒当归 10g　冬瓜子皮各 20g　5 剂

二诊　7 月 14 日　咳嗽略减，但尚咽黏痰多，咯出不爽。这是病久气怯，肺邪

不易清撤之故。原议再进。原方去白前，加矾郁金 10g，炙紫菀 10g。5 剂。

三诊　7 月 22 日。咳嗽大减，泡沫痰已极少，但改为透明痰块，又见咽干作呛，下午面部有烘热。这是气阴两虚，余邪又有燥化之象，所以近日汗出较多，但皮毛又畏风，似乎感冒而实非外感。脉见细滑，苔薄质嫩，舌边有齿痕。转为顾本，兼调气阴，辅以理肺。

炒荆芥 5g　炙诃子皮 5g　炙甘草 3g　苦桔梗 5g　佛耳草包，10g　枇杷叶包，10g
法半夏 10g　橘红 5g　茯苓 10g　炒百合 15g　炒山药 15g　生黄芪 10g　炒麦冬 10g
5 剂

四诊　7 月 29 日。咳嗽又减，仅偶尔发作，每由咽喉干呛引起，多在晨晚二时。泡沫痰和透明痰块均已化净，面烘热、易汗出之症亦几平，面目浮肿亦退。不过在咳时喉中有腥气，肺虚显然。再步效议，促其康复。原方去佛耳草、枇杷叶；加炒当归 10g，冬瓜子（杵）20g。5 剂。

药后诸症均除，眠食如常，原方再服 5 剂，以资巩固。

[按] 此证属于肺虚夹邪咳嗽，而肺虚又是由于久咳不止所致。明确主要病机，所以一路邪正兼顾。开手侧重祛邪宣肺，以治其咳；获效以后，转重扶正，治咳亦以开阖肺气，止嗽解郁为法，取《丹溪心法》以荆芥与诃子同用。半年之咳，终于收功。回顾先前所治，只知见咳治咳，所以不效。不求甚解，如何能获寸功？应引以为戒。

案 4　沙某，女，67 岁，上海闵行。1998 年 10 月 2 日初诊。

喉痒咳嗽，反复发作，已经年余，多种检查，肺与气管，没有发现问题。其咳似有过敏性，无论受凉或受热，尤其不能闻油烟气，否则可以立即发作，一发就是兼旬不止。咳嗽始终无痰，咳多胁肋间痛。中西药均欠效。食欲日差，每餐不到两许。饮食品种亦越来越少，深怕吃坏。形体瘦弱，面色虚黄，目下胞肿。近来头面五官均作痒。总顾虑是否有难名之疾。舌苔薄白；脉细见涩象，按之少力。分析证候，病起风邪上受，延久肺脾两虚。肺虚易招感，所以形体畏寒，久咳不愈。脾虚则纳减少运，营卫气血渐损，所以力疲神萎，正不胜邪，出现过敏症，头面空窍肌肤作痒。因为病久不愈，治疗宜分两步走，先顾标，再治本。顾标法为辛润理肺，兼以运脾。

炒荆芥 10g　防风 10g　薄荷后入，4g　炒牛蒡子杵，10g　苦桔梗 7g　炙甘草 4g
当归 10g　桃仁泥 10g　杏仁泥 10g　橘红 5g　茯苓 10g　厚朴花 5g　炙枇杷叶去毛，
包，15g　5 剂

又三豆汤：黄豆 10g，绿豆 10g，赤豆 10g。每日 1 剂，连汤带渣分作 2 次饮服。用药大意，干咳作痒，总有风燥之象。所以用荆、防、薄、蒡，祛风利窍；甘、橘、当归、桃、杏、杷叶，润肺止咳；甘、橘与牛蒡相合，又能清利咽喉。因为干咳时久，久病必然络瘀，所以润其燥，还须和其络，因此当归合以桃、杏仁，可以和营通络。朴花、橘、苓，开胃运脾。配合三豆汤，补脾胃，清热解毒。目前认为有增强免疫功能，抗过敏作用。一方以黑豆换黄豆。

二诊 11月20日。前方连续服用10余剂，咳嗽大有好转，基本不咳了；惟天气寒凉，喉部又有些作痒，时剧咳几声，但不影响睡眠。胃口亦比前好了，饮食量与品种，都有增加，并感有味道，想吃了；体重亦有些增加。时入冬令，背脊发冷又作，自感冷从脊骨发出，欲得温暖（此病已经多年，今年似乎提早发作）。平时迎风流泪（有眼睫倒毛，泪管堵塞），不能提携重物，否则尿频尿急（尿检正常）。转为治本，肺脾肝肾兼顾。

黄芪15g 防风10g 白术10g 炙甘草4g 桔梗7g 当归10g 桃仁泥10g 杏仁泥10g 紫菀10g 款冬花10g 橘红5g 茯苓10g 桂枝7g 5剂

又：金匮肾气丸2瓶，杞菊地黄丸2瓶。常规量。每日服一种，3～5天更换服另一种，淡盐汤下。

案5 邵某，女，50岁，工人，南京古坪岗。

1998年11月18日初诊。感冒风寒，又值秋冬凉燥时节，以致形寒啬束，头额昏胀，鼻流清涕，干咳少痰；有时咯痰亦不爽，质多清稀，已经匝月不解。咳频则气促，小便自遗，大便又艰解。有时脘胀，纳谷乏味，寐不安熟。脉细而浮，苔薄白。此为表邪犯上，肺气不宣，又影响及于中下焦。论治仍当先解其表，兼和肺胃。

荆芥10g 防风10g 川芎7g 白芷10g 紫苏10g 前胡15g 陈皮10g 姜夏10g 茯苓10g 炙草4g 炒枳壳10g 当归10g 生萝卜片50g 7剂

[按] 此病看似简单，外感咳嗽而已，但实际病情较复杂。外感是风寒与燥邪并存；其内又三焦之气通涩不和。所以其症形寒头胀，鼻流清涕与干咳少痰兼见，寒燥错杂。同时，上焦气逆作咳，中焦气滞脘胀，下焦又前滑后涩，一身脏腑之气逆乱。邪正纠葛，以致其病延经匝月而不能向愈。扼其要领，用解表和中兼行方法。荆、防、芎、芷祛邪，紫苏、前胡理肺，配伍甘草、当归，辛甘与辛润协和，发散风寒，又能润燥，以解其标。二陈伍以枳壳、萝卜，和中行气，亦合紫苏、前胡、甘草、当归以治其咳，作为本方的重点，亦是三焦不和，执中焦以理上下的一种方法。是否有当，观效再商。以后因来询问其父之病，问其咳嗽如何，据述上药服完，诸症已平，不咳，小便亦正常，所以停药了。

（以上医案录自《中国百年百名中医临床家丛书·丁光迪》）

颜正华

（证症结合，数方合一）

【医家简介】

颜正华（1920～），江苏省丹阳县人。首届国医大师，北京中医药大学主任医师、教授。曾师从内科医生戴雨三、马培之的再传第子名老中医杨博良先生为师。1956 年毕业于江苏省中医师资进修学校，1957 年调入北京中医学院任教，1990 年被确定为继承名老中医学术经验的指导老师。2008 年被评为国家级非物质文化遗产项目代表性传承人。

相关著作有：《中药学》、《临床实用中药学》（主编）、《药性歌诀》、《柬埔寨验方集》、《柬中常用草药》等。《中国百年百名中医临床家丛书·国医大师卷·颜正华》、《国医大师颜正华》、《颜正华学术经验辑要》、《颜正华临证论治》、《颜正华临证验案精选》等。

【主要学术思想和主张】

颜正华十分推崇"脾胃为后天之本，气血生化之源"之说。其调护脾胃思想具体表现在 3 个方面：①诊察疾病必问脾胃；②辨证立法不忘脾胃；③遣药组方考虑脾胃。临证强调四诊合参，证症结合，顾护脾胃；用药平和飘逸，善灵活使用药对配伍与古方化裁，治疗复杂病证时，常将数个成方融为一体。如治感冒发热，咳嗽痰多，头痛，鼻塞流涕，咽痛喉痒，胸闷不畅者，常将银翘散、杏苏散、止嗽散三方合为一体，加减应用，屡获良效。

【精选验案】

案 1 姜某，女，2 岁。1992 年 1 月 30 日就诊。

其父代诉：1 月 22 日因感风寒而发烧，体温 38℃。经服中西药治疗 3 天，高烧时退时升，高时可达 39℃。25 日入某医院住院治疗，经补液，抗感染等法治疗，虽烧退而又见阵发咳吐，有痰，流清涕。医院大夫给口服止咳药效差，今天上午要求出院来门诊求颜老诊治。刻诊上述诸症可见，精神尚可，二便调，舌尖红，脉滑数。证属痰热阻肺，肺气不降。治以化痰清热，止咳降逆。

苦杏仁打碎、大贝母、清半夏、陈皮、紫菀、百部、白前、旋覆花包、竹茹、黄芩各 5g，生甘草 1.5g

3 剂，每日 1 剂水煎 2 次，每次得药液 100mL，合兑，分 3～4 次温服。并嘱忌食辛辣油腻及巧克力糖，避风寒等。

复诊 药后咳减，痰少，吐止，清涕消失。继以前方去旋覆花、清半夏，加炒谷、麦芽各 6g，枳壳 3g。续进 3 剂，药尽即愈。

[按] 患儿因感风寒而致病，经口服中西药及住院治疗，虽表证外解，而痰热未清，致使肺胃失和，咳吐气逆。据此，颜师治以化痰清热，降逆止咳，药证相合，故 3 剂即效。复诊吐止，咳减，痰少，说明肺胃渐和而痰热未尽。再则，患儿年仅 2 岁，阴阳稚嫩，不宜久用攻伐，故颜师去辛温燥散之半夏、旋覆花，以免损伤正气。又加宽胸理气的枳壳和健胃消食的炒谷、麦芽，意在健运中州，促使患儿机体早日康复。

案 2 王某，女，55 岁，教师。1979 年 11 月 26 日初诊。

因感冒而致咳嗽 10 余日。今发热恶寒虽去而咳嗽未减，痰黄稠而多，口干而黏，喉痒，易汗。舌尖红，苔微黄而腻，脉滑带数。证属痰热阻肺，肺失清肃。治以化痰清热，肃肺止咳。

桑白皮 10g　黄芩 10g　苦杏仁 10g，打碎　桔梗 5g　浙贝母 10g　化橘红 6g　紫菀 15g　百部 10g　白前 10g　瓜蒌皮 10g　生甘草 5g　竹茹 5g

3 剂，每日 1 剂，水煎服。忌食辛辣油腻。

二诊　药后咳嗽减轻，惟痰多色黄，易汗，夜间喉舌发干，原方去桔梗，加苏子 10g（打碎），续进 6 剂。药后家人来告，诸症悉平。并嘱其近期内仍须少食辛辣油腻，以免蕴热助火，引发咳嗽。

[按] 本案证属痰热阻肺，虽病情单纯，辨析不难，然欲数剂取效，亦属不易。颜师投药不过 10 剂即使诸症悉除，关键在于用药。颜师认为此案痰黄稠量多，是热与痰并盛之候，不能单用苦寒清泄之品，必须配伍适量温化宣降之品，只有这样才能尽快使痰热两清。倘若单用苦寒清泄之品，则易致肺热虽去而痰浊冰伏，咳嗽难已。初诊颜师主投以桑白皮、黄芩、浙贝、瓜蒌皮、竹茹、白前、生甘草，旨在清泄肺热，化痰止咳；兼投小量杏仁、化橘红、紫菀、百部、桔梗，旨在增强化痰止咳之力。合之，苦寒清热而不冰伏痰浊，温化痰浊而不助热生火。复诊，痰多未减，虽仍用原方，但去桔梗加苏子，以再增降气化痰止咳之力。如此精心组方遣药，哪有不收显效之理？

案 3　高某，女，36 岁，工人。1992 年 1 月 30 日就诊。

患慢性咽炎 8 年。半月前因偶感风寒而致恶寒不适，咳嗽无痰，无汗。前医投羚羊清肺丸等不效，病情日趋加重。刻诊喉痒，胸闷憋气，咳嗽频作，痰少而黏，口鼻干而饮水不多，无汗，乏力。纳一般，大便干，2～3 日一行，尿微黄。月经正常，前日刚完。观其咽部充血，舌红，苔黄腻。切其脉浮滑。听其两肺呼吸音粗糙。证属风寒袭肺，化火生痰。治以清热宣肺，降气化痰，止咳利咽。

荆芥穗 10g　金银花 10g　青连翘 10g　桔梗 5g　生甘草 5g　化橘红 6g　紫菀 10g　苦杏仁 10g，打碎　白前 10g　全瓜蒌 30g　大贝母 10g　竹茹 10g

4 剂，每日 1 剂，水煎 3 次，每次得药液 250mL，合兑，分 3～4 次温服。忌食生冷、辛辣及油腻。

2 月 3 日复诊，药后咽痒渐消，咳嗽憋气减轻，纳食转佳。惟鼻干加重，涕黄黏带血，余症如前。证仍属痰热，而以热为重。治守前法并加重清肺之力。药用黄芩 10g，全瓜蒌 30g，竹茹 10g，银花 10g，连翘 10g，大贝母 10g，桔梗 5g，化橘红 10g，紫菀 10g。再进 6 剂，药尽诸症悉除。

[按] 此案先为风寒闭肺，治当辛温宣散。前医辨证失准，误投羚羊清肺丸等寒凉之品，致使风寒客肺不解，化火生痰。痰火互结，引发宿疾，故见口鼻干，喉痒，咳嗽痰黏，胸闷憋气。颜老详诊细察，正确辨治，初诊以清降宣肃为治，药后症减，

说明药已中病。复诊见咽部充血、舌红、苔黄腻如前，且鼻干加重，涕浊带血，说明肺火偏盛，伤津灼络，治当加重清肺之力，并佐以凉血。遂在原方中去荆芥穗、杏仁等辛温宣散之品，加黄芩、白茅根等清肺凉血之物，如此则火清痰消，肺气宣肃有常，咳嗽自瘳。

案4 乔某，男，35岁，工人。1992年5月4日就诊。

既往体健，4月23日因患肺炎住院治疗。是时发烧39℃，咳喘，憋气，胸痛。经中西药治疗烧退喘停而咳未止。先时少痰，近日痰多，喉痒则咳作，昼夜频发，服药乏效。今与住院大夫商定请颜老开汤药治疗。刻诊除见上症外，痰色微黄易咯出，两肺呼吸音粗糙，并伴口苦口干，乏力，多汗，尿黄，便干，舌红苔薄黄，脉滑。证属痰热阻肺，肺失清肃。治以清肺降气，化痰止咳。

黄芩、银花、连翘、桑白皮、杏仁打碎、苏子打碎、大贝母、竹茹、枇杷叶去毛、百部、白前、紫菀各10g　化橘红6g

7剂，每日1剂水煎服。忌食辛辣油腻。

二诊　上方连服12剂，咳嗽晚止，日间亦不重，余症均减轻。惟晨起阵咳，吐中量黄白相杂之痰，舌脉同前。原方去杷叶、百部，加瓜蒌皮15g，桑叶10g，生甘草5g，续进7剂。

三诊　白天仍阵咳，吐少量灰白色黏痰，上方去竹茹、连翘，加杷叶（去毛）、百部各10g，茯苓20g，再进7剂。

四诊　喉痒与日咳偶作，并吐灰白痰，余皆复常。原方再进7剂以善其后。

[**按**] 四月的北京乍寒乍热，患者衣着不慎，致外邪袭肺化热，肺失清肃，发为咳喘、胸痛憋气及发烧等症。经中西药治疗虽热退邪未清，仍客肺干胃，故见喉痒、咳嗽、吐痰、口苦、口干、尿黄、便干等症。颜师紧紧抓住肺热痰阻之病机，投以清肺化痰、降气止咳之品，连进30余剂，终使热除痰消咳止。此外，颜师认为对于这种肺炎后遗症所致的痰热咳嗽，除投以清肺化痰之品外，还要适当选用银花、连翘、鱼腥草等清热解毒之药，以促使热毒早日解除。案方选用银、翘即是此意，对本病的治疗起到了积极作用。

（以上医案录自《颜正华临证验案精华》）

焦 树 德

（擅治疑难，七法治咳）

【**医家简介**】

焦树德（1922～2008），男，河北省辛集市人。教授，主任医师。曾参加天津国医学院、西医专门学校函授学习。1955年参加"西医学习中医研究班"。1990年起享受国务院政府特殊津贴，并获"全国继承老中医药专家学术经验指导老师"称号，

1991 年参加名老中医药专家收徒拜师大会。临床擅治内科疑难重病。

相关著作：《跟名师学临床系列丛书：焦树德》、《方剂心得十讲》、《树德中医内科》、《从病例谈辨证论治》、《焦树德临床经验辑要》、《医学实践录》、《用药心得十讲》等。

【主要学术思想和主张】

焦树德学术上重视辨证论治，主张用整体观和动变制化思想去分析观察疾病发生、发展、传变、合并、转归的规律。对咳嗽的辨治，反对脱离辨证论治一味地镇咳、止咳嗽的治法，提出宣、降、清、温、补、润、收治咳七法。

【医论医话】

咳与嗽，在中医文献中有一定的区别。有声无痰叫做咳，有痰无声叫做嗽，有痰有声叫做咳嗽。引起咳嗽的原因很多，非限于肺也，但"肺之动变为咳"，所以《素问·咳论》说咳嗽"无不关乎肺"，就是说病邪影响到肺，肺气宣发、肃降失职，气道失利，均可引起咳嗽，归纳起来却不外内伤、外感两大类。临床上外感咳嗽比内伤者多见，外感咳嗽中又以风寒咳嗽最多见（尤其是在我国北方地区）。外感咳嗽的治疗，一般可分为以下 3 种情况：①发病初期多有表证存在，如恶寒、发热、头痛、身痛、鼻塞、流涕等。这时应以解表宣散外邪为主，外邪得到表散疏解后，肺气得宣，咳嗽自然减轻，此时最忌不知解表散邪，而一味地去止咳、镇咳，甚至用罂粟、乌梅、诃子等收涩药，致使邪气留连不解，使咳嗽变证百出。②咳嗽已数日（或更久些），表证或已解或尚存，或已出现半表半里之证，或有欲转里证之势，阳性体质之人则邪气有从阳化热之势，此时可出现咽干、口渴、咽痛等症。此时应用宣解外邪兼清化内热，或表里双解（清、宣同用）之法。③咳嗽已有一段时间，通过机体与病邪的斗争，有的可能化火、化燥等，此时治疗要注意除解表祛邪之外，同时要在药方中佐以润肺降火之品，与早期单用解表法有一定不同。对内伤咳嗽，治法虽多，但也有共同之点，约括起来有三点。第一点，治阴虚要以润肺育阴为主；第二点，治阳虚要以补肺气为主兼顾脾肾之气，尤其是出现寒湿等证时，不要专去治咳而应补其阳气而咳即止；第三点，久咳成痨，渐变痨瘵咳嗽，此时可能气阴皆损，已非咳嗽篇之证，应按"痨瘵"篇所论进行辨证论治。咳嗽的治法，可归纳为宣、降、清、温、补、润、收治咳七法。

（摘自《树德中医内科》）

【验方效方】

○ 麻杏二三汤

[主治] 治疗各种咳嗽均有良好疗效，但要在辨证论治精神的指导下随证加减。

[组成] 炙麻黄 6~9g　杏仁 10g　制半夏 10g　化橘红 12g　茯苓 18g　炒苏子 10g　炒莱菔子 10g　炒白芥子 6~10g　紫菀 15g　枇杷叶 15g　炙甘草 3g

（摘自《树德中医内科》）

【精选验案】

案1 王某某，女，61岁，家庭妇女。初诊日期：1982年7月31日。

自前年11月感冒后，咳嗽未愈，时轻时重，干咳少痰。每于咳前自觉有似刮风样之感从左下腹部向上行走，冲至咽喉部即咳嗽不止，一阵过后即不咳。但过一会儿又发作而咳嗽，每日无数遍。多次按气管炎治无效，食欲不振，易生气，二便正常，腹部喜暖。舌苔剥脱，脉有弦象。

辨证 气郁不畅，肾寒上逆，发为奔豚气嗽。

治法 宣畅气机，温肾疏肺。

处方 苏子、苏梗各10g 香附10g 焦槟榔10g 炒川楝子10g 台乌药10g 炒小茴香6g 川桂枝10g 杭白芍10g 炙甘草5g 生姜3片 大红枣4枚 紫肉桂3g 杏仁10g 生牡蛎30g，先煎

水煎服，5剂。

二诊 左少腹向上冲之气消失，气不再上冲故也不再咳嗽。嘱再服6剂。上方稍加厚朴、香附、半夏、枳壳等调理气机之品。共诊3次而愈。

国庆休息期间，到家中去追访：多年痼疾已愈，每日带领外孙上街玩耍。

案2 朱某某，女，15岁，甘肃高台县东联村人。初诊日期：1967年11月17日。

1个多月以来，咳嗽，吐白稀痰，心跳，气短，不能平卧，言语声低，先重后轻，在炕上半坐位，不能下地劳动。曾服止咳糖浆等未效。西医诊断为风湿性心脏病。舌苔白，脉象细数。

辨证 据其咳吐白痰，言语声低，先重后轻，心跳气短，脉细，知为心脾两虚，胸中阳气不振，肺失宣肃之能，水湿不得布化，肺气不利而致咳嗽。诊为虚证咳嗽。

治法 健脾益肺，养心助阳，化湿祛痰。

处方 党参9g 白术6g 茯苓皮12g 化橘红6g 当归6g 生白芍9g 桂枝5g 枳壳9g 丹参9g 杏仁9g 炙甘草9g 生牡蛎12g，先煎 珍珠母20g，先煎 远志9g 水煎服，6剂。

二诊 12月2日。上方服后已不咳嗽，心跳气短之症亦愈，能平卧，睡转佳，小便增多，食纳好转，大便3日未行，口干，唇部有微裂。舌苔薄白，脉象细，已不数。仍投上方，加半夏9g、车前子9g、全瓜蒌15g，改橘红为9g，改茯苓皮为茯苓12g。再服4剂。

12月16日追访：服药后，12月4日，大便通畅，未再咳嗽，现在能吃、能睡，病已痊愈，已能下地干活。

（以上医案录自《树德中医内科》）

刘志明

（尚仲景，擅内科）

【医家简介】

刘志明（1924～），湖南省湘潭市人。主任中医师，是我国第一批500名老中医药专家。出身于岐黄世家，自幼承名师亲授，精研医经。年方弱冠，即屡起沉疴大疾，于湘潭医界颇有影响。1954年卫生部组建中医研究院，应召在该院从事医疗、科研、教学工作至今。擅长内科疾病。

相关著作有《中医内科学简编》、《刘志明医案》，学术继承人刘如秀编有《刘志明医案精解》。

【主要学术思想和主张】

刘志明以理论为临床之先导，以临床为理论之基础，自成体系，造诣较高。崇尚仲景，善用经方，且能博采众长，熔古今名方于一炉，灵活变通，师古而不泥占。对外感热病、内伤杂症及老年痰病之疑难大症，必穷源究委，敢于创新，另辟蹊径，每每出奇制胜，疗效卓著。

【精选验案】

案1 余某，男，57岁，1993年2月15日初诊。

主诉 咳嗽2天，伴畏寒。

病史 患者2天前淋雨受寒，始发咳嗽，自服感冒及止咳药物，效果不明显。近2天来，症状呈进行性加重，以晚间为甚，偶伴阵发性心悸，故前来就诊。就诊时见：咳嗽，咳痰色白质稀量多，畏寒，无发热，鼻塞流少量清涕，头微痛，无汗，口唇略红，纳可，眠久佳，小便色微黄，大便正常；舌质红，苔薄白微黄，脉浮紧。中医诊断：咳嗽；西医诊断：急性上呼吸道感染。

辨证 风寒袭表，寒痰阻肺。

治法 疏风散邪，化痰平喘。

处方 荆防败毒散加减。

荆芥穗6g 柴胡8g 前胡6g 川贝9g 杏仁7g 半夏6g 黄芩6g 苏叶6g 沙参9g 苇茎24g 瓜蒌6g 甘草5g

水煎服，日1剂，7剂。

1993年2月22日二诊 服上方7剂，咳嗽基本消失，痰液减少，无鼻塞，故嘱患者续服上方3剂，以巩固疗效。后随访之，患者诉症状已完全消失。

[按] 风寒之邪外袭肌表，内郁肺气，肺气失宣，气逆于上，乃发咳嗽；肺气不利，津液运化失司，感寒则凝而为痰，故刘老以疏风散邪、化痰平喘之法治之。方中荆芥、柴胡外散风寒，取穗用之，乃合穗者轻浮走表之意；前胡、杏仁下气平喘；半夏燥湿化痰；此虽为寒痰，然寒邪郁表，未及发散，郁而化热，故少佐川贝、黄芩以清热化痰；苏叶走表，散邪以平喘咳；沙参补益肺阴；苇茎清热生津；瓜蒌宽胸理气；甘草调和诸药，合而奏功。

案2 范某，女，52岁，1992年12月22日初诊。

主诉 咳嗽，伴咽痛1周。

病史 1周前，患者无明显诱因出现咳嗽、咳痰、咽痛等症状，但未予重视；然症状逐渐加重，以致出现吞咽困难之象，自服利咽止咳药物，但效果不佳，故前来就诊。就诊时见：咳嗽，咳痰色黄质黏，难以咳出，咽干痛，吞咽困难，口渴，易汗出，纳差，睡眠一般，小便色黄，大便尚可；舌质红，苔薄白，脉弦滑。

中医诊断 咳嗽。

西医诊断 急性咽炎。

辨证 痰热蕴肺。

治法 清热化痰，宣肺止咳。

处方 麻杏石甘汤加减。

麻黄8g　杏仁10g　石膏20g　细辛3g　半夏10g　黄芩15g　前胡10g　生姜3片　甘草6g

水煎服，日1剂，3剂。

1992年12月25日二诊　服上方3剂，觉咽痛，咳嗽症状明显好转，汗出基本消失，故续以前方5剂，巩固疗效。

[按] 本案之咳，实非寒咳，然用细辛之类，刘老谓其曰："通肺窍矣"，《神农本草经》云："细辛，主咳逆，利九窍"；咳嗽之起，多因气逆，故肺窍通，气息乃畅，咳逆消；虽然如此，但细辛性偏热，故少佐之；况石膏大寒，黄芩苦寒，皆应以温制之。使用杏仁，一则配细辛降逆，一则制麻黄宣上，况有止咳平喘之性；配以前胡乃宣畅气机之意，合麻黄，一上一下也；咳嗽多易引胃气上逆，故以半夏、生姜降逆和胃，况半夏又兼化痰之性。

案3 王某，男，57岁，1995年2月3日初诊。

主诉 咳嗽1个月余。

病史 患者于1994年12月31日因工作劳累后出现流清涕，并有咳嗽，咳少许泡沫痰，服感冒清等药物后症状得以控制，但仍有咳嗽，呈阵发性，并进行性加重。曾就诊于湖南医科大学附属第二医院，胸片示肺部感染。经静脉点滴抗生素治疗5天，咳嗽症状明显好转，但从此需长期服用西药消炎，咳嗽才能控制，为了摆脱长期服用药物之痛苦，故前来就诊。就诊时见：干咳，少痰，痰黏难咯，皮肤干燥，鼻燥咽干，暗哑。咳甚则略感胸痛，口苦，纳差，睡眠一般，小便色黄，大便偏干；舌质红，苔薄黄，脉弦细。

中医诊断　咳嗽。

西医诊断　肺炎。

辨证　阴虚内燥。

治法　滋阴润燥，化痰止咳。

处方　沙参麦冬汤合杏苏散加减。

北沙参 15g　麦冬 9g　荆芥穗 12g　防风 9g　款冬花 12g　川贝 6g　炙麻黄 6g　苏子 9g　半夏 9g　桔梗 9g　黄芩 9g　杏仁 6g　瓜蒌 12g　甘草 6g

水煎服，日 1 剂，8 剂。

1995 年 2 月 13 日二诊　服药 8 剂后，咳嗽好转。再次就诊于湖南医科大学附属第二医院，复查胸片，诊断为陈旧性肺结核，经口服异烟肼等药物治疗半个月，现患者晨起咳嗽，痰量不多，口干，无口苦，无五心烦热，面色红润，两肺均可闻及少许吸气末细湿啰音，以右侧中下肺为多；舌苔薄黄，脉弦细。故前方加黄芪益气养阴；加百部及板蓝根清热解毒、润肺止咳。

处方　北沙参 15g　川贝 6g　百部 9g　桔梗 9g　板蓝根 12g　苏子 9g　苏叶 9g　黄芩 9g　牛黄芪 12g　杏仁 9g　瓜蒌 12g　苇茎 24g　10 剂

患者坚持服药 1 个月后，咳嗽、咳痰症状已完全消失。

[按] 本案患者因咳嗽前来就诊，观其诸症，刘老认为其乃素体阴虚，肺窍失于濡养，肺气不利所致。人之四肢、百骸、诸窍，皆赖阴精濡养；若其素体阴虚，在肺则可见咳痰、痰质黏腻、咳出不爽等；在表则可见肌肤干燥等；在五官则可见鼻燥、口干、咽干等；在下则可见小便色黄、大便干燥等对于此类患者，刘老喜以滋阴润燥之法治之，以纠其根本；而对于本案患者，因其尚兼咳嗽一症，故单纯滋阴，难以取效。故刘老加以化痰止咳之法也。方用沙参麦冬汤合杏苏散加减。方中沙参、麦冬、川贝、款冬花、桔梗滋肺阴、润肺燥、化燥痰；苏子、杏仁调肺气、止咳嗽；麻黄、荆芥穗、防风开腠理、通肺气、调畅气机；半夏降逆；黄芩清热；瓜蒌畅中；甘草合药。诸药相合，咳嗽乃除。

（以上医案录自《刘志明医案精解》）

胡建华

（病多参郁，疏肝为要）

【医家简介】

胡建华（1924～2005），字丕龄，号良本，浙江省鄞县人，教授、主任医师，上海市名中医。1945 年毕业于上海中医学院，师承中国著名中医学专家丁济万、程门雪、黄文东先生，宗李东垣脾胃学说。曾任上海中医药大学教授、上海中医药大学附属龙华医院主任医师等职，1996 年被聘为全国名老中医学术经验继承班导师。临床擅长医治脾胃病和神经、精神系统疾病。

相关著作：编著《中医膏方经验选》、主编《黄文东医案》、《进补和养生》、参与编写《实用中医内科学》。

【主要学术思想和主张】

胡建华主张"病多参郁，疏肝为要"和"凡病皆重胃气，临证需顾根本"，提出了"精神系统疾病从心论治、神经系统疾病从肝论治"的原则，尤以治疗失眠、抑郁症、血管性头痛、癫痫、多发性抽动—秽语综合征、帕金森病著名。对中医膏方有深邃的研究，运用膏方冬令进补，颇受病家欢迎。

【医论医话】

外感咳嗽时，总是初起外邪犯肺，肺气不宣，治疗一般以宣肺为主。日久肺气失于清肃，则可以改用肃肺为主。胡教授认为，在运用宣肺与肃肺时，不必限制如此严格。因为肺之宣发肃降功能是相互依存和制约的，正常情况下，肺之宣降功能应是协调的，当肺气宣发功能失常时会影响肃降功能。仲景在治疗时，经常将宣肺药与肃肺药同用，如射干麻黄汤中既用麻黄辛温宣肺，又有紫菀、款冬花润肺下气。又如止嗽散中有荆芥疏风解表，桔梗宣肺祛痰。说明表邪尚存，但并不忌用紫菀、百部肃肺止咳。故在治疗外感咳嗽时，可在解表宣肺药中加入肃肺止咳的枇杷叶，现代药理证明其有较强的抑制流感病毒的作用，在宣肺药中加入此药，不仅没有敛邪之意，还可提高疗效。

在外感表证中虽须辨风寒风热，但不要机械地将辛温解表药和辛凉解表药对立起来，可用辛温的羌活、麻黄，配辛凉的薄荷、蒲公英，就如辛凉解表代表方银翘散中就有一味辛温药荆芥，荆防败毒散更是将辛温辛凉药有机地结合起来的典范。当然组方配药要根据病情调整剂量，提高疗效。如偏于风寒发热，身痛无汗则加重羌活至 15g，再加紫苏 9g，适当减少蒲公英用量；偏于风热发热，咽喉肿痛，则适当减少羌活量约 9g，蒲公英可用至 30g，另再配清热药。

（摘自《胡建华学术经验撷英》）

【精选验案】

案 1　赵某，女，68 岁。1976 年 8 月 23 日初诊。

患者咳嗽甚剧已有 3 天。昨起恶寒发热（体温 38.6℃），头痛，四肢关节酸痛，咳嗽阵作，咯痰不爽。昨服复方阿司匹林、安乃近等西药后，一度出汗，体温稍降，今晨身热甚壮（体温 39.1℃），苔薄白，脉滑数。系风邪外袭，肺气失宣。治宜发汗解表，宣肺止咳。

处方　羌活 12g　蒲公英 30g　薄荷叶 3g，后下　生麻黄 9g　杏仁 9g　生甘草 6g　炙紫菀 12g　炙百部 12g　炙枇杷叶 12g，包煎　2 剂上方头汁先用清水浸泡 15 分钟，煮沸后 5 分钟停煎，10 分钟后，取汁温服；二汁煮沸后再煎 30 分钟，取汁温服。

二诊　1976 年 8 月 25 日。前天上午 10 时服上方后，得汗甚畅。昨已身热退清（体温 36.8℃），头痛骨楚消失。今日咳嗽已减，食欲已振。苔薄白，脉小滑。再予清宣肺气，化痰止咳。

处方　生麻黄 4.5g　杏仁 9g　生甘草 6g　炙紫菀 12g　炙百部 12g　炙枇杷叶 12g，包煎　3 剂

[按] 以一般常规来说，风热宜辛凉，风寒宜辛温，咳嗽初起宜宣肺，咳嗽日久宜肃肺。但在临床运用中，没有必要限制得太死，可以相互配合使用。胡教授对感冒及外感咳嗽而见发热者，常以辛温（羌活、生麻黄）、辛凉（薄荷、蒲公英）同用，而以羌活、蒲公英为主。如偏于风寒发热无汗身痛，羌活可加重至 15g，再加紫苏叶 9g，适当减少蒲公英剂量；如偏于风热口干咽痛，除已用蒲公英外，可再加板蓝根 30g 或黄芩 12g，适当减少羌活剂量，至于宣肺与肃肺同用，古已有之，例如射干麻黄汤，既用麻黄辛温宣肺，又用紫菀、款冬花肃肺下气。而此方治疗哮证咳嗽气急，喉中有痰鸣声，即使持续已半月余，也不因发作口久而忌麻黄宣肺。又如止嗽散中荆芥、桔梗疏风宣肺，说明病起不久，表邪未解，但并未因此而忌用紫菀、百部以肃肺止咳。本例用羌活、薄荷、蒲公英解表清热，三拗汤宣肺化痰，紫菀、百部、枇杷叶肃肺止咳。其中枇杷叶是一味肃肺药，有较强的抑制流感病毒作用，胡教授治疗流感初起，患者发热、头痛、咳嗽甚剧，常在解表宣肺药中加入本品，效果较好。至于煎药方法，由于羌活、薄荷等含挥发油，不宜多煎，故嘱头汁少煎，取其辛散解表之力，二汁多煎，以奏化痰止咳之功。通过上法治疗，本例高热在 24 小时内退清，咳嗽迅速痊愈。

（录自《胡建华学术经验撷英》）

案 2　患者，女，37 岁。初诊：1975 年 4 月 2 日。

春节前探亲途中感受风寒，引起咳嗽。2 个月来，曾注射青霉素、链霉素，服用咳糖浆、碘化钾以及中药等，喉痒咳嗽，持续不减，干咳无痰，剧咳时引起气急恶心，胸闷痛，精神困惫，气短，口干，脉细略数，苔薄腻。咳嗽缠绵已久，肺失清肃，气逆而致咳频。治宜益气养阴，宣肺镇咳。

处方　生黄芪 9g　南、北沙参各 12g　生麻黄 4.5g　炙地龙 9g　桔梗 4.5g　生甘草 4.5g　罂粟壳 9g　炙紫菀 15g　炙枇杷叶 12g

二诊　4 月 9 日，近 3 天来咳嗽明显好转，未见剧咳，气急渐平，口干亦减。脉细，苔薄腻，再予前法化裁。

生黄芪 9g　南北沙参各 12g　生麻黄 4.5g　炙地龙 9g　桔梗 4.5g　生甘草 4.5g　罂粟壳 9g　炙紫菀 15g　炙枇杷叶 12g

三诊　4 月 16 日，喉痒咳嗽已愈，各症均安，惟略觉神疲气短口干而已，此乃

气阴尚未完全恢复所致。再予益气养阴为主的生脉散加味。

处方 孩儿参12g 麦冬12g 五味子4.5g 南北沙参各12g 野百合15g 生甘草4.5g 桔梗4.5g

[按] 本例咳嗽2个月余，缠绵不愈。剧咳日久，气阴亏虚，故见神疲、气短、口干；肺失清润肃降，气失宣畅，故见剧咳无痰。方用黄芪、沙参益肺气、养肺阴，乃一般常法。关键在于用麻黄之辛散配罂粟壳之收敛，相辅相成，起着宣通、收敛肺气的作用。咳喘之证，在临床上还可见痰甜或痰咸。一般痰有甜味，多属脾经痰湿留恋所致。痰甜而稀白者为寒湿之痰，可用平胃散、苓桂术甘汤以温化湿痰；痰甜而稠黄者为湿热之痰，可用贝母瓜蒌散、黛蛤散以祛痰化湿清热。根据程门雪先生经验，无论寒湿或湿热之痰，凡是痰甜，均应适当加入陈皮、砂仁等芳香化湿之品，可以提高疗效。一般痰有咸味，多属肾水不摄，津液上泛所致。程氏曾治1例痰有咸味而黏厚，苔白腻的患者，用金水六君煎加减，以补肾健脾，其中熟地重用至25g，取得很好效果。

[回春. 胡建华咳喘治验. 中国社区医师，2008，(22)]

黄吉赓
（补肾益气，擅治咳喘）

【医家简介】

黄吉赓（1927～），江苏南通市人。上海中医药大学附属曙光医院教授、主任医师。先后毕业于上海中医专门学校和北京医学院，1957年毕业后，在上海第十一人民医院（后改为曙光医院）工作，是全国第二届老中医专家学术经验继承班指导老师，1997年评为上海名中医。临床以擅长治疗咳喘顽疾享誉沪上。

相关著作：《中医内科临床手册》、《现代中医内科手册》、《临床中医内科学》，门人整理的有《黄吉赓肺病临证经验集》等。

【主要学术思想和主张】

黄吉赓重视肺脾肾气化的理论，并运用这一理论研究慢性阻塞性肺炎、哮喘的防治，提出了"痰饮阻肺"是慢性阻塞性肺炎、哮喘的共同发病机制，认为"肾虚"是慢性阻塞性肺炎发病的根本所在，提出了"阴虚痰饮证"这一常见的临床症候群的病脉证治。善用经方，又灵活变通，对地龙制剂、泽漆制剂的临床药理研究及清热化痰药的选用，有独到的经验，对补肾益气药治疗慢性阻塞性肺炎有深入研究，注意固护脾胃，善用理气活血、祛风通络之品，形成了自己的临床特色。

【医论医话】

咳嗽是肺系疾患的主要症状之一。久咳之人，往往虚实寒热错杂，应四诊合参，正确判断。黄吉赓认为治疗咳嗽先辨外感内伤。治外感咳嗽，药不宜静，静则留邪不解；治内伤咳嗽，药不宜动，动则虚火上浮。治咳最忌温燥劫液或苦寒滋腻之品。在治咳诸方中，黄吉赓推崇《医学心悟》之止嗽散［组成：桔梗、甘草（炙）、白前、橘红、百部、紫菀］。全方宣肃并用，温而不燥，既适应于外感咳嗽较久、表邪未净之症，又适用于内伤咳嗽兼有外感症状者，也可运用于冬令膏方中。慢性咳嗽患者往往有正虚挟风、挟寒、挟热、挟痰的特点，在治疗时常用扶正祛邪法。扶正辨阴阳、脏腑，祛邪辨病邪性质。若为外感风寒，久恋不去，痰湿内阻，止嗽散加炙苏子、杏仁、半夏、前胡等，加强宣肃肺气、化痰之功；若为外感风热，内有痰热，止嗽散加蝉蜕、僵蚕、柴胡、黄芩等，疏散风热、化痰肃肺。若痰多苔腻者合温胆汤或泽漆汤［组成：半夏、紫参（一作紫菀）、泽漆、生姜、白前、甘草、黄芩、人参、桂枝（《金匮要略》）］加减，若需考虑宣肃与涩敛并用，可加入天竺子、腊梅花等。

（摘自《黄吉赓肺病临证经验集》）

【精选验案】

案1 董某，女，47岁。初诊日期：2009年5月7日。

主诉 反复咳痰1个月余伴咽痛。

病史 患者1个月前因感冒后出现咽痛、咳嗽、咯痰反复，自服药物后咽痛已减2~3日，咳嗽咯痰仍有。刻下：间断咳，咽痛，痰5~6口、中、色白、泡黏、易，喘（-），神疲乏力，盗汗，纳可，大便干结，劳累后右胁部及右腹部闷疼痛，舌暗红、齿印，苔腻微黄，脉细弦。

诊断 中医诊为外感咳嗽（风热证）；西医诊为感冒后咳嗽。

辨证 风邪痰热互阻，肺气失于宣肃。

治法 祛风清热，利咽化痰。

方药 蝉蜕6g 僵蚕10g 杏仁10g 射干15g 前胡10g 白前15g 紫菀15g 款冬花9g 半夏10g 柴胡15g 黄芩15g 枳实15g 桔梗9g 甘草9g 丹参1.5g 郁金15g 桃仁10g 麻黄根12g 瓜蒌仁15g 火麻仁15g 莱菔子12g 青皮9g 6剂

二诊 服药3日后咳痰减，偶咳，痰少、小、白黏、易咯，神疲乏力，易汗，纳可，口干欲饮喜温，大便日行，苔薄微黄少津，偏暗，脉弦。原方去青皮、莱菔子，续服6剂。药后诸症缓解。

［**按**］患者外感风热，恋肺不解，肺气上逆，则见咳嗽咯痰，风热壅于咽喉，灼伤脉络故咽痛，风邪入络病程迁延，肺脾气阴两虚，故见神疲乏力、盗汗，气机不利则右胁腹闷痛，治以祛风清热，肃肺治咳，方拟止嗽散加小柴胡汤加减。蝉蜕、僵蚕疏风散热，通络治咳；射干疏风清热，利咽喉；柴胡、黄芩疏邪透表；桔梗、枳实、甘草三药相合宣降肺气；半夏、前胡、白前肃肺化痰；紫菀、款冬花肃肺平喘；莱菔子化痰消滞；丹参、郁金活血化瘀；桃仁、枳实、瓜蒌仁、火麻仁化痰润肠通便；麻黄根止汗，青皮疏肝理气。服药3日后咳痰减，胁腹闷胀已无，故去青

皮、莱菔子。

案2 邝某，男，46岁，职员。初诊日期：2009年4月29日。

主诉 反复咳痰迁延2个月。

病史 患者2个月前曾感冒1次，服药后鼻塞、流涕等症状已无，但咳嗽、咯痰仍迁延不愈，外院诊断为急性支气管炎，对症治疗无明显缓解，因而来诊。刻下：咳（+），喉痒，痰20～30口、小、白、黏泡、尚易，无支气管哮喘，纳可，口干饮多、喜热饮，大便日行1次，畅，汗多，舌暗红，稍有齿印，苔薄腻微淡黄且干，脉弦。

诊断 中医诊为咳嗽（风痰恋肺证）；西医诊为感冒后咳嗽。

辨证 风寒痰湿恋肺，肺气失于宣肃。

治法 温宣肺气，肃肺化痰。

方药 荆芥10g 苏叶10g 杏仁10g 前胡10g 白前15g 紫菀15g 陈皮10g 射干15g 柴胡15g 枳壳9g 桔梗9g 甘草9g 半夏15g 桃仁12g 杏仁12g 泽漆30g 款冬花9g 丹参15g 郁金15g 黄芩15g 生姜9g 大枣30g 14剂

二诊 4～5个月起效，咳嗽次数减少2/3，痰量减半、小、白黏、易咯，余证如前，舌胖暗红，有齿印，苔薄微黄，脉小弦，守上方加太子参15g、白术15g、茯苓15g，续服14剂。龙星片（组成：地龙、黄芩、制南星、干姜）每周3次，每次6片。服药诸症皆除。

[按] 患者外感风寒，恋肺不解，肺失宣降，通调不畅，水津不布，津停成痰，痰湿内蕴，咯吐痰液，肺气上逆，咳嗽有声，虽然病有2个月，风邪未解而喉痒，痰湿阻肺而咳痰不已，郁而化热，治以荆芥、苏叶疏风解表；杏仁润肺止咳；前胡、白前、紫菀、款冬花化痰止咳；射干清利咽喉；柴胡、黄芩祛邪透表，清上焦肺热；枳壳、桔梗、甘草调理气机；半夏、陈皮、泽漆化痰；桃仁、丹参、郁金活血化瘀，生姜、大枣调和诸药。服药后咳痰递减，加以太子参、白术、茯苓健脾益气，固护正气以防复感。

案3 刘某，女，37岁。初诊日期：2008年7月9日。

主诉 咳痰1周。

病史 患者怀孕7个月，1周前因受凉后出现咳嗽、咳痰反复，口服阿莫西林（每日3次，每次1粒）治疗5日无效，因而来诊。刻下：咳嗽频作（+++），喉痒，痰少、白黏泡夹黄、难咯，喘（-），哮（-），自汗，纳可，口干喜冷饮，舌偏暗红，有齿印，苔微淡黄，脉弦 滑。既往有十二指肠球部溃疡史。

诊断 中医诊为子嗽；西医诊为急性支气管炎。

辨证 风热袭表，肺失宣降。

治法 疏风解表，清热安胎。

方药 蝉蜕6g 僵蚕10g 前胡10g 杏仁10g 紫菀15g 款冬花15g 射干15g

制半夏15g　柴胡15g　黄芩30g　枳壳9g　桔梗9g　生甘草9g　郁金15g　苎麻根15g　荷蒂15. g　续断12g　杜仲12g　茯苓15g　麻黄根12g　14剂

二诊　2008年7月17日，服药3口后起效。咳减（＋），喉微痒，痰每日6口、小、色白黏泡、黄多、咯出易，无喘息，无痰鸣，自汗减，纳可，口干欲饮、喜冷，舌偏暗红少津，有齿印，苔薄微淡黄，脉小弦滑。原方续服14剂。药后诸症均减。

[按]　患者怀孕7个月，感受风热，肺失宣降，肺气不利，咳痰不畅，热伤津液，口干欲饮，风邪痰热互阻，肺气失于宣肃，选用止嗽散合小柴胡汤疏风解表，清热止咳，加苎麻根、荷蒂、茯苓安胎；续断、杜仲补益肝肾，固护胎元。服药后3日见效，继服原方以固疗效。

案4　王某，女，33岁。初诊日期：2009年12月11日。

病情概要　反复咳嗽史8年余，受风为甚，喉痒，痰白黏，平时怕冷，四肢不温，大便干结，月经淋漓，苔薄腻，质暗红，脉细。

病机　证属肺卫不固，风邪恋肺，气血不足，冲任失养，肠腑失润。

治法　益气固表，祛风肃肺，补益气血，润肠通腑。

方药　炒党参150g　炙黄芪240g　炒白术150g　赤芍100g　白芍100g　炒防风90g　陈皮90g　射干150g　蝉蜕60g　炙僵蚕90g　桑白皮150g　炒白果100g　玉桔梗60g　竹沥半夏150g　柴胡150g　前胡150g　黄芩150g　厚朴花30g　炒枳实90g　砂仁30g　白豆蔻30g　款冬花100g　炙紫菀150g　桃仁100g　杏仁100g　当归身90g　炒川芎100g　生地150g　熟地150g　山药100g　茯苓150g　制何首乌300g　枸杞子100g　五味子90g　玄参150g　仙茅根150g　淫羊藿150g　制黄精150g　山茱萸100g　淮牛膝100g　肉苁蓉150g　菟丝子150g　旱莲草120g　女贞子100g　天门冬150g　麦门冬150g　川石斛150g　露蜂房90g　丹参150g　广郁金90g　决明子150g　炙甘草90g　海螵蛸300g　黑芝麻150g　核桃仁150g　阿胶250g　鳖甲胶100g　饴糖400g　蜂蜜300g

[按]　患者慢性咳嗽，受风为甚，伴喉痒，反复不已，此为肺卫不固，风邪恋肺入络所致，故在补肺固表治疗基础上，加入止嗽散，改荆芥为虫类搜风解痉之蝉蜕、炙僵蚕，剔入络之风。

案5　石某，女，45岁。初诊日期：2007年10月20日。

病情概要　反复咳痰史2~3年，无季节性及规律性，时伴胸闷、喉痒，素体消瘦，纳呆，苔薄，质淡红，脉细。

病机　肺脾不足，痰湿内蕴，肺失清肃。

治法　益气健脾化痰，清肃肺气。

方药　生晒参另煎冲入，50g　西洋参另煎冲入，50g　炙黄芪300g　炒白术100g　陈皮90g　炙甘草60g　炒防风60g　白茯苓150g　山药150g　黄连30g　煨木香60g　炒枳壳90g　炙鸡内金100g　生地150g　熟地150g　砂仁30g　白豆蔻30g　山茱萸90g　生薏苡仁300g　枸杞子100g　五味子60g　菟丝子100g　补骨脂100g　桑寄生150g

淫羊藿 150g　首乌 150g　淮牛膝 150g　丹参 150g　广郁金 90g　赤芍 90g　白芍 90g　当归 90g　川芎 100g　射干 150g　炙僵蚕 90g　净蝉蜕 60g　炒白果 100g　紫苏子 100g　白芥子 100g　玉桔梗 60g　竹沥半夏 150g　醋柴胡 90g　前胡 150g　黄芩 100g　桑白皮 100g　炙紫菀 100g　开金锁 240g　大枣 150g　黑芝麻 150g　胡桃肉 150g　阿胶 100g，烊化　龟甲胶烊化，100g　白文冰 500g

二诊　2008 年 11 月 28 日，去冬服膏方后咽痒咳痰减少，胃纳增加，苔薄腻，质淡红，脉细。治守原意再进。原方去开金锁，加玉蝴蝶 30g、炒谷芽 150g、炒麦芽 150g，改阿胶（烊化）150g、龟甲胶（烊化）150g。

[按]　患者以慢性咳嗽痰多为临床特点，素体消瘦，纳呆，为脾虚生痰，痰湿蕴肺，故治疗重在健脾和胃助运，化痰降气以止咳。

案6　罗某，女性，67 岁。初诊日期：2004 年 11 月 20 日。

病情概要　反复咳嗽 6 年，痰多，面色萎黄，乏力心慌，头晕，但畏寒烘热汗多，纳差，口干，饮不多，喜温饮，腰背酸痛，夜尿 2 次，大便欠爽。苔根及中淡黄腻少津，舌胖暗红，脉细沉，止无定数。有慢性房颤史。

病机　年近古稀，肾精亏虚，久病咳喘耗伤肺气，病及于心脾，肺肾两虚。

治法　补肺益肾，养心健脾，滋阴填髓。

方药　生晒参另炖，50g　天门冬 100g　麦门冬 100g　五味子 50g　生地 120g　熟地 120g　南沙参 150g　北沙参 150g　枸杞子 90g　女贞子 150g　制何首乌 150g　菟丝子 150g　制黄精 100g　淮牛膝 100g　楮实子 100g　桑椹子 150g　黄芪 150g　炒白术 100g　茯苓 150g　山药 150g　当归 100g　白芍 100g　制川芎 50g　丹参 150g　炙甘草 100g　陈皮 90g　制半夏 90g　木瓜 90g　广郁金 90g　大枣 90g　龟甲胶烊化，250g　鹿角胶烊化，250g　冰糖 500g

二诊　2005 年 12 月 10 日，自去冬服膏方后自觉感冒次数得减，怕冷也轻，烘热如前，咳嗽减，咳（＋），痰少，喘（＋＋），纳减，口不干，大便 2 日一行，苔腻微淡黄且干，舌暗红，脉细弦缓。症状病机同前，治守原方继治。

[按]　本案有慢性咳嗽及慢性房颤史。临床以阴阳失调、气阴两虚、痰瘀内阻为特点，表现为咳嗽痰多，心烦烘热，口干，舌红少津，黄吉赓称之为阴虚痰饮证，治疗以生脉饮合金水六君煎为主，养阴补肾，益气健脾，化痰消饮。

（以上医案录自《黄吉赓肺病临证经验集》）

周仲瑛

（复合施治，着眼痰瘀）

【医家简介】

周仲瑛（1928 ~ ），江苏如东县人，教授、主任医师，首届国医大师，首批全国

500 名老中医药专家之一。年少时随父周筱斋教授学习中医；1947 年于上海中国医学院中医师进修班毕业；1956 年起在南京中医学院附属医院内科工作，1983 年起任南京中医学院院长。临床善于辨治疑难杂证，对心肺系统疾病，及急性肾衰、胃病、类风湿关节炎等病证的治疗有独到之处。

相关著作：《国医大师周仲瑛》、《周仲瑛》、《瘀热论：瘀热相搏证的系列研究》、《中医内科学》、《中医内科急症学精要》、《常见病中医临床手册》、《周仲瑛临床经验辑要》，《周仲瑛临证医案精选》等。

【主要学术思想和主张】

周仲瑛先后提出了审证求机论、辨证五性论、知常达变论、复合施治论等理论观点，对外感病倡"气营中心说"、急性肾衰创"三毒说"，而对内伤杂病创"内生六淫说"、"第二病因说"等，揭示了辨证论治的特殊规律。用方灵活变通，选药讲究配伍。治病特别重视气血，着眼痰、瘀，如对高血压病、厥脱的研究皆强调从气血立论；对出血热、乙型肝炎的治疗常从瘀热着眼；对高血脂症、类风湿性关节炎则从痰瘀痹阻为其论治依据。

【医论医话】

肺主气，司呼吸，以宣发肃降为顺，治肺不远温，过投清热肃肺之剂，反易遏邪。尤其对于久咳、顽咳，更要细识寒热，凡有寒象或热象不重者，均可灵活运用温肺散寒之剂，或单用，或与清热药伍用。

（摘自《周仲瑛临证医案精选》）

【精选验案】

案 1 王某，男，35 岁，2003 年 1 月 14 日初诊。

患者自 1999 年开始咳嗽，迁延至今不愈，X 线胸片示慢性支气管炎，咽部炎症常见发作，目前咳嗽不畅，咳痰不多，质黏色白，舌苔薄黄，舌质暗红，脉细弦滑。证属陈寒伏肺，肺气不宣。

处方　蜜炙麻黄 5g　杏仁 10g　桔梗 3g　生甘草 3g　法半夏 10g　陈皮 6g　浙贝母 10g　前胡 10g　紫菀 10g　款冬花 10g　佛耳草 12g　泽漆 12g　炙百部 10g

7 剂，常法煎服。

二诊　2003 年 1 月 21 日。咳嗽稍能舒畅，胸闷减轻，咳痰稍爽，色白，舌苔薄黄，脉小滑兼数。原方改蜜炙麻黄 6g，桔梗 3g，加挂金灯 5g，炒苏子 10g，14 剂。

三诊　2003 年 2 月 11 日。咳嗽减不能平，迁延不愈，咽痒，咳痰黏白，喷嚏不多，怕冷，口不干，疲劳，苔薄，脉细滑。守前意，增其制。

处方　蜜炙麻黄 6g　炙桂枝 10g　法半夏 10g　细辛 3g　五味子 3g　炒白芍 10g　淡干姜 3g　炙紫菀 10g　炙款冬花 10g　炒苏子 10g　炙僵蚕 10g　炙甘草 3g　厚朴 5g　广杏仁 10g　7 剂

四诊　2003 年 2 月 18 日。咳嗽基本缓解，跑路较急时稍有咳喘，胸不闷，咳痰较利，痰白，微有怕冷，舌苔淡黄，脉细弦兼滑。2月11日方改炙麻黄9g，加桔梗3g，陈皮6g。14剂。

五诊 2003年3月11日。咳嗽基本向愈，晨起有一二声咳嗽，痰不多，微有形寒，二便正常，舌苔淡黄薄腻，脉弦兼滑。2月11日方改炙麻黄9g，加桔梗6g，陈皮6g，茯苓10g，以善后。7剂。

六诊 2003年3月18日。咳嗽稳定，痰白量少不多，舌苔淡黄，脉小弦滑。2月11日方改炙麻黄9g，去泽漆，加潞党参10g，焦白术10g，桔梗5g，陈皮6g，茯苓10g，以培土生金，补脾温肺而治本。

案2 杨某，男，75岁，2003年4月22日初诊。

去夏因热当风贪凉，诱发咳喘痰鸣，经抗菌消炎治疗咳喘好转，但仍痰多，稍有受凉则咳嗽咳痰，用头孢呋辛消炎反见加重，查血液流变学示全血黏度高，最近住院1个月，虽有减轻，但难控制。目前时有咳嗽，遇寒加重，咳痰色白多沫，咳吐尚可，怕冷，胸背冷甚，二便尚可，舌苔薄黄微腻，舌质暗紫，脉细滑，间有不调。既往有冠状动脉粥样硬化性心脏病（冠心病）、慢性房颤、高血压病、甲状腺功能亢进（甲亢）手术史。血压常服复方罗布麻片控制，测血压126/80mmHg。陈寒伏饮，肺失宣畅。治当温化寒饮，宣畅肺气。以小青龙汤化裁。

处方 蜜炙麻黄4g 炙桂枝6g 淡干姜3g 细辛3g 法半夏10g 炒白芍10g 五味子3g 炙甘草3g 炙紫菀10g 炙款冬花10g 炒苏子10g 佛耳草15g 桔梗5g
7剂，常法煎服。

二诊 2003年4月29日。服药7剂，胸背冷感有减，患者甚喜，之前服他药从未获此殊效，求再施药。症见痰黏色白起沫，胸背怕冷，夜晚口干，二便尚调，舌苔薄黄，舌质暗有裂，脉小滑。治守原意观察。

处方 蜜炙麻黄5g 炙桂枝10g 五味子4g 炒白芍12g 炙甘草3g 炙紫菀10g 炙款冬花10g 淡干姜3g 细辛3g 法半夏10g 炒苏子10g 桔梗5g 14剂

三诊 2003年5月20日。温肺化饮，助阳破阴，背冷十减其五，自觉气道有痰，阵咳，但痰量减少，稍觉口干，大便偏干，舌苔薄黄，舌质暗，脉细滑。4月29日方加泽漆12g，改五味子为5g。14剂。

四诊 2003年5月27日。胸背冷感缓解，大便日行1次，口干减轻，偶有微咳，有痰不多，食纳知味，舌苔黄薄腻，舌质暗红多裂，脉细。4月29加生黄芪10g，生白术10g，防风6g。服1个月后随访已如常人，嘱保暖避寒，续予玉屏风散加味煎服以固本。

[**按**] 小青龙汤出自《伤寒论》，"治伤寒表不解，心下有水气，干呕而咳，或渴或利等证……因内有水气而表不解，然水气不除，肺气壅遏，营卫不通，虽发表，何由得汗，故用麻黄、桂枝解其表，必以细辛、干姜、半夏等辛辣之品，散其胸中之水，使之随汗而解……水饮内蓄，肺气逆而上行，而见喘促上气等症，肺苦气上

逆，急食酸以收之，故以芍药、五味子、甘草三味，一以防其肺气耗散，一则缓麻黄姜辛之刚猛"（《成方便读》）。也因此小青龙汤是治疗"外寒内饮、饮邪犯肺"之主方。小青龙汤中麻黄生用是取其解表散寒之用，如炙用则专于温肺散寒、止咳平喘，故对于肺寒久咳患者，每须用蜜炙麻黄，以防生麻黄发汗耗气之弊。

王氏咳嗽迁延4年未愈，痰白色白形寒为肺有寒饮（寒痰）之征；案2杨氏咳嗽遇寒加重，咳痰色白多沫，胸背怕冷，为典型有陈寒伏饮之象。故均施以小青龙汤加减化裁，以蜜炙麻黄散肺寒、驱邪气、宣肺气、平喘咳为君，桂枝、干姜、细辛、半夏温肺化饮降逆，紫菀、款冬花化痰止咳，五味子、白芍收敛肺气，配合炒苏子、厚朴降气止嗽化痰，桔梗、甘草宣畅肺气。诸药合用，温肺散寒，宣利肺气，止咳化痰。辨证准确，用药到位，故如汤沃雪，效若桴鼓。尤其是案2杨氏，有冠心病、高血压病、房颤、甲亢等病史，现代研究发现麻黄中的麻黄碱有收缩血管、升高血压、扰乱心律等作用，故时医每受此迁制，一遇有心脑血管病史患者即不敢施用麻黄。古人云："有故无殒，有斯症则用斯药。"周仲瑛胆识过人，针对主要矛盾果断施药，开始时以小剂量投石问路，服7剂后并无不适反应，反觉舒适，咳嗽形寒得减，更添用药信心，二诊即加大麻黄、桂枝用量，温肺化饮，助阳破阴，顽咳久咳竟得缓解。脾为生痰之源，肺为贮痰之器，故案1久咳得缓后，伍以党参、白术、茯苓、甘草四君以补脾益气，固本善后；案2久咳得缓后，因咳伤气，转以玉屏风散补肺益气，以固藩篱。品此二案，周仲瑛辨证论治之缜密可见一斑。

（以上医案录自《周仲瑛临证医案精选》）

咳 嗽
（支气管炎）

丁甘仁
（六经分治，善治外感）

【医家简介】

丁甘仁（1866～1926），字泽周，江苏省武进县孟河镇人。幼年聪颖，下笔成章。先从业于圩塘之马仲清及其兄丁松溪，后又从业于一代宗匠马培之先生。对马氏内外两科之长（包括喉科）能兼收并蓄，尽得其真传。学成之后，初行医于孟河及苏州，后至沪上，道乃大行，名震大江南北。

相关著作：《孟河丁甘仁医案》、《丁甘仁医案续编》、《喉痧症治概要》、《丁甘仁用药一百三十法》。

【主要学术思想和主张】

在学术上，丁甘仁推崇张仲景《伤寒论》，临证处方以六经辨证为纲。他认为把握六经分治准则是分析病情、辨证用药的关键。临床于内、外、妇、幼、喉科及疑难杂症无一不精，而在医治外感热病方面更卓有成效。

【临证经验】

丁甘仁倡立治咳十六法，外感咳嗽分清寒湿燥火与食滞，从速辛散透达；内伤咳嗽辨析气血阴阳与脏腑，制订滋益摄纳。丁氏喜用蒌皮、贝母、蛤粉、杏仁等化痰止咳之品，将这些药物与治咳十六法有机地结合起来，以标本同治、上下并施、寒热互投、相得益彰。

（摘自《丁甘仁治咳十六法述要》）

【精选验案】

案1 邓左。形寒饮冷则伤肺，畏寒咳嗽，头胀骨楚，纳少泛恶，脉浮滑，苔白腻，辛温散邪治之。

净麻黄五分　光杏仁三钱　象贝母三钱　前胡一钱五分　仙半夏二钱　橘红八分
茯苓三钱　炒枳壳一钱　苦桔梗一钱　紫菀一钱五分

案2 石右。邪风犯肺，痰湿侵脾，恶寒咳嗽，头痛且胀，胸闷泛恶，苔腻脉浮滑。宜辛散肺邪而化痰湿。

紫苏叶一钱　光杏仁三钱　象贝母三钱　嫩前胡一钱五分　仙半夏二钱　枳实炭一

钱　水炙远志一钱　薄橘红八分　苦桔梗一钱　荆芥穗一钱　莱菔子三钱
姜竹茹一钱

案3　林左。劳力伤阳，卫失外护，风邪乘隙入于肺俞，恶风多汗，咳嗽痰多，遍体酸楚，纳少神疲，脉浮缓而滑，舌苔薄白。经所谓劳风发于肺下者是也，恙延匝月，病根已深。故拟玉屏风合桂枝汤加减。

蜜炙黄芪三钱　蜜炙防风一钱　生白术一钱五分　清炙草五分　川桂枝五分　火白芍一钱五分　光杏仁三钱　象贝母三钱　薄橘红八分　炙紫苑一钱　蜜姜两片　红枣四枚

案4　凤右。年届花甲，营阴早亏，风温燥邪，上袭于肺，咳呛咯痰不利，咽痛干燥，畏风头胀，舌质红，苔粉白而腻，脉浮滑而数辛以散之，凉以清之，甘以润之，清彻上焦，勿令邪结增剧乃吉。

炒荆芥一钱　薄荷八分　蝉衣八分　熟大力子二钱　生甘草八分　竹梗一钱　马勃八分　光杏仁二钱　象贝母三钱　炙兜铃一钱　冬瓜子二钱　芦根去节，一尺

复诊前进辛散凉润之剂，恶风头胀渐去，而咳呛不止，咽痛口渴，苔粉腻已化，转为红绛，脉浮滑而数。此风燥化热生痰，交阻肺络，阴液暗伤，津少上承。今拟甘凉生津，清燥润肺。

天花粉三钱　生甘草五分　净蝉衣八分　冬桑叶三钱　光杏仁三钱　象贝母三钱　轻马勃八分　瓜蒌皮二钱　炙兜铃一钱　冬瓜子三钱　芦根去节，一尺　生梨五片

案5　陆左。咳嗽两月，音暗不扬，舌糙黄，脉滑数，燥邪痰热，上恋于肺，销烁阴液，肺体属金，譬如钟然，钟损则声短。今拟补肺阿胶汤加减，润肺生津，而化痰热。

北沙参三钱　甜光杏三钱　冬桑叶三钱　北秫米包，三钱　冬瓜子三钱　蛤粉炒阿胶二钱　川贝母二钱　炙兜铃一钱　炙甘草五分　瓜蒌皮二钱

（以上医案录自《孟河丁甘仁医案》）

巢渭芳
（药有专任，不失时机）

【医家简介】

巢渭芳（1869～1929），小名大红，江苏常州孟河人，为马培之之入室弟子，医术得马培之真传，为孟河医生留居本地之佼佼者。深得患者信服。家有病家赠送给他的"愿为民医，不作良相"的匾额。临床擅内、外、妇、儿各科，治伤寒有特长，对时病急症有独到之功。除授徒朱彦彬、贡肇基等人都有成就外，其儿子巢少芳、孙子巢念祖、曾孙巢重庆，都秉承祖业，世代为医。

相关著作：《巢渭芳医话》。

【主要学术思想和主张】

巢渭芳认为治症务在辨证明确，提出"药有专任，贵在不失时机，求稳每致贻误，顾全反觉掣肘"之旨，意思是说用药不能面面俱到，也不要片面求稳，在关键时刻，须审证求因，针对性地用药，才能起到良好效果。

【精选验案】

案1 某。气阴并亏之质，肝火最易升腾，外风乘之，引动积饮，肺气滞塞，咳呛气急。曾投散风清热，气急渐平，而咳呛未已，痰多白沫，呛则气火上升，左边头痛，咽喉亦觉干燥。脉小数，左细弦，苔微黄，舌苔微黄尖。火浮于上，清肃不行，有孕在怀。急宜清肃上中，豁痰润燥，不致多呛而牵动胎元也。

沙参　云苓　苏子　杏仁　竹茹　蜜蒌皮　浮石　川贝　白芍　白薇　橘红
紫菀　冬瓜子　枇杷叶

案2 视某儿，三岁。痧后咳呛唾血，牙龈宣腐，口臭不堪闻，脉数，烦躁不安，症属危险。羚羊、生苡仁、冬桑叶、粉丹皮、南沙参、黑山栀、川贝、川斛、海浮石、炙紫菀、款冬花、淡竹叶。数服即减。

（以上医案录自《孟河四家医案医话集》）

汪逢春
（重视脾胃，善治湿温）

【医家简介】

汪逢春（1884~1949），名朝甲，字凤椿，江苏苏州人。自幼精读儒书，十岁即随吴中名医艾步蟾先生习岐黄之术。汪氏悬壶京都四十余年，妇孺皆知其名。擅长时令病及胃肠病，对于湿温病亦多有阐发。热心于中医教育事业，曾先后创办了"北平国医学院"、"北京医学讲习会"、《北京医药月刊》等，为培养中医人才做出了贡献。

相关著作：《中医病理学》、门人弟子辑录《泊庐医案》等。

【主要学术思想和主张】

汪逢春主张"捐弃门户之见，力倡中西医汇通思想"，治病注重整体观念，强调辨证施治。临证注重调理脾胃阴阳，善用谷类品、曲类药，重视饮食的禁忌。治疗湿温病采用了清热和化湿并重的方法，同时结合了宣透、疏郁、淡渗、缓泄等方法佐以治疗。其中尤擅以"辛香宣透、芳香清解"之法来治疗，最忌"见热即清"。

【精选验案】

案1 冯先生，五十二岁，四月十四日。

头痛且晕，咳嗽咽痒，大便泄泻如沫，色赤，气坠，舌绛，两脉细弦而弱。禀质虚弱，感冒留恋，逆传入里，当以肺胃同治，宜乎静养，防增下痢。

薄荷细梗五分，后下　金沸草钱五、鲜枇杷叶三钱、保和丸五钱，三味同包　生熟赤芍钱五　鲜橘子皮三钱，去白　嫩前胡七分　生熟苡米各三钱　象贝母四钱，去心　煨葛根七分　干荷叶三钱，去蒂　焦麦芽四钱　白蒺藜三钱　去刺马齿苋二钱

二诊　四月十八日。头痛虽止，眩晕不已，鼻塞咳嗽，泄泻已止，气坠亦减，舌绛无苔，两脉细弦而弱。虚人感冒，内停饮水，拟再以轻宣表里。

薄荷叶五分，后下　鲜枇杷叶三钱　加味保和丸四钱，布包　炒扁豆衣三钱　冬瓜皮一两　嫩前胡七分　生熟苡米各三钱　香稻芽四钱　白蒺藜三钱，去刺　干荷叶三钱　鲜橘子皮三钱，去白　方通草钱五

案2　杨先生，三十二岁，四月二十一日。

咳嗽咽痒，痰不易咯，鼻塞声重，舌绛苔白，两脉细弦滑数。肺有内热，感受风邪，治以辛凉清解，肃降化痰。

薄荷叶五分，后下　鲜枇杷叶三钱　金沸草钱五，布包　连翘三钱　苦杏仁三钱，去皮尖　嫩前胡钱五　忍冬藤三钱　苏子霜钱五　冬桑叶钱五　象贝母四钱，去心　鲜梨皮一个　瓜蒌皮三钱　枳壳片一钱　冬瓜子一两　鲜芦根一两，去节

案3　夏少爷，五岁，七月十日，铁匠营初诊。

疹后失调，面浮肌肤燔灼，咳嗽泛恶，胃不思纳，亟以芳香运脾，疏调中焦，防其一身皆肿，寒热交作，幸勿轻视。

香砂枳术丸五钱、范志曲四钱，二味同布包　姜竹茹三钱　鲜煨姜七分　鲜荷叶三钱　新会皮一钱　佛手片三钱　白蔻衣钱五　连皮苓四钱　土炒白术三钱　焦麦芽三钱　制半夏三钱

二诊　七月十一日。咳嗽增剧，汗泄甚多，恶心虽止，两脉细弦而滑，舌苔白腻，疹后失调，拟再以肺脾胃三经同治。

紫菀茸一钱　姜竹茹三钱　生熟麦芽各三钱　焦白术二钱　鲜枇杷叶三钱，布包　新会皮一钱　连皮苓四钱　生海石五钱，先煎　川贝母二钱，去心　焦苡米二钱　泽泻三钱　琥珀抱龙丸一丸，匀两次药送下

三诊　七月十二日。咳嗽颇剧，甚则呕吐，痰涎如沫，舌苔白腻，两脉细弦滑数，再以前法加减防增百日之咳。

生紫菀一钱　姜竹茹三钱　鲜芦根一两，去节　焦白术三钱　鲜枇杷叶三钱，布包　川贝母三钱，去心　新会皮一钱　连皮苓四钱　生海石五钱，先煎　苏子霜五钱　小枳壳一钱，苦梗一钱，同炒　焦苡米二钱　泽泻三钱　牛蒡子七分　琥珀抱龙丸一丸，匀两次药送下

四诊　七月十四日。身热虽退，两脉细弦滑数，咳嗽虽减，甚则呕吐，舌苔白，再以肺胃同治，防转百日之咳。

生紫菀一钱　姜竹茹二钱　牛蒡子一钱　法制半夏二钱、姜川连七分，同炒　川贝母二钱，去心　新会皮一钱　焦麦芽三钱　小枳壳一钱、苦梗一钱，同炒　鲜芦根一两，

去节 鲜枇杷叶三钱，布包 琥珀抱龙丸一丸，匀两次药送下

五诊 七月十六日。咳嗽不止，甚则呕吐，两脉细弦滑数，胃纳渐开，拟再以肃降肺胃。

生紫菀一钱 姜竹茹二钱 使君子三钱、炒 法制陈皮一钱 川贝母二钱、去心 法制半夏三钱 鲜枇杷叶三钱，布包 焦麦芽三钱 小枳壳一钱、苦梗一钱、同炒 花槟榔二钱 捣保和丸五钱，布包 琥珀抱龙丸一丸，匀两次药送下

六诊 七月十八日。咳嗽渐减，痰咯亦爽，两项结核如串，按之活动，虚弱之体，再以前法加减。

生紫菀一钱 姜竹茹二钱 炙陈皮一钱 山慈菇三钱、打 焦麦芽三钱 川贝母二钱、去心 夏枯草钱五 鲜枇杷叶三钱，布包 花槟榔三钱，捣 生海石五钱，先煎 小枳壳一钱、苦梗一钱，同炒 法制半夏三钱、胡黄连七分，同炒 保和丸五钱，布包 使君子三钱 琥珀抱龙丸一丸，匀两次药送下

案4 安左，十岁，八月十六日，老墙根初诊。

咳嗽已二三年矣，吐痰寒冷，舌苔白腻而厚，左脉弦滑右部细濡，大便每日五六次。病在脾胃，岂可专责于肺耶，拟以运中温和为治。

香砂六君子丸五钱，布包 法制陈皮一钱 泽泻三钱 冬瓜子一两 款冬花三钱，布包 淡吴萸钱五，川连一钱，同炒 焦苡米三钱 淡干姜一钱 法制半夏三钱 赤苓皮四钱 大红枣七枚 玫瑰花七分，去蒂

二诊 八月十八日。药后大便次数渐少，咳嗽痰冷如沫，舌苔白腻而厚，咽干不思食，两脉细弦而滑，拟再以温中化痰兼顾脾胃。

香砂六君子丸五钱、款冬花三钱、霞天曲四钱，三味同布包 法制陈皮一钱 赤苓皮四钱 玫瑰花七分，去蒂 淡吴萸钱五、川连一钱，同炒 泽泻三钱 鲜煨姜七分 大红枣七枚

（以上医案录自《泊庐医案》）

施今墨
（中西结合，消炎止咳）

【医家简介】

施今墨（1881～1969），浙江萧山人，北京四大名医之一。13岁得舅父河南安阳名中医李可亭亲授，奋发学医。1932年集资创建华北国医学院，兼任院长。1941年任上海复兴中医专科学校董事长。解放前曾任中央国医馆副馆长。解放后任北京医院中医顾问等职。临床辨证精确，善理气血，调脾胃，精于组方配伍，治病独具风格。

相关著作：门人整理有《施今墨临床经验集》、《施今墨对药临床经验集》、《中

国百年百名中医临床家·施今墨》等书。

【主要学术思想及主张】

施氏学术无中西门户之见，大力提倡中西医学互相取长补短，熔于一炉，主张辨病与辨证相结合，采用现代医学之精确诊断，结合辨证施治，以有实效为依归，取得实效之后，再寻研其理。以气血辨证补充八纲之不足，并列为十纲，即：阴阳为总纲，表里、寒热、虚实、气血为八要也。

【医论医话】

急性气管炎多现于秋冬二季，空气寒凉，刺激气管，以致发炎。或同感冒并发，或生于他病之后者，亦颇习见。初起发热，咳嗽，咽痒，痰多，胸胁振痛，咳甚呕吐。继之咳减，痰稀，热退，病愈。治法以消炎、止咳、退热为不二法门。

毛细支气管炎，多续发于麻疹、伤寒及百日咳等病之后。本病极易引起肺炎，老人、小孩及身体虚弱者，罹之最为危险。咳嗽为应有之现象，但并不剧烈，发热为弛张性或间歇性。如变高热，即转入肺炎矣，呼吸极为困难，不得平卧，脉数而软，咳痰不易。心脏状态，颇为紧要。患者面色苍白，或呈青蓝色，为本病之特征。治疗以"引邪外出"为惟一途径，再投以强心、止嗽、去痰药即能痊愈。

慢性支气管炎，可分4种：①干性，多见于老人，痰少而黏。②慢性，痰多而浓。③脓性，痰量极多，无尽无休，支气管扩张如圆柱状。④浆液性，痰多而稀，本病可向末梢部蔓延而引起毛细肺管枝发炎，或肺炎。以上4种，病名不一，但治法相同，皆为消炎止咳。

腐败性气管炎多续发于慢性气管炎、支气管扩张及肺结核等病之后。因腐败菌之作用，使痰液腐败，成为恶臭之灰绿色浓痰。其呼出之气，亦有臭味。发热为初起之现象，咳嗽不多，大约皆是因痰而咳。所嗽之痰，切勿吞下，因可引起胃肠疾患也。治疗本病，应以防腐为要务；再用芳香诸药，化其浊气；清热去痰药亦应重用。

（摘自《祝选施今墨医案》）

【精选验案】

案1 卢君，感冒后咳嗽，痰多，体温37.8℃，咳时胸胁振痛，口渴，不食。

鲜苇根1尺　鲜茅根15g　炙前胡、炙白前各1.5g　白杏仁6g　炙紫菀、炙广皮各1.5g　苦桔梗1.5g　淡豆豉12g　山栀衣1.5g　霜桑叶6g　海浮石6g，旋覆花6g同布包　半夏曲6g，黛蛤散9g同布包　炒枳壳1.5g　薤白头6g

方义　苇根、茅根、豆豉、山栀、桑叶退热；前胡、白前、杏仁、桔梗、紫菀、广皮、旋覆花、海浮石、半夏曲、黛蛤散止咳去痰；枳壳、薤白、冬瓜子通络道，止胸痛。

二诊　热退，口仍渴，咳嗽未减，但痰已易吐，有时胸胁微痛。

炙前胡、炙白前各1.5g　炙紫菀、炙广皮各1.5g　白杏仁6g　苦桔梗1.5g　炙麻黄 1g　黛蛤散 9g，海浮石 9g 同布包　生石膏 9g　旋覆花 6g，半夏曲 6g 同布包　干薤白 6g　冬瓜子 12g　云苓块 9g　炒枳壳 1.5g　酒条芩 6g　炙甘草 2g

方义　前方去退热药，加入麻杏石甘汤，重力消炎、止咳。

三诊　咳嗽大减，痰稀色白，胸胁小痛，口亦不渴，大便燥，不思食。

炙白前、炙紫菀各 1.5g　炙桑皮、桑叶各 1.5g　白杏仁 6g　苦桔梗 1.5g　海浮石 9g，黛蛤散 9g 同布包　苏子 1.5g　瓜蒌子、皮各 6g　川、浙贝母各 6g　佩兰叶 9g　薤白 6g　炒枳壳 1.5g　焦内金 9g　炒谷、麦芽各 10g　夏曲 6g，枇杷叶 6g 去毛布包

方义　本方为收功法。白前、紫菀、桑叶、桑皮、杏仁、桔梗、海浮石、黛蛤散、半夏曲、枇杷叶、川贝、浙贝、瓜蒌子皮均为止咳去痰；枳壳、苏子、薤白、内金、佩兰、谷芽、麦芽润便消食。

案 2　刘君，年 40 余岁，平素病咳，每届秋冬必犯，此次患已 1 旬。他医投以滋阴敛肺剂，病邪遂不得出，发热早轻暮重，咳嗽甚少，但呼吸颇难，痰稠极不易吐，精神疲惫，面色苍白，有转肺炎之趋势。

鲜桑白皮、鲜地骨皮各 1.5g　炙前胡、炙白前各 1.5g　葶苈子 2g，半夏曲 6g 同布包　五味子 1.5g，细辛 0.6g 同捣　苦桔梗 1.5g　炙麻黄 1.2g　花旗参 1.2g　海浮石 9g，旋覆花 6g 同布包　白杏仁 6g　焦远志 9g　黛蛤散 9g，苏子 1.5g 同布包　炙甘草 2.5g　炙紫菀、炙广皮各 1.5g　霜桑叶 6g　鲜苇根 1 尺　鲜茅根 15g

方义　苇根、茅根、地骨皮退热；麻黄、杏仁、细辛、葶苈、前胡、白前、桑叶、桔梗引邪外出，消炎止咳；紫菀、广皮、旋覆花、海浮石、半夏曲、黛蛤散、苏子去痰；花旗参、五味子、焦远志强心；炙草调和药力。

二诊　服药 2 剂，发热渐退，精神转佳，咳嗽有力，痰多而不易吐，症状良好，不致转为肺炎矣。

炙前胡、炙白前各 1.5g　炙广皮、炙紫菀各 1.5g　葶苈子 2g，半夏曲 6g 同布包苦桔梗 1.5g　旋覆花 6g，海浮石 9g 同布包　炙麻黄 1g　白杏仁 6g　花旗参 1.5g　炙桑白皮、桑叶各 1.5g　黛蛤散 9g，布包　焦远志 9g　炙甘草 2g　淡黄芩 6g鲜苇根 1 尺　鲜茅根 15g

方义　本方为前方之减味，去五味子、细辛、地骨皮，麻黄亦减去 0.3g，因病势已有退象，不可多用重力也。

三诊　热已退净，咳嗽较多，痰涎转稀而易吐，精神颇佳，此及病邪外出之象。

炙前胡、炙白前各 1.5g　炙桑皮、桑叶各 1.5g　苦桔梗 1.5g　炙紫菀，炙广皮各 1.5g　冬瓜子 12g　杏仁 6g　海浮石 9g，旋覆花 6g 同布包　焦远志 9g　半夏曲 6g，黛蛤散 9g 同布包　云苓 9g　鲜杷叶 9g，去毛布包

方义　病势大减，麻黄、葶苈即可不用，加冬瓜子、云苓，除气管内之水气。

四诊　咳嗽稍减，痰稀而少，胸间满闷，食不知味。拟用止咳去痰、开胸进食法。

炙紫菀、炙白前各1.5g 炙桑皮、桑叶各1.5g 海浮石9g，天竺黄6g同布包 半夏曲6g，枇杷叶6g去毛同布包 苦桔梗1.5g 杏仁6g 炒枳壳1.5g 厚朴花、代代花各1.5g 炙苏子、炙广皮各1.5g 薤白6g 瓜蒌子、皮各6g 冬瓜子12g 炙款冬花1.5g 佩兰9g

方义 本方与前方无大出入。只加天竺黄、枇杷叶去痰；枳壳、薤白、厚朴花、代代花、佩兰开胸膈，进饮食；瓜蒌子、瓜蒌皮、苏子、款冬花润燥止咳。

五诊 前方又服2剂，咳嗽已少，痰亦不多，胸膈清快，颇思饮食，再进善后法。

炙紫菀、炙百部各1.5g 南、北沙参各6g 川、浙贝母各6g 天竺黄6g，海浮石9g同布包 焦远志6g 冬瓜子12g 枇杷叶6g，半夏曲6g同布包 苦桔梗1.5g 炒枳壳1.5g 玫瑰花、代代花各1.5g 佩兰叶9g 白杏仁6g 干薤白6g 黛蛤散9g，苏子1.5g同布包 广皮炭6g 鲜百合30g

方义 本方为善后法，故用南北沙参、川浙贝母、百合、百部增助肺气，余药则与前方同。

案3 杨老者，年六旬余，咳嗽已20余年，化验痰液，并无结核菌，痰黏而少，食睡如常，属于"干性加答儿类"。

炙紫菀、炙白前各1.5g 炙百部、炙广红各1.5g 白杏仁6g 苦桔梗1.5g 炙麻黄1g 炙桑白皮、桑叶各1.5g 海浮石9g，黛蛤散9g同布包 旋覆花6g，半夏曲6g同布包 炙甘草2g 花旗参1.5g 焦远志6g 冬瓜子12g 瓜蒌子、皮各6g 淡黄芩6g

方义 白前、百部、麻黄、桑皮、桑叶治咳；紫菀、广红、杏仁、桔梗、海浮石、黛蛤散、旋覆花、半夏曲去痰；瓜蒌子、瓜蒌皮、冬瓜子、淡黄芩清热润肺；洋参、远志强心助气；甘草调合药力。

二诊 咳嗽减，痰易吐，自谓胸膈通畅。再进消炎止咳、兼助肺气法。

炙百部1.5g 炙百合9g 炙紫菀、炙白前各1.5g 炙款冬花1.5g 盐炒化橘红1.5g 苦桔梗1.5g 白杏仁6g 花旗参1.5g 半夏曲6g 枇杷叶6g，去毛同布包 黛蛤散9g，海浮石9g同布包 空沙参9g 焦远志6g 冬瓜子12g 天花粉9g 浙贝母9g

方义 百部、白前、款冬、浙贝治咳；紫菀、橘红、杏仁、桔梗、海浮石、黛蛤散、半夏曲、枇杷叶、冬瓜子去痰；百合、洋参、远志强心脏，助肺气；花粉清热。

三诊 微咳有痰，改拟梨膏方以收全功。仙人头（即打过子之萝卜）2枚，白茅根250g，胡桃肉200g，川贝母100g，小红枣7枚，陈细茶50g，杏仁50g，真香油炸之油条1枚（约重100g），大水梨3500g去核切片，共入大铜锅内，加水过药约2~3寸。文武炎煮之，由朝至暮，水少加热水，煮极透烂。布拧取汁去渣，加入红白糖各100g、白蜜200g，再熬。俟起鱼眼大泡时，收为膏，贮瓷罐内。每日早晚各服1匙，白开水冲服。

[按] 此方为师门之舅父李可亭先生所传,方中药味,多有不可解者,如香油条等等,究属何用,百思不明其故。但效验异常,多年喘嗽,均能治愈。不可因其方奇,而摈弃不用也。

案4 张君,年32岁,嗽已20余日,现在咳少痰多,气味腐臭,发热口渴,食欲不振。拟用退热防腐,去痰开胃法。

鲜茅根、鲜生地各15g 肥知母6g 生石膏12g 酒条芩9g 真川连1.5g 白杏仁6g 白薏仁12g 佩兰叶9g 川郁金1.5g 厚朴花、代代花各1.5g 金银花12g 苦桔梗1.5g 化橘红1.5g 清半夏9g 黛蛤散12g、海浮石9g同布包 冬瓜子12g 枇杷叶9g

方义 茅根、生地、知母、石膏、条芩、川连退热防腐;薏仁、银花、杏仁、半夏、桔梗、橘红、海浮石、黛蛤散、冬瓜子、枇杷叶去腐败之痰;佩兰、郁金、厚朴花、代代花芳香化浊,开胃进食。

[按] 张君来诊时,将坐即闻腐臭,令人欲呕,咳时气味更甚,病者未言即知为腐败性气管炎矣。张君极贫,师门嘱其不必再诊。本方连服6剂,即能痊愈也。

(以上医案录自《祝选施今墨医案》)

岳美中
(学宗三家,专病专方)

【医家简介】

参见"咳嗽(上呼吸道感染等)"。

【主要学术思想和主张】

参见"咳嗽(上呼吸道感染等)"。

【医论医话】

气管炎,多由感冒引起,治不得法,或强制其咳,哉兜涩其痰,往往造成慢性,久咳不愈。

(摘自《岳美中医案》)

【精选验案】

案1 旷某某,男性,42岁,凤患慢性气管炎,每逢秋凉,则犯咳嗽。于1969年9月20日初次就诊。诊其寸脉弦滑,视其舌润而胖,有齿痕,症状:痰涎壅盛,肺气不利,咳喘频频。投以苏子降气汤原方。

苏子7.5g 炙甘草6g 半夏7.5g 当归4.5g 肉桂4.5g 化橘红4.5g 前胡3g 川厚朴3g 生姜3片

水煎服,4剂咳喘见轻。

复诊仍原方照服4剂,咳止喘平。嘱日后若遇风凉再复发时,可按方服之。

案2 高某某,男性,58岁。患气管炎,咳嗽夜甚,喉痒胸闷,多痰,日久不愈。

荆芥6g　前胡9g　白前6g　杏仁9g　贝母9g　化橘红6g　连翘9g　百部草9g　紫菀9g　桔梗6g　甘草3g　芦根24g　嘱服4剂

复诊大见轻减，夜间已不咳，剩有微喘，仍多痰，加海浮石9g祛痰，紫苏子9g定喘，服4剂，追访已愈。

方义　以荆芥疏散积久之风寒余邪，前胡下气祛痰，白前祛深在之痰，浙贝母治外感咳嗽，合杏仁利肺气，有互相促进作用，橘红咳而喉痒者必用，连翘、甘草解毒，百部草镇咳，桔梗利胸膈排痰，茅根清肺热，紫菀治伤风痰咳。诸药合力共奏止嗽之功，因题曰："锄云止咳汤"。

（以上医案录自《岳美中医案》）

黄文东
（活血化瘀，攻邪护正）

【医家简介】

黄文东（1902～1981），字蔚春，江苏省吴江县人。主任中医师、教授。少年时代受业于上海名医丁甘仁先生门下，并以首届第一名毕业于上海中医专门学校，1931年应聘回母校执教。解放后，历任上海中医学院附属龙华医院内科主任、上海中医学院医疗系主任，上海中医学院院长等职。临床擅用活血化瘀诸法，独具一格。

相关著作：《丁氏学派的形成和学术上的成就》、《近代中医流派经验选集》、《黄文东医案》，另由学生整理出版《黄文东教授运用调气法治疗胃痛的经验》、《黄文东教授治疗慢性泄泻的经验》。

【主要学术思想和主张】

在学术思想上，黄氏强调人以胃气为本，重视五行学说在治疗中的作用，每每运用自如。用药不尚矜奇炫异，看似平淡，实寓深意，主次分明，配伍得当，攻邪不忘护正，扶正不致碍邪，因而每获良效。

【医论医话】

治咳之法，先宜祛邪，当分别风寒燥热而施治。继则清肺养肺，又当区别有邪无邪，治以清化痰热，滋养肺阴和益气固表等法。在辨证施治过程中，必须宜其所宜，忌其所忌，庶可避免差错。

（摘自《黄文东医案》）

【精选验案】

案1　李某某，女，28岁，职工。1965年10月25日初诊。

咳嗽阵作，痰少，已经1个月。曾服散寒止咳方药10余剂，效果不显。形寒，饮食减少，口燥不欲饮。舌苔薄白，脉象小滑。时当秋令，由于肺燥感寒，气失清肃。治宜散寒清肺，顺气化痰之法。

炙麻黄2.5g　杏仁9g　生甘草1.5g　苏子9g　炙紫菀12g　蒸百部9g　炙白前6g
炙款冬6g　海蛤壳12g　清炙枇杷叶9g，包　4剂

二诊　11月1日。服上方咳嗽曾消失。近日因感冒，昨夜有阵咳，余时尚轻。前方加前胡3钱，去蛤壳。3剂。

三诊　11月9日。咳嗽甚少，夜间偶有阵咳。舌苔薄，脉濡细。再予顺气治咳。

苏子9g　杏仁9g　生甘草3g　前胡9g　炙紫菀9g　炙白前6g　南沙参6g　3剂

四诊　11月19日。咳嗽已愈，停药多日。近日复感风寒，咳嗽又作。肺气失于宣降，再予宣肺散寒，顺气止咳。

炙麻黄2.4g　前胡9g　炙苏子9g　杏仁9g　生甘草4.5g　炙紫菀12g　炙款冬15g
炙白前9g　当归9g　海蛤壳15g　3剂

11月30日随访。咳嗽已愈，药已停服。

[按]　咳嗽虽已1个月，形寒未除，可见仍属风寒未彻，故用三拗汤合止嗽散加减。黄医师认为，止嗽散化痰止嗽作用很好，外邪未清者可与宣肺散寒或清肺润燥药同用。此方对慢性支气管炎尤为有效，其中紫菀、百部、白前三味为治咳良药。紫菀性温而润，用量可适当重一些，与百部配合，有肺热者亦无妨。百部性寒味苦而润，白前温润降逆，再与甘润之药配合，相得益彰，取效更为满意。

案2　王某某，女，29岁，贫下中农。1975年5月17日初诊。

咳嗽1个月余，喉痒即咳，已服各种止咳药水近20瓶，未见减轻。近日来下田耕作，又受外邪，略有鼻塞，寒热已退，剧咳时引起呕吐，痰少，胃纳甚差。脉小滑数，舌苔薄腻。咳嗽已久，外邪未楚，肺失清宣。治以疏风宣肺，化痰止咳之法。

前胡9g　桑叶9g　炙苏子9g　杏仁9g　炙紫菀15g　白前15g　苍耳子9g　陈皮9g　半夏9g　7剂

二诊　5月24日。咳嗽基本如前，痰量略减，日前又感外邪，曾经发热。舌苔腻，脉小滑数。再守原意。（胸透：心肺正常）

原方去前胡、桑叶，加射干9g，枇杷叶9g，黄芩9g。6剂。

三诊　5月31日。咳嗽明显减轻，鼻塞已除，有时喉痒，精神好转。苔薄腻，脉小滑。再拟肃肺化痰止咳。

炙苏子9g　杏仁9g　枇杷叶9g，包　射干9g　炙紫菀15g　黄芩9g　生甘草4.5g
桔梗4.5g　川贝片3g，分2次吞　7剂

[按]　患者咳嗽初由外感风寒之邪袭肺所致。因带病坚持下田劳动，冒风淋雨，故咳嗽缠绵月余未减。咳虽日久，尚有鼻塞之症，可见外邪未楚，故处方用杏苏散加减，杏仁、苏子、前胡、白前以宣肺降气止咳；紫菀、陈皮、半夏以肃肺化痰降逆；苍耳子以宣通鼻窍；桑叶以疏风清肺。二诊时由于复感外邪，故咳嗽未减，原方去前胡、桑叶，加射干、枇杷叶、黄芩以加强清肃肺气的作用。三诊时，咳嗽大

减，鼻塞亦除。

案3 陶某某，女，61岁，贫下中农。1965年10月25日初诊。

咳喘10余年，时发时愈。咳出白黏痰，多咳即喘，夜难平卧，容易汗出，纳少神疲，腰背酸楚。舌质淡青，苔薄腻，脉细滑。痰饮恋肺，感邪即发，肺失肃降。治拟桂枝加厚朴杏仁汤加味。

桂枝4.5g 生甘草4.5g 厚朴3g 杏仁9g 苏子9g 炙紫菀15g 陈皮6g 前胡6g 淮小麦15g 3剂

二诊 10月28日。咳喘减轻，痰黏不易咯出，渐能平卧，汗亦渐止，腰酸足麻，纳食略减。舌质淡不青，脉细。仍用原方加减。前方去厚朴。3剂。

11月15日随访，据述停药后咳喘已愈，半月来未见发作。

[按] 本例与前例均系哮喘性支气管炎，但辨证则各有所异。前者表实而肺有燥邪，后者表虚而阳气不足。故本例不用麻黄，恐汗出更多而愈虚其表，选用桂枝以宣通阳气，加厚朴、苏子、紫菀以顺气止咳。服药后咳喘渐平，汗出渐止；由于阳气舒展，故舌青亦退。

案4 杜某某，女，51岁，贫下中农。1965年10月22日初诊。

咳喘20余天，痰少，形寒，10余夜不能平卧，口干，纳少，大便不爽。舌质淡胖，苔薄腻，脉细带滑。外寒内热，肺气不宣。治宜宣肺清热，化痰平喘，用三拗汤加味。

炙麻黄6g 杏仁9g 生甘草3g 桑白皮9g 炙紫菀12g 前胡9g 黄芩4.5g 桂枝3g 陈皮6g 3剂

二诊 10月25日。咳喘形寒略减，晨起痰多白沫，头痛，夜寐略好，口干，神烦。脉细滑，舌质淡胖。痰湿未清，肺气不肃。再予桂枝加厚朴杏仁汤加减。

桂枝4.5g 甘草4.5g 厚朴3g 杏仁9g 苏子9g 炙紫菀15g 陈皮6g 前胡9g 3剂

三诊 10月28日。咳喘续减，形寒较轻，左胁部作痛，吐痰白沫。原方去厚朴，加制香附9g。3剂。

四诊 11月3日。咳喘已平，经净1年，昨日又来，色紫量多，今已渐止，腰酸神疲。舌淡，脉细。气不摄血，冲任不固。治宜益气和营止血之法。

炙黄芪9g 旱莲草9g 女贞子9g 仙鹤草500g 川断肉9g 炒杜仲9g 炙甘草4.5g 广艾炭2.5g 红枣5枚

3剂以后随访，谓经治疗，体力已恢复，咳喘痊愈，并参加农业劳动。

[按] 本例咳喘形寒，口干，亦系外寒内热之证。故以宣肺清热，化痰平喘为主。前例表虚阳气不展者用桂枝，本例表实无汗恶寒者桂枝合麻黄同用，以加强辛温解表的作用。配伍不同，效亦各异。

（以上医案录自《黄文东医案》）

许公岩

（健脾升清，擅治呼吸）

【医家简介】

许公岩（1903～1994），男，河南开封人。中医教授、主任中医师，全国著名老中医。1921 年毕业于河南省立第一中学文科班，次年以优异成绩通过河南省会中医考核取得中医执照，1956 年转至北京中医医院。擅长内、妇、儿科杂病的治疗，尤其精于呼吸系统疾病的治疗。

相关著作：《伤寒论讲义》、《伤寒论直解》、《金匮要略讲义和注释》、《金匮要略直解》。

【主要学术思想和主张】

许公岩对咳痰喘的辨证论治有独到见解，创立宽中化降法、推降痰浊法，升运脾阳，宣降肺气，在驱邪的同时恢复人体正常生理气机。常用苍术、麻黄、胡黄连、莱菔子等药，且更重视健脾升清在升降中的比例，苍术 12～30g，而麻黄用量在 1～6g。许氏对"湿证"的研究至深，运用这一理论治疗过多种疾病，如口腔溃疡、颜面神经麻痹、癫痫、眩晕、湿痹、低热、脾胃病等，指导治疗呼吸系统疾病最为得心应手。

【医论医话】

慢性咳嗽之痰湿证，相当于西医所谓慢性支气管炎。禀赋虚弱、脾胃失健是其发病的基础，寒湿伤脾、积湿酿痰是其主要病理因素。湿邪的生成虽与脾、肺、肾三脏有关，但多以脾为重点。

（摘自《名老中医经验集》）

【精选验案】

徐某某，男，56 岁。

主诉　患慢性支气管炎已 20 余年，并有阻塞性肺气肿、陈旧性肺结核病史。平时嗜水多饮。素痰盛，喉间响如曳锯。食纳少，便频坠。诊查：身形削瘦。舌体瘦且湿，质暗红，脉细滑弦略数。

辨证　脾肺双亏。

治法　健脾益肺。

处方　干姜 30g　生甘草 60g　白芥子 24g

服上方药 7 剂后，诸恙悉减；连续服用上方药半年，逐渐痊愈。

[按] 久咳气短，咳痰清稀或白黏，口淡不渴，食少欲吐，食则脘闷，便秘或溏，小便清长，舌质淡胖，苔湿腻或薄白欲光或中根厚腻，脉沉滑细或缓急者，无论是素嗜茶酒，或有结核病史，凡系脾虚及肺者，治应温阳益气，则宜甘草干姜汤加味。方中干姜辛热，能温肺散寒，温脾暖胃；甘草甘平，能补气缓中，甘温合用，温而不燥，甘而不腻，重在温脾胃之阳，培土以金，此即虚则补其母之义，肺气虚而不能至其下，所以通过温补脾阳的方法，以达到恢复肺气的目的。"甘草干姜汤"为《金匮》一书中之名方，现加入辛温能发汗散寒、利气豁痰之白芥子，更拓宽了原方的应用范围。

（录自《中国现代名中医医案精华》）

关幼波
（治病求本，十纲辨证）

【医家简介】
参见"咳嗽（上呼吸道感染等）"。

【主要学术思想和主张】
参见"咳嗽（上呼吸道感染等）"。

【精选验案】
张某，女，32岁，初诊日期：1975年7月30日。

主诉　咳嗽吐痰5个多月。

现病史　患者咳嗽反复不愈已5个月，经检查肺部正常。来院门诊时，症见咳嗽频繁，咯痰发黏，色灰暗，咽痒不适，手足心发热，口干思饮，睡眠欠佳，纳差，月经正常，二便正常。

舌象　苔薄白。脉象：沉弦滑。

西医诊断　慢性气管炎。

中医辨证　阴虚肺热，风寒束肺，经久失宣。

治法　养阴清热，活血化痰，宣通肺络。

方药　草河车12g　杏仁10g　桑叶皮各10g　生石膏24g　瓜蒌15g　炒知柏各10g　生甘草10g　玄参12g　生地12g　苦桔梗10g　赤芍12g　麻黄15g　麦冬12g　竹茹10g

1975年8月6日，服上方7剂后，咳嗽减轻大半，纳食不香，手足心热，二便调，脉沉弦，苔薄白。上方加藿香10g，炒栀子10g，继服7剂，咳嗽基本痊愈。

[按] 本例患者咳嗽已5个多月，经检查未发现肺部器质性病变，辨证属于阴虚肺热。由于阴虚故见手足心热，肺有郁热则口干思饮，咯痰黏稠。风寒束肺以致肺气不宣，客于咽喉则咽痒引咳，治宜养阴清热，宣肺活血化痰。方中草河车、玄参清热解毒利咽消肿瓜蒌、杏仁、苦梗化痰宣肺，赤芍、生地活血凉血，知柏、生石

膏、桑皮清肺热，麦冬养肺阴，竹茹、生甘草和中，麻黄宣肺，鼓邪外出，桑叶清肺热，散风寒，服药半月而愈。

（录自《关幼波临床经验选》）

裘沛然
（寒温一体，润燥降逆）

【医家简介】

裘沛然（1916~2010），国医大师、上海中医药大学终身教授、博士生导师，浙江慈溪人，1934年毕业于旧上海中医学院。是全国五百名老中医药专家学术经验继承人的导师之一。1991年被国务院批准享受突出贡献科技人员特殊津贴，1995年被评为上海市名中医。临床经验丰富，对于疑难杂症的治疗尤多心得。

相关著作：《经络学说》、《针灸治疗学》、《新编中国针灸学》、《简明中医辞典》、《中国医学大成》、《中国医籍大辞典》、《中医名言词典》、《中医历代各家学说》、《中医历代名方集成》、《中国中医独特疗法》，另有力作《裘沛然医案百例》、《壶天散墨》、《裘沛然选集》等。

【主要学术思想和主张】

裘沛然对精气神学说、伤寒温病学说、经络学说，以及各家学说的研究等，均有深厚造诣，首先提出"中医特色、时代气息"为发展中医学术的精辟见解。力倡"伤寒温病一体论"，总结养正徐图法，反激逆从法、大方复治法、内外贯通法、培补脾肾法、斩关夺隘法、随机用巧法、医患相得法等8种疗法。

【医话医论】

陈修园所说的"燥湿二气，若冰炭之反"，不能成为我们组方遣药的桎梏。在历代名方中类似的配合不胜枚举。如仲景方竹叶石膏汤及麦冬汤中，均用麦冬和半夏相伍，一以润燥，一以降逆，各尽所用；《普济方》中以苍术配合熟地黄为丸，"补虚明目，健骨和血"；《济生拔萃方》载黑地黄丸，以苍术、熟地黄加炮姜，治男妇面无血色，食少嗜卧等。以上均用一润一燥，相反相成。金水六君煎中用熟地黄、当归滋养阴血治其本，二陈汤化饮除痰治其标，标本兼治，寓意深刻。

立方遣药不要囿于名义上的燥湿不同性，问题的实质是，在临床上确实存在某些"老慢支"，既有阴血亏虚的一面，又有痰湿内盛的一面，"有是症，用是药"，运用此方确有疗效。但在临床具体应用时还应随机加减，如痰湿盛而气机停滞见胸胁不快者，加白芥子、枳壳；大便不实者，加山药、白术；咳嗽不愈，加细辛、前胡；兼表邪寒热者，加柴胡；肺热者，加黄芩、鱼腥草等。

（摘自《裘沛然医论医案集》）

【精选验案】

案1 陆某，男，66岁。就诊日期：1988年10月15日。

主诉 咳嗽持续年余。

病史 去年入秋因感冒引起咳嗽，经外院中西药反复治疗，咳嗽未愈，已有1年余。刻下咳嗽阵作，痰多，色白、质黏稠，并伴胸闷、气促、心悸，夜间平卧则咳嗽加剧，胃纳尚可，大便亦稠。舌苔薄白腻，舌质红，脉细数带滑。听诊：心律齐，心率110次/分。两肺呼吸音粗糙，偶尔闻及哮鸣音。

辨治 肺肾阴亏，痰饮内盛。治宜滋养肺肾，佐以化痰止咳，投景岳金水六君煎治之。

处方 熟地黄45g 全当归20g 白茯苓15g 广陈皮9g 炙甘草15g 制半夏15g 7剂，水煎服。

服药7剂，咳嗽、气急、胸部满闷均有显著改善，夜间已能平卧，心悸较平（90次/分），夜半喉中有痰鸣声，咳之欠利，时有泛恶，口渴喜饮，继服上药加淡干姜6g，川黄连3g，党参15g，再服7剂，上述诸症均消。

[按] 慢性支气管炎患者中，老年人为数甚多，俗称"老慢支"。对这类病者，在采用常规方药不效的情况下，裘教授采用景岳金水六君煎化裁，作为"法外之法"，常能收到意外疗效。此方原治"肺肾虚寒，水泛为痰，或年迈阴虚血气不足，外受风寒咳嗽，呕恶多痰，喘急等证"，云其有"神效"。但陈修园在《景岳新方砭》中，曾对此方中甘柔滋腻的当归、熟地黄与燥湿化痰的二陈汤配伍作过激烈抨击。裘教授在长期临床实践中体会到此方对久咳久喘或老年肺肾虚弱，痰湿内盛者，颇为适宜。

案2 林某，女，42岁。就诊日期：1992年7月15日。

主诉 咳喘30余年，近又发作，加重1周。

病史 幼年3岁时即患咳嗽气喘。迄今已30多年，发作大多在秋季，近3年来，发作越发频繁。1周来咳喘气促加重，夜间不能平卧，咳痰呈泡沫状，色白，口干欲饮，大便偏干，无明显发热。面色少华，两肺呼吸音偏低，两肺底闻及干啰音；下肢无浮肿，颈静脉不怒张。舌稍胖，苔薄白，脉细。

诊断 喘息型支气管炎。

辨治 痰饮内停，肺气壅滞，寒热兼夹。治拟辛开苦降、寒热并调、补泻兼施。以小青龙汤加减。

处方 净麻黄15g 桂枝15g 干姜15g 细辛12g 黄芩30g 龙胆草12g 生地黄30g 生甘草20g 黄芪30g 桃仁、杏仁各15g 诃子肉12g 7剂

[按] 慢性支气管炎的基本病机是"外邪引动伏饮"。饮为阴邪，性质属寒；外邪入里易化热，故本病表现为外邪与伏邪胶结，寒邪与痰热混杂，慢性支气管炎的主症是：咳、痰、喘，如演变至"肺心病"时，则伴见浮肿、心悸等。病机的中心

环节是"痰"和"气"。痰滞气道则咳、则喘，痰饮泛滥则肿、则悸；肺主气，肺气壅满、上逆，也可致咳、致喘，肺气虚弱亦能出现虚喘，气虚津凝为痰，贝痰益甚，两者可互为因果。鉴此，治疗之法，主要是化痰饮、调肺气。治痰饮之法，仲景早有"当以温药和之"的明训；治气之法，《顾氏医镜》有"一曰补气，二曰降气，三曰破气"的记载。裘老根据上述认识，主张辛温蠲饮，苦寒泄肺为大法。"肺欲辛"，辛能散邪结，温可化痰饮；苦能降上逆之肺气，亦可清内蕴之痰热。本案咳喘，自幼而起，酿成慢性，治疗非易。历代医家治疗此疾有许多经验良方，但最令先生折服者首推仲景小青龙汤。本案组方乃小青龙汤变法，方中配伍，独具匠心。既有麻黄、桂枝之辛散，又用诃子肉之收敛，相反相成；取麻黄、桂枝、干姜、细辛之辛散解表，化饮散结，又伍黄芩、龙胆草以清肺中蕴热之邪；辛苦相合，自有升清降浊、宣肃肺气之功。桃仁、杏仁此药对，乃止咳化痰，以利肺气之通畅。久咳耗气伤阴而以黄芪、地黄相合。裘教授认为甘草是一味止咳化痰之良药。方中龙胆草、黄芩苦寒，降肺气，清痰热，其与细辛、干姜相伍，寒温并用，相辅相成，为裘教授惯用的配伍方法，对"慢支"寒热兼夹之证颇为对的。治疗咳喘裘老尤其擅长用细辛，且用量较大，认为细辛既可发散表寒，又能内化寒饮，并有止嗽之功，一药三用，其功颇宏，《长沙药解》之其能"敛降冲逆而止咳，驱寒湿而荡浊，最清气通，兼通水源，温燥开通。利肺胃之壅阻与止咳嗽"。他常用小青龙汤变法，临床应用小青龙汤时，如气喘较剧，加葶苈子、白芥子、苏子；痰多加竹沥、南星；肢体浮肿加猪苓、茯苓、车前子；气虚加党参、黄芪，肾虚加补骨脂、巴戟天等。

案3 林某，女，44 岁，就诊日期：1991 年 10 月 29 日。

主诉 咳嗽迁延近半年，3 周来加重。

病史 患者咳嗽发作近半年，曾经多发治疗，未能根治，每随天气变化而进退。近 3 周来咳嗽加剧，呛咳面赤欲吐，咳痰不爽，近曾伴中度发热，用西药后热退而咳嗽不减，X 线胸片示肺纹理增粗。过去无支气管炎史，身体健康。

初诊 咳嗽剧烈，咳痰不爽，形体略胖，而色憔悴，两肺听诊呼吸音粗糙，无明显发热，苔薄腻，脉濡细。

辨证分析 肺为清灵之脏，不耐邪侵，患者工作劳顿，正气渐衰，外邪乘袭，故咳嗽时作时止，终未能控制。

诊断 咳嗽（肺失宣肃）；支气管炎。

治法 宣肺祛风，止咳化痰。

处方 桑白皮 15g 黄芩 30g 制半夏 15g 麻黄 9g 干姜 12g 细辛 10g 蝉衣 12g 僵蚕 12g 川贝母 6g 玉蝴蝶 45g 紫菀 15g 柴胡 12g 前胡 12g 生甘草 20g 5 剂

复诊 1991 年 11 月 17 日。上药在连用 5 天庆大霉素不效后始服，药后第 2 天即症状有所缓解，计服用 13 剂，咳嗽已止，精神好转。现精神好转，腰酸口干，舌苔薄腻，脉较前有力。

处方 独活 15g 桑寄生 15g 补骨脂 15g 黄芩 30g 麻黄 10g 干姜 12g 川贝母 6g 生白术 15g 细辛 10g 蝉衣 12g 僵蚕 12g 制半夏 15g 生甘草 20g 紫菀 15g 茯苓 12g 7剂

[按] 咳嗽治之得法，往往1剂知，2剂已；治之不得法，可迁延数月，服药罔效。本案为外感咳嗽，咳势甚剧，先生着重宣、清、化。宣即宣肺，外感咳嗽初起不可骤用镇咳，尤其对咳嗽不爽，咳声不扬者，常示肺气失于宣肃，辛散之麻黄、细辛等不可少，所谓"以辛散之"。清即清肺，外邪入里易化为肺热，热郁酿痰而成咳，故在辛宣基础上酌加清肺的黄芩、桑白皮之类为先生常用。化即化痰，治咳先治痰，痰净则咳止，但化痰有清化和温化之分。先生用药往往合而用之。痰为浊阴之邪，理当温化，如干姜、半夏、细辛之类；但痰又为肺热产物，故清肺化痰如川贝、瓜蒌之属。另用蝉衣及僵蚕等祛风之品，寓意深刻，临床见咳呛不爽，喉中难熬欲咳者用祛风药有奇效，现代研究祛风药还有消炎抗过敏作用，对某些"气象敏感人"用之疗效确凿。再者，甘草一味，本身有化痰止咳作用，故量可稍大。

案4 王童，女，8岁。就诊日期：1988年3月15日。

病史 剧咳气促1周。患者幼时有奶癣，近3年来，咳嗽频作，一年中仅七八两月不咳，余时则时轻时剧，用抗生素亦不能控制。

初诊 最近1周，晨起及入夜咳嗽加剧，并伴痰鸣气急，咳痰色白确时带黄，有时咳唾甚多，甚至连饭也吐出，应用青、链霉素疗效不显，而转来求治中医。苔薄白，脉滑。痰浊恋肺，肺失肃降。治当化痰降气为先。

处方 芫花 3g 葶苈子 9g 玉蝴蝶 3g 冬瓜子 15g 龙胆草 6g 淡黄芩 30g 嫩白前 9g 北细辛 6g 炙兜铃 9g 制半夏 9g 生姜 6g 5剂

复诊 服药期间曾呕吐2次，呕出痰涎较多，咳呛明显减轻，晨起咳嗽也较前减少，气急虽亦减轻，但喉间仍有痰声，续服上方，再加川黄连 5g，7剂后晚上已不咳，仅晨起略有咳嗽，喉间痰鸣声已大减，吃药不妥时仍有呕吐，但较前减轻许多，仍宗上方，再进7剂，咳喘完全消失。半年后随访，患者仅感冒一次，而且较轻，只有鼻塞流涕，咽痛，至于咳喘丝毫也未出现，这是以前未有过的现象。

[按] 患儿反复咳嗽已达3年之久，每年咳嗽时间长达10个月，符合慢性支气管炎的诊断，咳嗽剧烈时可听到喉中的痰鸣音及呼吸急促困难，该病的治疗宗旨是化痰止咳以平喘。裘老用药采用辛开苦降之法，用葶苈子、白前以止咳化痰；用玉蝴蝶、冬瓜子清肺润肺，定喘消痰；用龙胆草、黄芩、马兜铃清肺降气以平喘止咳；加细辛以宣散郁热，表邪自解；半夏、生姜止呕化痰；芫花用以峻泻逐水，为历代名家之治喘要药，近人多未了解，本方取其温经祛痰而止咳，宣肺逐饮而化痰。

（以上医案录自《裘沛然医论医案集》）

颜 正 华

（证症结合，数方合用）

【医家简介】

参见"咳嗽（上呼吸道感染等）"。

【主要学术思想和主张】

参见"咳嗽（上呼吸道感染等）"。

【精选验案】

案1 冯某，女，37岁，教师。1992年4月12日就诊。

支气管肺炎反复发作4年，每发必咳嗽胸闷，用西药治疗而愈。5天前因感冒又引发咳嗽，昼夜频作，且少痰胸闷痛，有压迫感，口中有铁锈味。用西药治疗效不显，遂来求诊。刻下除见上症外，两肺呼吸音粗糙，并伴头痛，口干欲饮，无汗等。二便调，月经正常，适值经期，舌尖红，苔薄黄，脉滑。白细胞总数不高，而淋巴细胞却高。有青霉素过敏史。证属表邪未尽，痰热阻肺，兼胸脉瘀滞。治以发表清肺，化痰止咳，佐以宽胸通脉。

荆芥穗10g　银花12g　连翘10g　杏仁10g，打碎　大贝母10g　芦根40g　鱼腥草30g，后下　板蓝根30g　生苡仁30g　冬瓜仁30g　丹参30g　枳壳10g　郁金10g

3剂，每日1剂水煎服。忌食辛辣油腻。并嘱再去医院拍片确诊。

二诊　头痛已，痰浊消，咳嗽夜少昼多，次数及胸闷痛大减。口干喜饮，大便3日未行。治以清润肺气止咳，佐以宽胸通便。

桑叶10g　杏仁10g，打碎　大贝母10g　白前10g　百部10g　冬瓜仁30g，银花12g，芦根40g　鱼腥草30g，后下　枳壳6g　郁金10g　丹参30g　全瓜蒌30g

续进7剂，并嘱其药后如未见转轻可再来换方，如见轻可再服7剂，以善其后。1个月后，其同事来就诊告曰，上方连进14剂，诸症悉除。随访半年未复发。

[**按**]　支气管肺炎，今称弥漫性细支气管炎。一般常见于3岁以下儿童，本案为成人所患，且反复发作4年，临床少见。因本案以咳嗽胸闷痛为主症，故属中医咳嗽病。颜师认为治咳应先别内外，次别寒热虚实。本案因风热袭表、痰热阻肺所致，属外感，属热，属实。初诊症见头痛无汗，咳嗽少痰，胸闷痛有压迫感，口干欲饮，口中有铁锈味，为表邪未尽，痰热阻肺之征，故颜师以芥穗、银花、连翘、芦根、鱼腥草、板蓝根等发表清热，以杏仁、大贝、冬瓜仁、生苡仁等化痰止咳；又见胸痛为气滞血脉不畅之兆，故颜师又投枳壳、郁金、丹参等，以理气宽胸通脉。诸药

相合外能疏散风热而解表，内能清肺化痰及理气通脉，故仅进 3 剂，即收显效。二诊专以清润止咳，兼以理气通泄，如此效专力宏，遂使缠绵之疾霍然而解。此外，按现代医学讲本病多因呼吸道合胞病毒所致，鉴此，颜师在治疗的全过程中均投用大量的板蓝根。这对于抗抑病毒，治愈本病，起到了积极的作用。

案 2 单某，男，63 岁，干部。1992 年 1 月 8 日初诊。

因着急和感冒而致咳痰带血 2 个月余。医院诊为上呼吸道感染，X 线胸片示双肺下部纹理稍粗，余未见异常。刻诊阵发性咳嗽气急，痰少而黏稠，痰中夹带血丝，咳时牵扯胸胁痛。伴胁胀不舒，性情急躁，口干口苦，纳可，大便秘结，数日一行。舌红，苔黄，脉弦数。既往体健，无药物过敏史。证属肝火犯肺，炼液灼络。治以泻肝清肺止咳。

桑白皮 12g　地骨皮 10g　黄芩 10g　苏子 6g，打碎　杏仁 10g，打碎　化橘红 10g　大贝母 10g　紫菀 12g　竹茹 10g　黛蛤散 15g，包　郁金 10g　丝瓜络 10g

每日 1 剂水煎 2 次，合兑分服。忌食辛辣油腻及鱼腥，戒酒。药尽 7 剂，痰中血丝已净，咳嗽大减，胸胁已感畅快，大便畅，日 1 次。原方加减，继进 10 余剂，诸症悉除。

[按] 典型的肝火犯肺证临床不多见，本案即是。颜师认为治疗本案应抓住四个环节，一是泻肝清肺并治，不能惟以清肺，只有肝火清，火不刑金，肺气才能清肃，肺络才不被灼伤。故方用黛蛤散（青黛、海蛤壳）、桑白皮、地骨皮、黄芩、大贝母、竹茹等泻肝清肺之品。二是兼以化痰降气。肝火犯肺炼液，痰热遂生，而痰热阻肺反碍肺失清肃。若惟予清热泄火，不予化痰降气，咳嗽难已。故方用杏仁、苏子、紫菀、化橘红等降气化痰止咳之品。三是佐以疏肝理气活络。肝火乃肝郁所生，胸胁痛是气机不畅之兆，气机不畅又不利于痰的清除，故方中又用郁金、丝瓜络等疏肝理气通络之品。四是勿忘通肠腑。肺与大肠相表里，二者在生理病理上相互影响。今热结肠燥便秘，势必妨碍肺气的清肃，故又投大量瓜蒌，并合杏仁、苏子等，以清热润肠通便。如此，肝肺两治，痰火两清，气机畅顺，诸症当愈。

案 3 翟某，女，66 岁，退休职工。1992 年 1 月 27 日初诊。

体胖，患慢性支气管炎 10 年，时轻时重。半月前因感风寒使喘咳加重，服中西药乏效，遂来求治。刻下喘咳痰鸣，痰多色白质黏，呈泡沫样。胸闷憋气，每咳出痰则感舒畅。并伴咽痛喉痒，乏力多汗，汗后身冷，微恶风寒，背痛发凉，口苦口干，恶心纳少，尿黄，大便正常。咽峡充血，舌体胖大质暗红，苔腻，脉滑。证属痰饮阻肺，营卫不和，夹热夹虚。治先拟宣肺化饮，降气止咳，佐以调和营卫，清泄内热。

炙麻黄 5g　桂枝 3g　炒白芍 10g　细辛、干姜、五味子打碎，各 2g　苏子 10g，打碎　半夏 10g　生石膏 30g，打碎，先煎　射干 10g　炙甘草 5g　茯苓 20g

6 剂。每日 1 剂水煎服。有效可原方继服 6 剂。忌食辛辣油腻及鱼腥发物。

二诊 2月24日。药尽6剂喘咳减轻，再进6剂喘止。今时有咳嗽吐白痰，伴气短乏力，汗出，上肢痛。舌脉同前。治以化痰降气止咳，佐以益气健脾。

炙苏子打碎、苦杏仁打碎、化橘红、法半夏、旋覆花包，各10g 款冬花、紫菀各12g 厚朴6g 沉香面4g，另包，分吞 茯苓20g 太子参15g 炙甘草3g 续进6剂

三诊 服上方期间喘未作，停药3天后喘又大作，余症如初诊。再投初诊方，方中桂枝增至5g，去茯苓加杏仁10g（打碎），续进6剂。

四诊 喘咳虽减，仍时而咳吐泡沫状痰，至晚痰鸣，伴胃脘堵闷，口干，纳差，乏力，舌脉同前。治以化痰降气止咳，佐以开胃健脾。

苏子打碎、杏仁打碎、法夏、陈皮、紫菀、款冬、白果打碎、竹茹各10g 炒神曲12g 茯苓30g

再进6剂。并嘱其慎起居，食清淡，以防诱发加重。连进10余剂，半年来未加重。

［按］颜师认为，病家患慢支10年，且体胖多痰，又值隆冬再感风寒，遂使宿痰加重。肺失宣肃，痰饮壅滞，则喘咳吐多量白痰；邪客肺卫，痰阻气道，则痰鸣喉痒，胸闷憋气；痰出气道通，故胸闷憋气减而舒畅；久咳肺气被伤，故痰呈泡沫状；病久卫阳已虚，风寒又客肌表致使营卫不和，故多汗，汗后身冷，且微恶风寒；邪郁化热，灼津炎上，故痰黏，咽红咽痛，口干口苦，尿黄；累及脾胃，升降失调，故纳少，恶心。综观其证，属痰饮阻肺，营卫不和，夹热夹虚。按急则治其标之原则，当先宣肺化痰，降气平喘，兼以调和营卫，清泄内热，方投《金匮》小青龙加石膏汤加射干、茯苓。如此方证相合，恰中病的，故连进10余剂即收喘止余症减轻之显效。二诊时患者仍咳嗽吐痰，且伴乏力气短，颜师又按缓则标本兼顾的原则，主以化痰降气止咳，兼以健脾益气，以祛邪扶正，巩固疗效。三诊四诊仿上述原则，随证变法用药，终使宿疾显著缓解。

案4 朱某，男，65岁，退休工人。1992年4月17日初诊。

慢性支气管炎50年，喘咳时轻时重。高血压10年，冠心病5年。近日因感冒而引发喘咳疲多，色白质黏，胸中灼热发闷，多汗，尿黄，大便干，舌红，苔薄黄，脉弦滑。血压150/90mmHg。证属痰热内蕴，肺失清肃。治以清肺化痰，止咳平喘，佐以宽胸润肠。

桑叶、皮各10g 黄芩10g 瓜蒌30g 大贝母10g 竹茹6g 杏仁10g，打碎 苏子6g，打碎 化橘红6g 清半夏10g 紫菀10g 茯苓20g

7剂，每日1剂水煎服。忌食辛辣油腻，慎避风寒。

二诊 痰消喘止咳减，仍胸闷，大便干，又见头晕头痛，血压同前。证属痰热束清，兼肝阳偏亢。治以清热化痰，宽胸止咳，兼以平肝。

全瓜蒌30g 清半夏10g 黄芩10g 大贝母10g 杏仁打碎 紫菀各10g 枇杷叶10g，去毛 茯苓20g 刺蒺藜10g 菊花10g 生牡蛎30g，打碎，先下 7剂

1 年后又来就诊，云上方服尽 7 剂，诸症基本消除，至今年余未发。近日因感冒又发咳嗽痰多，口苦口干，尿黄，大便干燥，痔疮肿痛，证属痰热阻肺，肠热津枯，治以清肺化痰止咳，清火润肠通便。

瓜蒌 30g　黄芩 10g　大贝母 10g　杏仁 10g，打碎　马兜铃 10g　槐角 10g　生地榆 10g　郁李仁 15g，打碎　火麻仁 15g　陈皮 10g　炒枳壳 6g　鲜地栗 10 枚

药尽 7 剂，痰咳止，痔肿消。

[按] 本案患慢性支气管炎 50 年，咳喘时轻时重。初诊喘咳痰多，色白质黏，胸闷，乃痰浊阻肺、肺失清肃之征；胸中烦热，尿黄，便干，乃肺热灼津之兆。颜师以桑叶、皮、黄芩、大贝、瓜蒌、竹茹、杏仁、苏子、法夏等清肺化痰，止咳平喘；其中瓜蒌、杏仁、苏子又兼宽胸润肠。二诊痰消喘止咳减，仍胸闷便干，又见头痛头晕，知痰热未尽，气机欠畅，兼肝阳偏亢，故再投上方瓜蒌、黄芩、大贝等清热化痰止咳之品，并加刺蒺藜、菊花、生牡蛎平抑肝阳。如此主兼并治，药尽即愈，并保持 1 年不发。1 年后咳嗽又作，并兼便秘痔肿，此乃上有痰热阻肺，下有肠火伤津，颜师又投瓜蒌、黄芩、大贝、马兜铃、地榆、槐角等上清痰热而止咳。下泻肠火而消痔，又获痊愈。

（以上医案录自《颜正华临证验案精华》）

张 镜 人
（重视中土，升降并举）

【医家简介】

张镜人（1923～2009），名存鉴，上海市人，首届国医大师，全国老中医药专家学术经验继承工作指导老师、上海市名中医。1923 年出生于上海中医世家，为张氏内科第十二代传人。临床对急性感染性疾病、慢性萎缩性胃炎、病毒性心肌炎后遗症、冠心病、慢性肾炎、慢性肾功能不全、系统性红斑狼疮等，均有深入研究。

相关著作：《国医大师张镜人》、《张镜人》、《中华名中医治病囊秘·张镜人卷》《跟名医做临床·内科难病·四》、《张镜人谈胃肠病》等。

【主要学术思想和主张】

张镜人学术上提出"伤寒、温病"宜合不宜分，重视后天之本，认为气血贵在流通，主张宏观结合微观，曾创调气活血法治疗慢性萎缩性胃炎，善于运用膏方，以用药轻灵为其特点。在治疗肺系疾病时主张甘寒凉润、升降并举、润燥相伍、重视中土，取得较好疗效。

【精选验案】

许某某，女，49 岁。

初诊　1982 年 3 月 18 日。

主诉 咳嗽痰多。

病史 咳嗽数载，每值秋冬频发，易感冒，近来咳嗽加剧，痰多浓稠，咽干，胸闷，大便带溏。

舌脉 苔薄黄，脉细滑。

检查 胸片示：慢性支气管炎。

辨证 脾虚痰湿滋生，肺气失于宣肃。

诊断 慢性支气管炎；咳嗽。

治法 肺脾同治，肃肺止咳以治标，健脾运中以杜痰。

方药 水炙桑皮12g 冬瓜子9g 甜杏仁9g 野荞麦根30g 水炙款冬9g 炙百部9g 天竺子5g 佛耳草15g 生白术9g 香扁豆9g 云茯苓9g 生甘草3g 炒楂曲各9g 香谷芽12g 7剂

随访 以上方加减，治疗3周，咳嗽已止，浓痰明显减少，便溏亦结，X线复查（－）。

[按] 患者痰饮素盛，秋冬气候转寒，易感外邪，咳嗽频作。盖"脾为生痰之源，肺乃贮痰之器"，本案肺脾同治，即标本同治之义。方中百部、款冬、杏仁肃肺润肺，化痰止咳；白术、扁豆、茯苓、陈皮健脾助运以杜痰疾之根；桑皮、野荞麦根、佛耳草清泄肺金之热。天竺子性平，酸涩味甘，具肃肺止咳化痰之功，久咳宜之，有文献记载，谓本品有毒，故剂量不宜过大。本例久咳治获佳效，足以证实"治咳当责之于肺，非独肺也"之说颇有临床实际意义。

（录自《中华名中医治病囊秘·张镜人卷》）

刘志明
（尚仲景，擅内科）

【医家简介】
参见"咳嗽（上呼吸道感染等）"。

【主要学术思想和主张】
参见"咳嗽（上呼吸道感染等）"。

【医论医话】
痰热壅肺咳嗽之因，或真阴不足，劳伤火动；或肺脾素燥，不慎辛热炙煿；或思虑恼怒忧愁动火，此三者皆能损伤肺金而成咳嗽。

（录自《刘志明医案精解》）

【精选验案】
案1 谢某，女，53岁，1984年10月25日初诊。
主诉 咳嗽反复发作10余年，加重1个月。

病史 10余年来，患者咳嗽反复发作，今年9月因感冒而咳嗽复发，发热恶寒，痰量较多，曾在某医院治疗，体温有所下降，常有低热。咳嗽不除，体温常在37.6℃～38.2℃之间。服多种西药效果不佳，遂来我院治疗。就诊时见：咳嗽较甚，喉中痰鸣，体温37.8℃，头晕，胸闷不饥，口干饮水不多，大便不成形，解之不爽；舌质淡红，苔薄黄略腻，脉弦细滑。

中医诊断 咳嗽。

西医诊断 慢性支气管炎（慢性迁延期）。

辨证 痰湿夹热。

治法 清热化痰，宣肺畅中。

处方 麻杏石甘汤、清气化痰丸合三子养亲汤加减。

麻黄6g 杏仁9g 生石膏18g 瓜蒌15g 橘红9g 黄芩9g 半夏9g 苏子9g 苏叶9g 白芥子6g 莱菔子9g 川朴12g 苇茎24g 苡仁15g 甘草6g

水煎服，每日1剂，5剂。

1984年10月30日二诊 服药5剂，咳嗽减轻，喉中痰鸣亦减。宗前法增减，服药20剂，体温恢复正常，咳嗽遂除。

［按］本例患者属于外感湿热之邪导致咳嗽。刘老认为湿热壅肺致咳，在历代医家的著作中有所论述，但是详论者较少。根据临床观察，外感湿热之邪袭肺，或外感之湿与内蕴之热相合，或脾胃之热上犯于肺，或因肺脏本身病变而导致停湿蕴热，都可以形成湿热蕴肺之咳。湿热之邪往往留恋不去。肺失治节则不能通调水道、下输膀胱，从而湿热蕴阻；脾失传输则聚湿酿热生痰；肾阴虚生热，熏灼津液，可因虚而致实，继发湿热痰浊之证。而咳嗽虽不独在肺，但又不离乎肺，故病虽久，对于上焦湿热，仍不可忽视。因此对于久病咳嗽，不仅要注意正气虚，还要注意有无湿热之邪存在，不可不查虚实，一见病久，便概投补益之剂，而犯"实实"之诫。清化上焦湿热，宣通肺气是治疗本证的重要法则，刘老临床习惯用麻杏石甘汤合千金苇茎汤加减，酌加白茅根、黄芩、川贝、瓜蒌等。苇茎甘寒，可清可利；生薏苡仁甘淡微寒，利湿健脾，以杜绝湿热之源；黄芩苦寒，苦能燥湿，寒可清热，为治疗上焦湿热之要药。而湿热两感之病，又必须先通利气机，使气水两畅，则湿从水化，热从气化，湿热无所凝结。因此用清热祛湿法时，用药组方应重视升降匹配，宣畅肺气。如常用药物中的麻黄、杏仁、苏子、苏叶、前胡、川朴等均具有宣降理气的作用。气机调畅则水湿得去，湿去热孤，咳嗽自得缓解。

案2 黄某，女，60岁。1973年3月11日初诊。

主诉 咳嗽反复发作20年，伴发热5天。

病史 患者20余年来每逢冬、春季节则咳嗽频繁发作，5天前不慎受凉后出现形寒发热、头胀痛，且咳嗽加重，咳痰黏稠色黄，胸闷气急，饮食减少，大便干燥。就诊时见：咳嗽，咳痰黏稠色黄，咯之不出，胸闷气急，头胀痛，发热，纳差，眠可，小便可，大便干燥，舌质红，苔黄腻，脉弦细数。体温 39℃，双下肺少量湿啰音。理化检查：白细胞 $14 \times 10^9/L$，中性粒细胞 0.89，淋巴细胞 0.11；胸片示两肺纹理增粗。

中医诊断　咳嗽。

西医诊断　慢性支气管炎合并感染。

辨证　痰热阻肺。

治法　清化痰热，宣肺止咳。

处方　千金苇茎汤加减。

苇茎 18g　杏仁 12g　鱼腥草 18g　蒲公英 18g　前胡 9g　黄芩 9g　苏叶 6g

水煎服，日 1 剂，3 剂。

1973 年 3 月 14 日二诊　服上方 3 剂，体温已经降为 37℃，偶有咳嗽，痰清稀，饮食亦增；理化检查：白细胞 $4.2 \times 10^9/L$，中性粒细胞 0.73，淋巴细胞 0.26，故守原方再进 5 剂。后随访之，患者诉坚持服用上方，咳嗽一证逐渐平稳，现已基本消失。

[按] 本案患者痰饮宿疾因风寒诱发，又因风寒郁闭腠理化热而变，故见身热、痰黏稠、脉数等痰热阻肺之征象，刘老依其多年临床经验认为，若此时单纯止咳，则咳亦难复；若单纯清热，则咳亦难平，治疗应以清热化痰、宣肺止咳为主，方以千金苇茎汤加减。方中之苏叶、前胡既能疏散外邪，又能肃降肺气；杏仁化痰止咳；苇茎、鱼腥草长于清化痰热；黄芩、蒲公英清热泻火；诸药相合，痰热得清，肺气得畅，咳嗽乃止。

案 3　周某，男，22 岁。1973 年 6 月 3 日初诊。

主诉　咳嗽伴发热 7 天。

病史　患者 6 天前起病，当时感觉恶寒、发热、剧烈咳嗽，痰多色黄，两胸胁疼痛，曾注射链霉素并服用中药，但症状未见好转，故前来就诊。就诊时见：咳嗽，痰多黏稠色黄，难以咳出，胸闷痛，口干渴，失眠，纳差，小便可；大便偏干；舌质红，苔黄腻，脉滑数。体温 38.3℃，两肺呼吸音粗糙。理化检查：白细胞 $14.7 \times 10^9/L$，中性粒细胞 0.84，淋巴细胞 0.13；胸片示两下肺纹理增深。

中医诊断　咳嗽。

西医诊断　急性支气管炎。

辨证　热毒蕴结，痰浊阻肺。

治法　清热解毒，润肺化痰。

处方　二母宁嗽汤合桔梗散加减。

知母 12g　浙贝母 9g　黄芩 12g　鱼腥草 24g　麦冬 12g　桔梗 9g　茯苓 9g　山栀子 12g　甘草 6g

水煎服，日 1 剂，5 剂。

1973年6月8日二诊 服上方5剂，自觉诸症减轻，体温降至36.8℃，右侧胸痛；理化检查：白细胞8.9×10⁹/L，中性粒细胞0.68，淋巴细胞0.18；故守原方5剂继续治疗。

1973年6月13日三诊 服前方5剂，觉胸痛、咳嗽明显减轻，咳声短促，体温正常，舌边尖红，脉细数；考虑患者目前邪气渐除，阴虚之象渐显，故治疗当以养阴润肺、止咳化痰为主。

处方 沙参麦冬汤加减。沙参12g 麦冬12g 桑白皮9g 桔梗9g 百合9g 浙贝母6g 五味子3g

水煎服，每日1剂，5剂。1周后，诸症消失，疾病告愈。

[按] 本案患者，起病急骤，病即高热，剧烈咳嗽，咯吐黄痰，苔黄腻，脉滑数。刘老见此，果断辨其为热毒灼肺、痰浊蕴结、肺失宣降之属；又因其标实为甚，故治以重剂清热解毒、祛痰肃肺。方中黄芩、山栀子、知母清热解毒；鱼腥草清热解毒兼以排痰；贝母、桔梗清肺化痰止咳；茯苓健脾化湿；麦冬、甘草滋阴清热。疾病后期，热去阴伤，故治疗以润肺为主，用沙参麦冬汤甘寒养阴、润肺生津；加浙贝母化痰；桑白皮泻火；五味子敛肺止咳而疾病告愈。

案4 林某，女，35岁，1992年9月28日初诊。

主诉 反复咳嗽6年，加重10天。

病史 患者6年前因感冒后出现咳嗽、咳痰，未经正规医治，此后受凉则反复发作。本次因10天前着凉，咳嗽加重，痰黏不易咳出，伴有畏寒发热，经抗生素治疗，体温逐渐恢复正常，但咳嗽经久不愈，故前来就诊。就诊时见：咳嗽，痰多质黏不易咳出，胸闷，发热，面红，口干而不欲饮，纳可，眠差，小便如常，大便不成形；舌质淡红，苔薄黄微腻，脉弦细滑。

中医诊断 咳嗽。

西医诊断 慢性支气管炎。

辨证 痰湿蕴肺。

治法 燥湿化痰，降气止咳。

处方 苍朴二陈汤合贝母瓜蒌散加减。

苍术12g 龙胆草9g 陈皮9g 半夏9g 川贝6g 瓜蒌15g 苏子9g 杏仁9g 沙参15g 苇茎24g 甘草6g

水煎服，日1剂，5剂。

1992年10月3日二诊 服上方5剂，咳嗽明显好转，故继续以前方5剂治疗，以固疗效。后随访之，患者长期坚持服用上方，咳嗽症状逐渐消失。

[按] 刘老根据肺为娇脏、外合皮毛、开窍于鼻之理论，认为风、寒、暑、湿、燥、火六淫邪气各随其时，或从皮毛而入，或从口鼻而人，皆首先犯肺，壅遏肺气，肺气不得外扬下达，呼吸升降出入之机受阻，咳嗽遂作，表现为咳嗽气逆、胸闷等。

此外，刘老认为痰者，本属湿邪，湿性黏滞，若痰、湿交结，则患者往往出现咳痰不爽又兼渴而不欲饮水、大便不成形等症状。虽然如此，然刘老断其病变仍以肺脏为主，故治当以清化上焦痰湿为要。方中苍术、龙胆草、半夏燥湿化痰；陈皮、瓜蒌理气化痰，苏子、杏仁降气止咳，四药相配，调畅肺之气机，气机畅则咳嗽自止；川贝、沙参、苇茎润肺化痰，以消湿痰之黏腻；甘草调和药性矣。如此相伍，6年之久咳竟至消失矣。

案5 刘某，女，39岁，1992年10月22日初诊。

主诉 咳嗽、咳痰1周，加重伴胸闷3天。

病史 患者1周前感冒，开始出现咳嗽、咳痰，3天前症状加重，并伴咽干、咽痒、胸闷，经治无缓解，故前来就诊。就诊时见：咳嗽，咳痰，痰色黄质黏量少，难以咳出，咽下，头晕，身热，口干，口不苦，胸闷，上腹胀，月经色暗，纳差，二便正常；舌质红，苔黄腻，脉浮滑。

中医诊断 咳嗽。

西医诊断 急性支气管炎。

辨证 痰热蕴肺，肺气失宣。

治法 清热化痰，宽胸理气。

处方 桑杏汤加味。

桑叶8g　杏仁10g　象贝9g　栀子6g　半夏10g　黄芩12g　黄连5g　生石膏20g　瓜蒌15g　苏叶6g　前胡10g　款冬花9g　桔梗8g

水煎服，日1剂，7剂。

1992年3月29日二诊　服上方7剂，咳嗽明显好转，咳痰减少，咽干症状消失，故续以前方5剂，巩固疗效。

[按]《成方便读》云："燥邪伤上，肺之津液素亏，辛苦温散之法，不可用矣；止宜轻扬解外，凉润清金耳。"方中桑叶轻扬，辛苦而平，善轻解上焦脉络之邪，杏仁苦辛温润，外解风寒，内降肺气，虽用量不大，然实为君药，吴鞠通云"轻药不得重用，重用必过病所"；象贝清化痰热，助杏仁止咳化痰，用以为臣；栀子入上焦，清泄肺热；重用石膏以清热，本案虽一派痰火内蕴之象，然此属表象，实为燥邪犯肺之过也，故治当凉以润燥，因此石膏虽重但非君药；黄芩善入上焦，黄连游走中府，以清痰火；半夏化痰，瓜蒌，《本草纲目》载"润肺燥、降火、治咳嗽、涤痰结"；苏叶、前胡，一上一下，一散一收，调气机以平咳喘也；款冬花润肺下气，化痰止咳，桔梗利咽润肺，以润燥邪。

案6 张某，女，44岁，1992年12月23日初诊。

主诉 咳嗽，伴咽痛、胸痛3天。

病史 患者感冒后出现咳嗽、咽痛、胸痛诸症已3天，自服螺旋霉素效不佳，故前来就诊。就诊时见：咳嗽，以干咳为主，偶有咳痰，痰色微黄质黏，鼻塞，流清涕，身热不甚，咽干，咽痛，口渴，胸胁疼痛。咳唾引痛，纳可，眠可，小便色黄，大便尚可；舌质红，苔薄白微黄，脉弦滑。

中医诊断　咳嗽。

西医诊断　急性支气管炎。

辨证　肺气郁滞，痰热壅肺。

治法　宣肺理气，清热化痰。

处方　四逆散合杏苏散加减。

柴胡10g　赤芍10g　枳壳10g　防风6g　香附8g　苏叶8g　杏仁10g　象贝母10g
前胡10g　蝉衣4g　僵蚕10g　瓜蒌皮12g　桔梗8g　甘草6g

水煎服，日1剂，3剂。

1992年12月26日二诊　服上方3剂，诸症明显缓解，稍有流涕，咳嗽、胸痛减轻；舌质稍红偏暗，苔薄白，脉弦滑。故守前方，稍加减以治之，处方如下。

柴胡10g　赤芍10g　枳壳10g　杏仁10g　连翘10g　黄芩10g　象贝10g　夏枯草
10g　前胡10g　百部10g　桔梗8g　生甘草6g

水煎服，日1剂，7剂。后随访之，患者咳嗽、胸痛等症状完全消失。

[按] 本案痰热壅肺，以致肺气郁滞，而咳嗽不止，刘老首先宣肺理气，方中柴胡虽为肝经用药，然其气味较轻，升而不降，故可发肺气于上，况肝气疏则肺气利也；赤芍虽用以散血中之滞，于此案有柔肝理气之意，况女性血气多有瘀滞；枳壳、防风、香附、苏叶理气疏风；杏仁、前胡降气止咳；象贝、瓜蒌皮润肺清火；蝉衣、僵蚕散痰火于外；桔梗润肺利咽，甘草生用即可清热，又可调和诸药。二方合用，加减化裁，而取效显著。

（以上医案录自《刘志明医案精解》）

黄吉赓
（补肾益气，擅治咳喘）

【医家简介】

参见"咳嗽（上呼吸道感染等）"。

【主要学术思想和主张】

参见"咳嗽（上呼吸道感染等）"。

【医论医话】

慢性支气管炎等肺系疾病，病情反复发作，逐年加重，主要以患者脾、肺、肾功能失调为基础，一般来说，由肺及脾及肾，往往抗病能力减弱，因虚而易反复受邪，受邪后更伤正气，两者互为因果，因此扶正固本，提高抗病能力是一条重要措施。当病期处于慢性迁延期和临床缓解期时，应予扶正为主，或兼以治标，特别是在冬令进补时节，可以制定膏方，进行调理，对患者正气的恢复很有帮助。在制方用药时应注意：①以调理肺、脾、肾三脏功能为重点。②由于患者多有夙根，或为痰饮，或为痰热，或为瘀阻，故在用药时应消补兼施，区分阴阳寒热，辨证论治。③因患者多为久病，脾胃功能有不同程度的损伤，所以处方用药应时时顾及脾胃运化功能，选药应补而不腻。

（摘自《黄吉赓肺病临证经验集》）

【精选验案】

（一）慢性支气管炎3例

案1　邱某，男性，51岁。初诊日期：2009年11月21日。

病情概要　反复咳痰10年，连续冬季服膏方（扶正化痰定喘为主）已4年。咳痰发作减轻，精神增加，近2～3年没有感冒。近感腰背发凉，酸痛，少量咳痰，色黄，不爽，心悸气短，大便干结不畅，苔少，舌偏胖。

病机　久咳耗伤肺气，反复咯痰，耗伤阴液，肺肾不足，气阴两虚，内有郁热，肺失清肃。

治法　补肺益气纳肾，养心健脾，佐以清肺化痰。

炙黄芪300g　太子参300g　生地150g　熟地150g　南沙参150g　沙参150g　山药150g　女贞子150g　制黄精100g　杞子150g　功劳叶150g　淫羊藿150g　巴戟天100g　益智仁100g　制何首乌150g　肉苁蓉100g　桑寄生150g　五味子90g　沉香100g，后下　当归150g　丹参300g　广郁金150g　鸡血藤300g　木瓜100g　制半夏150　陈皮100g　茯苓150g　莪术150g　白术150g　穿山甲60g　川牛膝150g　淮牛膝150g　白芍150g　射干150g　炙麻黄50g　麻黄根120g　炙苏子150g　鹅管石300g　炙紫菀150g　款冬花150g　防风100g　前胡100g　黄芩150g　柴胡150g　大枣200g　炙甘草90g　生晒参粉100g，兑入　冬虫夏草粉10g，兑入　鹿角胶350g，烊化　龟甲胶150g，烊化　冰糖500g

[按]　反复咳痰10年，中医脏腑辨证以肺虚和肾虚症状为主，阴阳辨证以气虚和阴虚为主，夹有痰热之邪。从2004年起连续冬季服膏方（补肾益气、化痰定喘为主）已4年。患者发作显著减轻，特别是感冒明显减少，说明冬令膏方进补确实能够改善体质，增强防御功能，减少感染机会。在处方时应该辨清脏腑、阴阳虚损所在，及挟痰、挟热、挟瘀之病理产物，往往采用剿抚兼施的方法。

案2　孟某，女，60岁。初诊日期：2008年11月27日。

病情概要　有反复咳痰史7～8年，冬季为主，伴咽痛，平时常有头痛，口干喜饮，大便偏干，苔黄腻，质淡暗红，脉小弦。

病机　肝肾不足之体，气阴两虚，风燥犯肺，肺失清肃，肠腑失润，经脉阻滞。

治法　补益肝肾，养阴益气，润肺通便，活血通络，佐清化痰热。

西洋参90g，另煎冲入　炙黄芪240g　生地150g　熟地150g　山药120g　山茱萸

100g　知母100g　茯苓150g　牡丹皮100g　炒白芍150g　淮牛膝100g　玄参150g　枸杞子100g　菟丝子150g　制何首乌150g　制黄精150g　川石斛150g　仙茅根150g　淫羊藿150g　五味子60g　射干150g　桑白皮150g　蝉蜕30g　炙僵蚕100g　玉桔梗60g　竹沥半夏150g　柴胡150g　前胡150g　黄芩150g　炒枳壳90g　款冬花100g　炙紫菀150g　丹参150g　广郁金90g　当归身150g　川芎60g　川藁本90g　石楠叶90g　路路通90g　炙甘草90g　砂仁30g　白豆蔻30g　炒白术150g　陈皮90g　生薏苡仁300g　海螵蛸300g　黄连30g　吴茱萸10g　大枣100g　黑芝麻150g　胡桃肉150g　阿胶200g，烊化　龟甲胶100g，烊化　鳖甲胶50g，烊化　木糖醇350g

二诊　2009年12月2日。去冬服膏方后冬季咳嗽减轻，今年精神好转，感冒减少，口干欲饮，大便1~2日一行，苔薄黄腻，质淡暗，脉小弦。治守原法。原方加天门冬150g、麦门冬150g、炒防风60g、赤芍90g，去路路通、川藁本，制膏方一料。

[按] 患者年届花甲，平时口干、便秘、头痛，辨属肝肾阴虚，秋末冬季易受风燥，肺失清肃而发病，冬令膏方一在气阴偏损调治，二在润燥清肺润肠，三在祛风通络活血，四在清化痰热为佐。

案3　李某，女，58岁。初诊日期：2007年11月12日。

病情概要　有慢性咳嗽史20多年，秋冬为主，咳嗽，痰出不畅，喉痒，胸闷，口干多饮，腰酸耳鸣，怕冷，夜寐欠安，苔暗红，少津，质暗淡红，脉细弦。有胃病史。

病机　肺阴不足，肝肾亏虚，风邪恋肺，痰瘀内阻，肺失清肃。

治法　益气养阴，补益肺肾，化痰肃肺，和胃安神。

生晒参50g，另煎冲入　西洋参50g，另煎冲入　天门冬150g　麦门冬150g　五味子90g　生地150g　熟地150g　南沙参150g　北沙参150g　山药100g　枸杞子100g　菟丝子150g　制黄精150g　山茱萸100g　淮牛膝100g　川石斛150g　百合150g　补骨脂100g　仙茅根150g　淫羊藿150g　炙黄芪300g　炒白术150g　陈皮90g　茯苓150g　生薏苡仁300g　熟薏苡仁300g　赤芍100g　白芍100g　丹参150g　广郁金90g　当归身90g　炒川芎100g　射干150g　桑白皮150g　炒白果100g　蝉蜕60g　炙僵蚕90g　炒防风90g　柴胡150g　前胡150g　黄芩150g　竹沥半夏150g　款冬花100g　炙紫菀150g　炒枳壳90g　玉桔梗60g　砂仁30g　白豆蔻30g　紫河车90g　炙甘草90g　夜交藤300g　柏子仁150g　酸枣仁150g　海螵蛸300g　黄连30g　吴茱萸10g　大枣100g　黑芝麻100g　胡桃肉100g　蛤蚧1对　阿胶250g，烊化　龟甲胶100g，烊化　饴糖800g

二诊　2008年11月23日。去冬服膏方后咳嗽减轻。守方再进。

三诊　2009年11月18日。连服膏方2年，咳嗽发作明显减少。平时怕冷，腰酸头晕，苔薄，质淡红，脉小弦。肝肾亏损风痰内阻，治拟益气补肾，祛风肃肺

生晒参50g，另煎冲入　西洋参50g，另煎冲入　生地150g　熟地150g　山药100g　天门冬150g　麦门冬150g　五味子90g　枸杞子100g　菟丝子150g　制黄精150g　山

茱萸 100g　淮牛膝 100g　川石斛 150g　野百合 150g　补骨脂 150g　仙茅根 150g　淫羊藿 150g　赤芍 100g　白芍 100g　桑寄生 150g　炙黄芪 300g　炒白术 150g　茯苓 150g　陈皮 90g　生薏苡仁 300g　熟薏以仁 300g　丹参 150g　广郁金 90g　当归身 90g　炒川芎 100g　射干 150g　桑白皮 150g　炒白果 100g　玉桔梗 60g　竹沥半夏 150g　炒防风 90g　柴胡 150g　前胡 150g　黄芩 150g　炒枳壳 90g　砂仁 30g　白豆蔻 30g　款冬花 100g　炙紫菀 150g　蝉蜕 60g　炙僵蚕 90g　南沙参 150g　北沙参 150g　紫河车 90g　炙甘草 90g　天麻 90g　柏子仁 150g　酸枣仁 1508　海螵蛸 300g　黄连 30g　吴茱萸 10g　大枣 100g　黑芝麻 100g　胡桃肉 100g　蛤蚧 1 对　阿胶 250g　龟甲胶 100g　饴糖 800g

[按] 慢性咳嗽史 20 多年，肺气肺阴先亏，日久肺肾两亏，肺为娇脏，故在补虚中注意补而不燥、润而不腻，方中需加健脾化湿理气之剂；卫外不固、风邪外受往往是咳嗽加重的主要诱因，所以祛邪中注意疏风宣肺、清肃肺气。

（二）急性支气管炎 3 例

案 4　施某，女，24 岁。初诊日期：2008 年 5 月 22 日。

主诉　咳嗽 5 日。

病史　患者近 5 日干咳剧烈，因而就诊。刻下：咳剧影响睡眠（＋＋＋），胸闷，咽痛，无痰，无支气管哮喘，无发热，纳可，口不干，苔薄微黄，舌偏暗红，脉小弦滑。患者既往无胃病史。

诊断　中医诊为咳嗽；西医诊为急性支气管炎。

辨证　风热犯肺，肺失宣肃。

治法　清肃肺气，清热利口咽。

射干 15g　蝉蜕 6g　僵蚕 10g　前胡 10g　白前 15g　紫菀 15g　款冬花 15g　半夏 10g　柴胡 15g　黄芩 15g　桃仁 10g　杏仁 10g　枳壳 9g　桔梗 9g　生甘草 9g　丹参 15g　郁金 10g　7 剂

二诊　服药 4 日即效果明显。现稍咳（＋），咽痛止，胸闷减，无痰，纳可，口不干，舌暗红，苔薄，脉小弦滑。前方奏效，原方续服 7 剂。药后诸症均愈。

[按] 该患者骤感风热之邪，肺气失宣，气机上逆，而现咳嗽频频，昼夜不已，又有咽痛，故以射干利咽；配以蝉蜕、僵蚕清热祛邪，祛风解痉；柴胡、黄芩清上焦热，疏风祛邪；前胡、白前、紫菀、半夏、款冬花、杏仁共奏宣降、化痰、理气、润肺之效；桔梗、枳壳、生甘草，调理肺气；桃仁、丹参、郁金活血化瘀；服药 4 日即效果明显。续服原方，以固疗效。

案 5　陈某，女，36 岁。初诊日期：2009 年 9 月 2 日。

主诉　咳嗽咯痰 10 日，加重 3 日。

病史　患者近 10 日来咳嗽咯痰，加重 3 日，咳痰量多，外院诊断为急性支气管炎，用药史不详。刻下：阵咳（＋＋），喉痒，痰每日 30 余口（＋＋＋），大、白泡、黏、易咯，胸闷，汗多，纳减，口干欲饮喜温，大便溏日行 4 次，舌偏暗红，有齿印，苔薄黄，脉小弦。

诊断 中医诊为外感咳嗽（风寒证）；西医诊为急性支气管炎。

辨证 风寒痰湿内阻，肺气失于宣肃。

治法 温宣肺气，肃降化痰。

荆芥9g 苏叶10g 杏仁10g 前胡10g 白前15g 紫菀15g 陈皮10g 制半夏20g 柴胡15g 枳壳9g 桔梗9g 生甘草9g 泽漆30g 款冬花15g 丹参15g 郁金15g 白术15g 茯苓15g 莱菔英30g 生姜9g 大枣30g

14剂，龙星片每次6粒，每日3次。

二诊 服药2日后咳痰显减。咳（+），喉痒显减，痰（+）、中、白泡黏、易咯，胸闷减，喘（-），哮（-），汗多，纳可，口干欲饮显减，大便日行2次，成形，苔薄腻微黄、少津、齿印、偏暗红，脉细弦。守上方改款冬花10g，加黄芩9g、葛根15g、砂仁（后下）3g、檀香（后下）5g、太子参15g、川牛膝15g。续服14剂。药后诸症显减。

［按］患者外感风邪，肺气失宣，则见咳嗽，痰饮内蕴咯痰量多，痰湿困脾，脾失健运，见大便次数增多，故治以温宣肺气，肃肺化痰，健脾益气。予止嗽散、杏苏散、泽漆汤三方合参治疗，服药2日诸症显著减轻。

案6 胡某，男，78岁。初诊日期2009年1月10日。

主诉 咳嗽痰多7日。

病史 患者自述7日前因食海鲜后，出现咳嗽、咳痰，呛咳为主，痰多色黄，无气急胸闷，未服用药物。刻下：咳（++），喉痒，痰（++~+++），中、色黄兼白，喘（-），喉间痰鸣，纳可，口干饮多、喜热，舌暗红少津，边有齿印，苔薄腻微黄，脉弦。

诊断 中医诊为咳嗽（痰热证）；西医诊为急性支气管炎。

辨证 痰热阻肺，肺气失宣。

治法 清肺化痰，清肃肺气。

柴胡30g 黄芩30g 半夏15g 金银花15g 连翘15g 冬瓜子30g 紫菀15g 枳壳9g 桔梗9g 甘草9g 丹参15g 郁金15g 白前15g

14剂，金荞麦片，每日3次，每次5片。

二诊 服药14剂后，咳嗽减少，喉微痒，无痰，胸闷，背痛，骨节酸楚，纳可，口干增，大便日行，干结不畅，舌微暗，苔根薄腻微黄偏干，脉弦。原方去枳壳，改柴胡15g、黄芩15g、加枳实15g、太子参15g、莪术15g、淮牛膝15g、茯苓15g、延胡索15g。续服14剂。

三诊 咳痰已无，胸闷除，大便日行2~3次，质烂，便后腹中隐痛，腰膝酸痛，头晕，汗多口干轻，舌偏暗红，苔薄微黄少津，脉细弦。

太子参15g 白术15g 茯苓15g 山药15g 石斛15g 玉竹10g 桔梗9g 甘草9g

丹参 15g　郁金 15g　莪术 15g　生薏苡仁 15g　熟薏苡仁 15g　鸡内金 10g　冬瓜子 15g　柴胡 10g　黄芩 15g　炮姜炭 9g　煨木香 10g　延胡索 15g　酸枣仁 9g　川芎 6g　沙苑子 10g　稽豆衣 9g　川牛膝 15g　威灵仙 5g　14 剂

调理治疗 1 个月，诸症改善，痊愈。

[按] 本案患者有咳嗽、咯吐黄痰且量多，为痰热内壅之象，所谓"治痰者必降其火，治火者必顺其气"，故方选小柴胡汤和银翘散化裁，重用柴胡、黄芩、金银花、连翘、金荞麦片以清化痰热，辅以冬瓜子排痰消痈，丹参、郁金调其气血，半夏、紫菀、白前化痰止咳，枳壳、桔梗、甘草调理气机，莱菔子、谷芽、麦芽化痰消积，服 14 剂后咳嗽遂减，咯痰已无，痰热渐化，柴胡、黄芩用量减半，肺脾气虚，加以益气健脾、化痰肃肺调之。加太子参、白术、茯苓补益脾气，莪术活血化瘀，延胡索理气止痛，淮牛膝补益肝肾，续服 14 剂，咳痰已无，胸闷除，然有气阴两伤之弊，故加以益气养阴之药石斛、玉竹；炮姜炭、煨木香温中理气；川芎、威灵仙活血通络；沙苑子、稽豆衣平补肝肾。已达标本兼治之功。

（以上医案录自《黄吉赓肺病临证经验集》）

喘 证

（慢性阻塞性肺病、肺气肿）

张锡纯

（衷中参西，勇创新方）

【医家简介】

张锡纯（1860～1933），字寿甫。河北盐山人。1893 年第二次参加秋试落弟后，遵父命改学医学，上自《黄帝内经》、《伤寒论》，下至历代各家之说，无不披览。同时开始接触西医及其他西学。曾任中国第一家中医院——立达中医院院长，多次治愈被日本医生诊断为不治之症的重病，使西医界为之震动。1933 年创办国医函授学校，为中西汇通代表人物之一，医名显赫，并创制了许多行之有效的方药。

相关著作：《医学衷中参西录》。

【主要学术思想和主张】

张锡纯主张中西医结合要以中医为主体，吸取西医之精华。师古而不泥于古，参西而不背中。药物运用时，亦主张中西药并用。

【医话医论】

俗语云喘无善证，诚以喘证无论内伤外感，皆为紧要之证也。其病因虽有内伤、外感、在肝肾、在肺之殊，约皆不能纳气而为吸气难，即《神农本草经》所谓吐吸也。乃有其喘不觉吸气难而转觉呼气难者，其病因由于胸中大气虚而下陷，不能鼓动肺脏以行其呼吸，其人不得不努力呼吸以自救，其呼吸迫促之形状有似乎喘，而实与不纳气之喘有天渊之分。设或辨证不清，见其作喘，复投以降气纳气之药，则凶危立见矣。然欲辨此证不难也，盖不纳气之喘，其剧者必然肩息（肩上耸也）；大气下陷之喘，纵呼吸有声，必不肩息，而其肩益下垂。即此二证之脉论，亦迥不同，不纳气作喘者，其脉多数，或尺弱寸强；大气下陷之喘，其脉多迟而无力，尺脉或略胜于寸脉。察其状而审其脉，辨之固百不失一也，其治法当用拙拟升陷汤，以升补其胸中大气，其喘自愈。

（摘自《医学衷中参西录》）

【验方效方】

⊙ **方一 参赭镇气汤**

[主治] 治阴阳两虚，喘逆迫促，有将脱之势。亦治肾虚不摄，冲气上干，致胃

气不降作满闷。

[组成] 野台参四钱　生赭石六钱，轧细　生芡实五钱　生山药五钱　萸肉去净核，六钱　生龙骨六钱，捣细　生牡蛎六钱，捣细　生杭芍四钱　苏子二钱，炒捣

[方义] 生赭石压力最胜，能镇胃气冲气上逆，开胸膈，坠痰涎，止呕吐，通燥结，用之得当，诚有捷效。虚者可与人参同用。

○ **方二　薯蓣纳气汤**

[主治] 阴虚不纳气作喘逆。

[组成] 生山药一两　大熟地五钱　萸肉去净核，五钱　柿霜饼四钱，冲服　生杭芍四钱　牛蒡子二钱，炒捣　苏子二钱，炒捣　甘草蜜炙，二钱　生龙骨五钱，捣细

○ **方三　滋培汤**

[主治] 虚劳喘逆，饮食减少，或兼咳嗽，并治一切阴虚羸弱诸证。

[组成] 生山药一两　白术炒，三钱　广陈皮二钱　牛蒡子二钱，炒捣　生杭芍三钱　玄参三钱　生赭石三钱，轧细　炙甘草二钱

○ **方四　升陷汤**

[主治] 胸中大气下陷，气短不足以息。或努力呼吸，有似乎喘。或气息将停，危在顷刻。其兼证，或寒热往来，或咽干作渴，或满闷怔忡，或神昏健忘，种种病状，诚难悉数。其脉象沉迟微弱，关前尤甚。其剧者，或六脉不全，或参伍不调。

[组成] 生箭芪六钱　知母三钱　柴胡一钱五分　桔梗一钱五分　升麻一钱

[加减] 气分虚极下陷者，酌加人参数钱，或再加山萸肉（去净核）数钱，以收敛气分之耗散，使升者不至复陷更佳。若大气下陷过甚，至少腹下坠，或更作疼者，宜将升麻改用钱半，或倍作二钱。

（摘自《医学衷中参西录》）

【精选验案】

案1　天津李某某，年三十二岁，拉洋车为业，得大气下陷证。

病因　腹中觉饥，未吃饭，枵腹奔走七八里，遂得此病。

证候　呼吸短气，心中发热，懒食，肢体酸懒无力，略有动作，即觉气短不足以息。其脉左部弦而兼硬，右部则寸关皆沉而无力。

诊断　此胸中大气下陷，其肝胆又蕴有郁热也。盖胸中大气，原为后天宗气，能代先天元气主持全身，然必赖水谷之气以养之。此证因忍饥劳力过度，是以大气下陷，右寸关之沉而无力其明征也。其举家数口生活皆赖一人劳力，因气陷不能劳力继将断炊，肝胆之中遂多起急火，其左脉之弦而兼硬是明征也。治之者当用拙拟之升陷汤，升补其胸中大气，而辅以凉润之品以清肝胆之热。

处方　生黄芪八钱　知母五钱　桔梗二钱　柴胡二钱　升麻钱半　生杭芍五钱　龙胆草二钱

共煎汤一大盅，温服。

效果 将药连服两剂，诸病脱然全愈。

案2 徐益林，住天津一区，年三十四岁，业商，得肺劳痰喘证。

病因 因弱冠时游戏竞走，努力过度伤肺，致有喘病，入冬以来又兼咳嗽。

证候 平素虽有喘证，然安养时则不犯，入冬以来，寒风陡至，出外为风所袭，忽发咳嗽。咳嗽不已，喘病亦发，咳喘相助为虐，屡次延医，服药不愈，夜不能卧。其脉左部弦细而硬，右部濡而兼沉，至数如常。

诊断 此乃气血两亏，并有停饮之证，是以其左脉弦细者，气虚也。弦细兼硬者，肝血虚津液短也。其右脉濡者，湿痰留饮也。濡而兼沉者，中焦气化亦有所不足也。其所以喘而且嗽者，亦痰饮上溢之所迫致也。拟用小青龙汤，再加滋补之药治之。

处方 生怀山药一两 当归身四钱 天冬四钱 寸麦冬四钱 生杭芍三钱 清半夏三钱 桂枝尖二钱五分 五味子二钱，捣碎 杏仁去皮，二钱 干姜钱半 细辛一钱 甘草钱半 生姜三片

共煎一大盅，温饮下。

方解 凡用小青龙汤，喘者去麻黄加杏仁，此定例也。若有外感之热者，更宜加生石膏，此证无外感之热，故但加二冬以解姜桂诸药之热。

复诊 将药煎服一剂，其喘即愈，又继服两剂，咳嗽亦愈强半，右脉已不沉，似稍有力，左脉仍近弦硬，拟再以健胃养肺滋生血脉之品。

处方 生怀山药一两 生百合五钱 大枸杞子五钱 天冬五钱 当归身三钱 苏子钱半，炒、捣 川贝母三钱 白术炒，三钱 生薏米三钱，捣碎 生远志二钱 生鸡内金黄色的捣钱半 甘草钱半

共煎汤一大盅，温服。

效果 将药连服四剂，咳嗽全愈，脉亦调和如常矣。

案3 罗金波，天津新旅社理事，年三十四岁，得肺劳喘嗽病。

病因 数年之前，曾受肺风发咳嗽，治失其宜，病虽暂愈，风邪锢闭肺中未去，致成肺劳喘嗽证。

证候 其病在暖燠之时甚轻，偶发喘嗽一半日即愈，至冬令则喘嗽连连，必至天气暖和时始渐愈。其脉左部弦硬，右部濡滑，两尺皆重按无根。

诊断 此风邪锢闭肺中，久而伤肺，致肺中气管滞塞，暖时肌肉松缓，气管亦随之松缓，其呼吸犹可自如；冷时肌肉紧缩，气管亦随之紧缩，遂至吸难呼易而喘作，更因痰涎壅滞而嗽作矣。其脉左部弦硬者，肝肾之阴液不足也。右部濡滑者，肺胃中痰涎充溢也。两尺不任重按者，下焦气化虚损，不能固摄，则上焦之喘嗽益甚也。欲治此证，当先宣通其肺，俾气管之郁者皆开后，再投以滋阴培气，肺肾双补之剂以祓除其病根。

处方 麻黄钱半 天冬三钱 天花粉三钱 牛蒡子三钱，捣碎 杏仁二钱，去皮捣碎

甘草钱半　苏子二钱，炒捣　生远志二钱，去心　生麦芽二钱　生杭芍二钱　细辛一钱

共煎汤一大盅，温服。

复诊　将药煎服两剂，喘嗽皆愈，而劳动时仍微喘。其脉左部仍似弦硬，右部仍濡，不若从前之滑，两尺犹虚，此病已去而正未复也。宜再为谋根本之治法，而投以培养之剂。

处方　野台参三钱　生赭石八钱，轧细　生怀山药一两　熟怀地黄一两　生怀地黄一两　大云苓片二钱　大甘枸杞六钱　天冬六钱　净萸肉五钱　苏子三钱，炒捣　牛蒡子三钱，捣碎

共煎一大盅，温服。

方解　人参为补气主药，实兼具上升之力。喻嘉言谓："气虚欲上脱者专用之转气高不返。"是以凡喘逆之证，皆不可轻用人参，惟重用赭石以引之下行，转能纳气归肾，而下焦之气化，遂因之壮旺而固摄。此方中人参、赭石并用，不但欲导引肺气归肾，实又因其两尺脉虚，即借以培补下焦之气化也。

效果　将药连服十余剂，虽劳动亦不作喘。再诊其脉，左右皆调和无病，两尺重按不虚，遂将赭石减去二钱，俾多服以善其后。

（以上医案录自《医学衷中参西录》）

丁甘仁
（六经分治，善治外感）

【医家简介】

参见"咳嗽（支气管炎）"。

【主要学术思想和主张】

参见"咳嗽（支气管炎）"。

【精选验案】

案1　朱左。咳喘十余年，遇感则剧，胸闷纳谷减少，舌苔灰黄，脉象寸浮关弦。素性嗜酒，酒湿生痰聚饮，渍之于肺则咳，肺病及肾，肾少摄纳则喘，上实下虚，显然可见。酒性本热，温药难投。姑宜开其上焦，以肃肺气，斡旋中枢，而纳肾元。是否有当，尚希明正。

蜜炙麻黄三分　光杏仁三钱　仙半夏二钱　薄橘红八分　炙白苏子五钱　象贝三钱　炙桑皮五钱　海浮石三钱　甘杞子三钱　厚杜仲三钱　炒补骨脂五钱　核桃肉拌炒，二枚

二诊　咳喘均减，肺金之风邪已去，而多年之痰饮根深蒂固。脾肾之亏虚，由渐而致，脾为生痰之源，肺为贮痰之器，今拟扶土化痰，顺气纳肾，更宜薄滋味，节饮食，以助药力之不逮。

炙白苏子二钱　光杏仁三钱　仙半夏三钱　薄橘红八分　云苓三钱　炙远志一钱　象贝母三钱　水炙桑皮二钱　海浮石三钱　旋覆花包，五钱　甘杞子三钱　厚杜仲三钱　补骨脂五钱　核桃肉二钱

三诊　咳嗽已减，纳谷渐香，肺得下降之令，胃有醒豁之机，然嗜酒之体，酒性本热，易于生湿生痰。痰积于内，饮附于外，新饮虽去，宿饮难杜，况年逾花甲，肾少摄纳，故气易升。再拟崇土化痰，肃肺纳肾，亦只能带病延年耳。

南沙参三钱　云苓三钱　淮山药三钱　炙远志一钱　炙白苏子二钱　甜光杏三钱　仙半夏二钱　薄橘红八分　海浮石三钱　旋覆花包，五钱　甘杞子三钱　厚杜仲三钱　补骨脂五钱　核桃肉二枚，拌炒

案2　孟左。秋冬咳嗽，春夏稍安，遇感则剧，甚则卧难着枕，是脾胃之阳早衰，致水液变化痰沫，随气射肺则咳，冲气逆上则喘，畏寒足冷，跗肿溺少，阳不潜藏，阴浊用事故也。古法外饮治脾，内饮治肾。今仿内饮论治，摄纳肾气，温化痰饮。若以降气泄气，取快一时，恐有暴喘厥脱之虞。

肉桂心三分，大熟地四钱同捣　云茯苓三钱　淮山药三钱　熟附片一钱　福泽泻五钱　仙半夏二钱　怀牛膝二钱　甘杞子三钱　厚杜仲三钱　五味子四分　补骨脂五钱　核桃肉二枚

案3　童左。脉沉弦，弦为饮。饮泛咳呛，动则气喘，乃下虚无以制止，中虚易于化饮。拟早服肾气丸二钱，摄纳下焦，以治水泛之饮；午服外台茯苓饮，斡旋中焦，使食不致酿痰，无求速功，只图缓效。

一丸方：金匮肾气丸三两（每服三钱）。

二煎方：云茯苓三钱　仙半夏三钱　薄橘红八分　生白术二钱　枳实炭一钱　炙远志一钱　旋覆花包，五钱　炙款冬五钱　鹅管石煅，一钱

案4　章左。咳呛有年，动则气喘，痰味咸而有黑花，脉尺部细弱，寸关濡滑而数。咸为肾味，肾虚水泛为痰，冲气逆肺，则咳呛而气喘也，恙根已深，非易图功。姑宜滋补肾阴，摄纳冲气，勿拘见咳而治肺也。

蛤蚧尾一对，酒洗烘研为丸吞服　大生地三钱　蛤粉三钱，同炒　甘杞子三钱　淮山药三钱　茯苓三钱　北沙参三钱　川贝母三钱　清炙草五分　甜杏仁去皮、尖，三钱　核桃肉去紫衣，二枚

（以上医案录自《孟河丁甘仁医案》）

陈 良 夫
（精于切诊，清润治肺）

【医家简介】

陈良夫（1868～1920），名士楷，字良夫，浙江人。清光绪十三年（1887）中秀

才，后弃儒习医，师事同县名医吴树人。博览《内经》、《难经》、《伤寒论》、《金匮》等经典著作，深得奥旨。对刘河间、李东垣、朱丹溪、张景岳四家学说，融会贯通。行医三十年，名盛当时。陈氏精于切诊，清润治肺，亦擅调理，对肝病更为擅长。

相关著作：门人整理《颖川医案》，浙江中医研究所与嘉善县卫生局合编《近代名医学术经验选编·陈良夫》。

【主要学术思想和主张】

陈良夫对温病时邪，推崇叶、薛、吴、王诸家，用药以轻灵、清凉见长；治疗杂病极重七情六气；对肺的认识在病理上突出"娇""柔"二字，治疗上提出宜清、宜润的原则。

【医论医话】

肺气以下行为顺，上升为逆。湿聚化痰，阻滞气分，肺金之宣降失司，周身流行之气，亦乖常度，《内经》所谓诸气膹郁，皆属于肺是也。若久郁不宣，便成气喘之证。

（摘自《近代名医学术经验选编·陈良夫》）

【精选验案】

案1 秋翁。肺气以下行为顺，上升为逆。平素饮酒，湿热必然内盛，久之能化火生痰。痰热内郁于肺，偶伤风寒，遂致咳呛频作，咯痰欠豁，气逆如喘，不得平卧，口时干而喜饮冷，脘闷胁痛，不思纳食，脉来细滑带数，舌苔糙黄，中剥。病已一旬，因留痰不从外出，阻滞肺气，是以润降因之失职，且火郁不宣，尤易伤津，不可不知也，且拟清化肃降肺气之法。

北沙参　鲜石斛　炙紫菀　款冬花　枯芩　炒苏子　细白前　甜葶苈　海浮石　代赭石　炙桑皮　青铅

[按] 此证为痰热咳喘。从病因上看虽系外感风寒之邪引起，但因病已一旬，表证已罢，故陈氏以苏子、白前、葶苈、青铅、款冬、紫菀、代赭等化痰止咳、降逆平喘；枯芩、桑皮清热泻肺；沙参、石斛润肺以防津伤。若肺气宣畅，郁热清而痰化，则咳喘能愈。

案2 张男。肾与膀胱为表里，同司下焦，肾者主蛰，封藏之本，精之处也；膀胱者，州都之官，津液藏焉，水泉不止者，乃膀胱不藏也。阴精所奉其人寿，阴阳离决，精气乃绝，此皆内经之要旨，为治病之准的也。平素遗溺，肾气之虚，不言可喻，近复气升欲喘，动则更甚，神思恍惚，形瘦神疲，手指时有抽搐，舌绛苔花，上罩灰色，脉来细数。拙见阴精大亏，下焦失纳，虚阳亢而化风浮越，水火失于交济，肺肾不相接续，阴与阳已有离决之虞。高年之体，脏气已衰，恐草木之功，未可挽回造化矣。

霍石斛　冬青子　玄参心　辰麦冬　煅龙齿　龟板胶　生石决　五味子　山萸

肉　熟地　吉林参须

[按] 患者平素遗尿，肾气失固，已届高年，肺气必衰，精气内虚，肺肾同病，故治以培补摄纳为法，用生脉散益气敛肾养阴；熟地、萸肉、女贞、龟板，填精益肾。如果见到喘逆，烦燥不安，肢冷汗出，脉浮无根等孤阳欲脱的危证，又当用参附回阳救脱或黑锡丹填摄肾气。

（以上医案录自《现代著名老中医名著重刊丛书·陈良夫》）

汪逢春

（重视脾胃，清热化湿）

【医家简介】

参见"咳嗽（支气管炎）"。

【主要学术思想和主张】

参见"咳嗽（支气管炎）"。

【精选验案】

案1 刘先生，四十岁，四月二十七日。

咳嗽四五月，近因重感身热，胸胁相引掣痛，心跳气促喘逆，舌苔白腻而厚，两脉弦滑而数。一派停饮在胃上迫太阴之象，拟以轻宣肃降，化痰利水。

嫩前胡一钱，麻黄汤煮透去麻黄　象贝母四钱，去心　新绛屑钱五　鲜枇杷叶三钱，布包　家苏子钱五、莱菔子二钱，同包　苦杏仁三钱，去皮尖　生海石五钱，先煎　鲜佛手三钱　制半夏三钱，粉草钱五，同炒　细辛二分，川连七分，同打　甜葶苈一钱，焙

大腹皮三钱，洗净　赤苓皮四钱　泽泻三钱

二诊　四月二十九日。身热退而未净，咳嗽有痰，气分渐顺，心跳已止，舌苔厚腻，大便通利甚畅，左脉细濡而数，右弦滑，前法既效毋庸更张。

嫩前胡一钱　莱菔子二钱　鲜枇杷叶三钱，布包　制半夏三钱、粉草钱五，同打　甜葶苈一钱、焙、大红枣三枚，同包　家苏子钱五　冬瓜子一两　鲜佛手三钱　保和丸四钱，布包　生紫菀一钱　苦杏仁三钱，去皮尖　细辛二分、川连七分，同打　大腹皮三钱，洗净　生海石五钱，先煎　赤苓皮四钱　泽泻三钱

案2 苏右，八月八日，羊肉胡同。

咳嗽喘逆，形寒身烦，右胁疼痛，喘甚不得卧，两脉细弦而滑。水入于肺，气机不舒，拟以宣肃化饮。

嫩前胡一钱，麻黄汤煮透去麻黄勿用　白芥子五分，焙　生海石五钱，先煎　赤苓四钱　真新绛屑钱五　家苏子一钱　甜葶苈一钱，焙　生蛤壳一两，先煎　建泻三钱　莱菔子二钱　鲜枇杷叶三钱，布包　冬瓜子一两　象贝母四钱，去心　上落水沉香二分、

真琥珀末二分，二味同研，小胶管装，匀两次药送下

二诊 八月九日。形寒，手足烦热，喘逆略减，咳嗽不止，右胁疼痛较缓，舌苔白腻而滑，两脉细弦而滑。感冒逆传入肺，拟再以昨法加减。

嫩前胡一钱，麻黄汤煮透去麻黄勿用 象贝母四钱，去心 制半夏三钱 青葱须三钱 大豆卷三钱 苦杏仁三钱，去皮尖 炙陈皮一钱 生海石五钱，先煎 家苏子钱五、莱菔子一钱，同炒 甜葶苈一钱，焙 真新绛屑钱五 生蛤壳一两，先煎 冬瓜子一两 赤苓四钱 鲜枇杷叶三钱，布包 建泻二钱 上落水沉香二分，真琥珀末二分，二味同研，小胶管装，匀两次药送下

三诊 八月十日。形寒虽解，咳呛喘逆未平，右胁疼痛减而不止，舌苔白腻而厚，两脉细弦滑，再以前法加减。

嫩前胡一钱，麻黄汤煮透去麻黄勿用 莱菔子二钱 甜葶苈一钱，焙 真新绛屑钱五 黛蛤散四钱，布包 牛蒡子七分 象贝母四钱，去心 制半夏三钱 青葱须三钱，洗净 鲜枇杷叶三钱，布包 家苏子钱五 苦杏仁三钱，去皮尖 炙陈皮一钱 生海石五钱，先煎 上落水沉香二分、真琥珀末二分，二味同研，小胶管装，匀两次药送下

四诊 八月十一日。喘逆较平，背脊疼痛，平心灼热，胃不思纳，舌苔白，两脉细弦而滑，拟再以宣肃肺胃，调和气分。

嫩前胡一钱、莱菔子二钱、白芥子五分，同炒 炙陈皮一钱 鲜枇杷叶三钱，布包 真新绛屑钱五 牛蒡子一钱 象贝母四钱，去心 甜葶苈一钱，焙 黛蛤散四钱，布包 青葱须二钱 家苏子钱五 制半夏三钱、粉草一钱，同炒 生海石五钱，先煎 当归须三钱 秦艽钱五 丝瓜络三钱、桑枝一两，同炒 上落水沉香二分、真琥珀末二分，二味同研，小胶管装，匀两次药送下

案3 牛学生。十五岁，四月十四日。

咳嗽气促，咽关有痰，不易咯，舌苔垢厚浮黄，大便干结，两脉弦滑。病属食后奔跑太过，伤及肠胃，病状已非一日矣。拟以三子通络化滞，宜乎休养静摄。

家苏子钱五 嫩前胡一钱 鲜枇杷叶三钱 保和丸五钱，布包 生海石五钱，先煎 连翘三钱 莱菔子三钱 苦杏仁三钱去皮尖 焦麦芽四钱 方通草一钱 白芥子五分，焙 象贝母四钱，去心 鲜橘皮三钱，去白 瓜蒌皮四钱、枳壳钱五，同打

二诊 四月十七日。大便通而不畅，舌苔黄厚，两脉弦滑，咳嗽渐减，痰不易咯，肺胃痰浊尚未清楚，再以三子通络化滞。饮食备宜小心。

家苏子钱五 鲜枇杷叶三钱 保和丸五钱，布包 苦杏仁三钱去，皮尖 鸡内金三钱 莱菔子三钱 象贝母四钱，去心 冬瓜子一两 白芥子五分，焙 全瓜蒌五钱，小枳实钱五，同打 牛海石百钱 川军炭钱五，后下

三诊 四月二十日。大便通利甚畅，舌苔已化，咳嗽亦止，两脉弦滑，病已将愈，再以宣肃肺胃。饮食宜慎。

生紫菀钱五 苦杏仁三钱，去皮尖 焦麦芽四钱 焦楂炭三钱 鲜枇杷叶三钱

保和丸五钱，布包　小枳壳钱五、苦梗七分、同打　家苏子钱五、莱菔子钱五，同包　新会皮钱五　象贝母四钱，去心　鸡内金三钱　方通草钱五

案4　任右。六十一岁，四月二十六日。

咳嗽吐痰如涎，右肺部痞闷不舒且痛，胃不思纳，两脉细濡且滑。老年肺络有痿痹之状，治以王海藏，延久恐有失音之虞。

全瓜蒌五钱、薤白头三钱，同打　鲜枇杷叶三钱　莱菔子钱五，布包　陈胆星二钱，姜汁炒　新绛屑钱五　牛蒡子七分　生海石五钱，先煎　冬瓜子一两　生紫菀一钱　苦杏仁三钱，去皮尖　生蛤壳一两，先煎　象贝母四钱，去心

二诊　四月二十七日。宣化通络之后，右肺部渐舒，吐痰颇多，大便已爽，舌苔白腻质绛，两脉细濡而弦，再以宣痹化痰通导络分。

全瓜蒌五钱、薤白头四钱，同打　鲜枇杷叶三钱　二陈丸四钱，布包　陈胆星二钱，姜汁炒　生海石五钱，先煎　牛蒡子七分　真新绛钱五　生蛤壳一两，先煎　生紫菀一钱　苦杏仁三钱，去皮尖　家苏子钱五　莱菔子钱五，布包　象贝母四钱，去心　橘子络钱五　丝瓜络三钱　当归须三钱　真琥珀二分、上落水沉香一分，二味研末，以小胶管装好，匀两次药送下

三诊　四月二十九日。右肺掣痛已减，咳痰亦少，胃纳不开，大便通而不畅，两脉依然，病已见效，毋庸更张。

全瓜蒌五钱、薤白头三钱，同打　苦杏仁三钱，去皮尖　真新绛钱五　鲜枇杷叶三钱　黛蛤散四钱，布包　生熟麦芽各三钱　家苏子钱五、莱菔子钱五，同打　陈胆星二钱，姜水炒　当归须三钱　炙陈皮钱五　象贝母四钱，去心　牛蒡子七分，生海石五钱，先煎　制半夏三钱　真琥珀二分、上落水沉香二分，二味同研，装小胶管，匀两次药送下

（以上医案录自《泊庐医案》）

施今墨

（中西结合，补肾纳气）

【医家简介】

参见"咳嗽（支气管炎）"。

【主要学术思想及主张】

参见"咳嗽（支气管炎）"。

【医论医话】

喘息要察有无表证并察虚实，历代医家多有效方。但须指出：不可取快一时，用泻肺之药。如葶苈大枣汤，用量重或久用使肺气大伤，再发喘息，即不易控制。

老人虚劳咳喘，人传方：人参0.3g、三七0.6g，研末黄酒调服，又人参1.5g、

胡桃肉9g同捣烂加黑锡丹0.9g，冲水调下，治之甚效。

（摘自《祝选施今墨医案》）

【精选验案】

案1 李某，男，38岁。喘息已8年，近年发作频繁，稍动即喘，呼长吸短，不能自制，喘甚则不得卧，自汗、食减、身倦、消瘦、四末发凉。经西医检查诊断为支气管哮喘，慢性气管炎，肺气肿。屡经治疗，未获显效。舌有薄苔，脉虚细。

辨证立法 肺主气，肾为气之根。肾不纳气，心力衰弱则气短，身动即喘。治宜强心益肺纳肾气为法。

处方 人参另炖对服，3g 陈橘络5g 黑锡丹大红枣5枚去核同布包，3g 陈橘红5g 麦冬10g 杏仁6g 云茯苓10g 云茯神10g 五味子打，5g 炙甘草3g 北沙参10g

二诊 服药4剂，汗出止，喘稍定。前方加胡桃肉25g，蛤蚧尾1对，研极细粉分2次随药送服。

三诊 服8剂，喘息已平，余症均轻，机关嘱到南方疗养。改拟丸剂常服。

处方 人参30g 北沙参30g 黑锡丹15g 紫河车60g 南沙参30g 胡桃肉60g 蛤蚧尾3对 云茯苓30g 云茯神30g 玉竹30g 冬虫草30g 五味子30g 淡苁蓉30g 寸冬30g 白杏仁30g 巴戟天30g 补骨脂30g 橘红15g 橘络15g 炙甘草30g

共研极细末，蜜丸重10g，每日早晚各服1丸，白开水送下。

［按］ 久患喘息，肺心俱虚，肾不纳气。方用黑锡丹以镇摄肾气，生脉散加味以强心益肺，蛤蚧、胡桃补肾纳气，杏、桔等味化痰止咳，丸方仍循前法配制，冀巩固疗效。半年后患者来信云，服丸剂后其喘息至今未发，体力较前大有好转，复函嘱将丸方再配服1粒。

案2 吴某，男，38岁。自幼即患喘嗽，至今已30余年。每届秋冬时常发作，近2年来逐渐加重，发作多在夜间，胸间憋闷，不能平卧，咳嗽有痰，北京协和医院诊为肺气肿，支气管哮喘。昨晚又行发作，今日来诊。舌苔薄白，脉象洪数。

辨证立法 久患喘嗽，腠理不固，外邪极易入侵，遂致时常发作，脉象洪数是邪实也。当先驱邪再治其本。拟麻杏石甘汤合葶苈大枣汤主治。

处方 炙白前5g 炙紫菀5g 炙前胡5g 葶苈子大红枣3枚去核同布包，3g 炙陈皮5g 炙麻黄1.5g 白杏仁6g 生石膏15g 苦桔梗5g 炙苏子6g 旋覆花代赭石10g同布包，6g 紫油朴5g 炙甘草3g

三诊 服药2剂，喘已减轻，但仍咳嗽，唾白痰，脉象滑实，外邪初退，其势犹强，拟前方加减。

处方 炙麻黄1.5g 杏仁6g 嫩射干5g 细辛1.5g 炙白前6g 旋覆花代赭石10g同布包，6g 五味子5g 炙紫菀6g 炙苏子5g 炙陈皮5g 莱菔子6g 白芥子1.5g

前方服 4 剂，昼间喘咳基本停止，夜晚即现憋气不舒，喘嗽仍有发动之势，拟定喘汤合三子养亲汤化裁治之。

处方　炙麻黄 1.5g　生银杏连皮打，14 枚　款冬花 5g　炙桑白皮 5g　莱菔子 6g　炙白前 5g　炙桑叶 5g　白芥子 1.5g　炙百部 5g　炙紫菀 6g　炙苏子 6g　白杏仁 6g　苦桔梗 5g　炙甘草 3g

四诊　服药 6 剂，夜晚胸间憋闷大减，拟用丸剂治之。

处方　每日早、午各服气管炎丸 20 粒。临卧服茯苓丸 20 粒。

五诊　服丸药 1 个月现已停药 3 个月未见发作，昨日晚间又发胸闷胀满。

处方　细辛 1.5g　白杏仁 6g　代赭石旋覆花 6g 同布包，6g　五味子 5g　半夏曲 6g　葶苈子布包，3g　生银杏连皮打，14 枚　建神曲 6g　嫩射干 5g　炙百部 5g　炙苏子 5g　苦桔梗 5g　炙白前 5g　炙紫菀 5g　炒枳壳 5g　紫油朴 5g　炙麻黄 1.5g　生石膏 15g　炙甘草 3g

［按］支气管哮喘而兼肺气肿者，根除不易，然其发作之际，亦可控制其喘嗽。施师常用麻杏石甘汤、葶苈大枣汤、旋覆代赭汤、三子养亲汤、射干麻黄汤、厚朴麻黄汤等方，随证化裁，收控制发作之效。如能避免外感，重视生活规律，防止发作因素，再加服药调理，虽难根治，亦可减轻病痛也。

（以上医案录自《施今墨临床经验集》）

岳美中
（学宗三家，专病专方）

【医家简介】

参见"咳嗽（上呼吸道感染等）"。

【主要学术思想和主张】

参见"咳嗽（上呼吸道感染等）"。

【医论医话】

凡久病宿疾，常常累及机体功能，致使抗病的力量日趋减弱，尤其更易感染外邪。如慢性气管炎的咳喘症，一遇劳累或寒袭风吹，则旧病复发。而临时治疗，是急则治标的办法，虽病暂愈，而体力未能康复，且因屡病而体力更衰，抵抗力更弱，发病更频更重互为因果，终无愈期，不从培本着手，则永无解决宿疾之希望。此理至明，惜医家病家，往往忽之；即使知所注意，也多不能坚持长期服药，所以每达不到根治的目的。

（摘自《岳美中医案》）

【验方效方】

○ 河车大造丸

[功效] 大补气血，双补阴阳

[主治] 治咳喘宿疾，未发作时

[组成及服法] 紫河车即胎盘1具　川牛膝、淡苁蓉、天门冬、川黄柏盐水炒、五味子、锁阳、全当归各21g　大熟地60g　大生地、枸杞子各45g　杜仲30g

共为细末，蜜丸9g重，每服1丸，1日2次，白开水送下。

（摘自《岳美中医案》）

【精选验案】

案1 患者王某某，男性，38岁。素有咳喘，近日因冒雨感寒，咳喘，咯吐白沫状痰且黏，口干咽痛，晚间低热，尿黄，大便正常，舌净，脉短而数，首先用"宣肺解表，化痰平喘"法治疗，表解之后，仍继以"宣肺化痰平喘"为治。

杏仁9g　贝母9g　款冬6g　瓜蒌15g　橘红9g　桑叶9g　菊花6g　牛蒡子6g　马兜铃6g　前胡9g　白前6g　加减数剂而愈

[**按**] 本例在治疗之初，因有恶寒发热，故以荆防之类以解其表。在《伤寒论》中，很强调有表证时先解其表，表解之后，余邪客肺，郁而化热，致使病人口渴咽痛、痰稠脉数。此均化热之象，若仅见痰白有沫，误为寒痰、风痰而论治则不合适。此方用以治疗热痰、燥痰最好。久咳，兼见黄黏状痰，难以咯出之病例，仿此方义施治，每多收效。

治疗外感，或久咳挟感时，认为咽痒者有风，宜加橘红，咽痛者，牛蒡、连翘并用；喘者苏子、前胡并用；咳者，沙参、马兜铃、山药、牛蒡并用，鼻涕中挟血者，白薇、桔梗并用，均属对证之药。

案2 彭某某，15岁，女性，生后7个月，因感冒而贻留咳喘宿疾，每当气候变化，即诱发咳喘，且缠绵难愈，发育不良。及学龄后，一遇劳累，亦每致病发。其父知医，常以小青龙汤、二陈汤等消息治之，10余年屡发屡治，屡治屡发。1970年夏，其父外出，嘱我随时照顾其疾。我在她感冒或劳累发作咳喘时，暂投以降气疏肺之剂，愈后即淳嘱她不间断地服河车大造丸，半年后，体格见壮，到1971年夏季，发育迅速，随之宿疾亦即蠲除。又观察1年，只在1次流感时偶发咳嗽，并未带喘。

（以上医案录自《岳美中医案》）

程门雪

（理气化痰，用药轻灵）

【医家简介】

参见"咳嗽（上呼吸道感染等）"。

【主要学术思想和主张】

参见"咳嗽（上呼吸道感染等）"。

【医论医话】

"治喘咳不离乎肺，不限于肺"；"虚喘治肾，实喘治肺"；"治实必顾虚，治虚必顾实"；"在肺为实，实者邪实；在肾为虚，虚者元虚"。这是一个粗的概念。进一步的辨证，则表邪有风温、风寒、风燥；痰有寒痰、热痰，或有风寒挟热痰，风温挟寒痰，甚至还有肺阴虚兼伏风温之邪而致的痰红，和肺气虚兼有热痰，感冒频繁等表里寒热虚实夹杂的种种病因。肾虚的咳喘，以中、老年为多，但年轻者受寒饮冷，多言高声，皆令肺虚。故治疗咳喘也当根据情况，注意肺虚这个病因。

治咳喘而不善化痰，其效果是不会理想的。外邪袭肺不论是寒是热，必然聚湿酿痰，经热灼蒸，则更胶结，阻气机之肃化，碍治节之下行，气不得降，必然为咳为喘。至于肾阳不振，中气不续，阳虚则不能化水，气虚则不能布津；亦必蓄水停饮，酿成痰湿，肺气不得下降，同样为咳为喘。所以痰虽实邪，又须顾到这些虚的因素。化痰一法，当视为咳喘治疗中主要佐法，二陈汤为通用方。治咳喘常用的有清肺、润肺、宣肺、肃肺等法。而化痰法必须经常参入，使气机通利，当有助于止咳定喘的疗效。

（摘自《程门雪医案》）

【验方效方】

治疗咳喘，用定喘汤比较应手，对寒郁化热尤为适宜。有表邪者用小青龙汤；有表邪而又挟热者加石膏，或用厚朴麻黄汤（厚朴、麻黄、石膏、杏仁、半夏、细辛、干姜、五味子、小麦）。

对于肾虚咳喘，程老常用的方剂，是七味都气丸、黑锡丹、肾气丸、全鹿丸等。又仿《外科全生集》阳和汤法，用熟地、鹿角霜、甘草、麻黄、白芥子，配合紫菀、款冬、白前、苏子、杏仁等药，治疗阳虚咳喘痰鸣的病例，也颇有效。

（摘自《程门雪医案》）

【精选验案】

案1 刘某某，男，成年。初诊：1948年12月27日。

新寒引动痰饮，饮从热化，咳嗽气急，痰多不爽，口干，溲赤，脉象浮弦。饮阻肺络，肺气不利，肃化失常，恙久根深。拟小青龙汤加石膏方出入以治。

炙麻黄1.5g 川桂枝2.5g 熟石膏9g，打 嫩射干2.5g 淡干姜0.6g 五味子1g，同打 竹沥半夏4.5g 炙白苏子4.5g，包煎 薄橘红4.5g 白杏仁9g 象贝母6g 块滑石12g，包煎 炒香谷芽12g 2剂

三诊 进小青龙加石膏汤加减2剂，痰饮咳嗽、气急不平均见轻减。胃纳呆，痰多，大便不行，小溲黄赤，苔腻脉濡滑。再从原方加减之。

炙白苏子4.5g，包煎 白芥子3g，炒研 金沸草4.5g，包煎 桑白皮9g 云茯苓

9g　炙远志3g　竹沥半夏6g　冬瓜子12g　薄橘红4.5g　白杏仁9g　象贝母9g　白通草3g　淮小麦12g　炒香谷芽12g　3剂

[按] 痰饮为水寒之邪，其本在脾肾，而征见于肺为标。一般以痰质稀白，如沫如涎，咯吐爽利，甚至多而涌出为其特征。此病多见于年老或体虚之人，大都恙久根深，自秋凉、过冬，直至春寒，均为好发季节。

寒饮之邪在肺内久伏，可以化热。或则气候久温之后，忽而暴寒外束，寒遏热伏，或则饮食、药饵，多进温燥之品，均可导致"饮从热化"。

本例"饮从热化"的特征为口干、溲赤，痰多而不爽。程老在首诊中既用麻、桂的辛温解表，又用干姜、半夏、橘红以温化寒饮，而石膏与射干则是清除"热化"的主药，石膏尤为重要，服药2剂即见效果。

案2 陆某某，女，39岁。1958年12月1日初诊。

舌苔白腻，脉象濡滑，咳嗽气喘，神疲乏力，心悸而烦。素虚之体，肺气不降，肾气不纳，心神不安之故。拟与兼顾。

炙白苏子4.5g，包煎　白杏仁9g　竹沥半夏6g　薄橘红4.5g　辰茯苓9g　炙远志4.5g　炙紫菀6g　炙款冬6g　煅鹅管石3g　七味都气丸9g，包煎　淮小麦12g　紫石英9g，先煎　4剂

二诊　诸症均见轻减，效法不更，原方续进。4剂。

[按] 本例用苏杏二陈法肃肺，七味都气丸合鹅管石、紫石英以纳肾，上下兼顾。辰砂、远志、淮麦养心，石类药又兼能镇心定悸。

案3 刘某某，男，57岁。1955年2月4日初诊。

痰饮化热，咳嗽气喘而兼痰红。苔薄，脉细弦。素体阴亏，本虚标实，投剂掣肘，温清已难为力，姑从标本兼顾试之。

炙白苏子4.5g，包煎　白杏仁9g　竹沥半夏6g　薄橘红4.5g　云茯苓9g　水炙远志3g　象贝母9g　生薏苡仁12g　海浮石12g　黛蛤散12g，包煎　仙鹤草6g　冬瓜子12g　七味都气丸12g，包煎

二诊　昨方试投，尚觉舒适，原法不变，续进图效。

炙白苏子4.5g，包煎　白杏仁9g　水炙远志3g　水炙桑皮9g　薄橘红4.5g　云茯苓9g　仙鹤草9g　象贝母9g　黛蛤散12g，包煎　海浮石12g　竹沥半夏6g　生薏苡仁12g　冬瓜子12g　清炙枇杷叶9g，去毛包煎　七味都气丸12g，包煎

三诊　肺阴亏而兼痰饮，咳嗽气喘，痰红，温清已难为力。前方投后，咳喘虽减，痰红则多，脉象虚弦。再以原方加减之。入院疗治为要。

南沙参9g　黛蛤散12g，包煎　甜杏仁9g　象贝母9g　云茯苓8g　水炙远志3g　仙鹤草6g　藕节炭4枚　水炙桑皮9g　薄橘红4.5g　海浮石12g　十灰丸9g，包煎　七味都气丸12g，包煎

四诊　血止，咳嗽气喘未平，昨日小溲多，头汗出，肺肾两亏，痰饮逗留，冲

气上逆，脉软苔薄，虚中夹实之症，难收全效，而虚脱之变可虑。再以原方出入治之。昨嘱住院，望毋忽。

海浮石 12g　大熟地 12g，2 味同打　竹沥半夏 4.5g　薄橘红 4.5g　藕节炭 4 枚　五味子 1g　山萸肉 4.5g　淮山药 9g　仙鹤草 4.5g　南沙参 9g　十灰丸 9g，包煎　水炙远志 4.5g　炒丹皮 4.5g　甜杏仁 9g　清炙枇杷叶 9g，去毛包煎

[按] 本例病理当分虚实两方面。咳嗽气喘，痰中带血，是痰饮化热，热损肺络的实证；但素体阴虚，阴虚而生内热，热熬津液，痰热更难咯出，再加肾气失纳，冲气上逆，使咳喘更频。这样虚实互为因果，形成恶性循环。在用药方面，痰血之症，宜凉营止血，但凉药又有助长痰饮之弊；温化法又不宜用于血症。以致"温清两难"少。另一方面，肾阴不足，津不上承，虽补肺而肺难润。况痰热逗留于肺，补肺药亦不易接受，治疗只能标本兼顾。程老在第一诊时以肃肺化痰，止血清络治标，七味都气丸以顾本，主要力量在于治标。第二诊原方再进。三诊时痰血较多，以十灰丸增强止血作用，并加南沙参润肺，仍用七味都气丸以顾其本。四诊时痰血已止，则将七味都气丸改为汤药。治本力量增加，作为主要治法。其辨证和治则，对于标本的缓急，用药的步骤，有条不紊。程老对此病例，屡次提出住院治疗，是虑其有虚脱之危，可见其处理郑重之处。

案 4 陈某某，男，72 岁。1955 年 2 月 2 日初诊。

脉右弦滑，左濡滑，书云："脉偏弦者饮也。"高年素有痰饮，咳嗽气逆痰多，畏寒恶风，苔薄。"病痰饮者，当以温药和之"，仿《金匮》法加味。

炙白苏子 4.5g，包煎　白杏仁 9g　竹沥半夏 6g　薄橘红 4.5g　云茯苓 9g　水炙远志 3g　水炙紫菀 6g　水炙款冬 6g　嫩白前 4.5g　海浮石 12g　紫石英 9g，先煎　煅鹅管石 3g　金匮肾气丸 9g，包煎

二诊　右脉弦象稍平，畏风恶寒较减，咳嗽痰多气逆亦痊，胃纳仍不香，寐欠安宁，鼻塞多涕。再从原方增减。

桂枝 1g　炒白芍 4.5g　云茯苓 9g　竹沥半夏 4.5g　薄橘红 4.5g　炙白苏子 4.5g　白杏仁 9g　炙款冬 6g　炙紫菀 9g　紫石英 12g，先煎　鹅管石 3g　海浮石 12g　炙远志 3g　炒香谷芽 12g　金匮肾气丸 12g，包煎

三诊　前方投后，尚觉合适，诸恙均见轻减。前日起咯痰带红，此上焦有浮热，阳络损伤之故。暂转方治血，血止再顾其本。

南沙参 9g　霜桑叶 9g　甜杏仁 9g　川象贝各 6g，去心　云茯苓 9g　水炙远志 3g　炙紫菀 6g　清炙枇杷叶 9g，去毛包煎　仙鹤草 9g　藕节炭 4 枚　蚕豆花 9g　黛蛤散 12g，包煎　七味都气丸 12g，包煎

[按] 本例程老引用《金匮》的文字："脉偏弦者饮也。"《金匮》另有一段对举文字是："脉双弦者寒也，皆大下后善虚"，双弦属寒属虚，有别于单弦属饮的实证。此例脉单弦而两手皆滑，尤足为痰饮之征。《金匮》又说："病痰饮者，当以温药和

之"，治痰饮用温法，也是《金匮》的规律。后人的体会：痰饮是水寒之气，治之宜温，治肺脾用小青龙法、苓桂术甘汤等方，寒饮挟热则加石膏，治肾则用肾气丸。

此例年老肾虚，冲气不纳，故以金匮肾气丸合紫石英、鹅管石以温肾纳冲，又以苏杏二陈等肃肺化痰，上下同治，效果很显。次诊用苓桂术甘汤法，而未用白术，因其性升能动冲气，为肾虚的喘家所忌。但因此例，上焦有浮热，不但虚中夹实，而且寒中夹热，温药能和其寒饮，降其咳逆，亦能触动其浮热，致见痰红，这是治疗过程中常有的波折。于是三诊撤去桂、附、鹅管，石英之温，而转用一些凉营止血之药，临机应变，以治其标，而原来的补肾纳气，仍坚持不变，可想七味都气丸应为此例下一步治本的主法。

（以上医案录自《程门雪医案》）

熊寥笙

（平调阴阳，治病求本）

【医家简介】

参见"咳嗽（上呼吸道感染等）"。

【主要学术思想和主张】

参见"咳嗽（上呼吸道感染等）"。

【精选验案】

案1 桑某某，男，50岁。

患咳喘月余，经用中西药物综合治疗，咳嗽已愈，而喘促不休，精神疲惫、呼多吸少、动则喘甚，舌质淡，苔薄白，脉细弱，尺脉尤甚。病为肾失摄纳，气不归根，法宜温肾纳气，拟肾气丸为汤加味主之。

熟地24g　净枣皮12g　山药12g　丹皮9g　泽泻9g　白茯苓12g　熟附片6g，先煎2小时　肉桂末3g，分3次兑服

另黑锡丹1瓶，每次服10粒，日2次。

3剂，水煎，分3次服，每日1剂。

药后喘促大减，呼吸和缓。精神好转。嘱续服金匮肾气丸以善后。

[按] 本案为肾阳虚，气失摄纳喘促证。肾气丸温补肾阳，纳气归肾，加服黑锡丹，则功力大而效更速，故服之病愈。仲景云："病痰饮者，当以温药和之。"肾气丸温肾纳气，即温之也。苓桂术甘汤加味治脾肾阳虚水停气逆喘促。

案2 江某某，男，58岁。

素患痰饮宿疾，感寒即易发作。3日前出差受凉，今日头晕目眩，脘部闷满，有振水音，咳出清稀痰，气逆心悸，喘促不能平卧，高枕而不能入睡，心烦难受，苔薄白，脉弦。

辨证 脾肾阳虚，水停心下。

治法 温化痰饮，健脾渗湿。

处方 苓桂术甘汤加味。

白茯苓 15g 川桂枝 12g 焦白术 12g 炙甘草 6g 五味子 3g 化橘红 9g 法半夏 12g 杏仁 12g 川厚朴 9g

3 剂，水煎，分 3 次服，每日 1 剂。

药后病减轻，能平卧，气逆减其大半。嘱原方续服 3 剂以善其后，不须换方。

[按] 本案为脾肾阳虚，水停心下气逆证。此种饮证，最为多见。水饮之成，必脾阳不运，水液内停，肺失通调肃降，肾失调节（排泄），饮留于上下内外，故见症蜂起。前人认为痰属阳，饮属阴，痰因于热，饮因于湿，治痰宜清热，治饮宜温阳，此扼要之法也。

（以上医案录自《中医难症论治》）

俞慎初

（肝肺同治，祛痰治瘀）

【医家简介】

参见"咳嗽（上呼吸道感染等）"。

【主要学术思想和主张】

参见"咳嗽（上呼吸道感染等）"。

【医论医话】

气郁咳喘证，常用疏肝宣肺、止咳平喘法，予肝肺同治，用四逆散合三拗汤加蜜款冬、香附等。若肝郁化火，逆乘于肺，肺失清肃之权，见气逆咳喘不已，常用四逆散合泻白散加杏仁、枇杷叶、浙贝母、黄芩等。咳喘日久，多累及肺肾两脏，出现肺、肾虚损的症候，尤以肾虚为多见。肺气虚之咳喘，每见喘促短气，汗出畏风，脉虚无力或脉大而芤。俞师临证治疗以益气定喘法，常用生脉散加黄芪、胡桃肉。古人有肺主出气、肾主纳气之说，凡肾虚不能同守于下，每至肾不纳气、气逆于上发作咳喘。常见喘促，呼多吸少，动则喘息加剧、兼见腰膝酸软，体倦乏力、脉沉细、舌淡苔白，又治以降气平喘兼补肾敛气法，方用苏子降气汤（《医方集解》所载方）加山萸肉、旋覆花、代赭石；气阴两虚之喘促者，常用生脉散与参赭镇气汤合方治疗。

（摘自《俞慎初》）

【精选验案】

案 1 陈某，女，63 岁，1973 年 11 月 12 日初诊。

患者得气喘病 30 多年，此次病发暴急。望病人仰卧床上，神识不清，气喘抬肩，喉间痰鸣如锯。按其脉大无根，舌苔紫黑，口干唇燥。某医院诊断为肺原性心脏病心力衰竭，中医辨证为肺肾两亏，而有气损阴耗欲脱之象。急促病家速购山茱萸（去核）60g，浓煎予服。山茱萸性味酸温，既能滋补肝肾，又能敛气固脱，平定喘息。又予来复汤加味。

太子参6g　飞龙骨30g　牡蛎30g　白芍18g　炙甘草6g　山萸肉60g　紫苏子10g　麦门冬10g　五味子3g　水煎服

二诊　翌日病家复来邀诊，并云是夜将山萸肉浓煎服后，喘息渐平。诊视舌苔紫黑转浅，脉象亦为沉数。嘱病家给配服西洋参，继进参赭镇气汤加减。

太子参6g　代赭石15g　淮山药15g　龙骨15g　牡蛎15g　麦门冬10g　五味子3g　牛蒡予10g　水煎服

而后又滋阴补气化痰平喘的汤方调治3个月，身体恢复健康。

[按] 本例气阴耗损现象明显，故先后进太子参、西洋参、北沙参、麦门冬、五味子等益气养阴之品，并续进大剂量山茱萸滋肾益精、敛气固脱，加服参赭镇气汤以补虚平喘，诸法配合，使危重险症，得以化险为夷。

案2　金某，男，63岁，1990年2月12日诊。

患有慢性支气管炎合并轻度肺气肿。上月感冒，经治疗后表证已解，但咳嗽气喘仍反复发作，且胸闷气短，动则喘促，腰酸肢怠，痰稀白量少，脉弦缓，舌淡红苔白。证属肾气虚之咳喘，治宜降气平喘兼补肾敛气。

苏子10g　半夏5g　当归6g　黄芪12g　陈皮5g　降香6g　川朴根5g　山萸肉12g　旋覆花6g，包　代赭石18g　炙甘草3g

服4剂后咳喘气促明显减轻。前方又续服8剂后，咳喘已平，精神转安。

[按] 俞教授对气逆喘促为主症的肾虚咳喘证，着重以降逆顺气为治，常用《医方集解》所载的苏子降气汤（苏子、半夏、陈皮、前胡、厚朴、当归、沉香、甘草）。方中的苏子、陈皮、厚朴均能降逆顺气，止咳化痰平喘；当归既善养血润燥，也兼治喘咳上气；沉香一味，因药源较缺，临床常用行气降逆的降香代之。全方合用，降气作用尤著。故本例之治，俞师选用苏子降气汤以降气平喘；因痰少稀白，且兼倦息，故去前胡增入黄芪益气补虚，加山萸肉补肾敛气；配旋覆花、代赭石增强降气镇逆作用。本例因降气定喘兼顾补肾，故药后喘咳自平。

案3　林某，女，35岁，1990年10月22日诊。

患者咳喘反复已2个月余，每于情绪不佳时加剧，伴胸闷不舒，两胁胀痛，舌淡红苔薄白，脉弦细，证属肝郁气滞，肺失宣降。治宜疏肝宣肺，止咳平喘。

柴胡6g　白芍10g　枳壳6g　炙甘草3g　蜜麻黄6g　杏仁5g　蜜款冬6g　香附6g　桔梗5g

服4剂后咳喘减轻，胸闷及两胁胀痛好转，又进原方5剂后，咳喘已愈。嘱其常服逍遥丸以善其后。

[按] 患者咳喘伴胸闷不舒，两胁胀痛，且情绪不佳时咳喘加重，而知咳喘因肝气郁结，气机不利，气逆犯肺所致。明代李梴指出：咳喘因"七情气逆者，则以枳壳、香附顺气为先"（《医学入门·卷五》）。故俞师治疗从疏肝理肺入手，用柴胡、白芍、枳壳（易枳实）、甘草（即四逆散）疏肝理气解郁，配蜜麻黄、杏仁及甘草（三拗汤之意）宣肺平喘，并加蜜款冬、桔梗止咳化痰，加香附增强理气解郁之效。由于药中病机，故疗效显著。

（以上医案录自《俞慎初》）

刘渡舟
（重经典，精伤寒）

【医家简介】

参见"咳嗽（上呼吸道感染）"。

【主要学术思想和主张】

参见"咳嗽（上呼吸道感染）"。

【医论医话】

麻黄治喘，寒热成宜，与干姜、细辛、五味子相配则治寒喘；与石膏、桑皮配伍则治热喘；与杏仁、苡米相配则治湿喘。除心、肾之虚喘必须禁用外，余则无往而不利也。

（摘自《刘渡舟验案精选》）

【精选验案】

案1 柴某某，男，53岁。1994年12月3日就诊。

患咳喘10余年，冬重夏轻，经过许多大医院均诊为"慢性支气管炎"，或"慢支并发肺气肿"。选用中西药治疗而效果不显。就诊时，患者气喘憋闷，耸肩提肚，咳吐稀白之痰，每到夜晚则加重，不能平卧，晨起则吐痰盈杯盈碗。背部恶寒。视其面色黧黑，舌苔水滑，切其脉弦，寸有滑象。断为寒饮内伏，上射于肺之证，为疏小青龙汤内温肺胃以散水寒。

麻黄9g　桂枝10g　干姜9g　五味子9g　细辛6g　半夏14g　白芍9g　炙甘草10g

服7剂咳喘大减，吐痰减少，夜能卧寐，胸中觉畅，后以《金匮》之桂苓五味子甘草汤加杏仁、半夏、干姜正邪并顾之法治疗而愈。

[按] 小青龙汤是治疗寒饮咳喘的一张名方，张仲景用它治疗"伤寒表不解，心下有水气"以及"咳逆倚息不得卧"等支饮为患。本案咳喘吐痰，痰色清稀，背部恶寒，舌苔水滑，为寒饮内扰于肺，肺失宣降之职。方中麻黄、桂枝发散寒邪，兼以平喘；干姜、细辛温肺胃，化水饮，兼能辅麻桂以散寒；半夏涤痰浊，健胃化饮；五味子滋肾水以敛肺气；芍药养阴血以护肝阴，而为麻、桂、辛三药之监，使其祛

邪而不伤正；炙甘草益气和中，调和诸药。服用本方可使寒邪散，水饮去，肺气通畅则咳喘自平。

应当指出的是，本方为辛烈发汗之峻剂，用之不当，每有伐阴动阳之弊，反使病情加重。因此，刘老强调临床运用本方时尤须抓住以下几个关键环节：

(1) 辨气色：寒饮为阴邪，易伤阳气，胸中阳气不温，使荣卫行涩，不能上华于面，患者可见面色黧黑，称为"水色"；或见两目周围有黑圈环绕，称为"水环"；或见头额、鼻柱、两颊、下巴的皮里内外之处出现黑斑，称为"水斑"。

(2) 辨咳喘：可见几种情况，或咳重而喘轻，或喘重而咳轻，或咳喘并重，甚则倚息不能平卧，每至夜晚则加重。

(3) 辨痰涎：肺寒金冷，阳虚津凝，成痰为饮，其痰涎色白质稀；或形如泡沫，落地为水；或吐痰为蛋清状，触舌觉凉。

(4) 辨舌象：肺寒气冷，水饮凝滞不化，故舌苔多见水滑，舌质一般变化不大，但若阳气受损时，则可见舌质淡嫩，舌体胖大。

(5) 辨脉象：寒饮之邪，其脉多见弦象，因弦主饮病；如果是表寒里饮，则脉多为浮弦或见浮紧，若病久日深，寒饮内伏，其脉则多见沉。

(6) 辨兼证：水饮内停，往往随气机运行而变动不居，出现许多兼证，如水寒阻气，则兼噎；水寒犯胃，则兼呕；水寒滞下，则兼小便不利；水寒流溢四肢，则兼肿；若外寒不解，太阳气郁，则兼发热、头痛等症。

以上6个辨证环节，是正确使用小青龙汤的客观标准，但六个环节，不必悉具，符合其中一两个主症者，即可使用小青龙汤。关于小青龙汤的加减用药，仲景已有明训，此不一一重复。根据刘老经验，常在本方基础上加茯苓、杏仁、射干等药，以增强疗效。小青龙汤虽为治寒饮咳喘的有效方剂，但毕竟发散力大，能上耗肺气，下拔肾根，虚人误服，可出现手足厥冷，气从少腹上冲胸咽，其面翕热如醉状等副作用。因此，本方应中病即止，不可久服。一旦病情缓解，即改用苓桂剂类以温化寒饮，此即《金匮要略》"病痰饮者，当以温药和之"的精神。

案2 孙某某，女，46岁。

时值炎夏，夜开空调，当风取凉，因患咳嗽气喘甚剧。西医用进口抗肺炎之药，而不见效。又延中医治疗亦不能止。马君请刘老会诊：脉浮弦，按之则大，舌质红绛，苔则水滑，患者咳逆倚息，两眉紧锁，显有心烦之象。辨为风寒束肺，郁热在里，为外寒内饮，并有化热之渐。

麻黄4g　桂枝6g　干姜6g　细辛3g　五味子6g　白芍6g　炙甘草4g　半夏12g
生石膏20g

此方仅服2剂，则喘止人安，能伏枕而眠。

[按] 本方为《金匮》之"小青龙加石膏汤"，治疗"肺胀，咳而上气，烦躁而喘，脉浮者，心下有水"之证。原方石膏为二两，说明本方之石膏应为小剂量而不

宜大也。刘老认为，本方具有寒热兼顾之能，燥而不伤之优。凡小青龙汤证的寒饮内留，日久都而化热而见烦躁或其他热象，如脉滑口渴，或舌红苔水滑者，用之即效。

案3　张某某，男，18岁，学生。

患喘证颇剧，已有5~6日之久，询其病因为与同学游北海公园失足落水，经救上岸则一身衣服尽湿，乃晒衣挂于树上，时值深秋，金风送冷，因而感寒。请医诊治，曾用发汗之药，外感虽解，而变为喘息，撷肚耸肩，病情为剧。其父请中医高手服生石膏，杏仁，鲜枇杷叶，甜葶苈子等清肺利气平喘之药不效。经人介绍，专请刘老诊诒。切其脉滑数，舌苔薄黄。刘老曰：肺热作喘，用生石膏清热凉肺，本为正治之法，然不用麻黄之治喘以解肺系之急，则石膏弗所能止。乃于原方加麻黄4g，服1剂喘减，又服1剂而愈。

［按］肺喘一证，从外邪论有寒、热之分；从内因而言则有虚，实之不同，所以用麻杏甘膏汤，观之似易，而用之实难也。麻杏甘膏汤的病机是肺热作喘，是肺金被热所伤。肺之合皮也，热则淖泽，迫津外渗则见汗出；邪热使肺之宣降失司则肺郁而喘；热证必见阳脉，如大、浮、数、动、滑也；舌质亦必红绛，而舌苔则必薄黄方为验也。本证汗出而不恶风，则与表证无关；而又不见烦渴则与里证无关。惟喘急一症为肺气所专司，故辨为肺热作喘而无疑。本方用麻黄配石膏，又大于一倍以上，则使麻黄宣肺止喘，石膏清热凉肺而相得益彰，自无助热伤津之弊。杏仁配麻黄，则宣中有降；甘草配石膏，则清中有补，且能缓急护心。此方如不用石膏而用芩、连苦寒沉降，则反碍肺气之宣；如不用麻黄之轻宣辛开，即使石膏之清、杏仁之降，因无宣开之药而无济于事也。

案4　刘某某，男，33岁，内蒙古赤峰市人。

1994年1月5日初诊。感冒并发肺炎，口服"先锋4号"，肌内注射"青霉素"，身热虽退，但干咳少痰，气促作喘，胸闷。伴头痛，汗出恶风，背部发凉，周身骨节酸痛，阴囊湿冷。舌苔薄白，脉来浮弦。证属太阳中风，寒邪迫肺，气逆作喘。法当解肌祛风，温肺理气止喘。

桂枝10g　白芍10g　生姜10g　炙甘草6g　大枣12g　杏仁10g　厚朴15g

服药7剂，咳喘缓解，仍有汗出恶风，晨起吐稀白痰。上方桂枝、白芍、生姜增至12g。又服7剂，咳喘得平，诸症悉除。医院复查，肺炎完全消除。

［按］本案为中风表虚兼肺失宣降之证。太阳中风，迫肺气逆，失于宣降，故见咳喘、胸闷、头痛、汗出、恶风，为"表虚"之证。故治宜在解肌祛风之中，佐以降气平喘之法。大论曰："喘家作，桂枝加厚朴、杏子佳。"本方以桂枝汤解肌祛风，用厚朴、杏子降气定喘，并能化痰导滞，为表里兼治之剂。临床用于治疗风寒表不解，而见发热、汗出、咳喘，屡屡获效。

（以上医案录自《刘渡舟验案精选》）

丁光迪
（擅调脾胃，咳喘治气）

【医家简介】

参见"咳嗽（上呼吸道感染等）"。

【主要学术思想和主张】

参见"咳嗽（上呼吸道感染等）"。

【精选验案】

案1 金某，男，50岁，干部。

咳喘多年，频繁发作。以往多是夏差冬剧，春暖缓解，现在几乎常年发病。发时先作咳嗽，咳甚即喘。痰多稠白，晨晚为甚。平时形寒背冷，喜得温暖；有时又自烦躁，气息急促。初时不妨眠食，近来发病即食减，多食作胀，并不得平卧。4日前突然寒战发热，热高至39.5℃以上。急送医院，诊断为"老年性慢性支气管炎"并发肺炎。经治用消炎、输液、给氧，3～4日过去，其热仍未能解退，上午较轻，下午增高，尚在38.5℃以上。有汗尚然畏寒，咳喘亦甚，痰多气塞，欲得太息。咯痰不爽，痰多稠沫，夹有黄稠痰片。烦躁不寐，胸脘痞闷，二便不畅。脉浮滑而数；舌红，苔滑腻，罩浅黄色。分析病情，这是一派饮热互结，气痞不通之象。法当急与宣降为治，即祛邪以宣肺，蠲饮以降气，谨防喘急生变。方从厚朴麻黄汤加味。

姜川朴10g　麻黄先煎，5g　光杏仁打，10g　桂枝10g　赤芍15g　生石膏先煎，30g　黄芩15g　姜半夏10g　细辛4g　干姜6g　五味子4g　茯苓15g　鱼腥草30g　金荞麦30g　2剂

二诊　药后出了一身透汗，体温降至常温（36.5℃），咳喘大平，咯痰亦爽，并得安寐一晚上。诊时脉见缓滑，舌苔亦化薄白。药病相当，转机亦很快，这是值得告慰的；但不能忽视，饮病咳喘，根深蒂固，虽然表证易解，但不足旦夕可以了事，还当温肺化饮，巩固疗效，小青龙汤出入。

桂枝10g　白芍10g　炙甘草5g　干姜5g　细辛3g　五味子3g　姜半夏10g　姜川朴4g　茯苓10g　陈皮7g　鱼腥草20g　金荞麦20g　5剂

三诊　身尚有汗，但寒热已平。咳喘不甚，咯痰亦爽，痰中已无黄片，亦能平卧。胃欲纳，二便调，似已转入正常。效议调理善后。上方去川朴；加白术10g。5剂。

此后即停药，一场风波，从此告平。

案2 问某，男，56 岁，省轻工厅干部。1980 年 2 月 5 日初诊。

咳喘多年，时发时平。最近天气骤寒，病又复发。先咳嗽，继之喘逆。同时，自感有气上攻，频欲作嗳气，咳喘多，嗳气亦多。如果欲嗳不出，则感气塞胸中，似欲气绝。因喘逆又嗳气，脘腹部亦作胀，不欲饮食，大小便不利，卧起不安。咳痰清稀，但有时又痰稠色白，黏于咽喉，咯不易出（可能支气管有感染）。病势急，发亦重，殊多忧虑。肢面浮肿，亦已多时，但以往一宿后，晨起能减；现在下肢肿重，不能自减了。喘逆嗳气多，而小便反少；大便又频而不爽，殊感腹中不适。但如果能得失气，则咳喘嗳气均能随之减轻；或得小便通利，则诸症亦减。脉细弦；舌胖，苔腻（并不水滑）。分析病情，此为痰饮阻气，上盛下虚，虚中夹实，甚为明显，即是标本虚实错杂证候。从咳喘久病而言，必然肺肾两虚，肺虚则其气不能下及，肾虚则开阖不利，气又不能摄纳，所以气逆又二便失调。再从目前现状来看，痰饮乘肺，阻碍气机；而阴盛乘阳，冲气又随之上逆。形成痰与饮并存，邪气与冲气夹杂，上中下一身气机逆乱，标证亦够复杂的了。但观其能得失气与小便畅利，则诸症均随之减轻，可知肾气的化机，在此又相当重要。综合各端论治，法当温肺纳肾，蠲饮降逆，两顾标本，尤重视于斡旋气机，或能取效。方从苓甘五味子姜辛夏杏汤合肾气丸意出入。

茯苓 15g　姜半夏 10g　干姜 7g　细辛 4g　五味子 4g　炙甘草 4g　炙苏子研，10g　姜川朴 7g　补骨脂 10g　胡芦巴 10g　上肉桂后下，7g　熟地 10g　淮山药 10g　5 剂

二诊　据述，服药至第 3 剂时，腹中突然气攻，雷鸣大作，连连得矢气，小便亦随之畅利，顿觉胸腹宽快，知饥欲纳，并得安寐了。一觉醒后，咳喘气逆大减，嗳气亦在不知不觉中渐消了，至今病已大有好转。斡旋气机的效果，在此发挥得淋漓尽致，殊为快慰。脉见滑象，舌苔薄腻。再从前方加减，巩固疗效。原方干姜减 2g，肉桂改为桂枝 10g。5 剂。

三诊　喘咳又减，咯痰爽利，眠食均可，二便并调，肢面肿亦见消。一场风波，渐渐平复。再为调理善后。

干姜 5g　炙甘草 4g　五味子 4g　姜半夏 10g　炙紫菀 10g　炙款冬花 10g　茯苓 15g　桂枝 10g　白术 10g　淮山药 10g　熟地 10g　补骨脂 10g　炙紫河车 1 条　5 剂

四诊　诸症平复，这是近几年来最爽快的疗效。上方再服 5 剂，以事巩固。

［**按**］此证在冬季是常见病，因为痰饮咳喘，有它的季节性，每因外寒引动内饮而病发。但一般饮病，表里皆寒，温药和之，其病即退。而这里饮与痰兼见，外寒之伤又不甚，内伤为多，所以舌苔并不水滑；而且咳喘又见嗳气，比较特殊，这是邪气与冲气夹杂，上中下一身之气为之逆乱，病情甚为复杂。但观其欲得矢气，或者小便快利，诸症即见减轻，这是邪气欲求出路，阳气欲得流走的征兆。凭此一点，可见复杂急重病情中，有网开一面的机会。肾为气之根，又司二阴，二阴又是祛邪泄浊的尾闾。抓住这个关键，斡旋气机，定有效果。所以立方用药，即以干姜细辛

五味子，温肺化饮，甘草干姜，恢复胸中之阳，这是宣通肺气；半夏苏子厚朴，化痰降气，肃降肺胃之气。这种治其上，亦是治标的。又用补骨脂、胡芦巴，温命门而纳肾气；肉桂、茯苓，温下焦而化膀胱之气。更益以熟地、山药，补肾脾而纳气固本。这种重点治下，亦是治其本而恢复开阖功能的。如此治标顾本，斡旋一身的气机，并使邪有出路，所以能迅速见效，扭转逆势，转危为安，亦可以说是得其要领了。咳喘治气，在此又多了一个验证，推及其余，历年亦每能奏功。李冠仙云"知医必辨"，很有道理。

（以上医案录自《中国百年百名中医临床家丛书·丁光迪》）

颜正华
（证症结合，数方合一）

【医家简介】

参见"咳嗽（上呼吸道感染等）"。

【主要学术思想和主张】

参见"咳嗽（上呼吸道感染等）"。

【精选验案】

童某，男，59 岁，职工。1992 年 3 月 23 日初诊。

喘作 3 年，冬发夏停。平日血压 180/100mmHg。医院诊为喘息性慢性支气管炎，肺气肿，肺心病，高血压。近日天气寒冷，喘息又发，动则加重，服氨茶碱等西药效不佳，遂来求治。刻下喘息无痰，又伴乏力，倦怠，桶状胸，腿不肿，舌红少苔，脉弦滑。血压 170/90mmHg。抽烟 40 年，无药物过敏史。证属肺失肃降，兼有气虚。治以降气平喘，佐以益气。

苏子 10g，打碎　杏仁 10g，打碎　炒莱菔子 12g　旋覆花 10g，包　白前 10g　白果 10g，打碎　紫菀 10g　沉香面 4g，分吞　五味子 6g，打碎　党参 10g

7 剂，每日 1 剂水煎服。忌食生冷辛辣油腻及鱼腥发物，建议少吸烟。

二诊　喘息大减，惟大便稀。上方去杏仁、苏子，加百部、泽泻各 10g，茯苓 20g。续服 7 剂。并嘱其药后如喘止，可不必再服。喘不止可再服 7 剂，以善其后。要慎起居，少去公共场合，谨防感冒，防患于未然。

[**按**] 喘息性慢性支气管炎临床比较难治，再加上本患者病时 3 年，又患高血压、肺气肿及肺心病等，使治疗的难度更大。颜师精心调治终收显效。麻黄为平喘要药，本案以喘为主，本当选用。然其含麻黄素能升高血压，故颜师舍去麻黄剂不用，改投《韩氏医通》三子养亲汤。是方由苏子、莱菔子、白芥子组成，其中白芥辛辣燥热，且本案又无痰，故颜师以杏仁代之，并配伍白果、白前、旋覆花、沉香、紫菀等以增强药力。患者动则加重，且乏力倦怠，又为气虚之兆，故此，颜师又在

方中加入五味子、党参等，以益气扶正。二诊因大便稀，而杏仁、苏子虽能平喘但滑肠，故去之，并加茯苓、泽泻合党参等，以健脾实便。

（录自《颜正华临证验案精华》）

张镜人
（重视中土，升降并举）

【医家简介】

参见"咳嗽（支气管炎）"。

【主要学术思想和主张】

参见"咳嗽（支气管炎）"。

【精选验案】

陶某某，女，63岁。

初诊　1981年1月22日。

主诉　咳嗽气促加剧1周，神志欠清2天。

病史　有慢性支气管炎、肺气肿病史20余年，每值冬季，咳喘反复发作，近1周来咳嗽胸闷气促加剧，前天因神志不清，口唇紫绀收住人院，请中医会诊。

舌脉　舌体短缩，质紫暗，苔黄干燥，脉细滑带数。

辨证　神志朦胧，面色暗滞，口唇及指甲略紫，精神恍惚，时有谵语，喉间痰声漉漉，咳嗽气粗，左下肺闻及湿啰音。辨证为年逾花甲，心肺素亏，痰湿淤热交阻，蒙闭包络，津液受烁。

诊断　慢性支气管炎，肺气肿，肺心脑病。咳嗽，痰迷心窍。

治法　清热护津，豁痰开窍，清心醒脑。

方药　南沙参12g　川石斛12g　水炙桑皮15g　干菖蒲9g　水炙远志5g　广玉金9g　天竺黄5g　陈胆星3g　竹叶卷心30片　连翘心9g　银花12g　川贝末3g，冲入

另：万氏牛黄清心丸1粒（化服），2剂，浓煎一汁，鼻饲。

二诊　1月24日，体温38.2℃。

前投清心豁痰，开窍醒神之剂，神志尚清，呼之能应，身热头痛，但精神萎靡，嗜睡，口渴引饮，咳嗽较减，气促稍平，脉细滑而数，伸舌已能出关，舌质暗红，少润，痰热内蒙，肺阴受烁，津液耗伤，治拟上法出入。

方药　鲜生地30g　鲜石斛30g　炒赤芍15g　炒丹皮9g　干菖蒲9g　炙远志5g　广玉金9g　天竺黄5g　陈胆星3g　水炙桑皮15g　连翘心9g　竹叶卷心30片

另：万氏牛黄清心丸1粒（化服），3剂，浓煎一汁。

随访　患者服上方3剂后，热退神清，神萎、咳嗽气促已缓，口唇紫绀好转，口渴引饮，头痛偶作，再以原方去牛黄清心丸，加强清营泄热，豁痰清心，养阴生津，

调治 2 旬，病情好转而出院。

[按] 患者入院时病情危重，证属邪热挟痰，蒙闭心窍。盖心主神明，邪热入侵，包络代之受病，而见神昏谵语等症，正如叶天士在《外感温热篇》中指出："温邪上受，首先犯肺，逆传心包，肺主气属卫，心主血属营……"，在治法上又云："……包络受病也，宜犀角鲜生地连翘郁金石菖蒲等，延之数日，或平素心虚有痰，外热一陷，里络就闭，非菖蒲郁金等所能开，须用牛黄丸、至宝丹之类以开其闭，恐其昏厥为痉也。"故选用清热。凉营，豁痰开窍之法，急以透达邪热，不使内陷，同时清化痰热，以醒脑开窍，因里热炽盛，阴液受烁，故须护养津液，乃宗治温病须"刻刻顾其津液"之训。方中合沙参、石斛、菖蒲、郁金、连翘、竹叶、万氏牛黄清心丸等于一炉，二诊之后，见效甚速，化险为夷，为治疗热病重症之范例。

（录自《中华名中医治病囊秘·张镜人卷》）

刘志明
（尚仲景，擅内科）

【医家简介】

参见"咳嗽（上呼吸道感染等）"。

【主要学术思想和主张】

参见"咳嗽（上呼吸道感染等）"。

【医论医话】

《伤寒论·辨太阳病脉证并治上第五》曰："喘家作，桂枝汤加厚朴、杏子佳。"仲景立此法以治疗气喘之人受凉而兼表证者也。

（摘自《刘志明医案精解》）

【精选验案】

案 1　陈某，女，60 岁，1991 年 3 月 20 日初诊。

主诉　喘咳 40 余年，加重 4 日。

病史　患者自年轻时起，反复出现咳喘，时重时轻，曾经多次住院治疗，经抗炎、解痉平喘等治疗后，症状可暂时缓解，但每当受累，着凉后病情加重。本次于 4 日前感受风寒，喘咳发作，夜间尤甚，难以平卧，咳痰质黏，不易咳出，气逆息粗，口干欲饮，用西药抗生素消炎及氨茶碱、泼尼松等药物治疗，效果不佳，故前来就诊。就诊时见：喘逆上气，胸部胀痛"息粗，鼻煽，咳而不爽，吐痰黏稠，伴形寒，身热，口渴，汗出，疲乏，饮食不佳，眠差，小便色黄，大便调；舌质红，苔薄微黄，脉弦滑。

中医诊断　喘证。

西医诊断　慢性支气管炎（急性发作期）。

辨证 表寒里热夹虚。

治法 宣肺泄热，兼补肺气。

处方 麻杏石甘汤合苏子降气汤加减。

麻黄6g 石膏15g 杏仁9g 黄芩9g 苏叶9g 苏子9g 瓜蒌9g 半夏9g 橘红9g 前胡9g 生芪15g 沙参12g 甘草6g

水煎服，日1剂，5剂。服5剂咳喘减，再服5剂咳喘平。

[按] 本案喘咳40年，肺气久遏，素蕴里热，故应以宣肺泄热为主；然老年患者，肺肾气虚，又当兼补肺肾，故方用麻杏石甘汤合苏子降气汤加减。方中麻黄宣肺解表，石膏清泄肺热，两药相伍，宣肺而不助热，清肺而不留邪；杏仁、苏子、苏叶、前胡宣肺降逆，助麻黄宣降肺气平喘；黄芩、瓜蒌清肺泄热化痰；半夏燥湿，橘红理气，相伍以化痰湿；黄芪补气，沙参养阴，气阴双补；甘草甘以缓急，又可调和诸药，相伍为用，咳喘得平。

案2 张某，男，51岁，1975年11月25日初诊。

主诉 喘咳反复发作8年，加重10天。

病史 喘咳8年，反复发作，咳吐白黏痰，喘息发作时，夜寐不能平卧，容易出汗。近日因受寒导致疾病复发10余天，经治疗效果不佳，故前来就诊。就诊时见：喘咳，张口抬肩，胸中窒闷，痰多而黏，咯出不爽，纳少神疲，易汗出，夜寐不能平卧，二便调；舌质淡青，苔薄白，脉细滑。

中医诊断 喘证。

西医诊断 慢性喘息性支气管炎。

辨证 痰饮留肺，肺失肃降。

治法 温肺化饮。

处方 桂枝加厚朴杏子汤加味。

桂枝9g 芍药6g 厚朴9g 杏仁9g 苏子9g 紫菀12g 陈皮6g 前胡6g 桔梗9g 甘草6g

水煎服，日1剂，5剂。

1975年12月1日二诊 服上药5剂，咳喘减轻，但痰仍黏，咯出不爽，出汗减轻，已能平卧，食欲增加，舌质淡红，脉细。故仍用前方加减。

桂枝6g 芍药6g 厚朴9g 紫菀9g 冬花6g 陈皮6g 苏子9g 杏仁9g 甘草6g

水煎服，日1剂，5剂。随访3个月，患者症状消失，病情平稳，未见复发。

[按] 本例患者素有咳喘，此次因受寒引发，患者咳喘汗多，痰白，舌淡苔薄白，故以桂枝加厚朴杏子汤加减治之。方中桂枝辛温解表，以解卫分之邪；桂芍合用，共奏调和营卫之功；甘草扶正调中，调补营卫生化之源；厚朴辛温，下肺气、消痰涎而平咳喘；杏仁苦温，苦泄降气、止咳平喘；苏子、厚朴降气；前胡、桔梗、

陈皮化痰而兼调理气机；紫菀、冬花止咳平喘，病遂得愈。

案3 张某，男，42岁。1980年12月28日初诊。

主诉 喘咳10余年，加重1周。

病史 患者喘咳时发时止，已10余年，每逢秋冬较甚。1周前因淋雨受寒，导致病情加重，咳少量黏痰，咳则气急，不能平卧，呼吸急促，张口抬肩，周身酸痛，纳食减少，常规治疗效果不明显，故前来就诊。就诊时见：喘咳，气急，张口抬肩，胸闷，痰黏，咯出不爽，口干，周身酸痛，纳食减少，眠差，二便调；舌质红，苔薄黄，脉滑数。

中医诊断 喘证。

西医诊断 慢性支气管炎急性发作。

辨证 痰热壅肺。

治法 宣肺散寒，清肺化痰。

处方 定喘汤加减。

白果12g　冬花9g　半夏6g　苏子9g　炙麻黄10g　杏仁9g　前胡9g　桑白皮12g
紫菀9g　黄芩6g　陈皮9g　甘草6g

水煎服，日1剂，3剂。

1980年12月31日二诊 服上方3剂，咳嗽减少，喘息渐止，但仍感痰少，不易咯出，周身酸痛，舌尖红，苔薄黄腻，脉滑数。辨证属肺中邪气未除，卫气不和，故前方加贝母9g，服法同前，续服3剂。

1981年1月3日三诊：服上方3剂，咳嗽减少，咳声减轻，痰少色白，喘息渐平，周身酸痛已减，口不干，舌尖不红，苔薄白，脉滑。考虑患者邪气渐除，故处方如下：前胡12g，桑白皮12g，紫菀9g，百部9g，杏仁6g，陈皮6g，瓜蒌9g，炙甘草6g。水煎服，日1剂，再进5剂。后随访之，患者诉症状已完全消失。

［**按**］根据患者咳嗽时发时止10余年、舌红、口干等症状，刘老断其当属肺热痰阻之证。患者素以肺热为患，加之痰，阻肺络，复感寒邪，受凉引起咳嗽发作，于是形成"外寒内热"之证，肺之宣发肃降失常。刘老认为本案治疗原则：一方面要宣肺，散在表之寒邪；另一方面要清化在里之痰热。宣肺散寒平喘选用定喘汤，加紫菀降气肃肺；用桑白皮增黄芩、海蛤壳等清肺化痰。

案4 王某，男，41岁，1992年12月23日初诊。

主诉 喘咳多年，加重4天。

病史 患者喘咳多年，每遇寒凉及冬季必加重，长期服用药物控制，症状尚属稳定。4天前，患者不慎受寒，喘咳症状较前明显加重，伴发热，息粗声高，经治疗无效，故前来就诊。就诊时见：喘咳，息粗声高，咳痰，痰色黄质黏，难以咳出，身微热，微汗出，咽干，胸闷，纳可，睡眠一般，小便色黄，大便尚调；舌质红，苔薄黄，脉浮数。

中医诊断 喘证。

西医诊断 喘息型支气管炎。

辨证 痰热壅肺。

治法 清热化痰，降气平喘。

处方 款冬花散加味。

款冬花10g 紫菀10g 杏仁10g 桑叶8g 生石膏20g 百部10g 防风8g 蝉衣4g 黄芩12g 厚朴5g 乌梅2枚 甘草6g

水煎服，日1剂，3剂。

1992年12月26日二诊 服上方3剂，喘咳症状明显好转，咽痒症状消失，故续以前方3剂，巩固疗效。后随访之，患者诉症状已完全消失，未再复发。

[按]《素问·至真要大论》云："诸逆冲上，皆属于火"，病火热则气盛而息粗也；况肺居五脏之上，升降往来，无过不及，或六淫七情之所伤，或食饱碍气之为病，由是呼吸之气不得宣畅而逆上致喘也。治当清热降火与宣肺理气同行：方中款冬花、紫菀、杏仁降气平喘，桑叶、防风、蝉衣宣肺开郁，如此则升降如常，气机调畅；石膏大寒，黄芩苦寒，用以清利痰热；百部、乌梅之用，乃久咳肺气皆伤，敛之以缓；厚朴少用以取其调畅中焦气机之性；甘草调和升降之药，又可凉以清金，诸药配合，而喘证若失。

案5 石某，女，67岁，1992年12月31日初诊。

主诉 喘促15年，加重伴咳嗽3天。

病史 患者喘促15年，长期于家中调养，症状平稳。3天前，因家中意外，引发喘咳较前明显加重，伴身热、汗出，虽经常规治疗，然效果不佳；与先前相比，患者觉此次虽气喘不甚，但咳吐无力，少气懒言，虽伴口干、咽痛，但不喜饮水，偶觉胸闷及胃脘部、两胁部胀满不适，患者心中不安，故前来余处就诊。察其舌质淡红，苔薄白，切其脉弦滑。

中医诊断 喘证。

西医诊断 慢性支气管炎急性发作。

辨证 肝郁气滞，痰浊阻肺。

治法 疏肝理气，宣肺化痰。

处方 香苏散合桑杏汤加减。

香附8g 苏叶6g 陈皮8g 桑叶8g 杏仁10g 象贝10g 栀子10g 太子参12g 瓜蒌12g 黄芩10g 甘草6g

水煎服，4剂，日1剂。

患者未再次复诊，后随访之，患者诉服药4剂，气喘、咳嗽诸症皆消，无明显不适。

[按]本案患者症见气喘伴两胁部胀满不适，脉弦滑。两胁者，肝经所过之处；

脉弦者，肝脉也，滑者，痰湿也。综合分析，刘老断为属肝郁气滞、痰浊阻肺之证，治宜疏肝理气、宣肺化痰，方用香苏散合桑杏汤加减治之。方中苏叶辛温，归肺、脾二经，发表散寒，理气宽中，为君药。香附辛苦甘平，行气解郁，为臣药，苏叶得香附之助，则调畅气机之功益著；香附借苏叶之升散，则能上行外达以祛邪。此即李时珍所谓："香附生用则上行胸膈，外达皮肤，得紫苏、葱白则能解散邪气。"况胸脘痞闷，虽缘于气郁，亦与湿滞有关，故佐用理气燥湿之陈皮，一则协君臣行气滞以畅气机，二则化湿浊以行津液。甘草健脾和中，与香附、陈皮相配，使行气而不致耗气，并调和药性，是佐药兼使药之用。再配以润肺化痰止咳之桑杏汤，喘咳之症可消。

（以上医案录自《刘志明医案精解》）

黄吉赓
（补肾益气，擅治咳喘）

【医家简介】

参见"咳嗽（上呼吸道感染等）"。

【主要学术思想和主张】

参见"咳嗽（上呼吸道感染等）"。

【医论医话】

肺脾肾气化失司、痰饮阻肺是慢性阻塞性肺疾病的发病机制，痰饮病早期多为"阳虚阴盛"，但由于长期大量痰液排出，日久津液耗损；或由于反复感受风热、燥热之邪，损耗阴津；或由于经常使用激素及平喘药物，而产生阴虚火旺之象；所以痰饮病日久，可出现气阴两虚或阴阳两虚，并有痰饮内阻之候。由于反复感邪，肺气阻塞，痰气交结，气滞血瘀；或因饮邪内阻，气机失于温运，血行凝滞；或因久郁化火，灼伤津液，痰瘀交结，临证时常见患者舌质偏暗，或有瘀斑，口唇发暗，胸膺胀闷、疼痛，后期由痰饮凌心，心阳不振，心脉痹阻，可出现面色、唇舌、指甲青紫，甚则出现喘汗欲脱、亡阴亡阳的危局。补肾益气法是治疗本病的大法，在应用治咳、化痰、平喘、定哮、扶正固本诸法时，可以加入调理气机、活血化瘀之品，所谓"治痰先治气，气顺痰自消，气行血亦行"。早期运用，可助肺气得气，气机升降正常，防止病情迁延；后期运用，使气血流通，脏腑功能维持正常。对虚实夹杂的阴虚痰饮之证，不能因见到阴虚之象而大量使用养阴滋腻之品，而以甘寒清润之品合益气生津健脾之品，使脾旺则津液输布正常，肺津得复，痰饮得化。

（摘自《黄吉赓肺病临证经验集》）

【精选验案】

案1 王某，男，80岁。初诊日期：2008年8月14日。

主诉 反复咳嗽气喘3年余，加重1个月。

病史 患者3年来反复咳嗽气喘，冬季加重，近1个月余无明显诱因下咳嗽，气喘甚，夜间伴有胸闷，曾静脉滴注克林霉素、左氧氟沙星9日，无明显缓解，因而来诊。刻下：呛咳（＋＋），喉痒，痰每日40～50口（＋＋＋）、中等大小、白泡黏、咯吐易，胸闷，平步则喘（＋＋），夜间胸闷，不能平卧。4～5次1分钟，纳可，自汗多，口干喜冷饮，舌暗红少津，苔薄微黄，脉弦滑。既往无胃病史。

诊断 中医诊为喘证；西医诊为慢性阻塞性肺疾病急性加重。

辨证 寒饮阻肺，肺气郁闭。

治法 温肺散寒，化痰平喘。

泽漆4.5g 细辛3g 射干15g 炙麻黄5g 炙苏子15g 莱菔子15g 紫菀15g 款冬花10g 陈皮10g 制半夏15g 前胡10g 柴胡15g 杏仁12g 桃仁12g 厚朴10g 枳壳9g 桔梗9g 生甘草9g 丹参15g 郁金15g 麻黄根12g 14剂

二诊 间断咳（＋），喉痒，痰10余口（＋）、中等大小、白泡黏、咯吐易，胸闷减，无明显支气管哮喘，纳可，自汗多，口干减，舌暗红，苔根薄腻微淡黄且干，脉弦滑。增入益气健脾补肾之品，原方加太子参15g、莪术15g、白术15g、茯苓15g、淫羊藿10g、菟丝子10g、功劳叶10g。续服14剂。

三诊 间断咳（＋），喉痒止，痰日均10口以下（＋）、小、白黏、咯吐易，无支气管哮喘，纳可，自汗减，口干喜冷饮，舌暗红少津，有齿印，苔薄微黄，脉弦滑。原方去莱菔子。续服14剂巩固疗效。药后诸症均减。

[按] 黄吉赓认为临床上凡咳喘并见痰量多，痰色白而清稀，成泡沫状，咳痰易出，是痰饮咳喘的辨证要点，治疗上应选用泽漆汤加减。故本案以泽漆汤合苏子降气汤加减，重用泽漆、细辛温肺化饮，炙苏子、莱菔子、沉香降气化痰平喘为主药。二诊患者痰量明显减少，标实证减轻，咳喘日久，肺脾肾同病，故加太子参、莪术、白术、茯苓益气健脾，淫羊藿、菟丝子、功劳叶补肾，标本兼治。

案2 张某，男，57岁。初诊日期：2009年3月18日。

主诉 反复咳痰15年，伴喘息5年，加重2个月。

病史 患者咳痰15年，继则呼吸困难，喘息不能平卧，喘息5年，外院诊断为慢性阻塞性肺疾病。近2个月来症状加剧，因而来诊。刻下：间断咳（＋），喉毛，痰3口、小、微黄、难咯，气喘（＋＋＋），哮（－），纳可，食后作胀，脘痛嗳气反酸，口干饮多，喜热，舌胖、偏暗红，苔薄黄腻、中剥，偏干，脉弦。既往无胃病史。

诊断 中医为喘证；西医为慢性阻塞性肺病急性加重期。

辨证 痰热阻肺，肺失宣降，胃失和降。

治法 清热化痰，宣肺平喘，和胃降逆。

射干15g 炙麻黄5g 紫菀15g 款冬花20g 炙苏子15g 莱菔子12g 前胡10g

厚朴9g　瓜蒌皮15g　海蛤壳30g, 先煎　黄芩15g　柴胡9g　丹参30g　郁金15g　桃仁10g　杏仁10g　陈皮10g　枳壳9g　桔梗9g　甘草9g　沉香粉3g, 分冲　麻黄根12g　黄连3g　吴茱萸1g　海螵蛸15g

14剂, 龙星片每日4次, 每次6粒, 口服。

二诊　服药后自觉咳痰松快, 痰出喘减, 口干增, 大便得畅, 舌偏暗红, 有齿印, 苔薄微黄中剥且干, 脉细。原方去莱菔子、瓜蒌皮、海蛤壳, 改海螵蛸30g黄连5g, 加檀香3g、鸡内金15g、莱菔荚30g, 太子参15g、莪术15g、白术15g、茯苓15g。续服14剂。龙星片每日4次, 每次6粒, 口服。

三诊　偶咳（±）, 喉毛, 痰3～4口、小、微黄不爽, 快步气喘（＋）, 哮（-）, 两腿已有力, 嗳气反酸已除, 大便日行2～3次, 成形, 苔薄腻微黄中剥, 稍胖, 舌偏暗红, 脉弦。病情趋向稳定。

辨证　气阴两虚, 肺胃不足, 痰湿内生。

治法　益气养阴, 健脾助运, 化痰平喘。

太子参15g　麦门冬15g　南沙参15g　莪术15g　白术15g　茯苓15g　射干15g　炙麻黄3g　紫菀15g　款冬花10g　半夏15g　柴胡9g　黄芩9g　枳壳9g　桔梗9g　丹参30g　郁金15g　降香3g　葛根15g　川牛膝15g　麻黄根12g　黄连3g　吴茱萸1g　海螵蛸30g　甘草9g　生姜9g　大枣30g

14剂, 龙星片每日3次, 每次6粒, 口服。药后诸症显减。

[按] 本例患者咳喘病病程较长, 肺胃同病。黄吉赓在治疗时常先用射干麻黄汤合苏子降气汤加沉香清肃肺气, 同时注意调和脾胃, 肺胃同治。服药1月后自觉咳痰松快, 痰爽喘减, 可见咳喘急发时以降气祛邪为重, 收效明显, 患者稳定期当以扶正为重, 而改用麦门冬汤合射干麻黄汤加减为主, 以养阴益气化痰治之。可见治疗咳喘病当分期论治方能收效。

案3　薛某, 男, 53岁。初诊日期: 2008年11月17日。

主诉　反复胸闷气喘咳痰10年, 加重2年。

病史　患者反复胸闷气喘咳痰10年, 近2年来喘息加重。刻下: 平步则喘（＋＋）, 间断咳（＋）, 痰（±）、色白、质黏、难以咯出, 胸闷, 自汗, 纳可, 大便2日一行, 舌偏暗红胖, 有齿印, 苔微淡黄腻且干中裂, 脉小弦滑。既往无胃病史。

诊断　中医诊为喘证; 西医诊为慢性阻塞性肺疾病迁延期。

辨证　痰热阻肺, 肺失清肃。

治法及方药　清热化痰, 宣肺平喘。

炙麻黄5g　桑白皮10g　前胡10g　制半夏15g　柴胡15g　黄芩15g　紫菀15g　款冬花10g　炙苏子15g　莱菔子9g　厚朴10g　射干15g　枳实15g　桔梗9g　生甘草9g　丹参15g　郁金15g　桃仁10g　杏仁10g　麻黄根12g　沉香粉3g, 分吞　14剂

二诊　咳喘明显好转。无咳, 痰日均6口、小、白、稀、咯吐尚易, 胸闷已缓

解，快步走则喘，自汗多，舌胖暗红少泽，苔薄黄腻，脉小弦。原方加莪术 15g、白术 15g、茯苓 15g、陈皮 10g、淫羊藿 10g、功劳叶 10g、菟丝子 10g、生姜 9g、大枣 30g。续服 14 剂。

三诊　胸闷减，无喘哮，无咳，痰少、小、白、泡、欠畅，但胃脘不适，纳可，矢气频，大便欠畅，苔根腻且干，舌质暗红有齿印，脉小弦。转拟健脾化痰，降气平喘。

太子参 15g　莪术 15g　白术 15g　茯苓 15g　炙甘草 9g　制半夏 15g　陈皮 10g　黄连 3g　吴茱萸 1g　海螵蛸 30g　柴胡 10g　枳实 15g　鸡内金 10g　白花蛇舌草 15g　徐长卿 10g，后下　丹参 15g　郁金 15g　射干 15g　炙麻黄 5g　紫菀 15g　款冬花 10g　沉香粉 3g，分吞　炙苏子 9g　桃仁 9g　杏仁 9g　厚朴 9g　瓜蒌皮 15g　海蛤壳 30g　麻黄根 12g　莱菔子 12g

14 剂药后诸症均好转。

[按]　本例主症是喘息迁延，痰黏而难以咯出，大便干结，舌红，苔淡黄腻，脉滑，均系痰热恋肺，且有移热于大肠的表现。咳、痰、喘、哮四症中以喘为其主要临床表现，故诊断为喘证，喘证的治疗，黄吉赓认为辨证用药当先明标本。常谓："知标本者，万举万当，不知标本，是谓妄行。"具体来讲就是要辨清症状的主次，急则治标，缓则治本。该患者病程已有 10 年，且年近六旬，然而此次发病仍以标证为主，虽有肺脾肾的虚损，仍以祛邪为先，二诊后患者症情明显好转，根据"金水相生…精气互化"的理论，增入淫羊藿、功劳叶、菟丝子等培本的药物、莪术活血。三诊，患者已无明显肺系症状，而以胃脘不适、矢气较多、大便欠畅等脾胃运化失司为主要临床表现，因此在治疗上以健脾化痰、助运消导为主。

案4　钱某，男，52 岁。初诊日期：1990 年 2 月 12 日。

主诉　咳痰 16 年，气喘 5 年，加重 1 周。

病史　咳嗽，痰多 16 年，气喘 5 年，甚则夜间不能平卧。近年来经常出现高热。曾经中西医治疗，但病情仍逐年加重，日痰量多达 500mL，两肺长年可闻及哮鸣音。X 线胸片：两肺纹理增多，透亮度增强。刻下：咳嗽，痰白质黏，日痰量 > 500mL。胸闷气喘，夜不能平卧。口干喜热饮，苔薄黄腻，脉细滑。

诊断　中医诊为喘证；西医诊为慢性支气管炎（喘息型）、肺气肿急性发作期。

治疗先拟治标，清化痰热；以泽漆汤加减。服药半月后，咳喘明显减少，症情逐渐稳定，遂以脾功方加味治疗：淫羊藿 15g、菟丝子 15g、功劳叶 15g、附片 6g、茯苓 15g、陈皮 10g、紫菀 15g，以此为基础方随症加减治疗 1 年余，临床症状、体征消失。再以益气温肾，巩固疗效。原方加黄芪 15g、党参 9g、锁阳 15g。续服 1 年。后复查肺功能，各项指标明显改善，体重增加 15kg。随访 11 年未曾复发。

[按]　患者前期以对症治疗为主，故疗效不显。黄吉赓以加减泽漆汤控制急性发作后，针对患者脾肾阳虚，逐以脾功方加味治疗，旨在宣肺化痰、健脾燥湿与温肾

益气相配合，使肾能司蒸化，脾能司转运，肺能司通调，水津得布，痰饮得化。以此标本同治方坚持治疗2年余，终于治愈长达20年之久的顽疾。

案5 王某，男，69岁，教师。初诊时间：2009年2月4日。

主诉 咳嗽伴气急20余年，心悸半年。

病史 患者反复咳嗽、咯痰，伴有气急20余年，近半年来出现心悸。肺CT检查示：双肺间质性改变，左心增大；肺功能检查：提示中度限制性通气功能障碍，弥散功能中度（偏重）减退；刻下：咳（＋＋），咳引右胸胁作痛，喉痒，无痰，有时心悸，喘（＋），可平卧，纳减，眠艰，口微干饮不多，喜热，舌暗红，微齿印，苔薄腻微黄且干，脉弦。既往有上腹胀史，失眠史20余年。有吸烟史20年，戒烟2个月。

诊断 中医诊为喘证；西医诊为肺间质纤维化。

辨证 风痰瘀热互阻，肺失宣肃，胃失和降。

治法 搜风清热，降气活血，肃肺和胃。

蝉蜕6g　僵蚕10g　杏仁10g　前胡10g　紫菀15g　半夏10g　射干15g　柴胡15g　黄芩15g　枳壳9g　桔梗9g　甘草9g　款冬花15g　丹参30g　郁金1.5g　檀香5g，后下　砂仁3g，后下　黄连3g　吴茱萸1g　海螵蛸15g　炙鸡内金15g　生麦芽12g　生谷芽12g

14剂，龙星片每日3次，每次6片，口服。

二诊 咳较前减少1/3，喘减，中腹胀痛3~4日，排便后腹痛可缓，余症如前，舌胖少津，偏暗，苔薄微黄，脉弦滑。守前方改炙鸡内金30g、熟谷芽10g、熟麦芽10g，加徐长卿15g（后下）、延胡索15g，续服14剂。龙星片每日3次，每次6片，口服。药后诸症均减。

[**按**] 肺间质纤维化主要表现为咳嗽和活动后气喘，中医辨证属于喘证范畴，由风痰瘀热互阻、肺失宣肃、肾失摄纳所致，病情较重，黄吉赓善用虫类药配合活血药物，既搜风通络，又活血化瘀以清肃肺气，降逆止咳，常用蝉蜕、僵蚕、地龙、全蝎等搜风剔络。

（以上医案录自《黄吉赓肺病临证经验集》）

洪广祥
（治肺不远温）

【医家简介】

洪广祥（1938~），江西省婺源县人，江西中医学院教授、主任中医师、北京中医药大学中医内科博士研究生导师。首批500名国家著名中医药专家之一，江西省名中医。擅长于内科呼吸疾病的治疗，对支气管哮喘、支气管扩张、慢性阻塞性肺疾病等有丰富的临床经验。获国家专利局发明专利 3 个，研制国家三类新中药 2 个。

相关著作：《豫章医萃：名老中医临床经验精选》、《奇病奇治》、《中国现代百名中医临床家丛书·洪广祥》等。

【主要学术思想和主张】

洪广祥率先倡导"痰瘀伏肺为哮病反复发作夙根"和"肺阳（不用）虚弱为咳喘发病的内因"、"治肺不远温"等学术观点。成功研制治疗咳喘的新药"定喘宁"片，"咳喘固本冲剂"、"复方参蛤片"、"寒咳宁"、"蛭散胶囊"、"蠲哮片"等。

【医论医话】

肺系病日久，终致气阳虚衰，究其原因，除与先天禀赋不足有关外，还与瘀痰伏肺伤及阳气和咳喘反复发作重伤阳气有关，出现喘脱证则阳衰尤为明显，故喘脱证的抢救要特别重视回阳固脱，选用参附汤、参茸黑锡丹之类。即使患者出现明显阴虚征象，亦不例外，因喘脱证的阴虚证候乃阳损及阴的结果，治疗须回阳固脱、益气养阴并举。如果一味地益气养阴，则会导致"独阴不生"，终致阴阳离决。喘脱证的抢救治疗，亦不可一味地强调扶正，须重视祛邪，因邪不除则正更衰，正衰则邪愈盛，形成恶性循环。

［摘自刘良徛. 洪广祥治喘脱证验案 3 则. 江西中医药，2000，31（6）］

【精选验案】

案 1 康某，男，57 岁，干部，1999 年 3 月 23 日初诊。

因反复胸闷、胸痛 2 天，再发 7 天入院，既往有慢性支气管炎病史，经治疗病情好转。3 月 28 日不慎受凉，出现咳嗽，咯黄黏痰，鼻塞，气憋，汗出，纳少，身体疼痛，舌质红、苔黄，脉浮数。查体：体温 38.8℃，心率 110 次/分，两肺可闻及哮鸣音。血常规：白细胞 5.7×10^9/L，中性粒细胞 0.75，淋见细胞 0.24。西药抗感染先后用先锋必、头孢拉定、舒氨西林等，中药予疏散风寒、清泄郁热剂，选用小青龙加石膏汤，病情一直未得到有效控制，反有加重趋势，至 4 月 9 日患者症见：喘憋，动则加剧，不能平卧，咳嗽，咯白黏痰，汗出多，汗漏不止，汗出湿衣甚至湿被，面色泛红，恶风，尿少，舌红暗、苔白腻，脉浮弦滑数，重按无力。导师查房后认为：证属卫阳气虚，喘促甚，逼汗出，须严防喘脱。

方药 （1）桂枝 10g 白芍 10g 生姜 3 片 红枣 6 枚 炙甘草 10g 熟附片 10g 浮小麦 30g 五味子 15g 生龙牡各 20g 生黄芪 20g 山茱萸 15g

（2）参茸黑锡丹 1.5g/次，日 2 次。服上方 2 剂，患者喘憋、咳嗽、汗出均大减，夜寐可，二便正常，纳可，继服上方至 4 月 14 日，患者稍感四肢乏力，余无特殊不适，停前方及参茸黑锡丹［组成：沉香（镑）、附子（炮，去皮、脐）、葫芦巴（酒浸，炒）、阳起石（研细，水飞）、茴香（舶上者，炒）、补骨脂（酒浸，炒）、肉豆蔻（面裹，煨）、金铃子（蒸，去皮、核）、木香、肉桂（去皮）、红参、鹿茸、母丁香、益智仁等］，予温阳益气护卫汤调治而愈。

案2 杨某，男70岁，退休干部，1999年5月6日初诊。

因反复咳嗽6年，胸闷气喘4年，加重伴汗出2个月余入院。曾在我院诊治，诊断为"慢性支气管炎"、肺气肿，3月初因天气变化，不慎受凉，出现咳嗽咯痰、汗出等症，入某省级医院呼吸科住院治疗，经抗感染、对症、支持处理，患者咳嗽、咯痰、阵发性喉中痰鸣等症状有所改善，但胸闷、气喘、汗出仍较甚，为求中医药治疗，遂入我科住院。入院时症见：胸闷，气喘，动则尤甚，大汗淋漓，湿衣湿被，张口抬肩，不能平卧，双目外突，面色潮红，四肢厥冷，心烦，胸闷烦热，口干欲饮，饮水量约1300mL/d，难以入睡，大便偏结，尿平，舌质红、无苔，脉细弱。查体：两肺呼吸音弱，两下肺可闻及湿啰音及少量哮鸣音，心率124次/分，律齐。血常规示：白细胞9.1×10^9/L，中性粒细胞0.73，淋见细胞0.26。血气分析示：二氧化碳分压65mmHg，氧分压54mmHg，HCO_3 28.6mmol/L。西医诊断：呼吸衰竭（Ⅱ型）。中医诊断：喘脱证，证属阴阳两虚，顽痰阻肺。治以回阳固脱，益气养阴，涤痰平喘。

用药：（1）西洋参10g　熟附片10g　麦冬10g　五味子10g　煅龙牡各15g　山茱萸10g　鹅管石20g　海蛤壳20g　生麻黄10g　杏仁10g

（2）参茸黑锡丹1.5g/次，日2次。服上方1周，患者喘息减轻，汗出减少，但轻度活动仍汗出，难平卧，需右侧卧位，咳嗽，咯痰少，面色潮红，四肢尚温，舌红、苔薄白，脉细弱。查体：右肺底可闻及少许湿啰音，血气分析示：二氧化碳分压54mmHg，氧分压68mmHg，HCO_3 33.9mmol/L。继用益气阴、清虚热、祛痰瘀剂及参茸黑锡丹。至6月15日，患者咳嗽消失，微微汗出，纳可，夜寐安，二便平，舌红暗、苔薄少，脉细弱。查体：两肺无干湿啰音，心率100次/分，好转出院。

案3 李某某，男，62岁，退休干部，1999年8月16日初诊。

因反复咳嗽、咯痰50年，加重伴喘促4年，再发8天入院。患者自幼时起出现咳嗽、咯痰，以后经常反复发作，多于感冒后或寒冷季节发病，病情逐年加重，1985年始出现喘促，曾在我院住院诊断为"慢性支气管炎"、肺气肿、肺心病。8月8日患者受凉后致病情发作，在单位医务所经抗感染治疗未效。入院症见：咳嗽，咯黄稠痰，不易咯出，痰量约10口/天，喘促不能平卧，胸闷，心慌，口唇紫暗，下肢轻度浮肿，口干，口黏，腹胀，纳少，大便偏结，尿量约500mL/d，舌淡暗、边有齿印，苔黄腻，脉沉数，两寸脉浮，重按无力，平素易感冒，怯寒。查体：胸部呈肺气肿体征，两中、上肺可闻及中量哮鸣音，两下肺可闻及中量湿啰音，心率112次/分，律齐。血常规示：白细胞9.8×10^9/L，中性粒细胞0.76，淋见细胞0.24。入院后先后予以苯唑西林钠、氧哌嗪青霉素、尼泰欣、克林霉素等多种抗生素抗感染及对症、支持处理。中药先后予以麻黄附子细辛汤合蠲哮汤、小青龙加石膏汤、苏子降气汤加味等方剂治疗，病情未能有效控制，至8月28日，导师查房时见：患者喘憋，动则尤甚，难平卧，咳嗽咯白泡沫痰，痰量约30口/天，无力排出，怯寒，畏风肢凉，汗出，时心慌，双下肢浮肿，尿量偏少，排尿不畅，似淋沥不尽感，舌偏红暗、苔黄腻少津，脉沉细数，重按无力。导师认为：证属本虚标实，虚表现为心肺肾气阳衰弱，实表现在痰瘀伏肺，治当温补气阳，涤痰行瘀，利气平喘。用药：①桂枝10g，熟附片10g，生黄芪30g，补骨脂10g，紫石英20g，礞石20g，海蛤壳20g，法夏10g，皂荚6g，桃仁10g，红花10g，当归10g，葶苈子30g，防己15g，泽泻35g；②参茸黑锡丹1.5g/次，日2次。服药1周，喘憋、汗出、腹胀减轻，咳嗽、咯痰减少，能平卧，纳食增加，双下肢仍浮肿，二便如常，舌偏淡、苔黄腻偏厚，脉沉细虚数，继用上方至9月10日，患者病情基本控制，后经调治，好转出院。

[以上医案录自刘良待．洪广祥治喘脱证验案3则．江西中医药，2000，31 (6)]

肺 胀
（肺心病）

丁甘仁
（六经分治，善治外感）

【医家简介】

参见"咳嗽（支气管炎）"。

【主要学术思想和主张】

参见"咳嗽（支气管炎）"。

【精选验案】

案1 程女。肺有伏风，痰气壅塞，脾有湿热，不能健运，以致咳嗽气逆，面浮四肢肿，食入腹胀有形，小溲不利，苔薄腻，脉浮滑，势成肿胀。急拟疏风宣肺，运脾逐湿，庶免加剧耳。

紫苏叶一钱　青防风一钱　光杏仁三钱　象贝母三钱　连皮苓四钱　陈广皮一钱　桑白皮二钱　大腹皮二钱　莱菔子炒、研，三钱　枳实炭一钱　汉防己三钱　冬瓜子、皮各三钱

案2 朱先生。肾虚不能纳气，痰饮上泛，肺失肃降，脾弱积湿下注，痰饮咳嗽已久。迩来气喘，不能平卧，腿足浮肿，纳谷无味，舌苔薄腻，脉象弦紧而硬，似无和缓之气。喘肿重症，急宜温化水饮，顺气纳气，冀望气平肿消，始能出险入夷，尚希明正。

肉桂心四分　连皮苓四钱　生白术二钱　清炙草五分　仙半夏三钱　远志一钱　沉香片三分　附块一钱　甘杞子三钱　旋覆花一钱五分　代赭石三钱　五味子三分　淡干姜三分　补骨脂一钱五分　核桃肉二枚　蛤蚧尾一对，酒洗烘研，饭后吞服

案3 屈左。痰饮咳嗽已有多年，加之遍体浮肿，大腹胀满，气喘不能平卧，腑行溏薄，谷食衰少，舌苔淡白，脉象沉细。此脾肾之阳式微，水饮泛滥横溢，上激于肺则喘，灌溉肌腠则肿，凝聚膜原则胀，阳气不到之处，即是水湿盘踞之所，阴霾弥漫，真阳埋没，恙势至此地步，已入危险一途。勉拟振动肾阳，以驱水湿，健运太阴，而化浊气，真武、肾气、五苓、五皮合黑锡丹，复方图治，冀望离照当空，浊阴消散，始有转机之幸。

熟附子块二钱　生白术三钱　连皮苓四钱　川桂枝八分　猪苓二钱　泽泻二钱　陈

皮一钱 大腹皮二钱 水炙桑皮二钱 淡姜皮五分 炒补骨脂五钱 陈葫芦瓢四钱 黑锡丹吞服，一钱 济生肾气丸清晨另吞，三钱

二诊 前方已服五剂，气喘较平，小溲渐多，肿亦见消，而大腹胀满，纳谷不香，咳嗽夜盛，脉象沉弦，阳气有来复之渐，水湿有下行之势，既见效机，率由旧章。

原方去黑锡丹，加冬瓜皮（二两），煎汤代水。

三诊 又服五剂，喘已平，遍体浮肿减其大半，腹胀满亦松，已有转机。惟纳谷不香，神疲肢倦，脉左弦右濡，舌虽干，不欲饮，肾少生生之气，脾胃运输无权，津液不能上潮，犹釜底无薪，锅盖无汽水也，勿可因舌干而改弦易辙，致反弃前功。仍守温肾阳以驱水湿，暖脾土而化浊阴。

熟附块五钱 连皮苓四钱 生白术三钱 川桂枝六分 猪苓二钱 福泽泻五钱 陈皮一钱 大腹皮二钱 水炙桑皮五钱 淡姜皮五分 炒补骨脂五钱 冬瓜子皮各三钱 陈葫芦瓢四钱 济生肾气丸清晨吞服，三钱

四诊 喘平肿消，腹胀满亦去六七，而咳嗽时轻时剧，纳少形瘦，神疲倦怠，口干欲饮，舌转淡红，脉象左虚弦，右濡滑。脾肾亏而难复，水湿化而未尽也。今拟平补脾肾，顺气化痰。

炒潞党参五钱 连皮苓四钱 生白术三钱 陈广皮一钱 仙半夏二钱 炙远志一钱 炙白苏子五钱 旋覆花包，五钱 水炙桑皮五钱 大腹皮二钱 炒补骨脂五钱 冬瓜子皮各三钱 陈葫芦瓢四钱 济生肾气丸清晨吞服，三钱

五诊 喘平肿退，腹满亦消，惟咳嗽清晨较甚，形瘦神疲，纳谷不香，脉濡滑无力，脾肾亏虚，难以骤复，痰饮根株，亦不易除也。今以丸药缓图，而善其后。

六君子丸每早服三钱，济生肾气丸午后服三钱。

（以上医案录自《孟河丁甘仁医案》）

陈良夫
（精于切诊，清润治肺）

【医家简介】

参见"喘证"。

【主要学术思想和主张】

参见"喘证"。

【精选验案】

王，男。肺气以下行为顺，经有云：气从上逆者谓之喘。喘症之因，在肺为实，在肾为虚，昔人又有先肿后喘治在脾。据述疮疖之后，遍体浮肿，又复囊大溲涩，原属脾经积湿，下注厥阴，泛溢肌表之候，近日肿势不退，更增喘逆，喉间有声如锯，坐卧均属不适，小溲不行，按脉沉细滑，苔花腻。拙见是积湿成水，脾气先滞

而肺气又被冲动，失其宣降之常，昔人所谓水气乘肺，即此候也。此为肺喘，而非肾喘，亦属实证，而非虚证。惟喘症虽分虚实，见之均为重候，考下流之水，上出高源，今溲涩不行则水从何去，而肺气何由而降。目前证象，总期气顺为吉。《内经》本着急则治标之旨，爰拟泻肺汤主治，参以通利水道，望其气降溲通，方为佳兆。

甜葶苈　大腹皮　杏仁　川贝母　川牛膝　旋覆梗　煅礞石　代赭石　花槟榔　赤茯苓　车前子　青铅

二诊　咳不离乎肺病，肺气以下行为顺，肿喘之后，咳呛不净，气易逆而脉仍滑，疮疖频发，此气分湿痰，肺失顺降，宜理气以化湿痰。

旋覆梗　川贝母　煅赭石　炙紫菀　煅蛤壳　海浮石　炒橘红　冬瓜子　姜汁炒竹茹　赤茯苓　法半夏　米仁　猪苓

[按]　遍身浮肿有"水肿"和"气肿"之别，但以水肿为常见。水肿的形成与肺、脾、肾三脏功能关系最为密切。本例遍体浮肿，囊大溲涩，喘逆，喉有痰声如锯，属脾运失司，肺气不降所致。方以葶苈子泻肺气之闭，行膀胱之水，启上闸以开支河，肺气下行则喘逆自平，膀胱"决渎"有权，则水肿自退。辅以青铅摄纳肾气以防喘脱。初诊切中肯綮，病情即有转机，二诊原意循序图之。古人曾有先肿后喘在脾，但陈氏根据《内经》标本缓急之旨，此标急之候，当在权变耳。

（录自《现代著名老中医名著重刊丛书·陈良夫》）

王仲奇
（调理气血，以通为补）

【医家简介】

王仲奇（1881～1945），安徽歙县人。出身于中医世家，自曾祖习岐黄始，传至其先人王养涵先生时，名著江、浙、皖、赣间，特被称为"新安王氏医学"。王仲奇十五岁时即从父学医，德承家学，1903年开始在故乡悬壶执诊，声名日盛，1923年春举家迁往杭州，同年秋，复应有人之邀又再迁徙，到上海定居，以精湛医术享誉国内外，善治温病、杂病及妇科，被尊为近代新安医家的杰出代表。

相关著作：《王仲奇医案》。

【主要学术思想和主张】

王仲奇学术远溯张仲景、孙真人以及诸家之学，近效孙一奎、程杏轩并及叶天士、徐洄溪诸家之书，而于乡先辈吴谦服膺尤深，早年以治温病见称乡里，后赴沪，以治杂病及妇科驰名。治病强调辨证立方，处方则时方、经方并用。治疗内伤杂病，既强调不伤脾胃和肾气，又不一味强调进补，治则以调理气血，以通为补。

【精选验案】

案1 许右，兰溪，徽城，六月十二日。

湿蕴气中，气化阻闭，清阳失舒，决渎不行，腹胀膨脖，胸满喘息、面、目、肢体尽肿，阴部下体益甚，便溺不利，卧难安枕，脉沉细而弦。速以温化，通泄三焦。

川桂枝二钱　木防己钱半　茯苓皮五钱　川椒目炒，钱半　甜葶苈隔纸炒，二钱 制川朴钱半　洗腹皮三钱　广木香一钱　制附块二钱　北细辛四分　缩砂仁二钱　泽泻炒，二钱　续随子霜钱半

案2 方，齐武，九月十一日。

阳为湿困，气化失输，腹膨胀，面浮跗肿，纳少而胀甚，咳嗽气逆作闭，行动呼吸紧迫，卧难安枕，脉沉细。病机自下而上，有肺布叶举之势，勿轻视可也。

川桂枝一钱　川椒目炒，一钱　木防己二钱　甜葶苈隔纸炒，一钱二分　杏仁去皮尖，三钱　桑白皮炙，钱半　厚朴花钱半　草果炒，钱半　广皮钱半　青皮炒，钱半 莱菔子炒，一钱二分　茯苓皮五钱

二诊　九月十七日。湿着阳气失化，腹膨胀，面浮附肿，阴器亦肿，便溺不利，大便有黄白黏积，咳嗽气逆作闭，呼吸紧迫，卧难安枕，脉沉细。势成肿满喘闭，亦沉重之候，速以温化，以冀弋获。

川桂枝一钱二分　川椒目炒，一钱　木防己二钱　甜葶苈隔纸炒，钱半　厚朴花钱半　茯苓皮五钱　北细辛三分　莱菔子炒，二钱　陈香圆皮三钱　草果煨，钱半　黑丑炒，一钱二分　续随子霜一钱　控涎丹分吞，五分

三诊　九月十九日。阳气失化，湿浊瘀滞，腹膨胀坚硬，面浮附肿，阴器亦肿，两日来投以荡涤之剂，大便曾下黄白恶物，始初爽适，后又滞下，咳嗽气逆作闭较减，脉沉细微弦。仍守原意小其制，以冀应机。

川桂枝钱半　川椒目炒，一钱　木防己二钱　甜葶苈隔纸炒，钱半　厚朴花钱半 茯苓皮五钱　北细辛三分　草果煨，钱半　黑牵牛子炒，一钱二分　芫花麦芽二钱同炒，六分　续随子霜钱半　广木香八分　莱菔子炒，二钱

（以上医案录自《王仲奇医案》）

岳美中
（学宗三家，专病专方）

【医家简介】

参见"咳嗽（上呼吸道感染等）"。

【主要学术思想和主张】

参见"咳嗽（上呼吸道感染等）"。

【精选验案】

王某某，男，43岁，有肺气肿宿疾，于1970年5月22日就诊。切其脉右关浮大，咳嗽咯痰，呼吸不利，短气不足以息。

患者自诉胸部满闷，周身无力，腰腿酸困，小便频数，午后两胫部浮肿，并有肝下垂症。因其脉右大主气虚兼患肝下垂，投以柴芍六君子汤。用以补气化痰兼顾其肝。服4剂。27日复诊，腿肿见好，咳稍减，痰仍多，脉浮大如故，前方加苏子、桑白皮，再服4剂。6月3日三诊，咳稍轻而痰仍未减，乃改投苏子降气汤原方，咳与痰虽俱减，而胸满腰酸便数等症，未见消除。因考虑苏子降气汤原方，是治疗咳喘的，咳喘是矛盾的普遍性，此外尚有胸满腰酸等症，由于原方中未加入针对性药物，所以未能一起得到解决。于是加入人参以补气，加入沉香以纳气归肾，同肉桂治上盛下虚，更入冬虫夏草以化痰益气。服10余剂，诸症基本痊愈。

（录自《岳美中医案》）

程门雪
（理气化痰，用药轻灵）

【医家简介】

参见"咳嗽（上呼吸道感染等）"。

【主要学术思想和主张】

参见"咳嗽（上呼吸道感染等）"。

【精选验案】

顾某某，女，31岁。1955年3月21日初诊。

病经数月，先则咳喘，继而头面浮肿，肿以上半体为甚，下肢则否。不能右卧，只能左蜷，动则咳甚。汗出头面，齐颈而还。左颈项肿硬，按之不痛。脉沉弦。书云"先喘后肿者病在肺"；又云"右不能卧为肺损"。肺为水源，主布水津，水津不布。所以作肿。小便频少，大便数日一行。肃化无权之故。高年久恙，防其变化。拟与养肺阴，助肃化。

南沙参9g　桑白皮9g　甜杏仁6g　京玄参6g　川象贝各6g　煅牡蛎15g, 先煎
生薏苡仁12g　冬瓜子皮各12g　煅蛤壳18g　白通草2.5g　清炙枇杷叶9g, 去毛包煎
带皮苓12g　木防己9g

［**按**］此例由于咳喘数月，肺气受伤，失其肃化之权，水液不能布散，溢而为肿，属支饮、溢饮类。其肿见于上肢。不能右卧，更为水渍于肺之征。程老辨证释理，很有启发。治用《金匮》木防己汤、防己茯苓汤法加减，而未用黄芪、人参，则因兼有水饮之实邪，虽病久体虚，也不宜骤补助邪，故以沙参、玄参代之。饮邪

去而后可以扶正，是下一步法。

（录自《程门雪医案》）

许公岩

（健脾升清，擅治呼吸）

【医家简介】

参见"咳嗽（支气管炎）"。

【主要学术思想和主张】

参见"咳嗽（支气管炎）"。

【精选验案】

吴某，男，62 岁，初诊时间：1990 年 12 月 18 日。

主诉　患者慢性咳喘史 30 余年，2 个月前因受凉后咳喘加重。现症：咳嗽痰多，色白黏稠，胸闷喘憋，动则喘息气急，心悸气短加重，夜间不能平卧，腹胀便溏，尿少肢肿。虽屡经中、西医治疗，病情未见好转，遂来我院求治。

诊查　慢性喘息状态，呼吸困难，面色晦暗，双侧球结膜水肿，唇甲紫绀，颈静脉怒张，胸廓呈桶状，肋间隙增宽，两肺呼吸音粗，散在干鸣音，两肺底可闻及湿啰音，腹部稍膨隆，肝于肋缘下 4cm 处可及，双下肢呈可凹性水肿。舌质紫暗、有瘀斑，舌苔满白薄腻、脉沉细滑弦略数。寒湿伤脾，痰浊阻肺，久病正虚。

治法　健脾宣肺，温化寒湿，扶正祛邪。

处方　苍术 12g　麻黄 2g　莱菔子 30g　苦梗 10g　泽泻 30g　葶苈子 30g，包　茯苓 10g　干姜 30g　丹参 30g

二诊　1990 年 12 月 25 日。服药后咳嗽明显减轻，咳痰减少，喘憋浮肿亦减轻，夜间睡眠较前平稳，便软不成形，每日 2～3 次，脉细弦滑略数，舌质暗紫，舌苔薄白腻，仍拟前法加减。

处方　苍术 12g　麻黄 2g，炒　莱菔子 30g　苦梗 10g　泽泻 30g　葶苈子 30g，包　党参 30g　茯苓 10g　车前子 15g，包　干姜 15g　丹参 30g

三诊　1991 年 1 月 10 日。服药后咳嗽、喘憋及心悸气短等症大大减轻，浮肿已完全消退，夜间可平卧入睡，胃纳较前佳，大便软，每日一行，脉细弦滑，舌质暗紫、苔薄白。治宜温阳健脾，推化湿滞。

处方　党参 30g　茯苓 10g　莱菔子 30g　苍术 10g　苦梗 10g　车前子 15g，包　丹参 30g　干姜 15g　泽泻 30g

四诊　1991 年 1 月 24 日。病情基本控制，平静时无任何自觉症状，除轻度咳嗽之外，惟急剧活动后方感气短心悸。食纳二便如常，舌稍紫暗，苔薄白，脉细弦滑，此乃湿邪已除而正气未变。治以敛心益肺，养血助降之法，维持治疗。

处方　甘草30g　五味子21g　丹参30g　茯苓10g　莱菔子15g　当归10g　苍术10g　诃子肉10g　干姜10g

[按] 本例患者已年过六旬，久患咳喘，虽屡经中、西医诊治，效果并不理想，后经中药治疗，而迅速好转，其关键所在是辨证是否准确与用药是否得当。通过审因辨证，确认证属寒湿伤脾，痰浊阻肺，久病正虚而呈本虚标实。按急则治标，当以健脾宣肺，温化痰湿祛邪为主，辅以益气扶正为治。药用苍术、麻黄为主体，苍术以其辛温之气味燥湿健脾，使脾气散精上归于肺，麻黄辛温有发汗利尿，宣通肺气，通调下输之能。两药协同健脾宣肺而利尿除湿，辅以干姜温脾散寒以化湿，佐党参、茯苓益气扶正；炒莱菔子、葶苈子、泽泻、车前子化痰利水，药后肿消咳止，邪去正复。整个治疗过程，把握主症，对症用药，效果卓捷，体现了许公岩老师诊病用药的一贯独特风格。

（录自《古今名医临证金鉴·咳喘肺胀卷·下》）

邓 铁 涛
（重脾胃，倡五脏相关）

【医家简介】

邓铁涛（1916～），男，广东省开平县人。首届国医大师，现代著名中医学家，广州中医药大学终身教授，中医内科学专业博士研究生导师。出生于中医家庭，1962年和1978年两度被广东省政府授予"广东省名老中医"称号。擅治重症肌无力、冠心病、高血压、中风、慢性胃炎、慢性肝炎、肝硬化、糖尿病、红斑狼疮、硬皮病及危重病的抢救等。

相关著作：《邓铁涛医话集》、《邓铁涛医集》、《邓铁涛临床经验辑要》、《邓铁涛医学文集》、《中医与未来医学》、《学说探讨与临证》等，弟子整理有《国医大师邓铁涛》、《邓铁涛审定中医简便廉验治法》等。

【主要学术思想和主张】

邓铁涛教授对五脏相关学说、痰瘀相关学说、脾胃学说、伤寒与温病之关系、中医诊法与辨证、中医教育思想、中药新药开发、医史文献研究、岭南地域医学研究等，提出了很多有价值的学术观点，对现代中医理论的发展产生了积极的影响，其中"五脏相关学说"，凝聚了对中医理论继承与发展的高度认识，并指导临床取得佳效。

【医论医话】

本病起病缓慢，日久肺脾肾虚，虚阳浮越于外，出现上述症状，是疾病严重阶段的表现。重在正虚痰瘀。

（摘自《邓铁涛医案与研究》）

【精选验案】

郑某，女，58岁。因"反复咳嗽、咯痰10年，气促2年，加重伴胸闷2天"于2000年2月2日入院。入院时症见：神清，疲倦，时有咳嗽，咯白色黏痰，痰少，气促，不能平卧，胸闷心悸，口干不欲饮，纳眠差，二便调，双下肢不肿。查体：体温36.3℃，心率120次/分，呼吸24次/分，血压156/90mmHg。形体偏瘦，唇绀，桶状胸，叩诊过清音，双肺呼吸音粗，可闻及干湿啰音。入院诊断：中医：肺胀（肺脾肾虚，痰瘀阻络）；西医：慢性阻塞性肺病急性加重期，慢性肺源性心脏病，慢性心功能不全，心功能Ⅳ级。入院后给予化痰止咳、活血通络之中药，配合复达欣、甲强龙、化痰片、硝酸甘油等抗感染、解痉、平喘、化痰、扩血管，配合雾化吸入。共治79天病情无明显好转，于2000年4月21日转入心脏中心，口服补心气口服液、希刻劳等无明显好转，4月28日延请邓老查房。当时症见：神清，烦躁，面色少华，时感气促，动则尤甚，口干不多饮，纳可，睡眠差，二便调，舌质淡，边有瘀点，苔白腻，舌底脉络迂曲，六脉细弱，左寸尤甚，右寸浮。血常规，电解质均正常，邓老查房后指示：中医诊断属肺胀，证型为肺脾肾虚、瘀痰阻络，治宜化痰宣肺、益气祛瘀。

处方 苏子10g 莱菔子10g 白芥子10g 党参30g 五爪龙30g 云苓1.5g 白术15g 田七末2g 炙甘草6g 蛤蚧1对 法半夏10g 鹅管石30g 6剂

二诊 药后患者精神明显好转，心烦气促明显减轻，睡眠转佳，仍时有汗出，气促，纳可，二便调，舌淡黯，舌边有瘀点，苔薄黄，六脉弱，两寸浮。以温补肺肾、化痰祛瘀为法。

处方 五爪龙50g 党参30g 麦冬10g 五味子10g 苏子10g 莱菔子10g 白芥子10g 法半夏30g 炙甘草6g 蛤蚧1对 田七末2g 白术15g 吉林红参另炖，10g

7剂，药后病情稳定而出院。

［**按**］慢性阻塞性肺病起病缓慢，老年多见，以受凉为诱因，常反复发作，导致肺脾肾虚，正虚易感邪，邪恋则伤正，形成正虚邪恋的恶性循环。正气虚损，津液代谢、输布失常，血液运行不畅，致痰瘀内生，阻滞肺气，导致肺气胀满，不能敛降，形成肺胀。本病例起病10余年，咳嗽、咯痰、气促呈进行性加重，久病肺脾肾虚，痰瘀内阻是本病的特点。

邓老采用健脾温肺纳肾、化痰祛瘀并行的治法，用五爪龙、党参、云苓、白术健脾益气，蛤蚧温肾纳气，鹅管石温肺化痰，莱菔子、白芥子、苏子降气化痰，法半夏化痰燥湿，田七末活血化瘀，切中病机，故收效甚捷。鹅管石又名钟乳石，能壮阳温肺，但久服可致胃石，故邓老在药中病机见效后及时去掉之，又继以麦冬、五味子养阴以防其温燥伤阴，实为奇妙。中医学素有"正气存内，邪不可干，邪之所凑，其气必虚"之说，强调了正气在疾病发生发展中的主导地位，故邓老始终重视顾护正气，首诊化痰宣肺祛痰之时不忘温补肺脾肾。待病情缓解，更加吉林参以补气扶正，值得我们深究。

（录自《邓铁涛医案与研究》）

唐步祺

（服膺郑氏，推崇附子）

【医家简介】

参见"咳嗽（上呼吸道感染等）"。

【主要学术思想及主张】

参见"咳嗽（上呼吸道感染等）"。

【医论医话】

肺痿肺痈咳嗽上气篇中所指咳嗽上气，是以上气为主。所谓上气，即指气急喘逆的证候，亦即是肺胀证，与西医所称之肺气肿略相类似。肺胀的证状，除了喘、咳、膨满外，还有上气、烦躁，目如脱状几项，并有浮或浮大的脉象。至其所谓欲作风水，似指病情进一步恶化，即可发生全身浮肿，而成为今之所谓肺心病。肺胀是由于内饮外邪，积渐而致。其邪则或为寒凝，或为热郁，或二者皆有，只以久而失治，致肺气肿胀，气管不利，气道郁涩，而有喘鸣、息促、上气、膨满、烦躁，目如脱状，肩背痛等证状。其脉多浮，则因病在肺家气分之表，或兼大、兼数、兼紧、滑，则各由于挟有寒凝热郁及痰饮等所致。

（摘自《咳嗽之辨证论治》）

【精选验案】

案1 李某某，女，27岁，农民。

患者头昏眩，一身痛，咳嗽喘促，自觉痰黏着咽喉而难咳出，勉力咳出，其痰稠黏而黄，喉干，但口不渴，心烦躁，面部微浮肿，上眼睑下垂，面部微现萎黄，胸胁苦满，神疲，小便较平日为少，唇红。舌质红，苔白微黄。脉浮紧而滑。此乃外受寒邪，内挟水饮郁热之肺胀。法当解表逐饮，清热平咳。小青龙加石膏汤治之。

麻黄9g　桂枝9g　白芍9g　五味子6g　干姜12g　细辛3g　半夏15g　甘草12g　石膏24g

连服2剂，诸症有所减轻，咳痰利爽，稠黏黄痰转为清稀泡沫水样之痰，以麻黄汤加姜、夏治之。

麻黄9g　杏仁18g　桂枝6g　甘草15g　半夏12g　生姜15g

尽剂后，仅微咳喘，自觉胸膈不舒适，以苓桂术甘汤加半夏治之。

茯苓15g　桂枝9g　白术15g　甘草15g　半夏18g

又服1剂，即告痊愈。

案2 高某某，女，26岁，农民。

患者在田间劳动受热，收工回家后，复贪凉而感风寒，当晚即恶寒发热，头痛身痛，咳嗽喘促，吐痰不易出，痰稠浊而微黄，但未及时治疗。时逾两日，更觉头眩痛，一身酸痛，胸腹胀满，发热，口干咽燥，渴欲饮水，烦躁不安，咳嗽喘促，觉痰梗塞喉中，不易吐出，脸微浮肿，眼睑皮肿。舌质红润，苔微黄。脉浮大而数。此外感风寒之邪，寒邪化热，风热之邪侵肺，引动肺脏郁积之饮热而成肺胀。法当清热蠲饮，祛风散寒，宣达肺气，平咳止喘，越婢加半夏汤加味治之。

麻黄 9g　石膏 24g　生姜 31g　大枣 15g　甘草 15g　半夏 15g　紫苏 9g　防风 9g

服药 1 剂后，诸证减轻，不复再见风邪之证状。越婢加半夏汤原方治之。

麻黄 6g　石膏 18g　生姜 24g　大枣 15g　甘草 15g　半夏 15g

尽剂后，咳喘皆愈。

（以上医案录自《咳嗽之辨证论治》）

丁光迪
（擅调脾胃，咳喘治气）

【医家简介】

参见"咳嗽（上呼吸道感染等）"。

【主要学术思想和主张】

参见"咳嗽（上呼吸道感染等）"。

【医论医话】

咳喘病证，临床较为多见，尤其秋冬季节，老年人，每为多发病，甚至危及生命的。此证病情，易认难治。易认的是，病经多年，证候大多典型，一发就易入手，俗话说轻车熟路，多是反复打交道的；难治的是，病情顽固，病根难拔，缓解了，又易反复，有十年的，二十年的，甚至三十多年的，病情有增无减。

（摘自《中国百年百名中医临床家丛书·丁光迪》）

【精选验案】

案 1 冯某，男，59 岁，南京市人民政府干部。1975 年 10 月 30 日初诊。

支饮咳嗽 10 余年，秋冬剧，春夏差。每届秋风送凉，即喉痒作咳，寒甚咳甚，痰多，有时咯吐不爽，其色稠白，晨晚咳痰尤多。咳引胁痛，甚时顿咳作呕，诸治不能向愈。近 2~3 年来，病情加重，咳甚见喘，平步尚能上班，但不能登楼，否则气喘心慌，有时小便自遗。纳谷日少，精力疲乏（几次住院治疗，诊为"老慢支"，渐发展为"肺心"。欠满意疗法，只能善自保养。近旬日来，天气转凉，咳喘又起，头目昏眩，似乎不能自主，转动多，动则发晕欲倒；特别痰多，形如泡沫，咯唾频频。胸闷气短，甚时似乎呼吸不能接续。形寒背冷，加衣仍不得暖。睡眠只能半卧位。饮食日少，食多化迟。近日小便很少，目胞、两足亦肿。面色虚浮晦滞，下午两颊色赤，自感面热足冷。脉细而滑；舌胖淡水滑，苔腻。分析病情，此为支饮上凌心肺，阴邪遏抑阳气，心脾肺肾交伤，虚阳有飞越之危了！但饮为实邪，补益不能扶正，反助其邪；攻邪又易伤正，更增危险，这种两难境地，殊感棘手。姑为先标后本，通阳化饮，能得阳气稍回，再作商量。方从泽泻汤、甘草干姜汤、桂苓五味子姜辛半夏汤合参。

泽泻15g 白术10g 甘草炙，10g 干姜10g 桂枝15g 茯苓15g 五味子7g 细辛5g 姜半夏10g 生姜15g 3剂

二诊 药后自感腹中有一股热气下行，并得矢气，小便即快利，周身亦觉暖和，并得安寐，能起坐，头眩已减，咯痰亦少。得太息，胸闷气短亦觉宽。这是阳回饮化的佳兆。据述从未遇此3剂药的疗效，甚喜。诊其面色转润，脉按之有力，特别欲得饮食，亦是胃气来复了。效议再进，兼顾其本。原方泽泻、茯苓、生姜各减5g。另加金匮肾气丸15g，分2次吞服。5剂。

三诊 已能起床，在家中活动，晚分亦能平卧。咳喘大减，咯痰亦少。头晕畏寒已解，目胞、脚肿亦退。饮食二便均可，舌水滑已化，苔薄腻。再为标本两顾。前方去泽泻、生姜，甘草、干姜各减5g；加紫菀、款冬各10g。金匮肾气丸20g，分2次吞下。5剂。

四诊 气喘已平，咳又减轻，脚肿退而还暖，眠食均可。惟行动时尚感少气，舌胖嫩少苔。原议巩固疗效。前方去半夏；加炙紫河车1条。丸方继服。10剂。

五诊 诸症均平，能自由活动，天晴时并能去办公室走动。停煎药，继服丸药1个月。后改服胎盘粉。整个冬季无大反复，在天气寒甚时，预服最后煎方5~7剂，一直保持平善。

[按] 此例发作较严重，饮邪根深蒂固，泛逆上凌，一身阳气俱为阴邪遏抑。如饮邪上蒙清空，则发眩晕；遏抑胸阳，则胸满短气，多唾浊沫；胃阳为遏，则食人作胀；下焦之阳被遏，则小便少而脚冷。仅有的几微之阳，上浮面颊，亦将飞越而去了！其病的危险程度，可想而知。饮为实邪，到此地步，既不可逐，又不能补，实在两难。惟一希望，能够离照当空，则阴霾自释，所以通阳化气，才为惟一生路。方用甘草干姜汤，恢复胸中之阳，使能离照当空，可以驱散阴霾；重用甘草、干姜，又伍以白术，亦是守住中焦之阳，能恢复升降之常。重用桂、苓，通下焦之阳，使膀胱气化能够畅行，则阴邪有去路。以上是此方的重点。因为脉细滑而舌质亦水滑，是阴虚而饮水为甚之象，必须温阳化气，为针对之治。同时伍用细辛，大辛大温，其首功就是治"咳逆上气"（《本经》）。又能"温中下气，破痰利水道，开胸中滞结"（《别录》）。"温少阴之经，散水气以去内寒"（元素）。更用泽泻汤泻水，能治头眩；甘草干姜汤，又能温心肺而去多唾；辛姜五味子，能开阖肺气；生姜半夏，能散水降逆；四苓又能通阳化气利小便。综合为方，着重通阳化气，扶正祛邪，斡旋气机，破除阴结。俟得效以后，又配伍金匮肾气丸，温阳化水而固其根本。如此

治标顾本，紧而有力，竟能冲破难关，挽回败局，获得转机，化险为夷，经方的卓效，再一次得到发挥。

案2　朱某，男，54岁，干部。1996年10月初诊。

咳嗽多年，时发时平，近年咳甚又喘，痰稠壅盛，塞逆胸膺，气逆不能平卧。气逆甚时，兼见心慌，口唇紫绀。畏寒喜阳光，四肢逆冷（屡经住院治疗，诊为"老慢支"、"肺心病"）。近来病又剧发，喘咳气逆，痰多泡沫，秒时即变清水。咯吐较易，但有时亦艰，稠黏咽舌，咯吐不净，更增喘咳。纳谷日少，不能饮冷，欲得温暖。小便少，但有时又自遗；大便不爽，无力努挣。行动气促，时自烦躁，额上汗冷，自感身重。脉细，不流利，间有歇止；苔滑，舌有紫气。分析病情，这是寒饮上逆，心肺脾肾俱衰，气不归原，又兼络脉瘀塞，病情多端，虚实错杂，纠葛一起，难分难解，势防有变！姑为回阳救逆，化饮纳气，参以通络。能得阳回气平，便为上上。方从茯苓四逆合小青龙汤加味。

茯苓15g　制附块15g　炙甘草10g　干姜10g　麻黄4g　桂枝10g　细辛4g　五味子6g　白芍10g　姜半夏10g　肉桂后下，6g　桃仁泥10g　红花10g　2剂

另：红参7g，丹参10g，另煎浓汤频饮。

二诊　药后自感暖和，正值深秋风汛，人们纷纷加衣，而患者却不甚畏寒。小便畅利，喘咳得缓。疲乏欲睡，夜半欲得稀粥。观察病情，确有好转，心慌气急减轻了，额汗肢冷亦有些还暖。这是阳气来复的佳象，效议再进。3剂。

三诊　咳喘大减，周身暖和，稠痰亦减少，胸脘宽展，心慌亦平，知饥欲纳，尤其小便通利，并得大便，自感气平，上床即能平卧。脉见滑象，歇止显著减少；苔转薄白。据证分析，这是阳回气平，饮邪消退，心肺脾肾，俱有生机。效议出入，调理巩固。

茯苓15g　制附块10g　党参15g　炙甘草6g　干姜7g　桂枝10g　细辛3g　五味子5g　白芍10g　姜半夏10g　丹参15g　桃仁泥10g　红花10g　3剂

四诊　喘咳更轻，咯痰少而爽利，眠食均佳，心悸亦平。病情转机比较顺利，还宜慎起居，暖饮食，以防反复。上方去细辛；加炙紫菀10g，炙款冬花10g。5剂。

五诊　喘咳几平，稀痰很少。起居眠食均佳。舌色见红活，口唇紫绀大减。阴邪日退，气机流利，大势已平，再为善后调理。

茯苓15g　白术10g　党参15g　炙甘草4g　干姜6g　桂枝10g　白芍10g　姜半夏10g　五味子5g　炙紫菀10g　炙款冬10g　桃仁泥10g　红花10g　炙紫河车1条　5剂

此后又服5剂，转入正常，即停药。停药后，寒潮突袭，但病情仍稳定，甚喜。

[**按**]　咳喘病久，反复发作，每见口唇紫绀，舌多紫气，甚至出现杵状指的。在病情上，除见阴寒邪盛，阳气日衰而外，有兼见气虚络瘀证候的。此时兼参通络活血之药，与温阳救逆药同用，每每能够增进疗效。此法从王清任的急救回阳汤得到

启悟，履履获效，特为拈出，共享其成。

（以上医案录自《中国百年百名中医临床家丛书·丁光迪》）

焦 树 德
（重视辨证，擅治疑难）

【医家简介】
参见"咳嗽（上呼吸道感染等）"。

【主要学术思想和主张】
参见"咳嗽（上呼吸道感染等）"。

【医论医话】
我认为肺胀之因可有以下几种情况。①肺有湿热：肺主皮毛，湿邪束表，久而不解则化热，致肺失宣通，肺气不降而作肺胀。②心下有水气："心下"属上焦，有水气则影响肺之津液输布，更致水停心下，津液不行，故肺失宣肃而发肺胀。③脾运不健：脾肺之间有土生金的母子关系，若肺先病而导致脾亦病，称"子病累母"；若脾先病而导致肺亦病，叫"母病及子"。因此，脾运不健，内停湿邪，湿邪上犯而致肺气不利，可成肺胀。肺胀一病，我临床上尚未见到与古医籍中描写的完全相同的病人，大多是有严重慢性支气管炎、肺气肿、肺心病等而出现"目如脱状"者，因多为慢性咳喘，并常在冬季等气候寒冷时复发或加剧，常用小青龙汤随证加减，有时能取得较好的疗效。但也有不少病人，好好犯犯，难于根治。所以，我认为对此病还需进行深入的研究，以便找出确切的治疗规律。

（摘自《树德中医内科》）

【精选验案】
薛某某，女，67岁。初诊日期：1969年12月12日。

主诉　咳喘，不能平卧已半月余。患咳喘病多年，近来因寒冷而明显加重。经某医院检查，诊断为：慢性支气管炎，肺气肿，肺心病，心功能不全Ⅱ～Ⅲ度。因治疗未见明显效果，故要求中医治疗。现咳嗽频频，喘促明显，语言低微，气短难续，心慌，气短，不能平卧，倚被而坐，夜难入睡，痰多如清水，质稀易出，带白色泡沫，小便少，面色㿠白不泽，下眼睑微有浮肿，下肢浮肿，按之凹陷不起，食纳减少，不欲饮水，脘间发堵、微痛，不喜重按，有时恶心呕逆，大便尚可。舌苔白而水滑，六脉皆滑而数，两寸细滑带弦，左关弦滑，两尺沉滑略弦。

辨证　根据面色㿠白不泽，言语低微，天冷季节发作，知其阳气不足。年老阳虚，脾肺功能衰减，脾运不健，肺失肃降，寒湿不化，而生痰饮，停于心下。饮邪上凌心肺，故咳喘、气促、心慌、甚则不能平卧；饮邪为患，故咯痰清稀易出，量多而带白色泡沫；湿邪停滞，中焦不化，故脘堵，不欲饮水，舌苔白滑；湿邪下注，而致下肢水肿;又因水饮凌心,胸阳不振,水饮射肺,肃降、布化之令难行,不能"通调水道,下输膀胱",故小便减少而水肿日增。从脉象分析,知是阳虚水饮内停,上凌心肺之证。

治法 根据"急则治标,缓则治本"和"病痰饮者当以温药和之"的精神,拟降气除痰,助阳化饮之法,以标本兼治。

处方 炒苏子10g 炒莱菔子9g 制半夏10g 化橘红10g 炙甘草6g 茯苓15g 猪苓15g 桂枝8g 泽泻10g 珍珠母30g,先煎 藿香10g 元胡9g

水煎温服,3剂。

二诊 12月15日。服上方,咳喘明显减轻,痰亦明显减少,小便增多,浮肿已消,能平卧安睡,舌苔转薄,脉略滑而和缓。又服上方3剂,其女告知病已愈,又嘱续服3剂,以巩固疗效。半月后随访,病未再作。

(录自《树德中医内科》)

刘志明
(尚仲景,擅内科)

【医家简介】

参见"咳嗽(上呼吸道感染等)"。

【主要学术思想和主张】

参见"咳嗽(上呼吸道感染等)"。

【精选验案】

案1 刘某,女,82岁,1988年5月5日初诊。

主诉 喘咳20余年,加重伴发热2天。

病史 患者咳喘20余年,长期服药,症状稳定。2天前无明显诱因出现咳喘加重,动则加剧,伴发热、无汗,体温38.1℃,咯吐黏稠黄痰量多,纳差,经西医多方治疗,无明显效果,故前来就诊。就诊时见:咳喘,气急,动则加剧,咳痰色黄质黏量多,发热,纳差,眠差,小便色黄,大便偏干;舌质红绛,苔黄腻,脉弦滑。

中医诊断 肺胀

西医诊断 慢性支气管炎并感染;肺气肿

辨证 风热蕴肺,痰热阻肺。

治法 表里双解,兼清痰热。

处方 白虎汤合贝母瓜蒌散加减。

生石膏12g 知母9g 芥穗9g 双花12g 栀子9g 黄芩12g 杏仁9g 川贝6g 瓜蒌15g 半夏9g 橘红9g 枳壳6g 生苡仁12g 苇茎15g 桔梗6g 甘草6g

水煎服,日1剂,3剂。

1988年5月9日二诊　服药3剂后已不发热，咳喘亦减，痰少，纳增，大便正常。续进3剂，诸症皆平。

[按]　此案患者，外感风热之邪，表证明显，风热之邪引动痰热，故见发热咳喘，表里俱重，加之年高体弱，已成危候。予表里双解，清肺化痰之法，收立竿见影之效。发热病人，无论感受何种邪气，初起病位均在表，当用汗法，否则不能达祛邪之目的。但汗之一法，具体运用很多，总以病邪由汗解为目标，所以，一般多用辛温药物，此乃"发表不远热"之理。但在治疗温热病初起之发热时，因其病因为温热之邪，与寒邪伤人不同，所以温病学家创立辛凉发汗一法，若仍用辛温发汗，则无疑抱薪救火，反助热势，伤津耗液。但于临床，辛凉之品虽可散热，但发汗力量不足，以辛温辛凉两者合用，治疗急性热病之表证，辛凉以解肌退热，辛温以发汗驱邪，使辛温无助热之弊，辛凉无凉遏之憾。

案2　蔡某，男，72岁，1994年1月10日初诊。

主诉　咳嗽，咳痰，伴气喘10余年，加重2周。

病史　患者10余年来反复咳嗽，咳痰量较多，伴气喘，活动及受凉后加重。曾多次住院，诊断为"支气管哮喘，肺气肿，肺心病"，服中西药物治疗，症状不能完全消失，近几年出现全身水肿，小便减少。2周前，因感冒，又引起咳嗽，气喘剧烈，咳痰较多，不能平卧，时有痰中带血，无明显发热，经中西药物治疗症状无明显改善，故前来就诊。就诊时见：咳嗽，呼吸急促，喘息有声，咳痰，痰色微黄质黏，口唇发绀，纳差，眠差，小便少，色黄，大便偏干；舌质红，苔腻，黄白相间，脉细数。桶状胸，肋间隙增宽，双下肢凹陷性水肿；两肺呼吸音增粗，有哮鸣音及湿罗音；心音稍低钝，P_2亢进。

中医诊断　咳嗽，喘证，水饮。

西医诊断　慢性支气管炎（喘息型），肺气肿，肺心病，肺部感染，心功能Ⅲ级。

辨证　风寒袭表，肺气不利，肺阴亏虚。

治法　祛风散寒，降气平喘，养阴祛痰。

处方　定喘汤合苏子降气汤加减。

白果9g　炙麻黄3g　款冬花9g　杏仁9g　苏子6g　苏叶6g　半夏9g　前胡6g　桔梗6g　葶苈子9g　厚朴6g　川贝6g　沙参15g　苇茎18g　甘草6g

水煎服，日1剂，5剂。

二诊　1994年1月15日。上方5剂，咳嗽、气喘诸症好转，故自此长期用上方临证加减治疗。后随访之，患者诉症状一直较为平稳。

[按]　本案咳嗽以风寒郁表、肺气不宣始发；以日久咳嗽伤及肺阴，肺失濡养，肃降无权，肺气逆走于上所致；况肺阴亏虚，虚火始成，气被火劫，更易逆走于上。故本案刘老以祛风散寒、降气平喘、养阴祛痰为法，以定喘汤合苏子降气汤加减，

方中炙麻黄、苏叶疏风散寒；白果、杏仁、苏子、前胡降气平喘；厚朴宽胸理气；款冬花、川贝、沙参、桔梗、苇茎滋养肺阴，化痰止咳；半夏、葶苈子祛痰浊于外；诸药相合，虽 10 年咳喘，亦能消除矣。

（以上医案录自《刘志明医案精解》）

胡建华

（病多参郁，疏肝为要）

【医家简介】

胡建华（1924～2005），字丕龄，号良本，浙江省鄞县人，教授、主任医师，上海市名中医。1945 年毕业于上海中医学院，师承中国著名中医学专家丁济万、程门雪、黄文东先生，宗李东垣脾胃学说。曾任上海中医药大学教授、上海中医药大学附属龙华医院主任医师等职，1996 年被聘为全国名老中医学术经验继承班导师。临床擅长医治脾胃病和神经、精神系统疾病。

相关著作：编著《中医膏方经验选》、主编《黄文东医案》、《进补和养生》、参与编写《实用中医内科学》。

【主要学术思想和主张】

胡建华主张"病多参郁，疏肝为要"和"凡病皆重胃气，临证需顾根本"，提出了"精神系统疾病从心论治、神经系统疾病从肝论治"的原则，尤以治疗失眠、抑郁症、血管性头痛、癫痫、多发性抽动－秽语综合征、帕金森病著名。对中医膏方有深邃的研究，运用膏方冬令进补，颇受病家欢迎。

【精选验案】

陈某，男，74 岁。

初诊 1967 年 10 月 6 日。患者素有慢性咳嗽，经常下肢浮肿。最近 2 天突然心悸、气急加剧，肿势益甚，延及大腿，按之凹陷，咳嗽痰多，咯痰不爽，四肢不温，尿少。苔厚灰腻，舌质青紫，脉弦滑。腹部有移动性浊音。证属脾肾阳虚，气不摄纳，水浊泛滥，肺失肃降。高龄正虚，邪势狂盛，急宜温肾健脾以利水，肃肺化痰以平喘。

熟附子15g，先煎40分钟 生黄芪15g 葶苈子30g 光杏仁9g 淡姜皮4.5g 炙紫菀15g 姜半夏9g 茯苓皮30g 3 剂

二诊 1967 年 10 月 9 日。服上方后尿量剧增，肿势大减，腿肿全退，脚面尚有轻度浮肿，四肢不温，咳嗽气急。苔薄腻带灰，脉弦滑。腹部移动性浊音消失。再用前方加减。

熟附子15g，先煎40分钟 生黄芪15g 葶苈子30g 桑白皮15g 淡姜皮4.5g 炙紫菀15g 姜半夏9g 陈胆南星9g 3 剂

三诊 1967年10月12日。腿足面目水肿全退，气急减而未平，咳嗽已少，痰量亦减，纳呆。舌质青紫已消，苔薄灰腻，脉弦滑。再予振心阳，利肺气。

熟附子9g，先煎20分钟 生黄芪15g 生麻黄15g 射干15g 炙紫菀15g 炙百部15g 姜半夏9g 陈胆南星9g 4剂

四诊 1967年10月16日。肿退喘平，略有咳嗽，胃纳好转，怕冷。苔薄灰，脉弦滑。再予前法调治。

熟附子9g，先煎20分钟 生黄芪9g 生麻黄6g 射干15g 陈胆南星9g 炙紫菀15g 陈皮9g 4剂

另：附子理中丸100g，每次5g，每日吞服2次。煎药服完后，再服丸药调理。

[按] 本例系哮喘性支气管炎、肺源性心脏病，病情重危。由于肾阳衰惫，膀胱气化失常，以致四肢不温，小便不利；脾阳不运，水湿泛滥，以致水液停聚，面目肢体浮肿；肺失肃降，不能通调水道，水气凌心，以致心悸、咳嗽气急不平。病在肺脾肾三脏，故用附子温肾强心以利尿；黄芪健脾益气以利尿；葶苈子泻肺定喘以利尿。胡教授常用此3味药为主，随症加味，每能见效。通过长期实践认为，熟附子一般剂量为9g左右，宜先煎20分钟。对心力衰竭、气急、浮肿较重者，则剂量应加大到15g，甚至30g。但附子含乌头碱，对各种神经末梢及中枢，先兴奋，后麻痹，如大剂量用之不当，可以致死。其中毒症状为唇舌发麻、恶心、肢麻、运动不灵、呕吐、面白肢冷、血压下降，最后可出现急性心源性脑缺血综合征。但久煎即可减除本品毒性，而温肾强心作用并不减弱。因此，如用15g，应先煎40分钟；如用30g，应先煎1小时，则不致发生意外。本例还用紫菀、杏仁、半夏以肃肺平喘，化痰止咳；淡姜皮、茯苓皮以健脾行水。初、二诊时，患者气急甚剧，处方未用麻黄，因见肿势严重，舌质青紫等心力衰竭之象，故不宜用；方中葶苈子、杏仁、桑白皮均有一定的平喘作用，用之无碍。三诊时，气急减而未平，肿势已退，心力衰竭基本控制，故用生麻黄以宣肺平喘。四诊时肿退喘平，除略有咳嗽怕冷外，诸症悉除，病已化险为夷，逐用原方加减，并于煎药服完后，改服附子理中丸温肾健脾，以资调理。

(录自《胡建华学术经验撷英》)

黄吉赓
（补肾益气，擅治咳喘）

【医家简介】

参见"咳嗽（上呼吸道感染等）"。

【主要学术思想和主张】

参见"咳嗽（上呼吸道感染等）"。

【医论医话】

久咳反复发作，病变首先在肺，久病损及脾肾，津液不归正化，痰浊潴留益甚，肺气胀满不能敛降，此乃"肺胀"也。肺胀的主要病理因素为痰浊、水饮、瘀血互结，病理性质为本虚标实，正虚受邪，发作期偏于邪实为主。

（摘自《黄吉赓肺病临证经验集》）

【精选验案】

案1 井某，女，51岁，工人。初诊日期2008年9月17日。

主诉 反复咳痰30余年，加重1周。

病史 咳痰30余年，加重1周。刻下：呛咳阵作，痰多，日盈百口、色黄、黏稠难咯，胸部膨满，喘息气促不得卧，纳差，口干饮多喜温，汗多，苔淡黄腻、少津，舌质暗红，脉细弦滑。胸部X线摄片提示：慢性支气管炎继感，肺气肿，肺源性心脏病。

诊断 中医诊为肺胀；西医诊为慢性阻塞性肺疾病（重度）急性加重、肺源性心脏病。

辨证 外感风热之邪，引动伏饮，痰热壅盛，肺气郁闭，血行不畅；标实本虚之证。

治法 急则治标；宜清热宣肺，化痰平喘，活血逐瘀。

射干15g 炙麻黄5g 桑白皮10g 前胡9g 白前15g 黄芩30g 柴胡30g 半夏30g 紫菀15g 款冬花10g 枳壳9g 桔梗9g 生甘草9g 炙苏子15g，包煎 丹参15g 桃仁10g 杏仁10g 郁金15g 生谷芽15g 麦芽15g 全蝎粉3g，分2次吞服 7剂

二诊 上方连服7剂，咳痰减半，痰色转白，每日20余口；胸闷气促，动则尤甚，纳平，口干多饮，舌苔微黄腻，舌质暗红少津，脉细弦。痰热稍化，肺气、肺阴不足，瘀血阻络，转拟标本兼治，益气生津，清化痰热，平喘化瘀。原方增入太子参15g、麦门冬15g、南沙参15g、茯苓15g。续服14剂。中药连服2周，咳痰渐平。

[按]《灵枢·胀论》曰："肺胀者，虚满而咳喘。"《诸病源候论咳逆短气候》曰："肺虚为微寒所伤则咳嗽，嗽则气还于肺间则肺胀，胀则气逆，而肺本虚，气为不足，复为邪所乘，壅否不能宣畅，故咳逆短乏气也。"《丹溪心法·咳嗽》曰："肺胀之嗽，喘不得卧，或左或右不得眠，此痰挟瘀血碍气而病。"说明患者久咳30余载，迁延不愈，痰浊潴留，肺气壅滞不畅而成肺胀。肺气虚弱，卫外不固，外邪侵袭，故证候加重。治拟以射干麻黄汤合小柴胡汤加减，重用黄芩、柴胡、半夏，和以桃仁、丹参、郁金活血，枳壳、桔梗化痰理气，宽胸利膈。药后诸症显减，此乃治痰先治气，气顺痰自消，气行血也行；治痰饮者，理气活血为助，早期运用，可助肺气宣发，气机升降正常，防止病情迁延；后期运用，使气血流通，脏腑功能维持正常。

案2 谈某，男，64 岁。初诊日期：2010 年 1 月 16 日。

主诉 咳嗽胸闷气喘加重 3 周。

病史 每冬咳痰 10 余年，反复胸闷气喘 3～4 年，伴夜哮甚则不能平卧。曾反复用抗菌素静脉注射治疗。近 3 周咳嗽气喘加重，在外院用左氧氟沙星、头孢类药物等静脉注射治疗，症状稍减。刻下：但畏寒，间断咳，每口痰 5～6 口、中、白、黏、易咳，胸部膨满，平步则喘，纳平，口干饮不多，喜热，大便干结不畅，苔根腻微黄少津，有齿印，微暗，脉小弦。无胃病史。

诊断 中医诊为肺胀；西医诊为慢性阻塞性肺疾病（重度）急性加重期。

辨证 肺肾亏虚，饮邪内停。

治法 先拟开肺降逆，理气化痰佐以补肾。

射干 15g 炙麻黄 6g 细辛 3g 泽漆 30g 紫菀 15g 款冬花 10g 陈皮 10g 半夏 15g 柴胡 15g 枳壳 9g 桔梗 9g 甘草 9g 丹参 15g 郁金 15g 炙苏子 10g 降香 6g，后下 淫羊藿 15g 黄芩 15g 菟丝子 15g 功劳叶 15g 川牛膝 10g 淮牛膝 10g 麻黄根 12g 莱菔英 30g 生姜 3～10 片

14 剂，龙星片每日 3 次，每次 6 片。

二诊 服药 3 日后诸症得减，1 周后咳痰缓解。14 剂后胸闷显减，无咳痰，喘止，口不干，大便日行 2 次，质软，苔薄滑偏暗红。上药得效，续用前方，改柴胡 9g，加葛根 15g、补骨脂 12g、大枣 30g。再服 14 剂。龙星片每日 3 次，每次 6 片。

三诊 患者服上方后胸闷消失，之后复感风邪，症状加剧，咳痰 3～4 日，阵咳，喉痒，痰每日 10 余口、中、白黏泡少、咳易，无哮，快步则喘，纳佳，口干饮不多，喜温，大便干结不畅，脉小弦滑。复感外邪，"在肺为实"，急治肺之标实，于初诊方中去川牛膝、淮牛膝、淫羊藿、菟丝子、功劳叶、莱菔英，改泽漆 45g、款冬花 15g、黄芩 30g、炙苏子 15g，加降香 6g（后下）、前胡 12g、桃仁 12g、杏仁 12g、莱菔子 12g、郁金 15g、丹参 15g、麻黄根 12g、大枣 30g、厚朴 12g、生姜 3 片。服 14 剂。龙星片每日 3 次，每次 6 片。

四诊 服药 3～4 日后起效，1 周咳止，痰每日 5～6 口、小、白、咳痰畅，口不干，大便已畅，余症同前，舌偏暗红，脉小弦。标实之证得缓，前方改黄芩 15g、泽漆 20g、款冬花 9g，去莱菔子，加太子参 15g、莪术 15g、白术 15g、茯苓 15g、淫羊藿 15g、菟丝子 9g、功劳叶 9g。再服 14 剂以巩固疗效。

[**按**] 此患者为肺胀之上实下虚，肺肾亏虚，饮邪内停。曾反复静脉滴注抗生素约 4 年及服中药仍不能控制其发作。初诊时复感外邪，虽喹诺酮类、头孢菌类药物等注射 3 周，痰量减半，仍见咳嗽、咯痰，痰白、易咯，胸部膨满，平步则喘，示证属寒饮恋肺，肺气上逆。患者每退冬季则咳，但畏寒肢冷，可见患者素体阳虚，饮为阴邪，易伤阳气。《金匮要略》有"病痰饮者，当以温药和之"，口干，大便干结不畅，苔根腻微黄，此系饮郁化热之象，黄吉赓言：病痰热者，当以凉药清之。是

以温剂为主，清剂为辅，故用温剂中之平剂射干麻黄汤合泽漆汤加减，炙麻黄、细辛、泽漆、半夏、苏子等温化痰饮。降香、桔梗、枳壳降气宽胸平喘，射干、柴胡、黄芩清化痰热；龙星片息风通络化痰以助平喘之力。加之患者年逾花甲，肾气早衰，上病及下，肺肾同病，当以标本兼治，进而仿右归丸化裁，方中加入温肾助阳的淫羊藿及阴阳两补的菟丝子，而滋养肺肾之阴的小剂量功劳叶取其"阴中求阳"。后患者症情反复，然胸闷已无，旧饮已去，喉痒、咯痰则为新感风邪，不可温补留寇，故以温肺化饮，清化痰饮，仍平喘定哮为治，除去益肾之品。14 剂后患者症情缓解，邪已去大半，故转为标本兼治，即补肾、益气、温清等以调治。《素问·标本病传论》："知标本者，万举万当，不知标本，是谓妄行。"本案初诊时标本兼顾，以治标为主，佐以治肾，二诊时标证加剧，则单一治标；三诊时治肺之标与脾肾之本虚并重。本案的中医药治疗在症状的控制上可取得与西医西药相似的疗效，但中西医药两种疗法的疗程，中医药 1 周可达显效，西医药却需 3 周。由此可说明中药疗效不一定慢，而西药对于非特异性的炎症，其效也不一定快。即使对西药无效的病例，采取正确的辨证论治，依然可获得良好的效果。故遵循疾病标本、缓急、轻重、先后的治则治法，进行辨证论治，才是临床能够重复疗效，发挥中医药优势的关键。

案 3 姚某，男，72 岁。初诊日期：2008 年 10 月 25 日。

主诉 反复咳嗽、喘促 13 年，加重半年。

病史 患者反复咳嗽、喘息 13 年，近半年来加重。刻下：间断咳（+），痰（+）、每日 10 余口、中、白黏泡、欠畅，动则气喘（+++），无哮鸣，纳可，口微干饮不多、喜温，但畏热，二便正常，苔薄腻微淡黄且干，中裂，舌暗红，脉虚弦滑。患者既往有胃溃疡史，2001 年行胃大部切除术。

诊断 中医诊为肺胀（阴虚痰饮证）；西医诊为慢性阻塞性肺疾病，稳定期。

辨证 气阴两虚，肺失宣肃。

治法 益气养阴，平喘定哮。

太子参 15g　麦门冬 15g　南沙参 15g　茯苓 15g　射干 15g　炙麻黄 3g　紫菀 15g　款冬花 10g　半夏 15g　泽漆 20g　枳壳 9g　桔梗 9g　甘草 9g　丹参 30g　郁金 15g　莪术 15g　白术 15g　柴胡 10g　黄芩 10g　沉香粉 3g，分吞　炙苏子 10g　前胡 10g　桃仁 10g　杏仁 10g　黄连 3g　吴茱萸 1g　海螵蛸 15g　鸡内金 15g　14 剂

二诊 咳、喘均减，痰（±）亦减少，每日 6 口、中、白黏泡、咯吐欠畅，纳可，舌暗红、稍胖，苔薄微黄且干、中有裂纹，脉弦滑。原方加生地 12g，石斛 15g。续服 14 剂。药后诸症均减。

[**按**] 患者年老，脏腑亏虚，津液耗损，痰饮内阻，上实下虚，此乃"阴虚痰饮"证，故治拟攻补兼施。以麦门冬、沙参养胃阴；太子参、白术、茯苓益气健脾化痰；射干、麻黄、杏仁开肺气；柴胡、黄芩清肺热；半夏、泽漆消化痰饮，佐以桔梗、枳壳宣畅气机；沉香、苏子理气化痰；桃仁、丹参、郁金调理气血；黄连、

吴茱萸、海螵蛸、鸡内金抑酸和胃，诸药合之，使痰热得化，肺气得畅，肺津得复而咳喘久延之症得以平复。

（以上医案录自《黄吉赓肺病临证经验集》）

邵长荣
（宣肺温肾、疏肝健脾）

【医家简介】

邵长荣（1925～），男，浙江慈溪人，上海中医药大学教授，龙华医院主任医师，上海市首届名中医。自幼天资聪颖，后就读于同济大学医学院医疗系。1956 到上海中医学院参加第一届西学中研究班。1960 年进入附属龙华医院工作。1996 年被评为全国第二批老中医学术经验继承工作导师之一。现为邵长荣工作室负责人。临床擅长呼吸系统疾病诊治。

相关著作：《邵长荣实用中医肺病学》、《邵长荣学术经验撷英》、《邵长荣谈咳喘》、《邵长荣肺科经验集》、《咳喘的自测与防治》等。

【主要学术思想和主张】

邵长荣主张中西医结合，宏微两观互统，辨病辨证合参，药性药理相融，灵活应用邪正关系，重视整体观念，分辨三脏补虚，重视疏肝解郁，推崇调心宁神。对肺结核、支气管哮喘、支气管扩张、肺气肿以及职业病硅沉着病（矽肺）等进行研究；先后研制了"芩部丹"、"三草片"、"复方功劳叶"、"八宝养肺汤"、"雪花片"等抗痨中成药。"川芎平喘合剂"、"三参养肺汤"、"三桑肾气汤"、"平咳化痰合剂"、"镇平片"、"保肺片"等治疗哮喘、慢支炎、肺气肿的中成药，取得了较好效果。

【医论医话】

肺源性心脏病是由于肺、胸廓或肺血管的慢性病变引起的肺循环压力增加、肺动脉高压、右心室增大或右心功能不全的心脏病。在我国，本病的发病率较高，患者年龄多在 40 岁以上，从慢性心肺疾患发展到肺心病，90% 的患者病程在 6～10 年以上，早期肺心病患者呼吸和循环功能尚能代偿，晚期则出现心肺功能衰竭。本病属于中医学"肺胀"、"喘肿"的范畴。发病原因本病 80%～90% 是由慢性支气管炎、肺气肿引起。其他肺、胸疾病，如肺间质病变，肺纤维化，胸膜、胸廓病变，肺血管病变，或神经肌肉病变引起慢性通气不足，或阻塞性呼吸睡眠暂停综合征等病史。

中医学认为，本病是由于咳喘反复发作，迁延不愈逐渐发展而成，其病因有脏腑虚损和外感时邪两方面。病位主要在肺、心、脾、肾，病理性质为痰浊、水饮、瘀血错杂为患，属本虚标实之证。症状表现病史多具有慢性支气管、肺或胸膜疾患的病史，其中慢性支气管炎、阻塞性肺气肿、支气管哮喘占80%~90%在功能代偿期，患者常有长期咳嗽、咯痰，且逐年加重，劳动力减退，活动后气急、心悸，或有轻度紫绀，时伴下肢水肿，病情进一步发展到功能失代偿期，患者多因急性呼吸道感染诱发而使症状急性加重，出现呼吸和心力衰竭。呼吸衰竭时出现缺氧和二氧化碳潴留，缺氧的主要表现为紫绀、心悸、胸闷、呼吸困难、头晕、烦躁；二氧化碳潴留时出现头痛、头胀、多汗、失眠，严重时谵妄及昏迷。心力衰竭以右心衰竭为主、以后发展到全心衰。此时，可见患者心悸、气急加重，紫绀更甚，食欲不振，腹胀、恶心、呕吐；体检见紫绀、颈静脉怒张、心率加快、心律不齐、肝脏肿大、肝颈静脉反流征阳性、下肢水肿。当症状严重时常合并心律失常、上消化道出血、休克、电解质紊乱及弥漫性血管内凝血等并发症。本病根据缓解期和急性发作期的不同，缓则治本，急则治标。急性发作期的辨证治疗参照慢性支气管炎的辨证治疗。缓解期以肺肾亏损为主，参照肺气肿的辨证治疗。当心肺功能失代偿时中医学称为"喘肿"，或以肿为主，或以神志改变为主。

（摘自《邵长荣谈咳喘》）

【验方效方】

○ 方一 真武汤加减

［功效］温肾通阳、健脾利水。

［主治］阳虚水泛型，症见浮肿、心悸、气短不能平卧、尿少、口唇紫绀、苔白腻、脉沉细数或结代。

［组成］熟附子9g，先煎 桂枝9g 白术9g 陈葫芦30g 猪苓12g 茯苓12g 泽泻12g 车前子30g 生姜9g

［加减］喘脱危象给予人参9g，附子9g（后下），蛤蚧粉6g（冲服）；紫绀明显加泽兰9g，红花6g。

○ 方二 涤痰汤加减

［功效］豁痰开窍。

［主治］痰浊闭窍型，症见意识朦胧，神昏谵语，甚至昏迷，呼吸急促，唇舌发紫，脉微绌或沉细。治拟豁痰开窍。

［组成及服法］石菖蒲9g 胆南星9g 陈皮9g 半夏9g 茯苓12g 枳实9g 郁金9g 丹参15g

另予安宫牛黄丸1粒，水烊化后送服。

［加减］若痰热内盛，烦躁谵语，舌红苔黄腻，加葶苈子12g，天竺黄9g；抽搐加钩藤15g，全蝎粉2g（冲服），羚羊角粉0.6g（冲服）。

（摘自《邵长荣谈咳喘》）

【精选验案】

某，男性，63岁。慢性咳嗽、咯痰、气喘史20余年，近年来时有面浮肢肿，咳喘，痰白，动辄气促，背部怕冷，汗出，苔薄，脉沉细。证属肾阳不足，下焦气化失权，水饮内停。治拟温肾阳而助气化，化饮利水平喘。处方：熟附子、川桂枝、淫羊藿、细辛、射干、胡颓叶、青皮、陈皮、姜半夏、姜竹茹、车前草、茯苓、猪苓、防己、鹅管石、陈葫芦、川芎、石菖蒲。服药两星期后咳喘明显好转，浮肿也尽退。再拟培补脾肾法以善其后。

[按] 肺源性心脏病，中医称为"喘肿"，它的病理基础是久病五脏俱虚，三焦气化失利，导致痰饮、水气、瘀血互结，形成正虚邪实的局面。治疗重在通过宣肺、温肾、疏肝、健脾等方法助三焦气化而通利水道，从而可以消水气，化痰饮，随着水肿的消退，咳喘自平，待喘肿缓解后再调理五脏虚损，以治其根本。

（录自《邵长荣谈咳喘》）

李孔定
（专病专方，治肺活血）

【医家简介】

李孔定（1926～），绵阳市中医院主任医师，国家第一、二批名老中医药专家学术经验继承导师。四川蓬溪县人。1956年毕业于重庆中医进修学校专修班，后执教于蓬溪县中医进修学校、绵阳中医学校。1990年，被遴选为全国500名老中医之一，2007年被评为四川省第一批"十大名中医"之一。临证尤擅长中医内科，屡愈难疾重症。

相关著作：《温病三字经》、《新编药性歌括》、《绵阳市现代名医录》、《李孔定论医集》、《新方实验录》、《李孔定医学三书》等。

【主要学术思想和主张】

李孔定提倡辨证论治与专病专方相结合，在学术上提出了"急症用药宜重宜专"，"诸般杂证，法重东垣"、"肝毒致热论"、"治肺活血论"等观点，主张内服与外用并重，药疗与食疗兼施；治疗内科杂病用药"取乎中庸"，重视调和之法，强调用药"勿太过不及"，应"以平为期"，善用草药。

【医论医话】

慢性肺源性心脏病，属中医虚喘、支饮、肺胀、心悸等病范畴。多由久咳、久喘、支饮、肺痨等反复发作，致使肺、脾、心、肾等脏虚损，出现咳唾、喘息、胸腹胀满、短气、动则尤甚等症，重者面色晦暗、唇甲发绀、心悸、面浮胫肿。本病的形成，是由多种病因所致的综合病变。肺为娇脏，易受外邪侵袭，邪入于肺则宣肃失司，咳喘由生；久而肺虚，则又易感外邪，致喘咳迁延反复。肺与心同居上焦，肺主气朝百脉，辅心而行血，肺虚及心，则无力推动血脉运行而致气道阻滞，脉络瘀阻。肺虚及脾则转输失职，致痰饮内生，停聚于肺，影响肺之敛降。肺虚及肾，既使气不下纳而致气逆于肺，出现呼多吸少，又使蒸化功能失职，导致水饮内停。初则因病致虚，因虚而内生的病理产物如痰饮、瘀血等邪壅塞于肺，使肺之宣降进一步失司，加重喘咳，更损肺气，故继则因虚致病。如此反复，使诸脏交亏，互为因果，愈演愈烈。本病病位在肺与心，涉及脾与肾，病理演变初由外邪侵袭，继则脏气虚衰，痰瘀水饮随虚而生。水饮瘀血皆为阴邪，其性属寒，但因久宿于肺，郁而化热，故其表现多为虚实寒热错杂之证。由于个体因素和病的阶段不同，四者之孰轻孰重颇不一致。治疗宜祛邪与扶正兼顾，清热与温散同施。

（摘自《古今名医临证金鉴·咳喘肺胀卷·下》）

【验方效方】

◇ 金水交泰汤（肺气肿方）

［主治］肺胀（肺气肿、肺心病）之不兼外感者。

［组成］南沙参50g　黄精30g　苏子30g　赤芍30g　木蝴蝶10g　地龙12g　制南星15g　葶苈子15g　黄芩30g　甘草15g　沉香6g，为末，分6次冲服　夜关门30g

［加减］心悸气虚较甚者南沙参加至100g，葶苈子加至30g；痰多咳嗽不爽者制南星加至30g；长期应用激素的病例甘草可用至30g，酌减或停服激素，并逐减甘草量；痰瘀阻碍肺气，瘀滞心肺而见唇甲紫绀者加桃仁、五加皮；阳虚水泛而见面浮胫肿者减甘草量，加茯苓、附片；心气欲脱者加人参或生脉散再加附片、龙骨；痰蒙清窍，神志恍惚者加石菖蒲。

［禁忌］吸烟饮酒，腌卤食物。

［附注］病势减轻勿停药，只在方中去葶苈子，减苏子、地龙、黄芩、赤芍、甘草量之半，另加白术15g，女贞子10g续服1～3个月，增强体质，减少复发。

（摘自《李孔定医学三书》）

【精选验案】

案1　黄某，女，58岁，1997年1月14日初诊。患者反复咳喘13年，每年冬季均需住院治疗。此次咳喘加重1个月，住院治疗效不显。形体消瘦，咳嗽不已，咯大量白色黏液痰，咳则大汗淋漓，喘促气急不能平卧，胸膈窒闷，畏寒肢冷，不欲饮食，小便量少，大便干结，3日一行，舌黯紫，苔白厚少津，脉沉细数。胸片提示：慢性支气管炎继发感染、肺气肿。证属肺脾肾俱虚，痰热瘀互结，本虚标实，投金水交泰汤原方3剂，药后咳喘痰俱减，四肢转温，小便量增，大便润畅，继以金水交泰汤去葶苈，加神曲30g，白术15g增强其健脾助运之力，续服5剂，病情明显缓解，仅晨起咳嗽咯痰，动则短气乏力，舌黯淡，苔白厚，脉沉细弱。外邪已解，本虚显露，以金水交泰汤加白术、黄芪、女贞子、淫羊藿、神曲、陈皮培补脾肾，杜其痰源，继服2个月余，诸症俱平。

案2　张某男，68岁，1998年5月16日初诊。患者反复咳喘、气急10余年，近因天气变化咳喘复作，服某诊所自制"咳喘散"后，病反加重，剧烈阵咳，咯少量白色粘痰，气急喘促，头晕乏力，背心寒冷，小便清长，夜尿频数，大便偏干，口渴喜温饮，舌红，苔薄腻根部略厚，脉沉弦数、双尺弱。胸部 X 片：双肺纹理增粗，提示：慢性支气管炎、肺气肿伴急性感染。肺肾俱虚，痰热阻肺，以金水交泰汤益气补肾、清热化痰平喘，方中制南星易为胆星，以增强清热化痰之功。服药 2 剂，咳嗽程度减轻，咳嗽次数减少，继服此方 6 剂，微咳，痰薄易咯，动则气喘，背心仍冷，尿频，舌淡红，苔白润，脉沉细。金水交泰汤沉香易肉桂 6g 温阳纳气，续服 12 剂，咳喘乃愈。

案 3　朱某，女，41 岁，1998 年 9 月 26 日初诊。患者自幼咳喘，迁延未愈，每于冬季加重。近 3 年来咳嗽气紧，心累，有时下肢水肿，动则喘促不已，曾作 X 线胸片检查，提示：慢性支气管炎、肺气肿、肺心病。1 周前受凉后病情加重，经输注抗生素治疗 3 天无缓解。现神情萎靡，唇绀，咳嗽，咯痰量多清稀，咯吐不利，胸满闷，心累心跳，喘促气急，不能平卧，小便淋漓不净，量少，腹胀，下肢浮肿，大便正常。舌紫黯，苔白厚，脉沉涩。证属痰瘀阻肺，肾阳不足，以金水交泰汤加减。

南沙参 50g　黄精 30g　苏子 30g　赤芍 30g　制南星 30g　葶苈子 30g　胡颓叶 12g　枳实 15g　桃仁 12g　制附片 12g　肉桂 6g　黄芩 30g，甘草 12g

2 剂后咳喘心悸俱减，下肢肿消，唇色转红，上方去附片、枳实，加鱼腥草 30g，续服 1 月余，诸症缓解，但稍动则汗出衣湿，晨起痰多，以金水交泰汤加白术 15g，女贞子 15g，嘱继服 1～3 个月，巩固疗效。

（以上医案录自《李孔定医学三书》）

周仲瑛

（复合施治，肺胀重温）

【医家简介】
参见"咳嗽（上呼吸道感染等）"。

【主要学术思想和主张】
参见"咳嗽（上呼吸道感染等）"。

【精选验案】
张某，男，66 岁，1996 年 10 月 8 日初诊。患者反复咳嗽、咳痰、气喘 30 余年，加重 1 个月来门诊求治。曾在上海某医院诊断为"慢性支气管炎、肺心病"，经中西医多种药物治疗仍难阻止病情发展。本次因天寒受凉感冒而诱发咳嗽、气喘、胸闷加重，入住当地医院诊断为"慢性支气管炎合并感染，慢性肺源性心脏病合并心功能 2 级，呼吸衰竭Ⅱ型"，给予抗感染、吸氧、强心、利尿等对症处理，呼吸衰竭得以改善，但慢性肺源性心脏病合并心功能 2 级的治疗效果不甚满意，转求中医治疗。刻诊见喘咳不能平卧，痰多不能咳出，胸闷气憋，呼吸困难，精神萎顿，语声低微，怕冷无汗，大便偏干，尿少色黄，体检见体温 36.8℃，呼吸 25 次/分，脉搏 103 次/分，血压 112/70mmHg，面色青紫，唇甲紫黑，颈静脉怒张，胸廓呈桶状，双肺满布湿性啰音，杵状指，双下肢浮肿，按之凹陷如泥，舌质紫暗，苔中部黄腻，舌下青筋显露，脉细滑无力。血常规示：白细胞 $6.8 \times 10^9/L$，动脉血气分析示：氧分压 223.5mmHg，二氧化炭分压 279mmHg，证属痰瘀阻肺，气不化水，水饮凌心，肺心同病，治以温阳化饮，涤痰祛瘀，益气活血。病重投药，不宜日久，暂予 3 剂。

蜜炙麻黄 5g　制附片 6g　淡干姜 5g　葶苈子 15g　苏木 10g　炒苏子 10g　木防己 12g　生黄芪 20g　桃仁 10g　五加皮 10g　潞党参 15g　法半夏 10g　泽兰 10g　泽泻 15g 万年青叶 1 片　绿茶 1 小撮

每日 1 剂，分 2～3 次煎服。另嘱注意病情变化，必要时住院治疗。

二诊　1996 年 10 月 11 日。服药 3 日，症状明显好转，精神状态改善，面色、口唇、爪甲发绀减轻，语声稍有力，尿量增多（1500mL/d），但仍咳嗽少痰、胸闷气急、畏寒怕冷，大便日行 2 次，质软，两肺湿啰音较前局限，双下肢踝部轻度浮肿，舌苔中浮黄薄腻，舌质紫黑转为暗红，脉细。药已中肯，效不更法，继守原意。原方改熟附子片 10g，木防己 15g，生黄芪 25g，加石菖蒲 10g，法半夏 10g，以增强全方化痰作用。

三诊　1996 年 10 月 22 日。续服 10 剂后，症状改善显著，面部紫黑转黄，口唇爪甲发绀消退，稍有胸闷，喘息不著，食纳知味，大便日行，小便量多。体检见肺部闻及散在细小水泡音，余无特殊，舌质紫，舌苔薄腻，脉细，动脉血气分析示氧分压 237mmHg，二氧化炭分压 265.5mmHg。因药症相合，故收效甚佳，上方加沉香 3g，陈皮 10g，加强全方纳气平喘、理气健脾之功。

[按]　慢性肺源性心脏病，简称肺心病，是我国临床比较常见的一种心脏病，是指由肺部、胸廓或肺动脉的慢性病变引起的肺循环阻力增高，导致肺动脉高压和右心室肥大，伴或不伴有右心衰竭的一类心脏病。根据其临床特征，可隶属于中医学"肺胀"病范畴，为多种慢性肺系病症，如久咳、喘、哮等反复迁延而成。本病病史较长，病程缠绵，反复发作，常在冬季因呼吸道感染而导致呼吸衰竭和心力衰竭，病死率较高，治疗亦无特效药物。

中医历代文献对此记载颇多如《灵枢·胀论》曰："肺胀者，虚满而喘咳。"《诸病源候论·咳逆短气候》记载"肺虚为微寒所伤则咳嗽，嗽则气还于肺间则肺胀，肺胀则气逆，而肺本虚，气为不足，复为邪所乘，壅否不能宣畅，故咳逆短气也。"认为慢性肺心病的病因多为机体正气不足，反复感受风寒，肺伤气弱，痰饮留滞，气道不畅。肺主气，心主血，"气为血之帅"，肺病日久必损及于心。阳虚气弱，痰瘀阻肺是肺心病的主要病理基础，急性发作期以肺肾阳虚为本，痰瘀阻肺，水气凌心，心脉瘀阻为标。尽管部分学者借用西医学肺心病合并感染在纠正心衰的同时首先要控制感染的观点，倡用清热解毒、活血化瘀治疗，但周师以为，本例患者病程久延，痰饮久郁于肺，多数患者平时多表现为肺肾阳虚，痰瘀痹阻心肺的证候特点，而秋冬之际，每易外感寒邪，如《诸病源候论·咳逆短气候篇》明确指出：肺胀为"肺本虚，气为不足，复为邪所乘，壅否不能宣畅，故咳逆短气乏也。"故仍应审证求机，不可拘泥，治疗当重在"温"字，通过温通、温化、温补使阳复、饮消、气顺、血行，而不宜滥用寒凉，以免使寒邪内闭，阳气更伤，脉络更滞，促使病情加重，当然若见有痰饮郁久化热之象，亦可适当配伍清化痰热之品，必以辨证为要。辨证应区别虚实的主次，偏实者辨其病邪及病理因素，偏虚者辨其病理性质与脏腑病位。治疗以发作期治标，缓解期治本为原则。本例患者病属急性发作期，标实本虚，病机复杂，既有胸闷咳喘不能平卧，肺气升降不利之候，又有怕冷无汗，双下肢浮肿，按之凹陷如泥的阳虚水停之证；既有面色青紫，唇甲紫黑，颈静脉怒张，舌质紫暗，舌下青筋显露等瘀血阻滞的表现，又有精神萎顿，语声低微等脾虚气弱的症状。据此，周师拟以温阳化饮、涤痰化瘀、益气活血为基本大法，仿小青龙汤、苏子降气汤意组方。药选紫苏子、葶苈子降气涤痰平喘，制附子、淡干姜温补脾肾之阳以消阴翳，党参、黄芪配苏木等健脾益气活血，利水消肿，苏木、桃仁、五加皮、木防己、泽兰、泽泻活血化瘀，利水消肿。妙在用蜜炙麻黄一药，既取其发太阳之汗，以解其在表之寒邪，更重要的在于与温少阴之里寒，补命门真阳之附子相配以发越凝寒，通达阳气，改善患者"缺氧"状态。周师组方用药独具巧思，既合中医辨证论治之理，又参融现代医学之观点，并将其纳入中医理法方药的体系中。

（录自《周仲瑛临证医案精选》）

哮 病
（支气管哮喘）

丁甘仁
（六经分治，善治外感）

【医家简介】

参见"咳嗽（支气管炎）"。

【主要学术思想和主张】

参见"咳嗽（支气管炎）"。

【精选验案】

案1 胡左。暴感寒凉，内停食滞，引动痰饮，互阻中上二焦，肺胃之气不得下降，哮喘喉有痰声，胸闷呕吐，不能纳谷，身热恶风，有汗不解，苔腻，脉弦滑，此留饮也。

拟五苓、平胃，解肌达邪，和胃涤饮。

川桂枝五分　云猪苓各三钱　福泽泻五钱　陈皮一钱　苍术一钱　厚朴二钱　半夏五钱　枳实炭一钱　白蔻仁五分　炒麦芽四钱　莱菔子炒研，三钱　藿香梗五钱　玉枢丹开水磨冲服，四分

复诊　寒热解，哮喘平，呕吐亦减，而胸闷嗳气，不能纳谷，小溲短赤，腑气不行，苔薄腻，脉弦滑，宿食留饮，难以骤化，夜不能寐，胃不和则卧不安。胃以通为补，今拟通胃消滞，和中涤饮。

陈广皮一钱　仙半夏二钱　枳实炭一钱　厚朴一钱　赤茯苓三钱　泽泻五钱　姜竹茹五钱　莱菔子炒研，三钱　生苡仁四钱　炒谷麦芽各三钱

案2 俞右。暴寒外束，痰饮内聚，支塞于肺，肃降失司，气喘咳嗽大发，故日夜不能平卧，形寒怯冷，纳少泛恶，苔白腻，脉浮弦而滑。拟小青龙汤加减，疏解外邪，温化痰饮。

蜜炙麻黄四分　川桂枝八分　云苓三钱　姜半夏二钱　五味子四分　淡干姜四分　炙苏子二钱　光杏仁三钱　熟附片一钱　鹅管石煅一钱　哮吼紫金丹另吞，连服二天，两粒

二诊　服小青龙汤两剂，气喘咳嗽，日中大减，夜则依然，纳少泛恶，苔薄腻，脉弦滑。夜为阴盛之时，饮邪窃踞阳位，阻塞气机，肺胃下降之令失司，再以温化

饮邪，肃降肺气。

川桂枝八分　云苓三钱　姜半夏二钱　橘红一钱　五味子四分　淡干姜四分　水炙远志五分　光杏仁三钱　炙苏子五钱　旋覆花包，五钱　熟附片一钱　鹅管石煅一钱

三诊　气喘咳嗽，夜亦轻减，泛恶亦止，惟痰饮根株已久，一时难以骤化。脾为生痰之源，肺为贮痰之器。今拟理脾肃肺，温化痰饮。

原方去旋覆花、远志二味，加生白术五钱、炒补骨脂五钱。

（以上医案录自《孟河丁甘仁医案》）

巢渭芳
（药有专任，不失时机）

【医家简介】

参见"咳嗽（支气管炎）"。

【主要学术思想和主张】

参见"咳嗽（支气管炎）"。

【精选验案】

案1　某。素体阴液不足，吸烟好色，至中年略为维护，光境裕如，知调摄之得宜也。二年来哮咳频发小已，今春更剧，喘不能卧，卧则言语支离，两目不张，痰亦难咯：用清上纳下之剂，初颇见效，甚则以蛤粉含于口中，喘势始平，汗亦止。不数日又作，痰且胶粘，以某夜甚险，渭以九转灵砂片一分，兼投清降痰逆而效。后虽屡萌，均投灵砂丹（组成及服法　水银、硫黄《成方便读》）升降痰气而愈。越一载，冒秋燥，引动旧恙而殁。

案2　巢良荣孙。目直视，痰声漉漉，身微热，舌晦苔腻，以葶苈子、川贝母、射干、杏仁、川郁金、枳实、生草、橘红、法半夏、淡芩、竹沥、鸡子清煎服而愈。

案3　本城张林成，年甫四旬。哮喘十年，正值暑天亢热，感温一候，彼兄偕渭诊之。神烦气粗，脉大而芤，口渴，苔白满布少津，汗多不粘，不能着枕安卧，自问必死。当以西洋参、川贝母、蛤粉、麦冬、五味子、瓜蒌皮、生熟牡蛎、熟石膏、藕汁五大杯、鲜枇杷叶露四两，药汁并进。次晨彼兄来谓大势已平，可啜粥汤否？渭改以藕粉汤进之。复诊：再减轻洋参，以霍石斛、扁豆等调肺胃而痊。

（以上医案录自《孟河四家医案医话集》）

陈良夫

（精于切诊，清润治肺）

【医家简介】

参见"喘证（慢性阻塞性肺病、肺气肿）"。

【主要学术思想和主张】

参见"喘证（慢性阻塞性肺病、肺气肿）"。

【精选验案】

案1 沈男。肺气以下行为顺，上升为逆。始起胸膈痞痛，渐至气喘痰鸣；胁腹亦觉不舒，咳呛，咯痰稀白，脉弦滑，苔浮腻。乃湿聚化痰，阻滞气分，肺金之宣降失司，周身流行之气，亦乖常度，《内经》所谓诸气膹郁，皆属于肺是也。若久郁不宣，便成气喘之证，拙拟宣其肺以利其气，化其湿以涤其痰，务使肺得宣降为妙。

旋覆梗　甜葶苈　仙半夏　炙紫菀　细白前　白芥子　光杏仁　象贝母　代赭石　苏子　车前子　白茯苓

二诊　人之气机，本周行而无滞，湿为阴邪，最能滞气，进理气宣肺，祛湿涤痰之剂，咯去积痰颇多，气逆渐减，胸膈之满闷，亦觉稍舒，惟便下未能通畅，兼有哕恶，脉仍弦滑，舌黄薄腻。拙见肺金失于清肃，升降之气，尚乖常度，祛其有形之痰，利其无形之气，务使周行无滞，斯呼吸平匀则诸疴自退矣，能再加以静摄尤为妥善。

旋覆梗　象贝母　仙半夏　莱菔子　白前　光杏仁　代赭石　陈皮　苏子梗白芥子　滚痰丸

［按］患者痰湿阻滞，肺失宣降，故咳喘痰多而稀白；痰阻气道，所以气喘痰鸣，痰阻肺络则胸膈痞痛不舒。痰湿为阴浊之邪，故治疗以温肺燥湿化痰，佐以降气平喘、宣肺止咳之品。二诊因大便不通，故用滚痰丸逐痰通便，使痰湿从大便而去。其方出入于二陈汤、三子养亲汤及旋覆代赭汤之中。

案2 周男。声响者谓之哮，气逆者谓之喘，气时喘逆，喉声如锯，胸闷痰粘，吐咯不利，脉滑苔腻，是积痰内涌，肺气失降，治以顺气涤痰。

旋覆梗　炒枳实　光杏仁　熟菔子　煅礞石　炒竹茹　炒苏子　云苓　代赭石沉香　川朴　葶苈

［按］痰浊上壅于肺，痰气交结，肺气不宣，因而见有咳呛、胸闷、痰黏不爽，

喉声如锯，脉滑苔腻等咳喘之症。陈氏治以宣泄肺闭、化痰涤浊之苏子、葶子、杏仁、葶苈、礞石，配以降逆平喘之旋覆、代赭石、沉香及理气化湿之枳实、云苓、厚朴，处方从三子养亲汤加味化裁而成。

（以上医案录自《现代著名老中医名著重刊丛书·陈良夫》）

岳美中
（学宗三家，专病专方）

【医家简介】

参见"咳嗽（上呼吸道感染等）"。

【主要学术思想和主张】

参见"咳嗽（上呼吸道感染等）"。

【验方效方】

○ **延年半夏汤方**

[主治] 支气管喘息，突发性阵咳作喘，咯黏液样白沫痰，舌苔白腻，面目稍浮肿（此证不必悉具），其脉左关部浮细而弦者，投之辄效。

[组成及服法] 清半夏9g　炙鳖甲12g　前胡6g　苦桔梗4.5g　东人参6g　炒枳实3g　吴茱萸9g　槟榔片4.5g　生姜片9g　水煎温服

（摘自《岳美中医案》）

【精选验案】

萧某，女性，42岁，唐山市人。夙有支气管喘息宿疾，诊视时复发甚剧，持续20余口，昼夜迭进内服药及注射剂，无效。已濒于危，其夫仓皇备后事。其症作突发性阵咳，咳则喘，咳喘作须10余分钟，咯黏液样的白沫痰，至痰咯出而气道无阻始渐平息。但隔半小时或1小时而咳喘又作，昼夜约20余次，不能平卧，只以两于抵额，伏于枕上，其面目因头久垂而现浮肿象。诊其脉虚弱无力，惟左关浮细而弦，无热，舌苔白腻，精神困惫，不欲睁眼，见医生至稍抬头即伏枕上，作喘息声，自云痛苦万状，不欲求生。根据其脉象及现症舌苔，姑投以延年半夏汤，不意服药后夜间即能平卧，续进1剂，竟霍然而愈。

以此方治疗支气管喘息，数年间已治愈五六例。其适应症，为突发性阵咳作喘，咯黏液样白沫痰，舌苔白腻，面目稍浮肿（此症不必悉具），其脉左关部浮细而弦者，投之辄效。但病例仍不够多。

[按] 延年半夏汤，系唐以前古方。日本野津猛男于此方以柴胡易前胡，治胃痉挛，有效。主要以神经痉挛为主，包括支气管痉挛。因肝脉浮细而弦，用人参鳖甲槟榔，咯黏液性白沫痰，用半夏桔梗吴茱萸，且吴萸一味，在临床上经验，其治咽头至胃部之黏液样白沫壅盛，有殊效。桔梗与枳实相配伍，具升降肺气之力，兼之

柴胡能除胸胁苦满，生姜主治水毒，合力共济，故能用以治支气管喘息。

（录自《岳美中医案》）

黄文东

（活血化瘀，攻邪护正）

【医家简介】

参见"咳嗽（支气管炎）"。

【主要学术思想和主张】

参见"咳嗽（支气管炎）"。

【精选验案】

案1 蒋某某，女，17岁，贫下中农。1965年11月22日初诊。哮喘反复发作，已将10年。每于受寒后诱发。近1个月来宿疾复发，两肺有哮鸣音，气息短促，咳痰不多，面目虚浮。舌尖红，中剥，苔薄腻，脉小滑。

肺气失于宣降，痰浊留恋。治拟宣肺化痰，顺气平喘。

炙麻黄3g　杏仁9g　生甘草3g　射干6g　炙苏子9g　前胡9g　炙紫菀12g　炙款冬6g　鹅管石9g　4剂

二诊　11月26日。哮喘好转，受寒又发。前方去苏子、前胡、鹅管石，加桂枝3g，橘红4.5g，白前4.5g。3剂。

三诊　11月29日。今天哮喘已平，略有咳嗽，咳时胸痛，咯痰较前为多。舌尖红中剥，苔薄腻，脉小滑。再从前法出入。

炙麻黄3g　射干3g　杏仁12g　生甘草4.5g　桔梗4.5g　炙紫菀12g　炙苏子9g　鹅管石12g　4剂

四诊　12月3日。哮鸣音已消失，喘急亦平，半夜仅有极轻咳嗽，痰量甚少，口干。舌尖红，苔薄腻，脉小滑。仍用前方去鹅管石，加南沙参12g。4剂。

五诊　12月7日。哮喘已平，夜间略有轻微咳嗽，喉有痰不易咯出，近已照常劳动。舌质红，中无苔，边薄腻。仍用原方加减。

苏子9g　杏仁9g　生甘草3g　炙紫菀12g　陈皮4.5g　炙款冬4.5g　射干4.5g　前胡6g　桑皮6g　3剂

［**按**] 本例乃支气管哮喘，自幼即得此病。哮喘而见舌尖红、中剥，属肺热而有痰浊，与肺阴偏虚者有别。由于感寒即发，故用射干麻黄汤而奏效。

案2 张某某，女，52岁，贫下中农。1975年4月19日初诊。自幼即患咳嗽、哮喘，以后逐步好转，时发时愈。近3年来发作渐趋频繁，多发作于夏季。最近公社卫生院普查，发现支气管扩张。平时经常痰中带血。目前咳嗽气急，不能平卧已多日，剧烈咳嗽时则额上出汗，咯痰不爽，鼻塞流涕，心悸，肢冷。舌质青紫，脉象小滑（84次/分）。听诊：两肺可闻哮鸣音。近感风寒，素有痰浊恋肺，肺失宣降，心阳不能舒展，先拟宣肺平喘，化痰止咳。

炙麻黄6g　杏仁9g　生甘草6g　炙紫菀15g　炙百部15g　炙苏子9g　白前12g　苍耳子9g　炙地龙6g　5剂

二诊　4月26日　咳喘已减，咯痰渐爽，已能平卧，动则仍感气急，流涕转稠。脉小滑（76次/分），舌质青紫已退，苔白腻。再守原意。原方去百部，加射干9g。6剂。

[按]　本例哮喘病程已久。邪气壅实，痰浊恋肺，以致肺气失于宣降。故用三拗汤以宣肺平喘；选用止嗽散中之紫菀、百部、白前以肃肺化痰止咳；地龙配麻黄以加强平喘作用；苍耳子以宣通肺窍；苏子以降气定喘。服药后咳喘渐减，已能平卧，听诊未闻哮鸣音。初诊心悸、肢冷，舌质青紫，二诊时青紫已退，乃肺气得宣，心阳已能舒展之象，病势渐趋缓解。

案3　毛某某，女，59岁，贫下中农。1975年4月19日初诊。哮喘病史已有13年之久。多发于冬春二季，最近持续发作2个月余，近1个月来咳喘尤剧。咳嗽咯痰不爽，胸脘窒闷，气急不能平卧，痰多白沫，夹有黄稠痰，流涕，不思纳谷。脉滑数（110次/分），舌质淡青，苔薄腻。听诊：两肺可闻哮鸣音。近来每天服麻黄素12片，分3次吞服，仍无效果。

外感风邪，内有痰浊，肺失肃降，邪从热化。治以宣肺平喘，化痰清热之法。

炙麻黄6g　炙地龙6g　杏仁9g　炙苏子9g　炙紫菀15g　射干9g　苍耳子9g　黄芩9g　生甘草6g　6剂

二诊　4月26日。咳嗽气急明显减轻，已能平卧，胸闷渐舒，近日已停服麻黄素（初诊时曾向病员指出，此药不宜大剂量久服），流涕减而未除，近3天来胃纳略振。脉滑数88次/分，苔薄腻。前方合度，原法不变。原方，6剂。

三诊　5月3日。气急已平，流涕已止，纳食已香，尚有咳嗽。脉小滑（80次/分），苔薄腻。再守原意，原方6剂。

四诊　5月10日。咳喘均平，略有咳痰。肺气渐宣，痰热渐清，听诊两肺未闻哮鸣音。病已十去八九，再从原法加减，巩固疗效。

前胡12g　炙紫菀15g　白前9g　炙苏子9g　杏仁9g　射干9g　陈皮9g　生甘草6g　7剂

另配：麻干片100片，地龙片100片。每天服2次，每次各服5片。于煎药服完后再服以上成药。

[按]　本例系哮喘性支气管炎。病史漫长，发作程度严重。患者咳喘虽已持续2月余，但流涕未止，咯痰黄稠，说明外邪未彻，已从热化，故用麻黄、杏仁、苍耳子等以疏风宣肺通窍；地龙、黄芩、射干等以清热化痰平喘；再配以紫菀、苏子等肃肺降气之品。使风邪得以外达，肺气得以宣降，痰热得以蠲除，持续发作2月余

的哮喘，在单纯用中药治疗下，

较快地得到控制。最后，用成药麻干片（麻黄、射干、半夏、南星、紫菀、百部制成）、地龙片（成药：单味地龙制成）以宣肺化痰止咳，巩固疗效。

（以上医案录自《黄文东医案》）

程门雪
（理气化痰，用药轻灵）

【医家简介】

参见"咳嗽（上呼吸道感染等）"。

【主要学术思想和主张】

参见"咳嗽（上呼吸道感染等）"。

【精选验案】

案 1 卜某某，女，20岁。1958年7月21日初诊。风寒外袭，痰饮恋肺，气喘咯痰不爽，喉中有声。脉弦，苔薄。拟射干麻黄汤、小青龙汤出入，温表散寒，宣肺化饮。

炙麻黄 2.5g 川桂枝 1.5g 北细辛 1.5g 淡干姜 1g 五味子 1g 制半夏 6g 制川朴 2.5g 嫩射干 2.5g 炙紫菀 6g 炙款冬 6g 煅鹅管石 3g 7剂

二诊 气喘已减，喉中痰声未清。前方出入。

炙麻黄 2.5g 川桂枝 1.5g 北细辛 1.5g 嫩射干 3g 制川朴 2.5g 炙紫菀 9g 炙款冬 9g 白杏仁 9g 炙白苏子 3g，包煎 五味子 1g 煅鹅管石 4.5g 7剂

三诊 气喘渐平，鼻塞涕清，咳嗽。再从原方增减。

炙麻黄 2.5g 嫩射干 3g 陈辛夷 1.5g 炙紫菀 9g 炙百部 6g 白杏仁 3～9g 炙白苏子 4.5g，包煎 北细辛 1g 炙款冬 9g 锻鹅管石 4.5g 6剂

[**按**] 本例用张仲景小青龙汤法，疗效显著。因桂枝用量较小，发汗力不大，故未用芍药监制。气喘而见喉中痰声液涎，是由于痰阻咽喉，气道不利，呼吸之气出入。触痰涎而作声。《金匮要略》称为："咳而上气，喉中水鸡声。"射干利咽喉。消痰涎，是对症的要药。但要止其痰声，须先宣利肺气，如此例用麻黄、细辛、紫菀、款冬、辛夷和百部等，又配用干姜、半夏、厚朴、苏子、杏仁等以温化痰饮。

鹅管石一名钟乳石，功能温肺化痰而治咳，温肾纳气而治喘，对冷哮痰喘颇为有效。

程老善用仲景小青龙汤法，他常以麻黄为宣肺达邪的主药，桂枝或用或不用，看寒邪的多少而定。五味子、细辛或干姜是必用的。他认为细辛、五味子两药配合同用很有意义。细辛温肺散寒，五味子敛肺止咳，这是两药的个别作用。而《内经》说："辛生肺"，"用辛泻之"。这个"泻"，是驱散表邪之意，祛邪即所以扶正，起

助肺的作用，谓之"生肺"。《内经》又说："肺欲收，急食酸以收之"，"用酸补之"。咳喘则气上，呼吸频数，足以耗散其肺气。所以用酸以补其肺体，收其耗散之气。肺主呼吸，肺敛则呼出，肺张则吸入，是开合的枢机。五味子酸以敛其肺体，细辛辛以助其肺用，一张一敛，利其开合，而吸入之气充分，正可以助其驱邪之力，是相得益彰的。或虑五味子之敛。有闭邪之患，程老认为，有麻、桂、姜、半、朴和细辛等药同用，辛可胜酸，他常用此法，未见有敛邪之弊。程老还常用干姜和五味子同捣，温化痰饮，对老慢支的排痰，很起作用。同捣的目的，是使五味子得姜之辛，不致酸收太过，姜得五味子之敛，也不致辛温太甚。两味融合一起，可以相互约制。干姜守而细辛散，所以有时只用干姜、五味子，细辛不再同用。

关于细辛、五味子、干姜的剂量问题，用 1～1.5g，是否太轻?《内经》曰："平气之道，近而奇偶，制小其服也。"明·李念莪解释"制小其服"的意义，是"小则分两轻，性力缓，而仅及近病也，病在上者为近"。《内经》又说："因其轻而扬之。"李念莪的解释是："轻者在表，宣扬而散之。"《歧伯七方》中的小方，其义有二，金·张子和解释："有君一臣二之小方……，有分两少而频服之小方，心肺及在上之病者宜之"。程老认为，"上焦如羽，非轻不举"，所以治肺部疾患的药物，尤以细辛、干姜、麻黄等质轻力大者，有用量轻些的必要。

案 2　伍某某，女，31 岁。1958 年 6 月 2 日初诊。咳嗽气喘，发作甚剧，痰多白沫，口苦，头汗多、苔腻，脉弦滑。拟小青龙汤加味治之。

炙麻黄 1.5g　川桂枝 1.5g　炒白芍 4.5g　淡干姜 1g　五味子 1g　白杏仁 9g　竹沥半夏 6g　薄橘红 4.5g　水炙紫菀 6g　水炙款冬 6g　煅牡蛎 12g, 先煎　酒炒黄芩 4.5g　3 剂

二诊　咳嗽气喘较见轻减，痰多白沫，口苦，头汗出，胃纳不香。再以原方出入。

生黄芪 9g　炙麻黄 2.5g　川桂枝 2.5g　灼白芍 4.5g　淡干姜 1.2g　五味子 1g　竹沥半夏 9g　薄橘红 4.5g　白杏仁 9g　酒炒黄芩 4.5g　水炙紫菀 9g　水炙款冬 6g　淮小麦 18g　5 剂

三诊　哮喘渐平，头汗渐少，咽间紧窄不舒，再拟定喘汤出入为治。

生黄芪 12g　炙麻黄 2.5g　嫩射干 2.5g　桑白皮 9g　炙白苏子 4.5g, 包煎　白杏仁 9g　竹沥半夏 6g　水炙紫菀 6g　水炙款冬 6g　酒炒黄芩 4.5g　薄橘红 4.5g　五味子 1g、淡干姜 1g, 2 味同打　银杏肉 6 枚　5 剂

[**按**] 本例痰多白沫，属于寒饮，兼见口苦，是内有伏热，故用小青龙汤加黄芩清热；三诊改用定喘汤，都是寒热夹杂的治法。方中白果敛肺平喘，与麻黄配合，祛邪而不伤气，宣中有敛，敛中有宣。咽间紧窄一症，是由于风寒外束，痰热壅阻，肺气不宣之故。射干消肿，与麻黄同用，可以利咽喉，畅气道。喘家头汗多，是表虚之征。程老在用麻黄、桂枝的同时，加入牡蛎、白芍以止汗；桂枝、白芍同用以

益卫和营，本有监制汗多之意，次诊仍有头汗出，又加入黄芪、淮小麦以固表卫。至第三诊喘汗俱减，于是撤去桂、芍、淮麦，而独任黄芪，并加重了剂量。这种进退方法，可以参考。

（以上医案录自《程门雪医案》）

陈苏生
（一本二分，三辨四审）

【医家简介】

参见"咳嗽（上呼吸道感染等）"。

【主要学术思想和主张】

参见"咳嗽（上呼吸道感染等）"。

【医论医话】

支气管哮喘临床分外源性和内源性两种。外源性哮喘常于幼年发病，多与各种过敏有关。内源性哮喘常于成年开始，倾向于常年发作，且较严重。两种哮喘在发病过程中可互相影响而混合存在。其发病原因较多，往往与季节气候的变化、呼吸道感染、职业接触过敏、药物过敏、过度劳累及情绪激动等因素有关。本病经常反复发作、迁延难愈、不易根治，"在病为实，在体为虚"。"发时当治其实，平时则兼治虚"，即在发作时强调治病，其治疗原则为：①调整肺气：哮喘以外邪诱发为多，故发作时往往兼见表闭失宣，因而临床治疗多用宣肺散表之品。但哮喘多有宿根，久病表卫不固者多，宣散太过，肺气受损，造成开合失司，反而达不到治疗效果，所以当兼予固表敛肺之品同用，一开一合，以调整肺气之宣肃功能，使之恢复正常。②排痰除浊：哮喘从发病现象看是肺气宣散肃降功能失司，但究其病根，还是痰浊作祟。因痰伏于肺，复加外感、饮食、情志、劳倦等因素，造成痰阻气道，肺气上逆，故发哮喘。且本病每多兼咳嗽，虽予止咳而咳总难已。陈苏生认为，见咳止咳而咳不止者，乃未去其致咳之因，故古人有"咳无止法"之戒，又云："肺如悬钟，不叩不鸣，外感之邪，叩之则鸣，痰浊内壅，上逆于肺亦鸣。""肺有上口，而无下口，痰浊蓄积于气道，随喘息呼吸上下，则成痰鸣。保持呼吸道通畅，是治疗呼吸系统疾病成败之关键。"因此，排除痰浊，清除气道障碍，保持呼吸通畅，是治疗哮喘的主要环节。③脱敏止咳：由于哮喘发病前多有鼻、眼睑作痒、喷嚏、流涕或咳嗽等黏膜过敏先兆，或有持续咳嗽、支气管炎等上呼吸道感染症状，所以脱敏止咳，也是治疗哮喘的常用方法之一。

（摘自《中国百年百名中医临床家丛书·陈苏生》）

【验方效方】

○ 二麻四仁汤（自拟）

[功效] 宣肺降逆，排痰止咳。

[主治] 治疗哮喘之基本方。

[组成] 炙麻黄4.5g　麻黄根4.5g　桃仁、苦杏仁、白果仁打、郁李仁、百部、款冬花各9g　车前草24g　生甘草4.5g

[加减] ①哮喘之发，多有鼻、眼睑作痒，喷嚏、流涕，或咳嗽、咽痒等过敏症状，于小儿尤为常见，可加辛夷、苍耳子；过敏症状明显者，再加白僵蚕、净蝉衣。②若服本方出现便溏，一般可不予处理。严重者去郁李仁，加大腹皮、藿梗。③湿重纳呆：加苍术、厚朴。④便艰：加瓜蒌仁、火麻仁。⑤痰稠不畅：加象贝母、瓜蒌皮。⑥中满气滞：加柴胡、生牡蛎、郁金、石菖蒲。⑦腹胀：加大腹皮、全瓜蒌。⑧热重：加土茯苓、忍冬藤、连翘、白薇。⑨泛恶：加姜半夏、姜竹茹。⑩症情昼轻夜重：加夜交藤、合欢皮。⑪痉咳：加玉蝴蝶。⑫气虚：加太子参、明党参。⑬阴虚：加北沙参、麦冬、知母、玄参。⑭肾不纳气、喘息甚者：加补骨脂、冬虫夏草，黑锡丹、蛤蚧。

（摘自《中国百年百名中医临床家丛书·陈苏生》）

【精选验案】

案1　蔡某，男，23岁。襁褓有奶癣史。近3年来出现哮喘，每届秋冬季节发作频繁，发则昼轻夜甚，不得平卧，咳痰不多，鼻塞多嚏，苔净脉弦细。此乃过敏性哮喘。过敏性哮喘多因过敏源的刺激导致肺气宣肃失司。拟与调整肺气、脱敏止咳平喘，佐以和中。

炙麻黄4.5g　麻黄根4.5g　桃仁9g　苦杏仁9g　郁李仁9g　白果仁9g, 打　蒸百部9g　款冬花9g　车前草24g　生甘草4.5g　辛夷9g　苍耳子9g　净蝉衣6g　白僵蚕9g　苍术9g　厚朴6g　知母9g　忍冬藤24g

服上方7剂后哮喘控制，咳嗽气急依然。复诊去知母、忍冬藤、蝉衣、僵蚕，加夜交藤、合欢皮以助通络解郁之功。药后诸症皆减，哮喘未发。后以原方加北沙参、麦门冬等养阴润肺之品调治半年余，症情稳定。中途曾因天气暴寒、腠理不固，咳嗽鼻塞又起，为防诱发哮喘，于原方中加入防风以祛风解表，数日即平。经随访1年半，哮喘未复发。

案2　朱某，男，31岁。慢支哮喘反复发作4年余，胸闷气短，入夜为甚。动辄张口抬肩，喘息不已，大汗淋漓，咳嗽痰黄，纳呆口干，苔腻，舌尖红，脉沉细。此乃痰浊壅肺，肺失宣肃。拟与宣肃肺气，化痰和中。

炙麻黄4.5g　麻黄根4.5g　桃仁9g　苦杏仁9g　郁李仁9g　白果仁9g, 打　蒸百部9g　炙冬花9g　车前草24g　生甘草4.5g　苍耳子9g　陈辛夷6g　柴胡9g　生牡蛎30g, 先煎　苍术9g　厚朴6g　郁金9g　菖蒲6g

药后喘息减而未平，原方加土茯苓 30g，忍冬藤 30g，连翘 9g，白薇 9g，局方黑锡丹 6g（包煎）。7 剂后咳痰哮喘均明显改善，继则佐以温肾纳纳气之补骨脂，枸杞子、菟丝子、核桃夹，以开肺、温中、纳肾三法并用，肺脾肾三脏同治，调治 2 月余咳除喘平，诸症悉除。随访 1 年余哮喘未发。

（以上医案录自《中国百年百名中医临床家丛书·陈苏生》）

关 幼 波
（治病求本，十纲辨证）

【医家简介】
参见"咳嗽（上呼吸道感染）"。

【主要学术思想和主张】
参见"咳嗽（上呼吸道感染）"。

【精选验案】
王某，男，17 岁，初诊日期：1974 年 9 月 5 日。

主诉 喘咳已 13 年之久。

现病史 患者于 4 岁时冬天患感冒，咳嗽不愈，至次年春发生哮喘，每月发作 1~2 次，每次持续 1~2 周，冬季发作频繁，夜间喘促不能平卧，发作严重时白天也不间断，曾用氨茶碱、非那根、激素、脱敏疗法，紫外线照射，以及中药等，仅能暂时缓解。7 岁时曾两次住我院儿科，以后喘咳基本控制。

1969 年冬因患重感冒发烧，以致旧病复发，其后又遭淋雨，喘咳更加重，至今一直不愈。发作重时，喘息昼夜不止，难以平卧，寝食俱废，靠吸氧和静点葡萄糖维持。1973 年又经多方治疗，除服中西药外还采用组织埋藏，注射胎盘球蛋白，中药贴敷涌泉穴，背部贴哮喘膏，生吞圆鱼胆、鸡苦胆、吃癞蛤蟆烤鸡蛋等等多种治疗，均无显著效果。平时畏寒怕风，盛夏也需穿着长袖衣裤，自汗盗汗，饭后稍活动则呕吐。间或遗尿、遗精，夜间发作，每晚常规服氨茶碱与非那根，严重时肌内注射氨茶碱及 0.1% 肾上腺素穴位注射。1974 年 9 月 5 日来我院门诊。当时见症：喘促咳嗽，胸憋气短，自汗，心悸，不能平卧，吐大量白色黏丝痰，不易咯出，食欲不振，大便秘，小便正常。舌象：苔薄白、舌质淡红。脉象：沉细。

西医诊断 支气管哮喘，肺气肿。

中医辨证 邪热郁肺，经久不宣，气阴两伤。

治法 养阴益肺，清热化痰，顺气定喘。

北沙参 12g　杏仁 10g　五味子 10g　生甘草 6g　瓜蒌 15g　草河车 10g　生石膏 24g　苏子 45g　炒知柏各 10g　玄参 12g　苦梗 10g　川贝 10g　生地 12g　赤芍 12g　麻黄 15g　白果 6g，打　地龙 10g

治疗经过 9月10日，服上方3剂后，夜间喘咳即见减轻，痰仍多，已由丝痰转为痰块，容易咯出。大便稀溏，每日3次。上方加天竺黄4.5g，旋覆花10g，以降气化痰，药后哮喘渐平，间或作喘，仅配合少量西药即可控制。10月下旬，因为天气突然变化未能及时添加衣服而受凉，喘咳又加重，昼夜不止，自汗出，便干，尿短。由于久病脾肺两虚，痰湿不化，稍遇风寒引动，喘咳即发。拟宜健脾补肺，顺气平喘为法。

党参12g 五味子12g 浮小麦30g 茯苓15g 法半夏10g 焦白术10g 百合12g 生地12g 草河车10g 远志12g 藕节12g 生赭石10g，包 麻黄3g 白果10g 生甘草10g 地龙10g

11月8日，服药后喘减轻，虚汗减少，二便正常，仍吐白色黏痰，有时发绿色，不易咳出，继按上方加减：痰涎壅盛，吐痰黏稠难出时，曾加用过海浮石、旋覆花、苦桔梗、桑皮等。气虚自汗时，曾加用过生芪、黄精、北沙参等。痰中带血时曾加用过白茅根、荷叶炭、紫菀、天麦冬。咽痛时曾加用过藏青果（口含）。心悸失眠时曾加用过琥珀粉。以后痰量逐渐减少，喘咳减轻，共治疗3个多月，患者食欲增加，体质逐渐增强，偶尔因感冒引起喘咳，及时服用氨茶碱就能缓解。至1975年6月继续以上方加减服用，病情稳定，虚汗减少，咳嗽减轻，至8月份，夜间已基本不喘不咳，天气变化时尚感憋气，喘咳未发，吐少许白痰，夜间稍有汗出，其他情况均良好。且能参加体育锻炼，洗温水澡，坚持半天上学。

［按］患者自幼患支气管哮喘已13年之久，病起于幼年时风寒感冒，失于宣散，郁于肺络，以致咳喘，经久肺脾俱虚。脾虚则聚湿成痰，饮食不化，故见痰多，食后作呕。肺虚则皮毛不固，卫外无权，故畏风寒、自汗出，且易受外感。见有遗尿遗精诸症，可知已累及肾。开始治疗时因其痰黏难咯，喘促自汗，而从养阴益肺，清肺化痰，顺气定喘入手。方中北沙参、五味子、生地、玄参补气敛阴，麻杏石甘合苦梗、瓜蒌、川贝主肺化痰，其中麻黄仅用1.5g，因其虚多实少，不宜过于宣散，并且配合苏子、白果一升一降，一散一敛，以期痰化气顺喘平。炒知柏、草河车清热解毒养阴利咽，地龙、赤芍活血通络，服后喘咳减轻。以后因为受外邪喘又加重，系因本虚未复，痰湿未消，故稍遇风寒而引发。继而健脾消痰，补肺顺气并进，标本兼治。方用六君（去陈皮）健脾消痰，百合、生地、白果、五味子、浮小麦，或加生芪、北沙参、天麦冬等养阴敛肺益气，再佐以清热活血顺气定喘之品，坚持治疗，逐步收效，患者不但喘咳渐平，饮食也增加，体质增强。对于收性长期哮喘的患者强调培本，是很重要的。

（录自《关幼波临床经验选》）

俞 慎 初

（肝肺同治，祛痰治瘀）

【医家简介】

参见"咳嗽（上呼吸道感染）"。

【主要学术思想和主张】

参见"咳嗽（上呼吸道感染）"。

【医论医话】

咳与喘虽是两种病证，但往往互相关联，互为因果，同时发病。咳可致喘，喘常伴咳。其证有因寒、因热、因痰、因虚的不同，治疗亦有宣肺、祛邪、降气、补虚之别。然而咳喘的临床病情多寒热夹杂、虚实互见，如诊治不得要领，容易反复发作，缠绵难愈。咳喘为肺之主要病证，《内经》有云："是主肺所生病者，咳上气喘"（《灵枢，经脉》）。肺外合皮毛，皮毛先受邪气，感受外邪是咳喘的常见病因。但咳喘非独肺之病也，"五脏六腑皆令人咳"（《素问·咳论》）。人体脏腑的病变多能影响肺脏而导致咳或喘，或出现累及多脏腑的复杂证候，其中以肺、脾、肾三脏病变为常见。因此俞教授指出，临证治疗咳喘首先应分辨外感内伤，明察脏腑，详审病机，并根据病情的寒热虚实、标本缓急而灵活施治。

（摘自《俞慎初》）

【验方效方】

○ **止咳定喘汤**

［功效］宣肺祛痰。

［主治］治疗风寒咳喘痰多者有较好疗效，临床用于急慢性支气管炎、支气管哮喘或轻度肺气肿病。

［组成］蜜麻黄、杏仁、苏子、白芥子、葶苈子、蜜款冬、蜜橘红、茯苓、半夏、炙甘草等。

［加减］如恶寒发热、鼻塞流涕，表证明显者，加荆芥、防风、紫苏叶；痰黏稠、咯吐不爽者，加桑白皮、浙贝母；胸闷不舒者加瓜蒌、郁金。如风寒外束、痰热壅肺的咳喘证，症见咳嗽痰黄，喘促，烦热口干，即用定喘汤加葶苈子、白芥子等治之。

（摘自《俞慎初》）

【精选验案】

项某，女，34 岁。1992 年 1 月 23 日初诊。素有哮喘证，多年来经常发作。近日不慎受凉，咳嗽不已，且见喘促气急，胸闷，痰多色白，脉细缓，舌淡红苔白。证属风寒引动内饮致肺气不宣之咳喘，治宜宣肺平喘、止咳祛痰，予止咳定喘汤加味。

处方 蜜麻黄 6g 杏仁 5g 炙甘草 3g 蜜款冬 6g 浙贝母 10g 陈皮 5g 茯苓 10g 半夏 6g 苏子 10g 白芥子 6g 葶苈子 6g，包

服 5 剂后咳喘明显减轻，患者仍感胸闷，以上方加瓜蒌 15g，再进 5 剂后，诸症悉平。

[**按**] 外感风寒，外邪束表，痰浊壅肺致肺气不宣之咳喘，俞师运用宣肺祛痰法并以自拟的验方"止咳定喘汤"治疗获良效。止咳定喘汤虽是在古代名方三拗汤、三子养亲汤和二陈汤的基础上加减组成，然而其配伍巧妙，运用灵活，组方严谨。方中麻、杏、草（三拗汤），辛温散邪，宣肺平喘；葶苈子、紫苏子、白芥子三药是取三子养亲汤降气消痰之意，但俞师习惯用葶苈子易原方中的莱菔子，是为了增强该方降气消痰平喘之效，与三拗汤配合，一宣一降，疗效益彰。古人认为葶苈子是泻肺的峻品，不能轻易使用，但俞师临床中常与白芥子、紫苏子配合治疗痰多咳喘证，每获良效，亦无发现有任何副作用。方中又增加化痰止咳的款冬花和燥湿化痰的二陈汤诸药，旨在祛除气道痰浊，以达止咳平喘之目的，故止咳定喘汤有较好的止咳平喘功效。

（录自《俞慎初》）

刘 渡 舟
（重经典，精伤寒）

【医家简介】
参见"咳嗽（上呼吸道感染）"。

【主要学术思想和主张】
参见"咳嗽（上呼吸道感染）"。

【医论医话】
肺居于上，为相傅之官，有治节之能，为五脏之华盖，其性清属金而主一身之气。肺畏火，叩则鸣，最忌痰、湿等有形之邪气而使其宣降不利。

（摘自《刘渡舟验案精选》）

【精选验案】
赵某某，男，5 岁半。1993 月 6 年 20 日初诊。

有过敏性哮喘史，每闻异味后先喷嚏后咳继之则发气喘。近 2 个月病情加重，咳喘不能平卧。西医检查：两肺有哮鸣音，并伴有细小的湿啰音，血液白细胞及嗜酸性粒细胞均有增高，体温 37.8℃。诊断：过敏性哮喘合并肺部感染。给予抗生素及"扑尔敏"、"氨茶碱"等药治疗，然气喘不见缓解。喉中痰鸣，痰不易咳出。并伴有纳呆，胸闷，腹胀，烦躁不安，小便短赤，大便不调等症。舌质偏红，苔白厚

腻，脉来滑数。辨为湿热羁肺，积而生痰，痰湿上阻，肺气不宣，因而发生喘咳，拟芳香化浊，清热利湿，宣肺平喘为急务。

浙贝 12g　菖蒲 10g　射干 10g　白蔻仁 10g　茵陈 10g　滑石 12g　藿香 8g　杏仁 10g　苡米 12g　黄芩 6g　栀子 8g　通草 10g　桔梗 10g　厚朴 12g　前胡 10g　紫菀 10g　嘱服 7 剂

服药后，咳喘明显减轻，夜能安卧，胸满不发，再服 7 剂，咳止喘平。两肺哮鸣音及湿啰音全部消失，血象恢复正常，诸恙皆瘥。

[按] 本案气喘而身热不扬，纳呆、胸闷、小便短赤，舌苔厚腻，脉来滑数，反映了湿热挟痰浊之邪上阻肺气之象。治疗之法，清利肺家湿热，芳香化浊为主。用方为甘露消毒丹合三仁汤加减。方用茵陈，滑石、苡仁、通草，黄芩以清气分之湿热；杏仁、射干、贝母、桔梗、前胡、紫菀宣利肺气，化痰平喘。肺主一身之气，气行则湿化也；藿香、白蔻仁、菖蒲芳香化浊，悦脾行气。诸药配伍，对湿热壅盛等证，用之则每获良效。

（录自《刘渡舟验案精选》）

颜 正 华
（证症结合，数方合一）

【医家简介】

参见"咳嗽（上呼吸道感染等）"。

【主要学术思想和主张】

参见"咳嗽（上呼吸道感染等）"。

【医论医话】

哮喘，西医称为支气管哮喘，临床治验难度较大。颜正华的经验是：一要详诊细察，准确辨清患者就诊时证候的寒热虚实，以及孰多孰少或有无兼证，为立法组方提供可靠的依据；二要分期治疗，发作期要抓住气喘、痰鸣、咳呛不得卧这一主证，始终将宣肃肺气、化饮祛痰放在首位，并据病证寒热虚实的孰多孰少及有无兼证灵活加减。待病情缓解得以控制后，则宜扶正固本，以预防发作。

（摘自《颜正华临证验案精华》）

【精选验案】

案 1 王某，男，8 岁，学生。1993 年 11 月 25 日初诊。其母代诉，患儿体胖，从 1 岁起即发喘咳，每年必发数次，医院诊为哮喘。数日前因感风寒而致喘咳，痰多色白夹黄，质黏难出。经治烧退而喘咳未得控制。刻下又见喉中痰鸣，胸闷憋气，头晕，纳可，二便正常，扁桃体肥大，舌质红，苔薄白腻，脉滑数。证属风寒外束，痰热内蕴。治以宣肺平喘，化痰止咳。

炙麻黄 3g　射干 6g　杏仁 10g，打碎　苏子 6g，打碎　清半夏 10g　陈皮 6g　茯苓 15g　生甘草 3g　白果 8g，打碎　款冬花 10g　紫菀 10g　黄芩 6g

4 剂，水煎服。忌食辛辣油腻，慎避风寒。

二诊　药后喘咳吐痰减，余无不适，原方加减连进 20 余剂，喘咳平息。3 个月后又发 1 次，原方再投数剂而诸症又平。半年后其母来告至今未发。

[按]　患儿体胖多痰，素患哮喘，今又感风寒，致使肺失宣肃，引发喘咳痰鸣、胸闷憋气诸症。证属风寒外束，痰热内蕴，故颜师以《摄生众妙方》定喘汤加减进剂。方中麻黄辛温宣肺散邪以平喘，白果涩平敛肺定喘而祛痰，射干苦寒清热消痰而除痰鸣，三药合用辛散中有涩敛，温宣中有清降，可收散风寒，祛痰热，宣肃肺气而不耗气之效；苏子、杏仁、半夏、茯苓、陈皮、生甘草、紫菀、款冬降气平喘、化痰止咳；黄芩清泄肺热。诸药相合，肺气得宣，痰热得清，风寒得解，喘咳痰鸣等症自除。

案 2　曹某，女，25 岁，干部。1993 年 2 月 8 日初诊。患过敏性哮喘 5 年，对酒精等多种物质过敏。发则喘憋或伴咳嗽，缓解则无不适。1 个月前因感寒而致咳嗽，少痰，咽痒，胸闷憋气。虽经治疗乏效。前天不知何物致敏又引起喘息气促。刻下除见咳喘气促等上症外，未见异常。体胖，月经正常，昨日刚完。既往曾患尿道感染，今惟尿频，但不痛，无灼热感。舌红，苔薄白，脉细滑。证属肺失宣肃，咳喘气逆。治以宣肺降气，止咳平喘。

炙麻黄 5g　白果 10g，打碎　炙甘草 3g　杏仁 10g，打碎　苏子 10g，打碎　旋覆花 10g，包　紫菀 10g　款冬花 10g　陈皮 6g　茯苓 20g　生姜 3 片　竹茹 6g

7 剂，每日 1 剂水煎服。忌食辛辣油腻，慎避致敏物。

二诊　喘促止，仍咳嗽，咽痒，少痰，胸闷，晨起口苦口干，舌尖红，苔薄黄。治以清肃肺气，化痰止咳。

苏子 6g，打碎　杏仁 10g，打碎　黄芩 10g　大贝母 10g　陈皮 10g　茯苓 20g　紫菀 10g　百部 10g　白前 10g　竹茹 6g　枇杷叶 10g，去毛　白果 10g，打碎　7 剂

三诊　喘未发，胸闷除，惟口干，偶咽痒咳嗽，苔薄白。原方去枇杷叶加牛蒡子 10g（打碎）。连进 7 剂，以善其后。随访 1 年喘咳未发。

[按]　《摄生方》鸭掌散由麻黄、白果、甘草组成，功能宣肺平喘，善治寒性哮喘痰嗽。本案初诊为寒邪袭肺，肺失宣肃所致，故颜师以本方为基础，并配杏仁、苏子、旋覆花、陈皮等，以增强宣肺降气、止咳平喘之力。二诊喘促平，仍咳嗽少痰，胸闷咽痒，并新见口干口苦等症，乃肺热之兆，据此颜师又去味辛性温功能善宣肺平喘的麻黄，加味苦性寒功能清泄肺热的黄芩、大贝母、枇杷叶等，以清肃肺气化痰止咳。三诊惟见口干，偶有咽痒咳嗽，乃肺热未尽之象，颜师又去清肺力缓之杷叶，加辛苦性寒长于清热宣肺祛痰利咽之牛蒡子，以收全功。

案 3　钱某，女，30 岁，商行经理。1992 年 2 月 9 日初诊。患支气管哮喘 5 年

余，近年发作频繁，每因闻及刺激性气味，吸烟等而发作。虽多方求治，但效不显著。昨日因出门办事感受风寒和谈判商务吸烟，导致喘咳又发。刻诊伴痰鸣色白量多，质黏呈泡沫状，胸闷憋气，咽痒，恶寒肢冷，心烦眠差。大便可，小便黄。舌红苔白薄腻，脉弦滑。既往曾患甲亢，无药物过敏史。证属风寒客表，痰饮内停，兼有热邪。治以解表蠲饮，宣肺平喘，佐以清热除烦。

炙麻黄 5g　桂枝 3g　白芍 10g　细辛 2g　干姜 6g　法半夏 10g　五味子 3g，打碎　苦杏仁 10g，打碎　射干 10g　生石膏 30g，打碎，先下　炙甘草 3g

7 剂，每日 1 剂，水煎 2 次，合兑温服。忌食辛辣油腻及鱼腥发物，戒烟酒。

3 个月后来诊，云服上药后诸症缓解，咳喘基本未大发。因商务繁忙来及时就诊，此次发病 1 周，刻下咳喘痰鸣，胸中烦热憋闷，咽痒，尿黄，纳可，大便正常，舌红苔薄，脉细滑。证同上诊而热较重，上方去桂、芍、姜，加紫菀 10g，款冬花 10g，苏子 10g（打碎），黄芩 10g，3 剂。

三诊症虽减而喘咳仍在，夜作痰鸣，咽痒，尿黄。前日因生气着急又致胃脘胀痛，舌尖红，苔薄黄腻，脉细滑。证属痰热阻肺，肺失清肃，兼肝胃不和。治以清肃肺气，化痰平喘，佐以疏肝和胃。

白果 10g，打碎　炙麻黄 5g　射干 10g　桑白皮 12g　黄芩 10g　大贝母 10g　陈橘皮 10g　苦杏仁 10g，打碎　苏子 10g，打碎　茯苓 20g　生甘草 5g　生白芍 10g　刺蒺藜 12g　7 剂

后 1 个月又来就诊，云服上方 14 剂，诸症又基本缓解。1 周前因商务应酬过量吸烟引发喘咳痰鸣，伴见胸闷憋气，咽痒喉热等症，继以三诊方加减为治，连服 40 余剂，终使哮喘发作减少和发作症状减轻。另嘱其在喘咳缓解时，可服胎盘粉，每次 3g，每日 2 次，以强身固本，巩固疗效，并再三告诫其忌烟酒，少食肥甘鱼腥，以免诱发。

[按] 本案治疗自始至终贯穿了这一思想。初诊因外有表证，内兼热邪，故兼以解表与清热，方中麻、桂、细辛、干姜、半夏、杏仁、射干发表散寒，温肺化饮，止咳平喘；生石膏合射干，清热除烦；五味子合白芍，酸敛润养，以防辛散温燥太过，再伤肺气肺阴；炙甘草润肺补气止咳。诸药相合温中有清，燥中有润，散中有收，主兼并治，故仅进 7 剂而收显效。二诊证同前诊而热邪较重，故虽守前方，但去干姜、桂枝，加黄芩，以增强清热之力。三诊证变为痰热的内停，肺失清肃，故改为定喘汤加减为治；又因兼肝胃不和，故方中加用生白芍、刺蒺藜，并合陈皮，以疏肝和胃。如此随证灵活变通，前后共服 40 余剂，终使顽疾得以控制。

（以上医案录自《颜正华临证验案精华》）

焦 树 德

（哮喘论治，喜用麻黄）

【医家简介】

参见"咳嗽（上呼吸道感染等）"。

【主要学术思想和主张】

参见"咳嗽（上呼吸道感染等）"。

【医论医话】

哮喘之病，中医文献中有分而言之者，认为气喘而喉间同时发出吼鸣声者为哮；呼吸急促而气喘，但喉间无吼鸣声者为喘；也有合而言之者，认为哮必兼喘，故合称之为哮喘。哮与喘确有一定区别，虽然哮者必兼喘，但喘者不一定兼哮。哮经治疗后也可以仅剩喘而不再哮；喘久或治不得法，也可转化为哮。外感者以风寒袭肺最为多见；七情内伤以郁怒伤肝者较多见；痰盛者，以生冷、肥甘、酒醴损伤脾胃者常见；肺肾虚弱者，以肺虚较多，但久病、重症者又常兼肾虚。辨证首先要辨认虚、实二证。一般来说，喘疾发作严重，喘息难支时，应以治标为主，待喘平息后，再议治其本。

麻黄确为治喘良药，虽然哮喘不发作时也可不用麻黄，但哮喘发作之时加用麻黄，则标本同治，确有显效。当然，在用麻黄时也要注意到其副作用和病人的耐受情况，如心慌、出汗、少眠等，应加用适当药物以克服之。如心慌者，加珍珠母、生龙骨；多汗者，加浮小麦、煅牡蛎；失眠者，加远志、夜交藤、珍珠母等。关于麻黄的用量也应注意，一般来说，北方之人用量可稍大些，如 5 ~ 9g；大西北之人可再大些，如 9 ~ 12g；南方之人用量要小一些，如 3g 左右。另外，也可结合气候时令适当调整其用量，如冬春之季用量可稍大些，而夏秋之季用量可小些。

（摘自《树德中医内科》）

【验方效方】

◦ **方一　麻杏苏茶汤**（自拟）

[主治] 风寒犯肺证。

[功效] 发散风寒，开宣肺气。

[组成] 麻黄 3 ~ 9g　杏仁 10g　桔梗 3 ~ 5g　炒苏子 10g　苏叶 6g，后下　上等茉莉花茶叶 5 ~ 9g　诃子 3g　干姜 3 ~ 5g　炙甘草 3g

[加减] 如兼见身痛、头痛、恶寒高热者，可再加桂枝 6 ~ 9g、荆芥 9g；胸闷痰

黏不易出者，加旋覆花 10g（包煎）、槟榔 10g、炒枳壳 10g；痰浊盛，舌苔厚腻，食纳不馨者，可加制半夏 10g、化橘红 12g、茯苓 20g，炒莱菔子 10g、炒白芥子 6g、枳实 10g；喉中痰鸣如水鸡声者，去诃子，加射干 10g、紫菀 12g、款冬花 6～9g、细辛 3g、五味子 3g；形寒畏冷，喜热饮食，腹部喜暖，大便溏烂者，去诃子、桔梗，加重干姜用量，再加炒白芥子 6g、细辛 3g、五味子 5g、桂枝 6g、制半夏 9g、炒山药 20g、茯苓 20～30g。

方二 麻杏蒌石汤（自拟）

[主治] 热邪伤肺证。

[功效] 清宣肺热，降气豁痰。

[组成] 麻黄 6g　杏仁 10g　瓜蒌 20～40g　生石膏 20～40g，先煎　桑白皮 10g　葶苈子 6～10g　槟榔 10g　金沸草 10g　地骨皮 10g　甘草 3g

[加减] 兼有表热证者，去金沸草，加薄荷、金银花、桑叶；痰热壅盛者，重用瓜蒌或瓜蒌仁，另加竹沥、天竺黄、桔梗、黄芩；气逆明显者，加生赭石、旋覆花；里热重，咽痛，目赤，便秘，口臭，痰黄稠而有热臭味，舌苔黄厚者，去金沸草，加栀子、黄芩、知母、玄参、大青叶、牛蒡子、生大黄等。

方三 麻杏二三汤（自拟）

[主治] 痰盛阻肺证。

[功效] 肃肺降气以化痰浊。

[组成] 炙麻黄 6～9g　杏仁 10g　制半夏 10g　化橘红 12g　茯苓 18g　炒苏子 10g　炒莱菔子 10g　炒白芥子 6～10g　紫菀 15g　枇杷叶 15g　炙甘草 3g

[加减] 胸闷痰黏者，加枳壳、槟榔、旋覆花；痰黄，舌苔黄腻者，去半夏，加葶苈子、瓜蒌、黄芩；大便干秘者，加酒军、枳实；食欲不振者，加焦三仙、香谷芽或生麦芽。

方四 麻杏补肺汤（自拟）

[主治] 肺虚证。

[功效] 补肺益气，畅胸平喘。

[组成] 麻黄 3～6g　杏仁 9g　黄芪 9g　党参 6g　五味子 5g　熟地 12g　紫菀 12g苏子 10g　陈皮 6g　白术 6g　茯苓 10g　水煎服

[加减] 如见舌质红，舌上少津，口干舌燥，夜间口渴，脉细者，可加北沙参 6g、麦冬 6g、乌梅 1 枚、生地 10g 以养阴润肺。

方五 麻杏六君子汤（自拟）

[主治] 脾虚证。

[功效] 健脾益气，畅肺化痰。

[组成] 麻黄 3～5g　杏仁 10g　党参 10g　白术 6g　茯苓 12g　陈皮 10g　半夏 10g炙甘草 5g　焦三仙各 9g　香稻芽 10g　水煎服

[加减] 若舌苔厚腻，胸闷少食者，加炒莱菔子、苏子、焦槟榔；水湿不化，浮肿、尿少者，茯苓加大量，另加冬瓜皮、泽泻、桂枝、猪苓等。

○ **方六** **麻杏都气汤（自拟）**

[主治] 肾虚证。

[功效] 补肾纳气，豁痰平喘。

[组成] 炙麻黄 3~6g　杏仁 10g　熟地 10~30g　山萸肉 10g　山药 10~20g　泽泻 6~9g　丹皮 3~6g　紫肉桂 6g　灵磁石 12~20g，先煎　焦神曲 10~12g　蛤蚧尾粉 1g，分冲

（摘自《树德中医内科》）

【精选验案】

案1 郭某某，男，61 岁。初诊日期：1972 年 6 月 3 日。

患哮喘病已 4、5 年，每年春冬季发作。近几天来发作加剧，咳嗽，咯白色痰，喉间气喘，遇寒加重。观其呼吸气短而喘，喉间闻之哮鸣音，舌苔白而腻，脉象滑数。听诊双肺呼吸音粗糙，有哮鸣音，无湿罗音。

辨证　苔白而腻，脉滑，咯白痰，是痰盛阻肺之证；遇寒则喘加重，知为寒喘。脉症合参，诊为寒痰阻肺之实喘。

治法　温化痰浊，宣降肺气。

处方　麻黄 5g　杏仁 10g　陈皮 10g　半夏 10g　茯苓 10g　苏子 10g　厚朴 10g　紫菀 10g　桑白皮 10g　2 剂

二诊　6 月 5 日。服上方，哮喘明显好转，但口略发干。舌苔白，脉象弦，双肺可闻及少许干鸣音。再投原方 5 剂。

三诊　6 月 9 日。服上药后，哮喘已止，整夜可安睡。脉尚弦，舌苔白。双肺已听不到哮鸣音，呼吸音略粗糙。患者说病已痊愈，要求再带几剂药，以备再发时用。

案2 南某某，女，17 岁，学生。初诊日期：1958 年 8 月 14 日。

自幼患哮喘病 10 年，今又发作。于 7 岁时曾发过一次严重的哮喘，此后每年秋、冬、初春或天气变化时则复发，近几个月来频频发作，今晨起又感胸部憋闷，喉间发紧而喘。自觉又犯病，遂急来求治。行走时心慌心跳，食纳尚可，二便正常，夜眠欠佳。每次发作均感夜间加重。口渴，思冷饮，怕热，吸气比呼气困难。因喘而停学 10 个月。观其发育正常，营养一般，面色略黯，神情有着急慌恐之状；可听到轻度喘息声，言语声音正常，呼吸稍短促。舌苔白，根部厚腻，脉象滑略数，尺脉弱。双肺呼吸音粗糙，并可闻及哮鸣音。

辨证　据喘发时恶热口渴，思冷饮，知为肺热之证；吸气困难，尺脉弱，是为肾虚不能纳气之象。四诊合参，诊为肺热肾虚之喘病。

治法　清肺除痰，兼佐益肾。

处方　麻黄 3g　杏仁 6g　生石膏 15g，先煎　甘草 5g　知母 10g　黄芩 10g　白前

5g 浙贝母10g 生牡蛎10g，先煎 女贞子10g 灵磁石12g，先煎 桔梗5g 2剂

二诊 8月16日。药后症状完全消失，不喘亦不憋闷，无异于常人。惟昨天又伤风，现鼻塞流涕，口渴引饮，舌润无苔，脉滑数稍浮。拟以辛凉解表。

金银花10g 连翘10g 薄荷3g，后下 桔梗5g 天花粉10g 淡竹叶6g 浙贝母10g 鲜芦根24g 生甘草3g 2剂

三诊 8月18日。上药服2剂，伤风感冒愈，未喘，无不适症状。为防止哮喘复发，要求常服丸药。

麻黄24g 杏仁45g 生石膏120g 知母60g 白前36g 黄芩60g 浙贝母45g 化橘红30g 生地90g 生牡蛎75g 灵磁石90g 炒栀子30g 生甘草75g

上药共研细末，蜜丸每个重6g，每日2次，每次1丸，白开水送下。必要时可增量（每次2丸，每日2~3次）。

四诊 8月29日。服丸药后一直未喘，觉得此药可制止喘病发作。精神已大振，气力增加，食量增多，面色红润。特来开证明以复学。诊其脉象，观其舌象，听其心肺，均无异于常人。即给开具可以复学的证明书，患者持证明书欣然而去。新年时到其家中追访，告曰已顺利上学读书，未再作喘，身体较前更健康。

（以上医案录自《树德中医内科》）

张镜人
（重视中土，升降并举）

【医家简介】
参见"咳嗽（支气管炎）"。

【主要学术思想和主张】
参见"咳嗽（支气管炎）"。

【医论医话】
哮喘的形成，主要由于肺脾肾三脏俱虚，通调及温运的功能减弱，水谷不化精微，孳生痰湿，若再感受外邪引动内伏的寒痰或热痰壅聚，痰随气升，气被痰阻，遂发为哮证。故症见呼吸困难，呼气延长，伴哮鸣，咳嗽，痰多呈黏液或稀涎样，咯吐不利，必俟痰涎咯出，可短暂平息，须臾又作。甚至张口出气，两肩高耸，心跳心慌，额汗淋漓，目胀睛突，面唇青紫，神情烦躁，十分痛苦，每次发作持续数分钟，数小时或数日不等，迁延日久，正气损伤，虽在缓解期，亦常有轻度咳嗽，痰稠哮鸣，胸闷气急，以及自汗畏风，形瘦疲乏，腰酸浮肿等表现。发作期多属实证。由于痰气相搏是引起哮喘的关键，故发时治标，以宣肺豁痰为重点，但需根据证候寒热之属性，或宣肺散寒，或宣肺清热。缓解期多属虚证。由于"肺为气之主，肾为气之根"，"脾为生痰之源，肺为贮痰之器"。故平时治本，除肺虚外，还应分清

脾虚与肾虚，选用养肺，健脾，补肾等法。

（摘自《中华名中医治病囊秘·张镜人卷》）

【验方效方】

○ **方一 小青龙汤加减（冷哮）**

［主治］初起恶寒发热，无汗、头疼、鼻痒，时流清涕，咳嗽气急；继则胸膈满闷，喘促加剧，喉中哮鸣有声，咳吐稀痰，不得平卧，俯伏方舒，面色苍白或青灰，背冷，舌质淡，苔白滑，脉象浮紧。

［功效］宣肺散寒，豁痰平喘。

［组成及服法］麻黄5g　桂枝5g　细辛3g　苏子9g　杏仁9g，去皮尖　紫菀9g　半夏9g　甘草3g

水煎2汁，分上下午温服。

［加减］痰多稀薄色白者，加干姜3g；咳喘有汗者，加五味子3g，喉间痰鸣如水鸡声者，加射干5g。

○ **方二 定喘汤加减（热哮）**

［主治］发热有汗，头痛，呼吸急促，喉间带哮鸣音，胸高气粗，张口抬肩，不能平卧，咳嗽阵作，痰黏色黄，不易咯出，面赤烦闷，口渴喜饮，舌质红，苔黄腻，脉象滑数。

［功效］宣肺清热，化痰降逆。

［组成及服法］麻黄5g　杏仁9g，去皮尖　苏子9g　桑皮15g　款冬9g　半夏9g　黄芩9g　甘草3g

水煎2汁，分上下午温服。

［加减］喘剧加大地龙9g、葶苈子9g；咳甚加象贝9g、前胡9g；痰多加鱼腥草30g、冬瓜子30g。如痰热壅盛阻塞气道，喘息急促者，另用猴枣散，一日2次，每次0.3g，温开水送服。

（摘自《中华名中医治病囊秘·张镜人卷》）

【精选验案】

汪某某，女，29岁。1985年1月22日初诊。

主诉　咳嗽气急半月余。

病史　哮喘宿疾10余载，每值冬季易发，近因感受外邪，咳漱痰多，夜间喉间痰鸣，不能平卧，甚则气急胸闷，张口抬肩。两肺闻及散在哮鸣音。

舌脉　舌质偏红，苔薄黄，脉细。

辨证　外邪犯肺，痰热恋肺，肺气肃降无权。

诊断　过敏性哮喘。

治法　泻肺化痰，降气平喘。

方药　水炙麻黄6g　水炙苏子6g　葶苈子6g　甜杏仁9g　生甘草3g　赤白芍各

9g 旋覆花 9g，包 海浮石 15g 炙防风 9g 大地龙 9g 香谷芽 12g 7 剂

二诊 2月1日。咳嗽较减，夜间喘息尚平，已能平卧，痰出已少，精神疲乏，脉细，苔薄黄，痰热较化，肺气得降，行清肃之令，再拟前法出入，予以巩固。

水炙麻黄 6g 甜杏仁 9g 旋覆花 9g，包 海浮石 15g 生甘草 3g 炙防风 9g 黄芩 9g 大地龙 9g 生白术 9g 香谷芽 12g 14 剂

随访 患者坚持服药 1 年余，哮喘基本控制，缓解期方中加入太子参、补骨脂、紫石英等，第 2 年冬季哮喘未见发作。

[按] 哮喘须辨虚实，《景岳全书》："盖实喘者有邪，邪气实也，虚喘者无邪，元气虚也，实喘者，气长而有余，虚喘者，气短而不续……"，本病较难根治，临床上未发时以扶正为主，既发时以攻邪为主，对虚实夹杂之证，须掌握轻重缓急，虚实兼顾。本案患者，哮喘凤疾十余载，本次因感邪而诱发，故初诊治疗重在祛邪，尤以化痰平喘为要，选用麻黄、葶苈子、杏仁、苏子、裂复花、海浮石等泻肺清热，降气平喘，药后喘平痰少，予以巩固治疗，在缓解期，即以扶正为主，选方中增入太子参、补骨脂、紫石英、五味子等，补肾纳气，健脾扶正以标本兼治，而哮喘顽疾渐得控制。

（录自《中华名中医治病囊秘·张镜人卷》）

刘志明
（尚仲景，擅内科）

【医家简介】
参见"咳嗽（上呼吸道感染等）"。

【主要学术思想和主张】
参见"咳嗽（上呼吸道感染等）"。

【医论医话】
哮病多凤有宿根，外因实为诱发因素，初期属于寒证的居多，病久不愈则容易入里化热，当此之时，往往寒热错杂，单纯寒证或热证者少见，故治疗当寒温并用，寒者清其热，温者化其痰。

（摘自《刘志明医案精解》）

【精选验案】
案1 李某，女，18 岁，1991 年 3 月 21 日初诊。

主诉 哮鸣喘咳反复发作 15 年，加重半月。

病史 哮喘 15 年，每于夏季发作；近年来病势加重，其他季节亦有小发作。发则咳嗽，喘促，稍动则加剧，至夜尤甚，不得睡卧，喉中痰声漉漉，痰多而黏稠，色黄白相间，咳吐不爽，胸闷气短，口干时欲饮。经外院诊断为"支气管哮喘"，屡

进中西药，无明显效果而来就诊。就诊时见：喘而气粗息涌，喉中痰鸣如吼，胸高胁胀，呛咳阵作，咳痰黄稠胶黏，咳吐不利，烦闷不安，汗出面赤，口渴喜饮，纳食尚可，小便色黄，大便调；舌质红，苔薄黄，脉弦稍滑。

中医诊断 哮病。

西医诊断 支气管哮喘。

辨证 痰湿蕴肺。

治法 化痰平喘，兼清里热。

处方 定喘汤加减。

白果12g 冬花12g 杏仁9g 厚朴12g 橘红9g 麻黄9g 北沙参18g 苏子12g 苏叶12g 半夏9g 前胡9g 黄芩9g 甘草6g

水煎服，日1剂，7剂。

二诊 1991年3月28日。服药7剂后，咳嗽减轻，胸闷渐舒。遂于原方加生黄芪18g，配北沙参以气阴双补。再进药7剂，咳嗽几除。后以上方增减，再服药10余剂，以巩固疗效。随访年余，未见再发。

[按] 哮证素有宿根，多由外因诱发。初感寒证居多，久病则痰浊内蕴每易化热，而致寒热错杂之证。《摄生众妙方》制定喘汤，方中白果敛肺祛痰平喘，麻黄宣肺散寒定喘，二药一收一散，既可加强平喘之功，又可防麻黄耗散肺气之性；黄芩清泻肺热；杏仁、半夏、款冬花、苏子、苏叶止咳祛痰，降气平喘；配厚朴、橘红理气调中；前胡引气下行；沙参滋养肺阴，以防久咳伤阴；甘草化痰止咳，调和诸药，生用可以清痰热。本方原为外寒客肺之咳喘而设，刘老认为临证不必拘泥有无外寒，凡寒热错杂之证，均可投之，屡试屡验，多年顽疾，如用之得宜，拔除宿根，亦非罕见。

案2 王某，女，58岁，1967年10月4日初诊。

主诉 哮鸣喘咳20余年，加重1年。

病史 患者自年轻时患哮喘病，反复发作已20余年，以每年冬季发作常见。近1年多来，阵发性气喘不能平卧，咳痰甚多，痰色黄质黏。发作剧烈时，常伴有发热、口干、口渴等症状。口服氨茶碱、麻黄碱及注射肾上腺素治疗。就诊时见：哮喘不能平卧，喉中有如水鸡声，胸中窒闷，咳痰甚多，色白而稠，呼吸困难，纳食减少，眠差，二便尚可；舌质红，苔黄腻，脉滑数。听诊呼吸音粗糙，两肺满布哮鸣音，肝肋下2指半，质软无压痛。理化检查：白细胞6.8×10^9/L，中性粒细胞0.63，淋巴细胞0.37。

中医诊断 哮病。

西医诊断 支气管哮喘。

辨证 痰热阻肺。

治法 清热化痰，降气平喘。

处方　导痰汤合三子养亲汤加减。

陈皮 12g　半夏 9g　茯苓 9g　胆星 6g　黄芩 9g　竹茹 9g　苏子 9g　白芥子 9g　莱菔子 9g　甘草 6g

水煎服，日 1 剂，3 剂。

二诊　1967 年 10 月 7 日。服上药 3 剂，咳喘减轻，喘息阵作，感觉气不得续，舌淡苔白，脉沉细，故治疗当以补益肺、脾、肾三脏元气为主，以达降气平喘之目的，处方如下。

苏子 9g　黄芪 9g　炙款冬 9g　炙紫菀 9g　杏仁 9g　白术 9g　五味子 3g　甘草 3g

水煎服，冲服参蛤散 3g，日 1 剂，3 剂。

三诊　1967 年 10 月 10 日。服上方 3 剂，哮喘减轻，能够平卧，故继续以前方 5 剂治疗。随访 3 个月，患者病情平稳。

[按] 本案根据哮喘发作时咳痰量多色黄，苔黄腻、脉滑数等症状，以及入冬发作的特点，辨证当属痰热壅肺、阻塞气道、然而病已 20 余年，久病正气必虚，故本病为本虚标实。急则治其标，初诊以清热化痰、降逆平喘为主；二诊缓则治其本，患者肺脾肾俱虚；运化失职，受纳无权，以致痰浊阻肺，治拟健脾胃以化痰饮。脉沉细，虚象也，脾虚则痰湿内生，肺肾不足则气失摄纳，选用黄芪、白术、甘草、参蛤散（人参、蛤蚧）健运脾胃，补益肺肾；五味子收敛肺气；苏子、杏仁降气平喘；虚实明、寒热分，处方用药，方能见效。

案 3　程某，女，17 岁，1990 年 9 月 10 日初诊。

主诉　喘咳 15 年，加重 1 个月。

病史　患者自幼气喘咳嗽，一年四季均有发作，尤以夏季频繁，每次皆因感受外邪而致，屡次住院，诊断为"支气管哮喘"；近 2 年病情加重，本次因受凉，咳嗽，咳痰，气喘症状加重，入夜尤甚，不得睡卧，经常规治疗无效，故前来就诊；就诊时见：喘咳，呼吸急促，动则加重，喉中漉漉有声，痰多质黏，黄白相间，咯吐不爽，精神欠佳，胸闷，气短，唇稍发绀，口干欲饮，食欲欠佳，眠差，小便黄，大便可；舌质红，苔薄黄，脉细数滑。

中医诊断　哮病。

西医诊断　支气管哮喘。

辨证　痰浊内蕴，兼有里热。

治法　化痰清热，宣肺定喘。

处方　定喘汤合苏子降气汤加减。

白果 12g　麻黄 9g　冬花 12g　半夏 9g　厚朴 12g　橘红 9g　苏子 12g　苏叶 12g　杏仁 9g　前胡 9g　黄芩 9g　沙参 18g　甘草 6g

水煎服，日 1 剂，7 剂。

二诊　1990 年 9 月 17 日。服药 7 剂，喘咳、胸闷减轻，原方加生黄芪 18g，助沙参补益肺气，再进药7剂，咳喘消除。以上方增减，又服用10剂，巩固疗效。随访2年，未见复发。

[按] 患者咳喘日久，由肺及肾，由上及下，肺肾之气两伤，肺不呼气，肾不纳气，权衡失司而致咳喘。受凉以后风寒邪气外伤皮毛，内阻肺气，肺失宣降而导致咳喘加重；况六气皆能化火，寒邪不解，郁而化火，亦可成肺热之喘。故始为风寒，终则为热，此乃邪之所变，不可不知。在辨证论治时，要注意各种症候并不孤立，治疗咳喘不离乎肺，也不限于肺，治疗实喘必须顾及虚证，治疗虚喘必须顾及实证，实喘治肺，虚喘治肾。本案刘老以定喘汤、苏子降气汤合用，方中有麻黄之辛温，又有黄芩之苦寒相互制约，辛开苦降，相得益彰，避免偏寒偏热之弊；既有麻黄宣肺定喘，又有白果甘涩敛肺定喘，互制其短，各扬其长；半夏、苏子、冬花、杏仁化痰祛饮止咳；沙参，甘草补气固本，全方合参标本兼顾。

（以上医案录自《刘志明医案精解》）

胡建华
（病多参郁，疏肝为要）

【医家简介】

参见"咳嗽（上呼吸道感染等）"。

【主要学术思想和主张】

参见"咳嗽（上呼吸道感染等）"。

【医论医话】

哮喘是一种突然发作，以呼吸喘促、喉间哮鸣有声为临床特征的疾病，本病多起于童稚之时，以后可因感冒、气候变化、疲劳、饮食不当、起居失宜等诱因引动而发作，常数年、数十年反复不愈。哮喘日久，往往本虚标实。由于宿痰内伏，肺气壅盛属实，由于脾虚不运、肾虚不纳属虚，进一步可出现三脏俱虚的症状。《丹溪心法·喘》云："未发宜扶正气为主，已发用攻邪为主。"此为治疗哮喘的大法。胡教授主张在临床上要掌握"宣肺治其实，益肾固其本"的原则进行治疗。在发病时，以治标为主，重用生麻黄，每日9～12g，炙地龙每日15～18g，麻黄之辛散与地龙之咸降相配，可达到宣肺、清热、平喘的功效，现代医学研究发现，此两药同用，可加强松弛支气管平滑肌，缓解支气管痉挛，有极好的平喘作用。当缓解期时，要抓住脾肾两脏，用培补先天及后天之法，以达生金同肺，化痰纳气，增强体质，预防再发之功。补脾用四君子汤为基础方，补肾用金匮肾气丸为基础方，或以胡桃肉、补骨脂、熟地黄为主药。盖肺为脾之子，培土即所以生金；肾为气之根，补肾即所以固肺。这也符合叶天士喘证"在肺为实，在肾为虚"的思想。

（摘自《胡建华学术经验撷英》）

【精选验案】

案1 庄某，男，75岁，退休职工，初诊：1986年11月8日。

开路方：咳喘30余年。近来咳嗽痰多白沫，气急不能平卧，肢冷，脱肛，小便余沥不净。舌质紫，苔薄黄，脉弦滑数（132次/分）。先宣肃肺气，平喘化痰。射干麻黄汤加减。

生麻黄6g 嫩射干9g 炙紫菀12g 炙款冬12g 制半夏9g 炙苏子9g，包 炙地龙9g 鱼腥草30g 黄芩9g 石韦15g 蚕茧10只 7剂

服上方后，咳喘渐平，已能高枕而卧，痰量亦减，精神困惫。上方加黄芪15g续服7剂。

膏滋方：耄耋之年，脾肾亏虚，嗜烟日久，肺失宣肃，以致正气日渐衰惫。暑令则疰夏发热，秋冬则咳嗽气急，迄今已30余年。重阳以来，咳喘逐渐加剧，近旬气急不能平卧，动则喘息尤甚，咳嗽痰多呈泡沫状，剧咳时小便失禁，余沥不净，脱肛，大便干燥，四肢不温。苔薄黄，脉小弦滑数。治拟补肾纳气，益气健脾以固其本，肃肺平喘，化痰止咳以治其标。

大熟地120g 砂仁30g，同拌捣 山萸肉120g 怀山药120g 仙灵脾100g 淡苁蓉120g 制首乌120g 川续断120g 核桃肉120g，打碎 五味子80g 蚕茧80g 炙黄芪120g 潞党参120g 当归身120g 炙升麻100g 软柴胡120g 生麻黄80g 炙地龙150g 炙紫菀150g 炙款冬120g 炙苏子100g 桑白皮120g 生南星150g 石韦150g 鹅管石150g 陈皮80g

上药用清水隔宿浸泡，煎3汁，去渣取汁，文火浓缩。加鹿角胶60g，陈阿胶120g，用陈黄酒250g炖烊，加蜂蜜500g，乘热收膏。每早晚各服1匙，隔水蒸化。

（摘自《中医膏方经验选》）

案2 曹某，女，11岁。

初诊 1973年5月11日。患者哮喘反复扰人已8年。近2旬哮喘持续发作，昼夜不已，呼吸气促，咳嗽剧烈，喷嚏，流涕，倚母怀喘息，不能平卧。用异丙肾上腺素喷雾吸入，仅能缓解数分钟。痰多白沫，不易咳出，额部汗出甚多。唇紫，苔薄腻、花剥，舌质青，脉细数。多次急诊用地塞米松、异丙肾上腺素喷雾，以及氨茶碱、非那根和各种抗生素等药物，未见效果。体检：体温38℃，心率130次/分，呼吸38次/分，肺部闻及干、湿性啰音。索有哮喘宿恙，风寒外袭，痰浊壅肺，肺失清宣，郁而化热。稚体娇弱，邪势方殷，病情危重。急拟宣肺平喘，化痰祛邪，双剂并进，以冀获效。

处方 生麻黄4.5g 射干9g 炙地龙9g 苍耳子9g 炙紫菀15g 炙百部15g 炙紫苏子9g 黄芩9g 姜半夏9g 白芍药9g 鲜竹沥30g，另服

2剂。各煎2汁，24小时内分4次服完。

二、三诊 均用原方加减。5月12日服2剂，5月13～15日每日服1剂，哮喘

逐步缓解。但于5月23日起,突然喷嚏、流涕又作,剧咳,气急出汗,程度较初诊时为轻。仍用初诊方加减。3天后又缓解。从6月6日起哮喘症状完全消失,并于8月下旬恢复上学读书。参加游泳锻炼,仍有感冒、鼻塞流涕,但均未引起哮喘复发。遂后,平时服培补脾肾方。

党参9g 白术9g 茯苓9g 炙甘草6g 胡桃肉12g,打 补骨脂12g 熟地黄12g 枸杞子9g 怀山药12g 苍耳子9g

另服地龙片(单味地龙生药制成,每片0.3g,每次吞服5片,日服2次)及胎盘片。

如有感冒、流涕、咳嗽,服标本兼顾方:生麻黄6g,射干9g,苍耳子9g,陈胆南星9g,党参9g,白术9g,茯苓12g,胡桃肉12g(打),黄芩9g。以后又以上方制成丸药调治。1983年随访,停药多年,哮喘9年来未发。

[按] 本例支气管哮喘频发达8年之久,造成病儿痛苦。在发病时,以治标为主,重用生麻黄(每日9g)之辛散与炙地龙(每日18g)之咸降相配,以宣肺、清热、平喘。通过长期临床实践,发现两药同用,可加强松弛支气管平滑肌,缓解支气管痉挛,有极好的平喘作用,至于额上汗出甚多,何以不忌麻黄?因根据其母亲诉述,患儿平时并无自汗、盗汗,仅在哮喘剧发时出汗,可见并非表虚,故可用麻黄平喘,喘平则汗出自止。苍耳子祛风宣窍,与地龙相配,有较好的抗过敏作用,为治疗支气管哮喘的要药。患者痰涎壅盛,郁而化热,故用竹沥、紫菀、半夏等以化痰止咳,黄芩、射干等以清热利咽,配白芍药稍敛麻黄辛散之性。在用本方治疗初期,除仍用喷雾及氨茶碱外,其他诸药均停用,以后即完全以本方为主。当哮喘完全控制后,改用培补脾肾法,补脾以四君子为基础,补肾以胡桃肉、补骨脂、熟地黄为主药。盖肺为脾之子,培土即所以生金;肾为气之根,补肾即所以固肺。通过变法调治,使8年之疾,得到根治。叶天士认为,喘证"在肺为实,在肾为虚",此说确实可信。

(以上医案录自《胡建华学术经验撷英》)

黄吉赓
(补肾益气,擅治咳喘)

【医家简介】
参见"咳嗽(上呼吸道感染等)"。

【主要学术思想和主张】
参见"咳嗽(上呼吸道感染等)"。

【医论医话】
黄吉赓认为本病的治疗应痰、饮并重。而痰和饮实则同山一源,在一定条件下可互相转换,均为肺、脾、肾气化功能失常,三焦不利,津液输布失施所致。痰饮阻于气道，使气机升降失常，肺闭痰阻，形成恶性循环，则上焦愈加不治。治疗上推崇张元素"治痰者，下气为上"之论，认为气壅则痰聚，气顺则痰消，故治疗上除化痰蠲饮外，每每加入枳壳、桔梗、郁金、陈皮等理气药，使气机畅通，痰饮自消。痰饮的发生主于脾，痰饮产生后贮于肺，而痰饮之根则源于肾。因此补肺、健脾、益肾是治本之法，应长期坚持。但何时治标，何时治本，抑或标本兼顾，则必须根据证型的变化，结合体质、气候等随机变化。

（摘自《黄吉赓肺病临证经验集》）

【验方效方】

⊙ 平喘定哮方（自拟）

［功效］宣肺降气，平喘定哮。

［主治］喘息性支气管炎、慢性支气管炎等表现为咳喘气逆者。

［组成］射干15g 炙麻黄15g 紫菀15g 款冬10g 半夏15g 枳壳9g 桔梗19g 甘草9g

［用法］每日1剂，水煎2次，分服。

［加减］若寒喘痰白，则加细辛3g、泽漆30g，陈皮15g；热喘痰黄者，加桑白皮10g，黄芩15g，前胡10g，柴胡15g，改半夏为竹沥半夏；咳痰不畅者加炙苏子15g；瘀血舌暗者，加桃仁10g，杏仁10g，丹参15g。

［摘自米一鹗. 卫生部国家中医药管理局评定首批国家级名老中医效验秘方精选（续集）. 今日中国出版社，1999年2月第1版］

【精选验案】

案1 盛某，男性，43岁，初诊日期：2008年11月15日。

病情概要 反复咳嗽咳痰3年，伴胸闷1~2年。经常呛咳阵作，痰多（30口以上）、小、白黏、尚易出，夜卧胸闷加重，易汗出，纳可，口微干，大便偏日行，腰酸痛，口腔易溃疡。苔薄腻微黄，中花剥，舌边有齿印，少津暗红，脉小弦。有上腹胀病史10年余。

病机 肺肾气阴亏损，脾胃不和，痰饮伏肺。

治法 益肾健脾，理气和胃，祛痰化饮，降气平喘。

生晒参100g, 另煎冲入 枫斗150g, 另煎冲入 炙黄芪300g 熟地黄100g 山药150g 续断150g 金狗脊150g 枸杞子150g 巴戟天150g 川杜仲150g 桑椹子150g 川牛膝150g 淮牛膝150g 补骨脂100g 莪术200g 白术200g 生薏苡仁150g 茯苓150g 制半夏150g 陈皮100g 黄连30g 吴茱萸10g 砂仁30g, 后下 海螵蛸150g 白扁豆150g 广木香90g 炙鸡内金100g 芡实100g 白芍150g 柴胡90g 当归150g 炒枳壳90g 丹参300g 广郁金150g 生山楂150g 沉香150g 泽漆300g 紫菀150g 款冬花150g 白前150g 桔梗90g 炙甘草90g 大枣200g 龟甲胶150g 鹿角胶350g 饴糖500g

二诊 （2009 年 11 月 14 日）去年膏方服后，患者自觉与去年同比咳痰减少。今年以来支气管哮喘未发，精力尚可，胃病未发，口腔溃疡稍减，间断咳嗽，痰 20 余口、少、白黏、易出，夜间稍有胸闷，纳可，口不干，畏寒肢冷，大便有时干，苔薄带花，舌边有齿印，偏干微暗，脉小弦。治守 2008 年 11 月 15 日膏方，改枳实 150g、鹿角胶 300g、龟甲胶 200g，加肉苁蓉 100g、升麻 100g。

[按] 本案以咳嗽、痰白量多、胸闷为特征，属于支饮，黄吉赓云"痰之动生于脾，痰之成贮于肺，痰之根源于肾"。今宗此意，投以健脾补肾、理气化痰之品，使脾运得行，肾气渐充，痰饮渐化，而使症情减轻。

案2 高某，男，37 岁。初诊同期：2003 年 12 月 4 日。

病情概要 患者支气管哮喘史 20 余年，秋季为主，喘息不得平卧，1 个月来喘又作。咳嗽，痰白黏、易咯，夜间支气管哮喘不得平卧，经治标后咳、痰、哮显著减轻，纳半，大便干结，2 日一行，口不干，腰酸，冬天畏寒，自汗，易反复感冒，鼻塞流涕。苔微黄腻，舌暗红，少津，边有齿印，脉小弦滑。

病机 支气管哮喘反复日久，耗散肺气，损及肺津，肺卫不固，易感外邪，引动伏饮，乃至复发。

治法 当用益气同表、补肾养肺，佐以消痰化饮。予膏方调之。

生晒参 50g，另炖 生地 150g 熟地 150g 山药 150g 南沙参 150g 北沙参 150g 女贞子 150g 制黄精 100g 枸杞子 100g 五味子 50g 肉苁蓉 100g 淮牛膝 100g 功劳叶 150g 制何首乌 150g 黄芪 150g 炒防风 100g 升麻 60g 白术 100g 白芍 100g 当归 100g 丹参 150g 郁金 100g 鹅管石 300g 炙麻黄 50g 射干 1500g 泽漆 150g 苏子 150g 紫菀 150g 款冬花 100g 前胡 100g 炒黄芩 150g 柴胡 150g 徐长卿 150g 陈皮 100g 制半夏 150g 枳壳 90g 桔梗 90g 甘草 90g 阿胶 350g，烊化 冰糖 500g

[按] 支气管哮喘调治以调理肺、脾、肾二脏功能为重点，用药有玉屏风散益气固表、六君子汤健脾化痰、左归丸补肾滋阴，由于患者素确病根，兼有痰饮化热，故合用射干麻黄汤、泽漆汤及小柴胡之法，消补兼施。

案3 冯某，男，38 岁。初诊日期：2002 年 12 月 12 日。

病情概要 咳痰、喘哮反复发作 30 余年，以春秋季为甚，发病时反复使用氨茶碱、地塞米松静脉注射已 10 年，本次发作后经住院治疗后症状减轻，中药治疗后症情缓解，泼尼松由每日 15mg 递减为隔日 25mg。刻下：汗多，腰酸，大便日行 2 ~ 3 次，成形，纳平，口干喜温饮，量少，苔薄腻，质偏暗红，脉小弦滑。

病机 支气管哮喘日久，上病及下，肺脾肾同病，痰饮内伏。

治法 温肾益气，化饮平喘。

红参 100g，另炖 党参 150g 炙黄芪 150g 防风 100g 仙茅 150g 淫羊藿 150g 巴戟天 100g 锁阳 150g 补骨脂 150g 煨肉豆蔻 100g 淮牛膝 100g 菟丝子 150g 枸杞子 100g 女贞子 150g 功劳叶 100g 续断 100g 狗脊 150g 杜仲 100g 五味子 50g

当归100g 杭白芍90g 茯苓150g 炒白术100g 陈皮100g 制半夏150g 射干150g
炙麻黄50g 紫菀150g 款冬花100g 炙苏子150g 黄芩150g 柴胡150g 炮姜炭60g
鹿角胶400g, 烊化 冰糖500g

[按] 支气管哮喘皆由宿痰伏饮所致，支气管哮喘日久，上病及下，长年用激素，肾气更虚，则多见阳虚之体。"病痰饮者当以温药和之"，故以温肾益气固元、健脾助运化饮为主，标木同治。

案4 傅某，女，4岁。初诊日期：2009年4月2日。

主诉 咳痰1个月，加重3日，伴哮鸣。

病史 患者1个月来反复咳嗽、咳痰，3日前咳嗽加重，时伴有哮鸣，服氨茶碱1/2粒，每日2次，共1周，服丙卡特罗1/2粒，每日2次，共1个月，症情未缓解，因而来诊。刻下：呛咳，咽痛，痰咯出不畅，呕吐而出，夜哮起坐则减，汗多，纳减，口干饮多，胃脘不适，尿黄，大便日行，舌暗红少滓，苔根腻微淡黄，脉小弦。既往有腹脘不适史7个月。

诊断 中医诊为哮证；西医诊为喘息性支气管炎。

辨证 风热伏肺，宣降失司。

治法 清热宣肺，降逆定哮。

射干15g 炙麻黄5g 桑白皮10g 前胡10g 制半夏15g 柴胡15g 黄芩15g 紫菀15g 款冬花15g 枳壳9g 桔梗9g 生甘草9g 丹参15g 郁金15g 麻黄根12g 莱菔英30g 炙鸡内金15g

7剂，每剂服2日。

二诊 患者咳减明显好转，喉间痰鸣，无哮鸣，脘腹不适，纳稍增，口干减，尿微黄，苔薄微黄、少津、暗红，脉小弦。原方改炙鸡内金20g，加太子参15g、莪术15g、白术15g、茯苓15g。再进1周。共服1月余，药后诸症显减。

[按] 本案患者年幼，形体未充，易感外邪，风热之邪留恋于肺系，气机宣肃失司则见咳嗽，咳甚气逆而上，出现咳喘。黄吉赓认为此乃小儿哮证的早期，在治疗上多采用平喘与定哮兼顾的方法，往往取得比较好的效果。本案选用射干麻黄汤合桑白皮汤为主方，加麻黄根、莱菔英、炙鸡内金消内积而止虚汗，为黄吉赓治疗小儿脘腹不适、纳减、表虚汗出的常用药。服7剂后，咳痰已减，哮喘无，纳增，已取佳效，惟脾虚失运犹存，增入健脾助运之品，以治其本。故守原方鸡内金加量以消食化积；加太子参、白术、茯苓健脾益气，莪术活血化瘀。

案5 高某，男，34岁。初诊日期：2008年12月24日。

主诉 反复咳喘、胸闷7~8年，加重1周。病史：患者自幼有支气管哮喘病史，近7、8年反复发作，诊断为支气管哮喘，查过敏原为：花粉，尘螨，酒。予以氯茶碱0.1g，每日2次，沙丁醇胺吸入等治疗，近1周来咳痰、胸闷加重。刻下：咳（+），喉痒，痰每日10口、中小、色白质黏、咳吐较畅，夜间气喘胸闷，可平卧，纳可，口干饮不多，喜温，大便日行偏烂，舌偏暗，苔薄微黄、少津，脉弦。有嗳气、泛酸史。

诊断　中医诊为哮证；西医诊为支气管哮喘发作期。

辨证　寒痰恋肺，肺气上逆。

治法　温肺化饮，平喘定哮。

射干15g　炙麻黄6g　细辛3g　泽漆30g　紫菀15g　款冬花10g　陈皮10g　半夏15g　柴胡15g　枳壳9g　桔梗9g　甘草9g　丹参15g　郁金15g　黄芩15g　炙苏子9g　麻黄根12g　大枣30g　生姜3片

7剂，泽漆片每日2次，每次2粒，口服。

二诊　夜喘胸闷稍减，自觉稍松快，苔薄微黄、且干，暗红，脉弦滑。近期嗳气频频、腰酸、怕冷。加淫羊藿10g、川牛膝15g、黄连3g、吴茱萸1g、海螵蛸30g。14剂。

三诊　近1周咳痰增，咯痰不爽，余症如前，苔厚腻淡黄、少津，舌暗红，脉弦。原方加降香3g。续服7剂。

四诊　咳痰稍减，咯痰欠畅，近3～4日感胸闷增，无支气管哮喘，口不干，余无不适，舌暗红，苔薄腻淡黄、少津，脉弦。初诊方改炙苏子15g，加茯苓15g。续服14剂。服药后显效，诸症均愈，

［按］患者支气管哮喘迁延日久，朱丹溪有云"哮喘专主于痰"，痰伏于肺中，每每偶感诱因则触动伏邪，发生哮病，故在治疗哮病之时化痰平喘贯穿始终。黄吉赓取射干麻黄汤合泽漆汤加减治之，重用泽漆每日30g，加苏子、桔梗，化痰为主，祛痰降气平喘。他在方中加用泽漆是针对"寒饮伏肺"而言，因此，当今的"哮喘"病机可充实成为"哮喘专主平痰饮"。

案6　许某，女，36岁。初诊日期：2009年7月8日。

主诉　反复痰鸣气喘30余年，加重1周。

病史　患者痰鸣气喘30余年，甚则不能平卧。刻下：间断咳，喉毛，无痰，胸闷，快步即气喘（＋），夜哮可平卧（未用药），纳可，口不干，二便调，舌暗红、少滓、有齿印，苔少，脉细。既往有上腹胀病史。

诊断　中医诊为哮证；西医诊为支气管哮喘发作期。

辨证　痰浊阻肺，肺气上逆。

治法　宣肺祛痰，下气止咳，平喘定哮。

射干15g　炙麻黄6g　紫菀15g　款冬花10g　炙苏子15g　莱菔荚30g　前胡10g　厚朴10g　丹参15g　郁金15g　桃仁9g　杏仁9g　陈皮10g　枳壳9g　桔梗9g　甘草9g　麻黄根12g　黄连3g　吴茱萸1g　海螵蛸30g

14剂，龙星片每日3次，每次6片，口服。

二诊　服药2日后诸症显减。咳减（±），咽喉不适，痰每日2口、大、易出，

近2~3日夜哮（－），快步气喘（＋）减，口干不思饮，余症如前，神疲乏力，汗多，腰痛，夜尿1~2次，无不适，舌暗红、胖，苔薄，脉细。原方加入太子参15g、茯苓15g、莪术15g、白术15g。续服14剂。药后病情缓解。

[按] 患者喘息日久，素有胃疾，为久病脾肺肾亏虚、肺气不足之体，痰饮阻肺，气机升降失常，故见咳嗽、胸闷、快步走则气喘；搏击有声可见夜哮，故拟宣肺化痰，降气平喘定哮，佐以活血降气之品，方以射干麻黄汤合三子养亲汤加减，加麻黄根以敛麻黄发散之性，佐以丹参、郁金、桃仁活血化瘀。因胃病予以黄连、吴茱萸、海螵蛸和胃降逆。患者服药2日后起效，14剂后见咳已大减，无夜哮，喘亦减轻，偶有咯痰数口，但见神疲乏力、汗多、腰痛，故拟原方加太子参、茯苓、白术取四君子汤之意以健脾益气，培土生金，加莪术以增活血之功。

（以上医案录自《黄吉赓肺病临证经验集》）

周 仲 瑛
（复合施治，着眼痰瘀）

【医家简介】
参见"咳嗽（上呼吸道感染等）"。

【主要学术思想和主张】
参见"咳嗽（上呼吸道感染等）"。

【临证经验】
哮喘的发生往往有其特定的体质背景，哮喘病情存在显著的个体差异，哮喘的夙根与体质有一定关系，临证治疗哮喘时非常重视辨体施治，突破传统辨证论治的定式，遵循辨体－辨病－辨证诊疗模式，将辨证与辨体质融为一体。根据寒热、虚实属性不同，将哮喘发作期分为寒哮（冷哮）、热哮、寒包热哮、风痰哮、虚哮、喘脱危证。缓解期多属肺肾两虚、风痰内伏，应采取"补益肺肾、祛风化痰"为主治疗。哮喘病机关键在于风痰伏肺之夙根，故治疗哮喘尤其强调祛风化痰法的灵活应用。哮喘之风邪有肺风、脾风和肝风之异。肺风为痰伏于肺，外感风邪触发，如吸入花粉、烟尘、异味气体、真菌、尘螨、动物毛屑等，表现有上呼吸道过敏症状；脾风为痰生于脾，饮食不当触发，上逆干肺，多由进食鸡蛋、鱼虾、海鲜等发物引起。肝风乃属情志刺激，肝失条达，木火刑金，木郁化火生风，肺虚肝旺，金不制木，肝风上逆犯肺诱发。

[周红光、陈海彬、周学平．周仲瑛临证辨治哮喘心法．中国中医基础医学杂志，2011，（04）]

【精选验案】
案1 高某，男，12岁，2006年9月20日初诊。

幼年即发哮喘,常易感冒诱发哮喘反复发作。1周来哮喘再发,曾用西药抗生素、舒喘灵、激素等药物治疗,症状时轻时重,难以痊愈。症见患儿形体消瘦,咳嗽频繁,时伴气急喘促,喉中痰鸣,痰黏难咯,患儿平素性情急躁,口干多饮,大便偏干。舌红、苔白腻,脉细数而滑。辨证风痰伏肺,蕴久化热,壅遏肺气,肺失宣肃。先拟祛风化痰、泻肺平喘。

蜜炙麻黄5g 黄芩10g 桑白皮10g 射干10g 炙僵蚕10g 地龙10g 蝉蜕5g 泽漆10g 法半夏10g 苏子叶各10g 橘皮6g 川贝母10g 炙紫菀10g

服药5剂,咳嗽症状明显减轻,气急喘促消失,但每天晨起仍咳嗽,干咳为主,手足心热,大便干,口干多饮,舌红、少苔,脉细数。转从养阴润肺兼祛风化痰,南北沙参各10g,麦冬10g,玄参10g,玉竹10g,白芍10g,天花粉10g,桑白皮10g,川贝母10g,五味子5g,甘草5g,僵蚕10g,地龙10g,蝉蜕5g,调治14剂,病情平稳后服麦味地黄丸以滋阴敛肺,肺肾同治,调理体质。随访3个月,未再发咳喘。

[按] 患者病起于幼年,风痰夙根伏肺,风邪引触,而致肺气壅实,升降失司;患儿形体消瘦,平素性情急躁,口干多饮,大便偏干,辨为阴虚体质,阴虚生内热,热灼津为痰,就诊时为哮喘发作期;辨体结合辨证论治,初诊先拟祛风化痰,泻肺平喘,但化痰平喘方仅服5剂,以防清肺更伤肺阴,化痰亦伤肺阴,更致病情反复迁延难愈;复诊即给予养阴润肺为主,兼以祛风化痰,阴虚体质改善咳、喘诸症自平;病情平稳后改用丸药,补肺益肾,纳气平喘,以其久病痼疾,非一日之功可图也。

案2 曹某,女,32岁,1988年9月17日初诊。

患者形体消瘦,素有过敏性鼻炎病史,年前剖腹产后发生哮喘,迁延不愈。近年每日夜晚均发,发时胸闷气憋,气逆作喘,喉中哮鸣,不得安枕,吸气尤难,伴有烦热多汗,口干,痰稠色黄味咸,脉沉细滑数,苔淡黄腻中灰,舌质黯红。辨证属肾元下虚,痰热壅肺,肺气上逆,升降失司。治拟补肾纳气,清肺化痰。

南北沙参各10g 当归10g 生地12g 知母10g 天花粉10g 炙桑白皮10g 竹沥半夏10g 炒苏子10g 炙僵蚕10g 诃子肉3g 沉香后下,3g 脐带2条 海蜇漂,50g 荸荠7只,同煮

水煎服,7剂。

9月24日二诊,药后哮喘旋即控制,惟咳嗽痰稠,汗出量多,苔淡黄灰腻,脉细滑。效不更法,守原方去诃子肉,加五味子3g,山萸肉6g,续服7剂。诸症悉平,观察半年未见复发。

[按] 本案患者素体阴虚内热,属典型阴虚体质,产后体虚,阴血更耗,复加外感伤阴化热,诱发哮喘胸闷气憋,气逆作喘,喉中哮鸣,痰稠色黄,舌苔黄腻,脉滑数,虽属痰热之象,但审其痰有咸味,脉见沉细,乃肾元亏虚,气失摄纳,津液成痰。审证求机,辨证属肺肾阴虚、痰热壅肺,治拟清肺补肾法为主,佐以祛风化

痰。故以南北沙参、天花粉清养肺阴，生地、当归、山萸肉、坎脐、沉香滋养肾元，纳气归窟，肺肾兼顾；复以射干、知母、苏子、竹沥半夏、桑皮、僵蚕清肺祛风化痰；加诃子肉、五味子收敛耗散之气，补敛相济，且仿王孟英雪羹汤意，用海蜇、荸荠清化痰热，甘寒生津，扶正祛邪。诸药合参，肺得清宁，肾能蛰藏，痰消气降而哮喘告平。

[以上医案录自周红光、陈海彬、周学平. 周仲瑛临证辨治哮喘心法. 中国中医基础医学杂志，2011，(04)]

洪广祥

（治肺不远温）

【医家简介】

参见"喘证（慢性阻塞性肺病、肺气肿）"。

【主要学术思想和主张】

参见"喘证（慢性阻塞性肺病、肺气肿）"。

【验方效方】

○ **方一 蠲哮汤（自拟）**

[功效] 泻肺除壅，涤痰祛瘀，利气平喘。

[主治] 本方适用于支气管哮喘急性发作或哮喘持续状态；亦可用于喘息型支气管炎急性发作期。凡哮喘痰鸣漉漉，或喘咳胸满，痰多不利等肺气壅实为主要表现者，均可适用。

[组成及服法] 葶苈子10g 青皮10g 陈皮10g 槟榔10g 牡荆子15g 鬼箭羽15g 生大黄10g 生姜10g

水煎服，每日1剂，每剂煎3次，分上、下午及临睡前服用，连服7天。重症哮喘或哮喘持续状态，且体质尚好者，可日服2剂，水煎分4次服。哮喘基本缓解后，改为常规服药法。药后1~3个月内，若解痰涎状黏液便，为疗效最佳的标志。哮喘症状完全缓解后，大便自然恢复常态。

[加减] 在一般情况下不必加减，如他症明显，可根据辨证酌情加药，寒痰哮可加干姜、细辛；兼表寒加生麻黄、苏叶；热痰哮加黄芩、鱼腥草；有过敏性鼻炎后其他过敏症状，加蝉衣、辛夷或白鲜皮、地肤子；大便不畅者，大黄宜生用后下；稀溏者，大黄宜熟用同煎，剂量不减。

○ **方二 截哮汤（自拟）**

[功效] 扶正固本，行瘀祛痰。

[主治] 用于哮证服蠲哮汤缓解后的患者，尤其对中、老年体虚气衰，反复易感冒者适用。亦可用于哮息型支气管炎缓解期患者。

　　［组成］ 生黄芪 10～15g　白术 6～10g　防风 10～15g　怀山药 15～30g　胡颓子叶 10～15g　牡荆子 10～15g　鬼箭羽 10～15g

　　［用法］ 水煎服，每日 1 剂。或研末制成蜜丸，每次 10g，日服 3 次。连服 3～6 个月。

　　［加减］ 一般不作加减，坚持服用全方，必要时可根据辨证酌情加药。肾气虚者加菟丝子、山萸肉；肾虚者加女贞子、胡桃肉；肾阳虚者加巴戟天、补骨脂；瘀血证重加地鳖虫、丹参。

　○ **方三　咳喘固本冲剂（自拟）**

　　［组成］ 生黄芪　白术　防风　山药　胡颓子叶　牡荆子　卫矛

　　咳喘固本冲剂具有温补肺肾、化瘀御敏的作用，冬病夏治穴位敷贴具有温阳化痰作用，二者均可用于支气管哮喘缓解期的治疗。

　○ **方四　截哮蛋**

　　［制法］ 备瓦罐或瓷盆一个，留置健康人或患者自身的 24 小时尿液，取新鲜鸡蛋 7～10 枚，先在蛋壳上按顺序编号，然后浸入盛有尿液的容器内，尿液应高出蛋面约半寸左右，每天换新鲜尿液 1 次，连浸 3～5 天（夏季 3 天，冬季 5 天）即可食用。截哮蛋无特殊异味，患者乐于接收。用法：每天早晨按编号顺序，依次取出截哮蛋 1～2 枚，洗净连壳煮熟，然后去壳空腹食用。每次取出鸡蛋后，应及时补充，并与原序号的尾数相连续。1 个月为 1 个疗程，连食 3 个疗程。

　　［功效］ 扶正固本。

　　［适用范围］ 用于哮证服蠲哮汤缓解后的患者，食蛋期间如遇哮证发作，可同时配合蠲哮汤治疗，毋须停食截哮蛋。平时对蛋类过敏者忌服。经临床验证，对青少年哮喘患者的远期疗效较好。

　　［以上处方摘自米一鹗．卫生部国家中医药管理局评定首批国家级名老中医效验秘方精选（续集）．今日中国出版社，1999］

　【精选验案】

　　案 1　王某某，女，38 岁，初诊于 1990 年 12 月 4 日。

　　20 年前因受寒而发哮喘，后每年春、夏、秋之交发作，近 4～5 年来症状加重。常用速喘宁、舒喘气雾剂以取暂时之效，停药即发。诊断为支气管哮喘。近月来，哮喘常在夜间发作，不能平卧，背部冰冷，怯寒，易感冒，口唇暗，大便偏干，舌暗淡、苔白腻，脉细弦滑、重按无力。两肺听诊哮鸣音（＋）。

　　辨证　阳气虚弱，痰凉伏肺。

　　治法　温补阳气，涤痰散瘀。

　　生黄芪 15g　熟附子 10g　仙茅 10g　仙灵脾 10g　葶苈子 15g　青皮 10g　生大黄 10g　牡荆子 15g　卫矛即鬼箭羽，15g　槟榔 10g　7 剂

　　二诊　服第 2 剂哮喘渐平，未服西药，夜能平卧，大便稀，每日 4～5 次，仍感

背恶寒，腻苔减少，脉同前。

生黄芪 15g　熟附子 10g　仙茅 10g　仙灵脾 10g　葶苈子 15g　青皮 10g　茯苓 15g　桂枝 10g　白术 10g　炙甘草 6g　7 剂

三诊　哮喘控制，诸症悉减，背恶寒已除，此乃阳气已复，续以温阳以散痰瘀治之，并以复方参蛤片 4 片，1 日 2 次，巩固疗效，随访年余未发。

[按]　本案病机为阳气虚弱，痰瘀伏肺。属中医"虚喘"范围，虚中挟实，故以温阳以散痰壅，虚实同治之法治疗，服药 2 周，症渐平复，改温补肺肾为主，缓收其功。本病阳虚之因除与先天禀赋不足外，还与"痰瘀"阴邪易伤阳气和哮喘反复发作重伤阳气有关。阳气不足，无力温散痰瘀，故临床除有背恶寒、怯寒等阳虚见证外，还可见唇舌暗、苔腻、脉滑等痰瘀见证，治疗在温补阳气的基础上，以散痰瘀，故收效颇捷。

案2　吴某某，男，29 岁，初诊于 1991 年 7 月 16 日。

自 3 岁患哮喘，每于夏季发作，近 2 年明显加重，发作无定时，常服西药氨茶碱、泼尼松以缓解症状。近 1 周来哮喘持续，迄今未解，倚息不得卧，喉间痰鸣，咳痰黏稠，口干苦而黏，大便结如羊粪。口唇发绀，舌暗红、苔薄黄腻，脉弦滑，两肺听诊哮鸣音（＋＋）。辨证：痰瘀伏肺，气道壅塞。治法：泻肺除壅，涤痰祛瘀，利气平喘。方用：蠲哮汤（洪氏经验方）。

葶苈子 15g　小青皮 15g　陈皮 15g　槟榔 10g　牡荆子 15g　卫矛 10g　生大黄 10g　生姜 3 片　7 剂

二诊　服第 2 剂哮喘缓解，夜能平卧，停服西药，大便稀，每日 3～4 次，口唇转红，腻苔减少，原方再进 7 剂。

三诊　哮喘，1 周仅发 1 次，且程度较前减轻，一般服药后半小时缓解，痰涎样大便，每日 3～6 次，再服 7 剂，哮喘控制，诸症悉减，但鼻塞不闻香臭，后用宣鼻窍、扶正固本方药调理 3 个月，哮喘半年未发。

[按]　蠲哮汤系洪师针对"痰瘀伏肺"为哮证反复发作的凤根这个病理观，并根据《内经》"肺苦气上逆，急食苦以泻之"的理论为制方原则而创制的。方中葶苈子、青陈皮、槟榔、牡荆子性味均苦以泻肺除壅，俾气顺则痰降，气行则痰消。肺与大肠相表里，肺气壅滞而致腑气不通，以致浊气不降而上逆，又加重肺气之壅滞，而使哮喘难以缓解，故方中伍大黄以通腑气，腑气通则肺气自降。卫矛味苦，活血祛瘀，且具抗过敏作用，与逐瘀除壅之大黄相配，更能增强行瘀之力。哮喘之作，多为外感诱发，伍生姜既可外散表寒，又可内散水饮，且能防葶苈子、大黄苦寒伤胃之弊。全方以苦降疏利气机为其大法，以泻肺除痰、涤痰祛瘀、利气平喘为其主要功效。师曰：治疗哮喘控制症状不难，其难在断根，本方既可控制症状，又可清除痰减凤根，服后解稀糊状或痰涎样大便，说明邪有去路，痰瘀渐得蠲除，不可认为是副反应。经验证明：苦降疏利气机以除痰球凤根的方法比宣肺平喘的效果好。

案3 沈某，男，9岁，初诊于1991年11月12日。

自1岁患哮喘，此后每因气候骤变或受寒后易诱发，发作前常有鼻痒、鼻塞、喉间痰鸣等先兆症状，经常服用扑尔敏、氨茶碱、激素等药。1周前因感寒而诱发哮喘，夜间加重。鼻痒，鼻塞流清涕，打喷嚏，畏寒，舌红暗、苔黄，脉细滑。辨证：风犯肺窍，营卫不和。治法：祛风通窍，调和营卫。拟护卫汤（洪氏经验方）。

北防风15g 路路通30g 卫矛15g 桂枝10g 白芍10g 生姜3片 红枣6枚 炙甘草10g 7剂

二诊 药后夜间哮喘减轻，鼻腔症状改善，原方加辛夷花、苍耳子各10g以加强宣通鼻窍之功。7剂。

三诊 上述症状控制，近日骤寒亦未哮喘。续用护卫汤巩固疗效，哮喘4个月未发。

[按] 护卫汤是针对风邪侵犯肺窍，营卫不和这个病机而创制的。鼻痒、鼻塞流清涕、打喷嚏等症，是诱发哮喘的一个重要因素，这些因素大多数与中医所说的"风"有关。风邪四时均可致病，具有善行数变，动摇不定之特点，故用卫矛、路路通、防风祛风通窍，桂枝汤以和营护卫，不杂一味平喘之药，并贯穿于治疗始终，哮喘、鼻腔疾患两症均获治愈。

案4 舒某某，女，19岁，初诊于1990年10月30日。

于1987年无明显诱因发生哮喘。此后反复发作，每次发作前有鼻痒、喷嚏频作，随即发生哮喘，以夜间尤甚，不能平卧，服氨茶碱、泼尼松等药缓解，但停药即发。诊查：鼻痒、喷嚏频作，随即发生哮喘，夜间尤甚，两便正常，舌偏红、苔薄黄，脉细弦滑数。两肺听诊哮鸣音（＋），既往有过敏性鼻炎史。辨证：肺窍失宣，气机不畅。治法：宣通肺窍，利气平喘。

生麻黄10g 辛夷花10g 苍耳子10g 细辛3g 路路通30g 卫矛10g 防风10g 葶苈子15g 小青皮15g 陈皮15g 牡荆子15g 槟榔10g 7剂

二诊 服第1剂显效，3剂后仅感夜间有轻微胸部憋闷，咳痰色白而黏，易咳出，两便正常，舌暗红、苔薄黄，脉细滑，两肺哮鸣音（－）。原方再进7剂。

三诊 服第4剂时因受寒而诱发哮喘，但程度较前减轻，未服药，半小时后自行缓解。胸闷，咳吐白黏痰，量多，咽痒，两肺哮鸣音（＋），暂拟温散肺寒，祛痰利气以平喘。

生麻黄10g 干姜6g 细辛3g 紫菀10g 款冬花10g 法夏10g 牡荆子15g 矮地茶15g 前胡10g 甘草10g 7剂

四诊 服上方第2剂哮喘缓解，续用宣通肺窍、利气平喘法治疗，服药30余剂，哮喘控制。后以温补肺阳、固护卫阳等法调服年余，哮喘未发。

[按] 支气管哮喘患者多有鼻窍不利之症，"肺开窍于鼻"，鼻窍不利常是诱发哮喘的一个重要因素，故利鼻窍是预防和治疗哮喘的一种重要方法。鼻窍不利不单纯

与风有关，还与鼻腔的宿疾有关。故利鼻窍可以宣畅肺气，因而有利于缓解哮喘。常用生麻黄、辛夷花、苍耳子、细辛、路路通、防风宣通鼻窍，鼻塞严重，分泌物多者加川芎、白芷，鼻黏膜慢性增生则应加用活血软坚的药物，如桃仁、红花、鳖甲、牡蛎，鼻流黄涕者，可加蒲公英、连翘、鱼腥草、黄芩等以清泻肺热。临床随症选用，疗效甚佳。

案5　徐某，女，32岁，1991年4月18日入院。

自1984年产后感寒而发哮喘，此后每年冬季易发。近年来病情加重，常3～7天发作1次，用氨茶碱不能缓解，口服泼尼松或静注龙塞米松，可收暂时之效。近2日无明显诱因出现哮喘持续不解，服中西药效果不显，门诊以："哮喘持续状态"收入住院。入院后经抗感染、解痉、给氧等对症处理，哮喘未见明显缓解，经管医生欲加激素，患者拒绝接受，要求服中药治疗，故全部停用西药，单纯中药抬疗。诊查：体温36℃，呼吸30次/分，心率110次/分，血压75/50mmHg。中医诊查所见：气喘不能平卧，汗出，张口抬肩，喉间痰鸣如锯，咳嗽痰白而稀，里多，口唇指甲青紫，鼻头冰冷，肢末不温，下肢畏寒特甚，无发热，舌偏红暗而嫩，苔薄白，脉细弦数。辨证：阳气虚衰，寒痰郁遏。治法：温阳散寒，宣降肺气。方用阳和汤加减。

生麻黄10g　肉桂10g　炮姜6g　白芥子10g　鹿角胶10g，烊化　熟地15g　7剂

二诊　药后第1剂哮喘渐平，余症减轻，但痰不易咳出，舌润、苔白滑，脉细，两肺听诊哮鸣音（＋～＋＋）。原方加皂荚6g、法夏15g、细辛5g、白术15g。7剂。

三诊　哮喘控制，哮鸣音（±），续用上方服半个月，病情稳定出院。

[按]　本案为阳气虚衰，痰瘀郁遏，气道塑塞所致。由于阳气虚衰，无力祛痰散瘀，致使痰瘀胶结阻塞气道，故哮喘持续不解。心肺阳气虚衰者，多见背畏寒特甚如例1，肾阳虚衰者，下肢畏寒特甚，故本例以阳和汤变通治疗，取其温阳散寒通滞之功。方中肉桂、炮姜温肺散寒，鹿角胶温督脉，熟地温肾，麻黄、白芥子助桂姜散肺中之寒凝且宣降肺气，后加用绪民汤（牙皂、细辛、法夏）以增强涤痰之功，以去损伤阳气之因，加白术以杜生痰之源。

[以上医案录自陈建建、陈兴华．洪广祥治支气管哮喘验案5则．江西中医药，1995，26（3）]

案6　吴某某，女，6岁。

患孩4岁时因外感咳嗽，未彻底治愈而继发哮喘，每遇气候突变、感冒或活动增加均可诱发。发作时以夜间为甚，用氨茶碱、非那根之类药可收暂效。近1年来发作更加频繁，每月数次，常持续数天，并须加服泼尼松后方能缓解。本次发作已持续5天，中西药均难奏效。证见哮喘持续不解，胸满气急，昼夜不能平卧，喉间痰鸣漉漉，汗出透衣，颜面及口唇发绀，肢凉，大便不畅且少，不欲饮食，舌质偏暗，舌苔白黄而腻，脉沉细滑数，两肺满布哮鸣音。西药诊断为支气管哮喘急性发作。中医辨证为痰气哮。给予蠲哮汤3剂，每日1剂，水煎服。药后当日哮喘缓解，并解

稀便 3 次，夹有多量痰涎黏液便。3 剂服毕，哮喘未作，听诊两肺哮鸣音消失，大便日解 3 次，色黄，未见痰状黏液便。继服蠲哮汤 3 剂。然后每天早晨腹食截哮蛋 2 枚，连续食用 3 个月，其间每月加服蠲哮汤 3 剂，并嘱注意适寒温及饮食调理。经追踪观察 10 年，疗效巩固，发育如常。

[录自米一鹗. 卫生部国家中医药管理局评定首批国家级名老中医效验秘方精选（续集）. 今日中国出版社，1999]

咯 血
（支气管扩张等）

丁甘仁
（六经分治，善治外感）

【医家简介】

参见"咳嗽（支气管炎）"。

【主要学术思想和主张】

参见"咳嗽（支气管炎）"。

【验方效方】

○ **方一　清肃上焦法**

[主治] 肺热咯血。症见：发热、烦躁、胸闷、口干、喉干；小便赤热、脉象滑数。

[组成及服法] 石决明煅，五钱　炒桑枝三钱　淡竹茹三钱　瓜蒌皮三钱　茜草根三钱　丹参三钱　川贝三钱　甜杏仁打，三钱　炒丹皮二钱半　橘络二钱半　旱莲草二钱半　莲藕汁一盅冲服

○ **方二　养阴祛瘀法**

[主治] 阴虚瘀热内盛，火升面热，咽干口燥，咯咳紫血，或见血点，便秘尿涩，舌红，脉弦而细数者。

[组成及服法] 大生地五钱　川贝母去心，三钱　甜杏仁三钱　石斛三钱　先 橘络三钱　茯神三钱　茜草根三钱　瓜蒌皮三钱　怀山药三钱　旱莲草二钱半　鲜竹茹二钱　黛蛤散四钱　藕节汁一盅冲服

○ **方三　养阴生津法**

[主治] 阴虚内热，灼烁津液，致咯血和咳血，形瘦色悴，日晡潮热，神疲怔忡、头晕耳鸣、遗精盗汗，心烦少眠，脉弦细或细弱者。

[组成及服法] 鲜生地十钱　阿胶珠四钱　蛤蚧粉三钱　川贝母去心，三钱　玄参三钱　茯神三钱　竹茹三钱　白芍三钱　瓜蒌皮三钱　冬青子三钱　秫米炒，三钱　炒谷芽三钱　石斛五钱　琼玉膏一匙冲服

（摘自《丁甘仁治咯血三法》）

【精选验案】

案1 包左，仲秋，上失血，下便血，治愈之后，季冬又发，吐血盈盆，便血如注，发热形寒，头痛骨楚，咳嗽胁肋牵疼，艰于转侧，舌苔罩白，脉象浮滑芤数。良由阴分大伤，肝火内炽，蓄瘀留恋，复感新邪，蕴袭肺胃，引动木火下炎，损伤血络，血不归经，邪不外达。书云：夺血者不可汗，然不汗则邪无出路，病已入险，用药最难着手。暂拟轻剂解表，以透其邪，清营祛瘀，引血归经，冀其应手为幸。

炒黑荆芥一钱五分　桑叶二钱　丹皮二钱　清豆卷四钱　薄荷叶八分　茜草根二钱　炙柏炭一钱五分　川象贝各二钱　马勃八分　鲜竹茹三钱　白茅根去心，二扎　白茅花包，一钱　参三七另研末冲，三分　藕汁冲服，二两

二诊　服药后，烦躁得汗，表热头痛均已减轻，温邪虽有外解之势，而吐血不止，咳呛胁肋牵痛，寐不安，便血依然，舌苔转黄，脉弦芤而数。此阴分素亏，君相之火内炽，逼冲任之血妄行，假肺胃为出路。肺受火刑，肺炎叶举，清肃之令，不得下行，颇虑血涌暴脱之险！亟拟养阴凉荣，清肺降气，冀水来制火，火降气平，气为血帅，气平则血自易下行。然乎否乎？质诸高明。

西洋参一钱五分　粉丹皮二钱　炙白苏子二钱　玄参二钱　桑叶二钱　茜草根二钱　羚羊片煎冲，四分　川贝母三钱　侧柏叶二钱　甜杏三钱　犀角尖煎冲，四分　鲜竹茹三钱　茅芦根去心节，各一两

三诊　投养阴凉营清肺降气之剂，吐血大减，咳呛依然，里热口干，内痔便血，舌边红苔黄，脉芤数不静。此坎水早亏，离火上亢，肺金受制，清肃之令不得下行，肺与大肠为表里，肺移热于大肠，逼血下注，内痔便血，所以来也，虽逾险岭，未涉坦途。既见效机，仍守原意扩充。

西洋参一钱五分　羚羊片煎冲，四分　生石决八分　冬桑叶二钱　丹皮二钱　茜草根二钱　侧柏炭一钱五分　槐花炭三钱　川贝三钱　甜杏三钱　鲜竹茹三钱　冬瓜子三钱　枇杷叶露后入，四两　蚕豆花露后入，四两　活芦根去节，一尺

四诊　吐血渐止，便血亦减，而咳呛内热，胁肋牵痛，动则气逆，舌质红苔黄，脉芤数不静。血去阴伤，木扣金鸣，肺炎络损，清肃无权；再以凉肝清肺，养阴生津，冀阴平阳秘，水升火降，始能出险入夷。

西洋参一钱五分　川石斛三钱　桑叶二钱　丹皮二钱　生石决八钱　茜草根二钱　侧柏炭一钱五分　川贝二钱　甜杏三钱　槐花炭三钱　鲜竹茹三钱　冬瓜子三钱　活芦根去节，一尺　枇杷叶露后入，四两

五诊　吐血便血均止，里热亦减，惟咳呛依然，痰多而稠，动则气逆，脉数较缓，舌质红苔黄。阴液难复，木火易升，肺受其冲，不能输布津液，而反化为稠痰也。今拟补肺阿胶汤合清燥救肺汤意，滋养化源而清木火。

蛤粉炒阿胶二钱　川贝二钱　甜光杏三钱　生石决八钱　川石斛三钱　粉丹皮一钱五分　桑叶二钱　茜草根二钱　生甘草五分　大麦冬二钱　鲜竹茹三钱　冬瓜子三钱

活芦根去节,一尺　北秫米包,三钱　枇杷叶露后入,四两

六诊　投补肺阿胶清燥救肺以来,咳呛已见轻减,肺获滋润之力也。脉濡软而数,胁肋痛亦止,木火有下降之势。再守原法,加入培土生金之品,取虚则补母之意。

蛤粉炒阿胶二钱　川贝二钱　甜光杏三钱　左牡蛎四钱　大麦冬二钱　茜草根二钱　桑叶二钱　抱茯神三钱　淮山药三钱　鲜竹茹三钱　冬瓜子三钱　北秫米包,三钱　干芦根去节,一两　枇杷叶露后入,四两

另琼玉膏三两,每日用三钱,分早晚二次,开水冲服。

案2　支(左)。吐血七昼夜,狂溢不止,有数斗许,神志恍惚,气短,四肢逆冷过于肘膝,舌质红苔灰黄,脉象微细,似有若无。此乃阴不敛阳,阳不抱阴,气难摄血,血不归经,虚脱之变,即在目前。先哲治血,有血脱益气之例,有形之血,势将暴脱,无形之气,所当急固。益气纳气,大剂频进,冀挽回于万一。

吉林人参另煎冲服,三钱　蛤粉炒阿胶三钱　炙白苏子二钱　左牡蛎五钱　花龙骨五钱　川贝母三钱　白归身二钱　怀牛膝二钱　养心丹[组成:远志(去心)、当归、熟地、阿胶(炒)、柏子仁、酸枣仁、黄芪、茯神、龙齿、茯苓、紫石英、丹砂(为衣)(《活人心统》)]分三次吞服,三十粒　水、童便各半煎服

二诊　连服益气纳气,气平血止肢温,脉渐起,汗亦收,阴平阳秘,大有生机。仍守原法,毋庸更张。

原方去养心丹,加抱茯神三钱、淮山药三钱。

三诊　原方加旱莲草二钱。

[按]此吐血中之最剧者,家祖连诊十余次,守方不更,至半月后停药,每日吞服人参粉一钱五分,琼玉膏三钱,开水冲服,服至一个月后,诸恙已愈,精神渐复,亦可谓幸矣。孙济万志。

案3　周(左)。始由胁肋作痛,烦躁少寐,继则吐血不止,内热口干,舌质红苔黄,脉弦芤而数,良由郁怒伤肝,操烦劳心,气郁化火,火炽气焰,扰动阳络,则血上溢也。亟拟清气凉肝,祛瘀生新。

生白芍三钱　茜草根二钱　川贝母三钱　粉丹皮二钱　侧柏炭一钱五分　黛蛤散包,四钱　黑山栀二钱　山茶花一钱五分　羚羊角煎冲,四分　竹茹三钱　鲜藕汁冲服,二两　白茅根去心,二扎

二诊　服清气凉肝,祛瘀生新之剂,吐血渐减,而未能尽止,烦躁不寐,胁痛依然,脉弦数而芤,按之不静。气火入络,络热则痛,水不制火,心肾不交,还虑血涌!今拟壮水清肝,泄热和络。

大麦冬三钱　生白芍二钱　生甘草五分　粉丹皮二钱　川贝二钱　茜草根二钱　侧柏叶一钱五分　黛蛤散包,四钱　生石决八钱　茯神三钱　制军炭一钱五分　真新绛八分　鲜竹茹三钱　白茅花包,一钱　白茅根去心,二扎

三诊　胁痛减,夜寐稍安,吐血不止,而反狂涌,幸脉转小数,神疲萎顿,缘已出络之血尽去,阴分大伤,虚火炎炎,大有吸尽西江之势,颇为可虑。今仿血脱

益气之例治之。

西洋参三钱　大麦冬三钱　左牡蛎四钱　阿胶珠三钱　石斛三钱　茜草根二钱　侧柏炭一钱五分　生白芍二钱　丹皮二钱　怀牛膝二钱　抱茯神三钱　鲜竹茹三钱　鲜藕汁冲服，二两

四诊　吐血已止，原方去藕汁，加琼玉膏三钱冲服。

（以上医案录自《孟河丁甘仁医案》）

巢渭芳

（药有专任，不失时机）

【医家简介】

参见"咳嗽（支气管炎）"。

【主要学术思想和主张】

参见"咳嗽（支气管炎）"。

【医话医论】

咳吐之血，古人论之不一，有阳络伤而见，有肝火抑郁迫血妄行从上而溢，莫衷一是。大凡咯血，陡然上涌，由肺胃者实有之；日久渐止渐吐者，以络血瘀凝又有之，治疗失当，血从阳络巨口上溢者更有之。历观前贤论治，讥彼是非，纷纷难据，故渭经三十年中所闻见过者，以相火煎迫，载血逆行，当大剂甘凉咸寒，兼以镇逆化瘀，珀末、桃仁最佳，至于胸痛呕血，不在此例，可选花蕊石散等方，惟先吐血而后咳嗽及痰中带血者，最难治，且易成损证，岂可不加注意哉！

（摘自《孟河四家医案医话集》）

【精选验案】

案1　太平洲，某某。患咯血之证，自冬及春，阳气大泄，竟致成碗而溢，血色如洋粉红之样。声高气粗，脉来滑数有力；虽形采丰伟，奈阴伤已极。余曰：症固人怯之候，所可挽救者，胃之气阴尚存。经以石斛、丹皮、淡秋石、血珀、天冬、生地、茜草、贝母、牛膝炭出入加易，半月乃安。此咸寒凉血法，热淫之症，非此罕效。

案2　戊申，冬月中旬，本城，有邱姓之子，年已三旬，经营药业、贪恋女色，喜饮烧酒，每每逾垣求好，后竟将此女私偕夜遁。心为之悼栗，胸中微痛吐血，始而一二月一次，至冬大咯，成碗而出，色初鲜，稍缓即凝块不泽，药苦无效，邀余诊之。急与大剂西潞党参、西血珀、生地、炮姜、五味子、白芍、怀膝炭、归身炭、马兜铃、茯神、龙眼肉。三剂知，二十服止。

案3　新桥，张某，年四十。经营太过，肝火易升，咳嗽三载，痰红或带紫色，形瘦面亮，脉来虚濡，有带数象，胁痛膺胀，肢疲内热，骨骹作疼，连年啜药罔效，

来就渭治之。大生地（蛤粉炒）、西血珀、淡天冬、北沙参、生白芍、炙紫菀、海浮石、甜杏仁、大贝母、茯苓、新会皮、粉丹皮、藕，数剂而效。

（以上医案录自《孟河四家医案医话集》）

汪逢春
（重视脾胃，清热化湿）

【医家简介】

参见"咳嗽（支气管炎）"。

【主要学术思想和主张】

参见"咳嗽（支气管炎）"。

【精选验案】

案1 孙太太，五月十七日，东斜街。自乳三年，忽然吐血盈口，痰中带红，形寒，左脉细弦滑数右部濡细，舌苔白，胸膺刺痛，禀质虚弱，烦劳伤及络分，亟以顺势利导，佐以调气之味，宜乎休养静摄为要。

鲜金斛一两，家苏子钱五，同打 鲜枇杷叶三钱，布包 玫瑰花七分，去蒂 怀牛膝三钱 川贝母二钱，去心 鲜茅根一两，去心节 紫苏叶一钱 橘子络钱五 生紫菀一钱 鲜荷叶三钱 藕节炭三钱 丝瓜络三钱 茜草炭三钱 真郁金三钱 四制香附三钱，拌 大红枣七枚

二诊 五月十八日。昨宵未曾见血，胸膺刺痛不止，阵阵形寒，两脉细弦而弱，再以顺势利导，千万小心休养。

鲜金斛一两，家苏子钱五，同打 鲜枇杷叶三钱，布包 橘子络钱五 茜草炭三钱 川贝母三钱去心，秋石五分，拌 炒鲜茅根一两，去心节 紫苏叶一钱 藕节炭三钱 生紫菀一钱 鲜荷叶三钱 四制香附三钱，杵 大红枣七枚 真郁金三钱 丝瓜络三钱 怀牛膝三钱 枳壳片一钱 鲜梨一个，连皮去核切片

三诊 五月二十日。胸膺刺痛已止，咳甚则痰中尚有鲜血，形寒已解，两脉细数而弦，病虽向愈，尚须静摄，拟再以顺势利导。

鲜金斛一两，家苏子钱五，同打 牛蒡子七分 鲜荷叶三钱 茜草炭三钱 川贝母三钱，去心，秋石五分，拌炒 鲜枇杷叶三钱，布包 橘子络钱五 藕节炭三钱，去节 生紫菀一钱 鲜茅根一两，去心节 四制香附三钱，杵 大红枣十枚 紫苏叶一钱 怀牛膝三钱 鲜梨一个，连皮去核切片

四诊 五月二十三日。痰血已止，咳嗽不已，舌苔中厚，两脉细弱且涩，气分短促，大吐血之后，宜乎休养静摄，拟再以清润安络。

鲜金斛一两，家苏子钱五，同打 牛蒡子一钱 生海石五钱，先煎 鲜荷叶三钱 川贝母三钱，去心，秋石五分，拌炒 鲜茅根一两，去节 四制香附三钱，杵 橘子络

钱五　生紫菀一钱　鲜枇杷叶三钱，布包　铁梗甘草一钱　大红枣十枚　鲜梨一个，连皮去核切片

五诊　五月二十五日。吐血止而咳嗽亦减，舌苔糙黄而厚，左脉弦滑右细濡，拟以清润安络，调和中焦，千万休养静摄。

鲜金斛一两，家苏子钱五，同打　牛蒡子一钱　鲜荷叶三钱　铁梗甘草一钱　川贝母三钱，去心　鲜枇杷叶三钱，布包　生海石五钱，先煎　生熟谷麦芽各五钱　生紫菀一钱　鲜茅根一两，去节　四制香附三钱，杵　大红枣十枚　橘子络钱五　鲜梨一个，连皮去核切片

六诊　五月二十九日。吐血已止，咳嗽尚未痊愈，食后中脘嘈杂，左脉弦滑右部细濡，肺虚胃弱，再以太阴阳明同治，千万休养静摄。

生紫菀一钱　牛蒡子一钱　鲜荷叶三钱　四制香附二钱，杵　鲜金斛一两、家苏子钱五，同打　仙露半夏三钱、粉草一钱，同炒　生海石五钱，先煎　大红枣十枚　川贝母三钱，去心　橘子络钱五　朱茯神四钱　肥知母钱五，盐水炒　生熟谷麦芽各五钱　鲜梨一个，连皮去核切片

七诊　五月三十日。咳嗽减而不止，食后中脘嘈杂，气分短促，左脉细弦滑数右部细濡，肺部之伤尚未痊愈，再以轻化上焦，安和中营。

生紫菀一钱　牛蒡子一钱　生海石五钱，先煎　大红枣十枚　鲜金斛一两，家苏子钱五，同打　仙露半夏三钱，粉草一钱，同炒　鲜荷叶三钱　生熟谷麦芽各五钱　川贝母三钱，去心　南沙参三钱，米炒　朱茯神四钱　四制香附三钱，杵　鲜梨一个，连皮去核切片

八诊　六月三日。咳嗽已止，中脘嘈杂亦除，两脉细弦而滑，按之无力，失血之后肺已重伤，再以清润甘和。

生紫菀一钱　川贝母三钱，去心　朱茯神四钱　肥知母钱五，盐水炒　南沙参三钱，米炒　仙露半夏三钱，粉草一钱，同炒　大红枣十枚　鸡内金三钱，水炙　鲜金斛一两，家苏子钱五，同打　生海石五钱，先煎　四制香附三钱，杵　生熟谷麦芽各五钱　鲜梨一个，连皮去核切片

丸方　生紫菀七钱，炙　仙露半夏一两、粉草三钱，同炒　苦杏仁一两，去皮尖　小枳壳五钱，麸炒　鸡内金一两，水炙　南沙参一两，米炒　川贝母七钱，去心　生香附一两，七制　怀牛膝一两，盐水炒　焦麦芽一两，谷芽一两，同炒　细枝川斛一两，研细　牛蒡子七钱，研　橘子络五钱，水炙　藕节炭一两，研　香稻芽二两，炒　家苏子五钱，炒研　枇杷叶一两，去净毛　肥知母七钱，盐水炒　生海石一两，研　泽泻五钱，盐水炒

上药选配道地，如法炮制，共研细末，以鲜荷叶四大张（去蒂），丝瓜络二两，嫩桑枝四两，鲜橘子皮五枚（去净白），大红枣五十枚，煎浓汤，加秋梨膏十两，法丸如小梧桐子大，每日空心临睡各服三钱，白开水送下，如遇感冒暂停。庚辰端阳

节前拟定。

案2 王先生，五月十七日。二十余年之吐血忽然复发，盈口兼有痰血，咳嗽，胸膺时痛，舌苔白，左脉细濡右部弦滑，亟以顺势利导，宜乎休养静摄。

鲜金斛五钱，家苏子钱五，同打　鲜枇杷叶三钱，布包　大红枣七枚　藕节炭三钱　生紫菀一钱　鲜茅根一两，去节　茜荷叶三钱　茜草炭三钱　川贝母二钱，去心　怀牛膝三钱　橘子络钱五　丝瓜络三钱

二诊 五月二十五日。吐血渐少，左脉细濡右弦滑，舌苔黄厚而腻，胸膺痞闷，年逾知命，阴气自半，拟再以顺势利导兼顾其阴。

鲜金斛一两，家苏子钱五，同打　川贝母二钱，去心　鲜枇杷叶三钱，布包　鲜荷叶三钱　大红枣七枚　藕节炭三钱　生紫菀一钱　怀牛膝三钱　生海石五钱，先煎　茜草炭二钱　鲜茅根一两，去节　丝瓜络三钱　牛蒡子一钱　橘子络一钱五

（以上医案录自《泊庐医案》）

恽铁樵
（中西汇通，化痰润肺）

【医家简介】

参见"咳嗽（上呼吸道感染等）"。

【主要学术思想和主张】

参见"咳嗽（上呼吸道感染等）"。

【医论医话】

吐血与咳血二者，均经口而出，临床应注意鉴别。《症因脉治·吐血咳血总论》说："胃中呕出名吐血，肺中嗽出名咳血。吐血阳明胃家症，咳血太阴肺家症……咽中胃管呕出名吐血，喉中肺营嗽出名咳轿，则经络分明，治法不混。"出血前见、喉痒、胸闷、气急等症，并伴见血色鲜红，混有泡沫痰涎者，或有痰中带血病史者，多为咳血。

（摘自《恽铁樵医案》）

【精选验案】

案1 陶先生，9月5日。

舌绛苔黑，左脉全无胃气。患咳嗽夹痰吐血，腰酸，胁痛。表面是因伤吐血，然色脉不合，亦非纯肺病，乃由肾病肺，兼有肝病者，绝深，不但难治。

天麦冬各9g　茜根炭9g　杏仁9g　菟丝子9g　云苓9g　大生地9g　炒绵仲9g　归身9g　童便半酒盅，冲

二诊 9月12日。肺病之外更见甚深之肝病，不戒酒，只有渐深，更无可愈希望。

茜根炭 4.5g　天麦冬各 9g　枳椇子 4.5g　制香附 9g　知母 3g　桑枝 9g　川连 0.9g　杏仁 9g　藕汁半盅，冲

[按] 舌绛苔黑，多为热病后期，邪热深入下焦，肾阴耗竭之象。左脉全无胃气，其证更危。兼见咳嗽夹痰，此为肺肾阴虚。腰酸为肾虚，胁痛为水不涵木，木失所养。本病肺肾肝三脏同病，其病深重，更见吐血，则已极虚之阴血消亡更速，故言"绝深"、"难治"。以补肺肾之阴，止血为主。二冬、生地、杜仲、菟丝子补益肺肾而养阴，茜根炭凉血止血，云苓健脾，归身和血，杏仁止咳，童便既可活血化瘀，又可滋阴降火。

三诊　治病除服用药物治疗外，饮食调养亦非常重要。民间就有"七分治，三分养"之说。肝病患者当须戒酒，这一点已为西医学所证实。本例肺病本已极深，更见肝病而不戒酒，故言"无可愈希望"。酒为甘温之品，易酿生脾胃湿热，敢当在滋阴止血同时，清热化湿。以二冬、茜根炭、藕汁、知母滋阴清热止血，杏仁止咳，川连清胃热燥湿，配桑枝祛风除湿，香附疏肝理气，枳椇子解酒毒。

案2　蔡先生，10月17日。

吐血与气急、膈痛并见，照例是肺血。舌苔湿颇重，或因气候太燥所致，病在燥湿不能互化。

鲜生地 9g　滁菊 4.5g　钩尖 9g　赤芍 4.5g　炙苏子 9g　丹皮 3g　地榆炭 4.5g　防己 9g　天麻 9g　蒺藜 9g　淮膝 4.5g　桑枝 9g　藕汁 1 盅，冲

[按] 病在10月，气候干燥而见舌苔湿象，其人或并有大便干结，此为燥湿不能互化，属肺之通调水道，布散津液功能失常，仍以治肺为主。因见咳血，还当降气降火止血。燥热当润，以生地凉血清热润燥，赤芍、丹皮清热凉血；水湿当利，但不宜香燥，故用防己、桑枝祛湿通络；气火宜降，天麻、钩藤、蒺藜、菊花平肝潜阳息风，苏子降气，地榆炭、藕汁止血，淮膝引火下行。

二诊　10月19日。血已止，色脉均尚无他，喉燥、矢燥，皆气候关系。

天麦冬各 9g　丹皮 4.5g　杏仁 9g　蒺藜 9g　黑荆芥 1.5g　枇杷叶 9g　桑枝 9g　炙苏子 4.5g　三七 1.2g，研　细生地 9g　藕汁 1 盅，冲

[按] 血已止而燥乃在，润肺为主。二冬、生地、杷叶润肺生津，丹皮凉血祛瘀，苏子、杏仁降气止咳。荆芥炒黑入血分，能清血分伏热，有理血止血之功。蒺藜、桑枝通络，三七、藕汁止血。

三诊　10月22日。今日仍见血，舌质绛，咳较频，脉平正。当是天久不雨，太燥所致。

天麦冬各 9g　沙参 3g　蒺藜 9g　杏仁 9g　兜铃 3g　丹皮 3g　桑皮 3g　黑荆芥 1.5g　枇杷叶 9g　地榆炭 3g　藕汁 1 盅　茜根炭 4.5g

四诊　色脉均佳。血止，稍觉腰酸，气候骤寒，当暖衣。药则宜疏解。不宜补。

象川贝各 9g　杏仁 9g　橘皮 4.5g　桑叶 9g　细生地 9g　防风 1.8g　归身 9g　炙草

1.8g

[按] 三诊又见出血，咳频而舌绛，但脉尚平正，无大碍。恽氏认为与气候干燥有关。予以滋阴润肺为主，后期调理药力宜轻。去泻肺之力较强之苏子，以兜铃、桑白皮以降气止咳。止血用地榆炭换三七，滋阴以沙参代生地。四诊血止，则去止血药，滋阴润肺，化痰止咳为主。

案 3 张先生，11 月 14 日。

肢凉，咯血满口，面黄，气急。证属薄厥，亟止之。

花蕊石 9g，煅　炒茜根 9g　侧柏炭 4.5g　归身 9g　丹皮 4.5g　小蓟炭 4.5g　法夏 3g　七厘散 0.3g，冲　童便 1 杯

[按] 七厘散：出《通寿录》，由血竭、红花、乳香、没药、儿茶、麝香、冰片、朱砂等组成。功能活血散瘀，止痛止血。咯血满口，而见气急，则为咳血，其势甚猛。兼见肢凉、面黄，为气血大伤。急以炭药止血，药与上略同。丹皮凉血化瘀，归身养血。七厘救活血化瘀。法夏化痰，又可避免药过收敛呆滞。

二诊 11 月 15 日。血止，脉洪数，面色尚可，当清。

归身 9g　老三七 0.6g　丹皮 4.5g　细生地 9g　制香附 9g　知母 3g　茯神 9g

[按] 脉洪数，仍有内热，当以清热凉血，兼活血化瘀。生地、知母、丹皮养阴清热凉血，归身、三七活血化瘀，香附理气，以气血同治。茯神健脾利水安神，并助气血之生化。

三诊 11 月 20 日。痰中仍有血，气喘，肺甚热。此病现在不见凶象，然已有败证，将来不了。

丹皮 3g　象川贝各 9g　炒乌药 3g　天麦冬各 9g　炙桑皮 3g　炙苏子 9g　杏仁 9g　秋石 0.3g　老三七 0.3g

[按] 败证当是指脉搏有歇止，而略气急，是心肺均有病。病在神经，养心为主。大病过程常有反复，此再见痰中有血，不为逆症。但疾病后期见脉有歇止（此处当数而一止，为促），则为火热郁滞于内，而气血已虚，病变由肺及心。现代医学亦认为脉节律发生异常者，多为器质性病变，较为棘手。故此处言"已有败证，将来不了"。病在心肺，而根在肺热。以二母、二冬滋阴清肺止咳，桑皮、苏子、杏仁降气止咳，丹皮凉血，三七活血止血，乌药理气温肾。秋石为人中白和食盐的加工品，功能滋阴降火、止血消瘀。

四诊 11 月 22 日。血已止，脉有歇止而略气急，是心肺均有病。病在神经，养心为主。

象贝 9g　丹皮 3g　桑叶 9g　炙苏子 9g　杏仁 9g　赤芍 4.5g　橘络 4.5g　炙草 1.8g　藕汁半杯，冲

[按] 血已止，脉有歇止而略气急，是血证后期，气血虚衰。当防"灰中有火"，余热未清。仍须注意止血。象贝清热化痰止咳，藕节止血散瘀，桑叶滋燥养肺，苏

子杏仁降气止咳，橘络化痰通络，丹皮、赤芍凉血化瘀。

案 4 张先生，12 月 2 日。

吐血满口，剧咳，气喘，右膈痛。肺络已伤，病不廉，稍延即有生命之险，现在尚有一线生机。

茜根炭 9g　杏仁 9g　象贝 9g　炙苏子 9g　小蓟炭 4.5g　桑叶 9g　橘络 4.5g　炒乌药 3g　炙紫菀 3g　童便 1 杯　炒黑荆芥 1.2g

二诊　12 月 4 日。脉软，血已止，唇间疮疡愈多。所谓一线生机者即此，以血中热毒能自达。面色甚劣，尚有危险。

丹皮 3g　赤芍 4.5g　桑枝 9g　荷叶 1 角，烧　茜根炭 9g　小蓟炭 9g　归身 9g　炒荆芥 1.5g　炙紫菀 3g　杏仁 9g　炒乌药 3g

[按] 吐血伴剧咳气喘，为肺热壅盛，损伤肺络，迫血妄行。吐血满口，其势甚急，当先止血，否则生命堪虞。急以炭药止血，茜根炭、小蓟炭、黑荆芥之类便是，童便滋阴降火，凉血散瘀，杏仁、苏子降气，桑叶、象贝、紫菀、橘络清热滋肺，化痰止咳，乌药理气。

三诊　血止脉软，是脉证相符，故所谓"一线生机"。邪宜有出路，唇间疮疡，为热毒外达之征，其证为顺。除炭药止血外，加丹皮、归、芍凉血活血，桑枝祛风通络，防药过呆滞。

（录自《恽铁樵医案》）

施今墨

（中西结合，消炎止咳）

【医家简介】

参见"咳嗽（支气管炎）"。

【主要学术思想及主张】

参见"咳嗽（支气管炎）"。

【医话医论】

支气管扩张症，本病常续发于支气管炎之后，每晨痰量极多而浓。如发生溃疡及坏疽时，即能吐血，现象极似肺结核症。其所不同者，为痰内无结核菌，无肺痨病之消耗热，此为最显著之辨别点也。治疗法以收敛气管为主，如有咳血，应兼补修血管，制止出血，末以强肺气法为善后。

（摘自《施今墨临床经验集》）

【精选验案】

案 1 李君，年 28 岁。

咳已 10 余日，痰多而浓。昨日竟然失血，检验痰液，并无结核菌，体温如常，是为支气管扩张症。

炙白前、炙紫菀各1.5g　炙苏子、炙广皮各1.5g　白杏仁6g　大、小蓟炭9g　白茅根12g　仙鹤草9g　鲜生地、大生地各9g　苦桔梗1.5g　黛蛤散9g，海浮石9g同布包　半夏曲6g，枇杷叶6g去毛同布包　冬瓜子15g　淮牛膝9g　黑芥穗1.5g　冬桑叶6g　陈阿胶9g

方义　白前、紫菀、广皮、苏子、杏仁、海浮石、黛蛤散、半夏曲、枇杷叶、冬瓜子止咳去痰；大、小蓟、仙鹤草、陈阿胶修补血管；牛膝引血下行；生地、茅根制血动；芥穗、桑叶兼疏表邪。

二诊　服药2剂，血已无，咳稍减。再用强肺气，敛气管法。

炙白前、炙紫菀各1.5g　白杏仁6g　苦桔梗1.5g　炙桑白皮1.5g　川、浙贝母各1.5g　瓜蒌子皮各6g　炙款冬花1.5g　化橘红1.5g　海浮石9g，天竺黄6g同布包　半夏曲6g，枇杷叶6g去毛同布包　黛蛤散9g，苏子1.5g同布包　冬瓜子12g　鸡子清2枚煮汤代水煎药。胡冰糖12g分2次冲服。

方义　白前、桑皮、川浙贝母、瓜蒌子皮、款冬、桔梗治咳；橘红、苏子、海浮石、天竺黄、半夏曲、枇杷叶、黛蛤散、冬瓜子去痰清热；鸡子清、胡冰糖强肺气，止烦嗽。

三诊　咳大减，痰亦少，拟用强肺善后法。肥玉竹500g、大水梨1000g去核切碎，共入大铜锅内，煮极透烂。去渣取汁，加入炼蜜200g，红白糖各100g，熬稠收为膏。每日早晚各服1匙，白开水调服。

（录自《祝选施今墨医案》）

案2　赵某，男，30岁。

10余年来，咳嗽痰多，曾多次咳血，多时达200～300mL，目前又复咳血，食眠二便如常。在北京协和医院支气管造影，证实有两侧支气管扩张，不适宜手术治疗。舌苔薄白质淡，脉芤。

辨证立法　肺病已久，元气大伤，气虚不能制血，致咳血久治未效，急则治标，先予养阴、润肺、止血法。

处方　鲜生地10g　陈橘红5g　大生地10g　旋覆花代赭石12g同布包，6g　陈橘络5g　仙鹤草18g　小蓟炭10g　阿胶珠10g　炒杏仁6g　炙紫菀6g　苦桔梗5g　炙冬花5g　炙甘草3g　白及粉分2次随药冲服，5g

二诊　服药10剂，血止，咳嗽减少。前方加丹皮10g，三七粉、白及粉各3g分2次随药冲服。

三诊　服药6剂，血未再咯，仍有轻微咳嗽，拟改丸剂常服。

处方　金沸草30g　炙紫菀30g　西洋参30g　炙百部30g　炒杏仁30g　陈阿胶30g　仙鹤草60g　炙桑皮30g　北沙参60g　南沙参30g　苦桔梗30g　怀牛膝30g　酒丹参60g　白及面60g　败龟甲60g　酒生地60g　三七面30g　酒当归30g　炙甘草30g

上药共研细面，蜜丸重 10g，每日早晚各服 1 丸，白开水送服。

[按] 肺为气之主，气为血之帅，故本型咳血之症，未有不因肺伤而致者。治宜先止血，次以消瘀，继之宁血，并进润养之剂，阴气复而咳自愈，五脏皆受其益。体力恢复，病不再发。患者原为飞行员，后因病改为地勤。连服丸药三料，咳血迄未再作，据患者言，此后每年秋末春初仍照方配服，至今数年，未再发病，并已能恢复飞行工作。

案 3 马某，女，47 岁。

自 10 余岁即患咳嗽，30 多年以来，屡经治疗，迄未根除。最畏热，热即咳，咳即有血，痰多而气促。据云：经西医检查为右肺中叶支气管扩张。最近数月，病情依旧，又增睡眠不佳，痰中有血，饮食正常，大便溏。舌苔黄而腻，脉滑数。

辨证立法 久嗽咳逆，肺虚生热，络伤血溢，遂有畏热咳痰出血诸症。先拟清肺祛痰之剂后改常方补虚保肺法治之。

炙百部 5g　炙化红 5g　炙白前 5g　炙紫菀 5g　旋覆花代赭石 15g 同布包，6g　杏仁 6g　云苓块 10g　枯芩 6g　炙款冬 5g　苦桔梗 5g　远志 6g　白茅根 20g　赤白芍各 6g　甘草 3g

二诊 服药 5 剂，咳嗽减，血痰已无，吐痰甚爽，胸间畅快，睡眠尚不甚安。拟用丸方图治。

百部 30g　白前 30g　血琥珀 30g　磁珠丸 30g　紫菀 30g　杏仁 30g　西洋参 30g　云苓块 30g　贝母 30g　知母 30g　款冬花 30g　苦桔梗 30g　阿胶 30g　条芩 30g　清半夏 30g　化橘红 30g　百合 30g　远志 30g　酸枣仁 60g　炒枳壳 30g　石斛 30g　炙草 30g

共研细末，枣肉 300g，合为小丸，每日早晚各服 6g，白开水送。

三诊 丸药服 80 日，现将服完，服药至今未曾吐血，痰少，咳嗽大减。患者自云："三十年来从未感觉如此舒畅，现已能上堂授课。"尚觉口干，希再配丸药。

前方去桔梗、杏仁、枳壳、白前，加北沙参 30g，白术 30g，紫草 30g，寸冬 30g。

[按] 此例支气管扩张病史已有 30 余年，疗效颇为显著。患者第二丸方连服两料，数月迄未吐血。咳嗽极少，偶有少量白痰，行动如常，授课虽累，病亦未发。处方剂似觉平淡无奇，深入分析则觉步骤分明，辨证周详，用药配伍甚见技巧，一派清补之品不燥不腻。用血琥珀配磁珠丸则安眠，合阿胶则止血，伍百合则补肺，尤以枣肉为丸，止血、补虚、养心、安神。运用配伍协作，皆从整体出发，构思精炼，深可法也。

（以上医案录自《施今墨临床经验集》）

黄文东

（活血化瘀，攻邪护正）

【医家简介】

参见"咳嗽（支气管炎）"。

【主要学术思想和主张】

参见"咳嗽（支气管炎）"。

【医论医话】

咳血之证，先辨内外二因。外因多由感受风热之邪，上犯于肺，清肃之令不行，热灼肺络，以致咳血。内因多由阴虚之体，肝火偏亢，灼伤肺络，引起咳血。治咳应以滋润清降为主，如沙参、生地、苏子、枇杷叶之类，切忌辛温燥热之品，以防助火伤阴；止血应与化瘀配合使用，既能止血，又无留瘀之弊。如咳嗽较甚，必须加强肃肺止咳，如紫菀、百部、海蛤壳之类，否则肺络不宁，止血亦属徒劳。如咳血量多，口干，舌红，可重用鲜生地、鲜沙参、鲜茅根等以滋阴凉血；如肝火亢盛，可加龙胆草、石决明等；如因外邪引起者，可用桑叶、菊花、银花等，并加入凉血止血之品。

（摘自《黄文东医案》）

【精选验案】

案1 朱某某，女，26岁工人。

初诊 1975年7月10日。去年9月咯血，约500mL，经医生检查，诊断为"支气管扩张"。今年3月，再次咳嗽痰中带血，血色鲜红、紫暗相兼，迄今已3个月余。近日咳嗽痰中带鲜血，胸痛，胁胀，情绪急躁易怒，腰酸痛，月经超前，经临腹痛，鼻干口燥欲饮。舌质红，苔薄腻，脉弦细数。肺有燥热，肝火亢盛，灼伤肺络，迫血妄行。治拟平肝清肺，宁络止血。

桑叶皮各9g 地骨皮15g 生甘草9g 生地15g 地榆15g 枇杷叶12g，包 炙紫菀15g 黄芩9g 黛蛤散15g，包 5剂

二诊 7月17日。痰中带血已减，胸脘闷痛，腰部酸楚，再守原意。原方加郁金9g，6剂。

三诊 7月26日。痰血止已多日，缠绵3个月，今已见效，患者深感欣喜。但胸闷犹未消除。续守前法，巩固疗效。

桑叶皮各9g 地骨皮15g 生甘草6g 郁金6g 枳壳9g 生地15g 地榆15g 枇

杷叶12g,包　炙紫菀15g　6剂

[按] 本例为支气管扩张,中医称"咳血"。病史虽不到1年,近百日来咳血缠绵不止,精神负担甚重。患者素体肝旺肺热,由于咳血日久不愈,肺阴已虚而肝火更旺,病情恐有发展趋势。除急躁易怒属于肝火亢盛,鼻燥咳血属于肺热阴虚外,兼有腰部酸痛,乃肺阴亏耗,渐渐导致肾阴亦虚,所谓"肺肾同源"。因此,除用泻白散以清肺,黛蛤散以平肝,枇杷叶、紫菀、黄芩、地榆以肃肺、清热、止血外,重用生地以滋肾凉血。二三诊时血渐止而胸闷未除,故用郁金、枳壳以疏肝解郁。并向病员指出,今后应该引起注意的问题,除平时避免辛辣刺激食物外,如遇感冒咳嗽,必须及早治疗,以防复发。

案2　张某,女,52岁,贫下中农。

初诊:1975年4月19日。自幼即患咳嗽、哮喘,以后逐步好转,时发时愈。近3年来发作渐趋频繁,多发作于夏季。最近公社卫生院普查,发现支气管扩张。平时经常痰中带血。目前咳嗽气急,不能平卧已多日,剧烈咳嗽时则额上出汗,咯痰不爽,鼻塞流涕,心悸,肢冷。舌质青紫,脉象小滑(84次/分)。听诊:两肺可闻哮鸣音。近感风寒,素有痰浊恋肺,肺失宣降,心阳不能舒展,先拟宣肺平喘,化痰止咳。

炙麻黄9g　杏仁9g　生甘草6g　炙紫菀15g　炙百部15g　炙苏子9g　白前12g
苍耳子9g　炙地龙6g

二诊　4月26日。咳喘已减,咯痰渐爽,已能平卧,动则仍感气急,流涕转稠,脉小滑(76次/分),舌质青紫已退,苔白腻。再守原意。原方去百部,加射干9g,6剂。

（以上医案录自《黄文东医案》）

程门雪
（理气化痰,用药轻灵）

【医家简介】
参见"咳嗽（上呼吸道感染等）"。

【主要学术思想和主张】
参见"咳嗽（上呼吸道感染等）"。

【医论医话】
治疗咳血当重视"缪仲淳三法":"降气（即肃肺）不宜降火,补肝不宜伐肝,行血（即祛瘀）不宜止血。"

（摘自《程门雪医案》）

【精选验案】

案1 叶某某，男，成年。

1935年6月20日初诊。肝火扰犯肺络，络损血溢。苔薄，脉弦带数。咳嗽痰红，红虽暂止，咳嗽痰多未清，仍防复吐，不可忽也。姑与清肝肃肺，祛瘀宁络法。

水炙桑叶皮各9g　粉丹皮4.5g　黛蛤散12g，包煎　甜杏仁9g　象贝母9g　瓜蒌皮9g　广郁金4.5g　茜草炭4.5g　十灰丸9g，包煎　鲜竹茹9g　清炙枇杷叶9g，去毛，包煎

二诊　咳嗽痰红，再次举发。气上则咳，咳后红至，膺肋引痛，脉弦数。此肺金清肃不行，络损血溢也。肝火未平，痰瘀未清，难期速效。再以肃肺宁络之法进治，须安静怡养为佳。

水炙桑叶皮各9g　川象贝各6g　炙苏子6g　甜杏仁9g　抱茯神9g　黛蛤散12g，包煎　粉丹皮4.5g　茜草炭4.5g　侧柏炭4.5g　鲜竹茹4.5g　冬瓜子9g　广郁金4.5g　清炙枇杷叶9g，去毛，包煎

三诊　咳血已止，肋痛亦除，近有心悸虚汗。再以培土生金、养肺化痰、柔肝宁络而敛虚液之法，复方继进，以资调复。

淮山药9g　湘莲肉9g　白扁豆9g　南沙参9g　茯苓神各9g　炙远志2.5g　炒白芍4.5g　炙甘草1.5g　淮小麦12g　蜜水炒陈广皮4.5g　肥玉竹6g　清炙枇杷叶9g，去毛，包煎　糯稻根须50g，煎汤代水

［按］症由肝火犯肺，肺气失于肃降，上逆而咳，咳震损络；肝火亦伤阳络，而致咳血。肝火是其主因，脉弦不平，可见主因未去；咳嗽或气逆不止，则络道不宁，络不宁则血亦不止。膺肋为肺肝之分野，若肝火窜络，络道有瘀，痰热阻肺，肺气失肃，均可引膺作痛。凡膺痛未止，再见脉弦不平、或痰有腥味、或头痛面赤、或烦躁失眠等症，咳血虽暂止，常易复发。同时也须劳逸适度，不犯情志，以免触动已损而尚未恢复的络道，故程老于此例一再叮咛之。

程老治吐血，颇重视"缪仲淳三法"："降气（即肃肺）不宜降火，补肝不宜伐肝，行血（即祛瘀）不宜止血"。此例用桑皮、苏子、杏仁、枇杷叶等以降气；仅用青黛、丹皮清肝，避免大苦大寒之品，不犯"伐肝"之戒；亦不过早用白及、阿胶等止血药，以免留瘀，均是缪氏之法。如本例用黛蛤散清肝化痰热，治肝火犯肺；蒌、贝合用则清肺化痰解郁；十灰丸凉血止血，而能祛瘀（亦即十灰散，其中大黄炭、茜草、茅根、丹皮等有祛瘀作用），是程老常用的方药。

三诊　乃善后调复之方：白芍、甘草，缪氏称为"制肝之专药"，亦即"补肝"法。茯神、淮麦、湘莲养心安神（缪氏治吐血也用安神法），具有宁络之意。培土不用党参、白术，而用山药、扁豆以养其脾阴，避免甘躁动血，考虑周密可取。

案2 凌某某，男，33岁。

1954年2月18日初诊。咳嗽气逆，痰多黏沫，时或带红，苔薄脉浮。此系痰浊

阻肺，肺失清肃之令，咳震损络之故。拟肃肺化痰为治。

炙白苏子 4.5g，包煎　白杏仁 9g　竹沥半夏 6g　薄橘红 4.5g　水炙紫菀 4.5g　水炙百部 4.5g　水炙远志 3g　云茯苓 9g　象贝母 9g　黛蛤散 12g，包煎　生薏苡仁 12g　冬瓜子 12g　嫩白前 4.5g　清炙枇杷叶 9g，去毛，包煎　3 剂

二诊　咳嗽气逆，痰多黏沫、间或带红，较见轻减。仍从原方出入。

炙白苏子 4.5g，包煎　白杏仁 9g　竹沥半夏 4.5g　薄橘红 4.5g　水炙紫菀 4.5g　水炙远志 3g　云茯苓 9g　象贝母 9g　黛蛤散 12g，包煎　冬瓜子 12g　海浮石 12g　嫩白前 4.5g　天花粉 9g　清炙枇杷叶 9g，去毛，包煎　6 剂

三诊　咳嗽气逆、痰多带红均已轻减。再与前法续进以治。

南沙参 9g　霜桑叶 9g　甜杏仁 9g　象贝母 9g　黛蛤散 12g，包煎　瓜蒌皮 6g　生薏苡仁 12g　冬瓜子 12g　玉蝴蝶 2.5g　蜜炙薄橘红 4.5g　清炙枇杷叶 9g，去毛，包煎　6 剂

[按]　痰黏难咯者，宣肺之外，略佐润肺生津之品，如本方之沙参、花粉、玉蝴蝶，以及生甘草、芦根、凤凰衣之类，则痰较易出。如咳久而不润者，《时病论》中"温润辛金法"程老亦常用之。

（以上医案录自《程门雪医案》）

裘沛然
（寒温一体，养正徐图）

【医家简介】
参见"咳嗽（支气管炎）"。

【主要学术思想和主张】
参见"咳嗽（支气管炎）"。

【医论医话】
生地黄一药，近人只作为凉血或滋阴应用，实则该药并有活血行瘀之功，故治疗咯血或吐血，生地黄为一味较为理想之药物。

（录自《裘沛然医论医案集》）

【精选验案】
案 1　严某，女，39 岁。

就诊日期：1993 年 11 月 18 日。

病史　咯血反复出现 20 余年。患者自 15 岁起经常咳嗽，伴有痰多，痰色偏黄，有时痰中带血，西医诊断为"支气管扩张"，给予抗生素及止血药，仅能暂止。自生育之后，每遇经前均要咯血 10 余口，月经经量较生育前减少。平时咯血量不多，多数是痰中夹血丝。初诊：刻下咳嗽痰多，痰呈白色，质较黏稠，夜间盗汗，头痛，

口渴喜冷饮，神疲乏力，胃纳尚佳，大便正常。舌苔薄白，舌质黯红，脉细弦。此为咳嗽日久，导致肺肾阴亏，相火内炽，血随火升。治以养阴清热，佐以止咳化痰。

处方　冬桑叶12g　生石决明先煎, 30g　牡丹皮12g　黛蛤散包, 18g　茜草根12g　侧柏炭15g　淡黄芩24g　北细辛10g　生蒲黄, 包煎, 15g　南百部12g　生地黄30g　细紫菀12g　川贝母9g　寸麦冬15g

7剂，水煎服。

复诊　服上药1周后，咳嗽咳痰略有减少，咯血未见，嘱其继服上药。

四诊　服药1个月，口渴盗汗已除，月经来潮已无咯血，经量增多亦趋正常，患者坚持服药3个月，1年后随访经前咯血已除，平素咳剧偶见痰带血丝。

[按]　支气管扩张以咳嗽、大量脓痰和反复咯血为主要症状，属中医"咯血"范畴。每于经前咯血，并伴有月经经量减少，中医称"倒经"，现代医学则称为"代偿性月经"，咳嗽咯血日久系肺肾阴亏之象，女子以血为本，以血为用，经、产、乳都与血有关，而血的运行，全赖肝的疏泄条达，今肾阴不足，月阳偏旺，血随火上逆而致咯血。《万氏妇人科》曰："盖妇女之身，内而肠胃开通，无所阻塞；外而经隧流利，无所凝滞，则血气和畅，经水应期挟痰者，痰涎壅滞，血海之波不流，故有过期而经始行，或数月而经一行。"

今患者平素痰涎壅滞，阻碍血气运行，导致月经量少。故先生在处方用药中仔细斟酌，除用生地黄、百部、麦冬补益肺肾之阴；以桑叶、石决明、黛蛤散、牡丹皮、黄芩平肝泻火；用桃仁、茜草、侧柏、蒲黄凉血行血，使血行循经而不外溢，再佐贝母、杏仁、紫菀化痰止咳。按此类病例，一般不敢用细辛，而先生则重用之，且与黄芩相配，细辛大辛、黄芩大苦，细辛性温、黄芩性寒，寒温结合，共奏开窍宣肺、清气化痰之功。故全方能起到咳嗽减、脓痰少、咯血止的功效外，还能起到经量转多的功效。

案2　葛某，女，52岁，就诊日期：1989年5月17日初诊。

主诉　咳嗽1个月余，伴咯血。病史：近1个月来咳嗽，无明显发热，4月23日咯血10余口，背部疼痛，气急。化验痰找脱落细胞3次，均阴性。X线胸片示"两肺散在斑片状阴影，以中下肺为多"。怀疑肺癌。外院建议开胸活检，因患者恐惧而未作。CT检查示："两肺多发结节，考虑转移可能大。"建议进一步检查原发灶。患者不愿意开胸遂来本院中医门诊。

初诊　略消瘦，锁骨上淋巴结未扪及，心（－），两肺听诊未闻及干湿啰音，舌苔薄白，脉细。

辨证分析：此病诊断未明，总由正气不足，邪犯肺系，损及气血，肺失宣肃故咳逆。脉络损伤故咯血。

诊断　咳嗽肺炎？肺癌？

治法　先拟扶正为主，兼以化瘀清热止咳。

处方 生黄芪40g 党参20g 黄芩30g 仙茅15g 熟地黄30g 莪术30g 三棱15g 银杏叶9g 桃杏仁各12g 细辛9g 生米仁30g 巴戟天15g 炙甲片18g 败酱草30g 黄柏15g 7剂

复诊 1989年5月24日。药后咳嗽有减，咯血未见，仍有气急状食欲尚可，舌苔薄白腻，脉弦细滑。上方去黄柏加当归12g。7剂。

三诊 1989年6月14日。5月24日方持续服用3周，咳嗽减而未全除，自觉面部浮肿，无咯血，二便自调。胃纳欠佳，苔薄，脉细。两肺听诊无异常。再遵"养正徐图法"守治。

处方 生黄芪40g 党参24g 牡蛎40g 泽泻15g 生甘草20g 熟地黄30g 莪术18g 细辛9g 巴戟天15g 黑大豆30g 大枣7枚 焦楂曲各12g 7剂

十诊 1989年9月20日。胸闷减而未除，食欲增加，昨因负重后右侧腰部闪挫疼痛，咳嗽好转，舌苔薄，脉细。X胸片示：两肺中下部纹理增粗，两肺部散在斑状阴影，左肺门小结节状阴影。1989年9月15日中医门诊部X线示：肺部炎性病变？慢性支气管炎？

处方 黄芪40g 熟地黄30g 巴戟天15g 黄芩30g 细辛12g 川芎12g 牡蛎30g 天仙藤18g 制半夏12g 仙茅15g 生甘草15g 莪术18g 7剂

十四诊 1990年3月14日。咳嗽时紧时松，再次发作，迁延至今。中药治疗亦未断。1990年3月9日市中医门诊部X线胸片示：①肺部炎性病灶；②非典型性肺炎。近来咳嗽无痰，胃纳欠佳。夜寐尚安，二便自调。苔薄腻，脉细。投健脾补气，清肺和胃。

处方 生白术15g 黄芪40g 细辛12g 黄芩24g 牡蛎30g 夏枯草15g 焦楂曲各12g 陈皮12g 茯苓12g 荜茇10g 炒谷麦芽各12g 黄连9g 7剂

十六诊 1991年9月25日。中药服用至今，咳嗽较前好转，但仍未完全停止，1991年9月26日胸片示：两纹理较多，以右下肺密集，来见明显活动性病变。胃纳欠佳，夜寐不安，大便略溏。苔薄黄，脉沉细。拟扶正调气血。

处方 党参15g 炒白术15g 茯苓12g 生甘草9g 生姜2片 大枣5枚 黄芪30g 当归18g 远志6g 木香9g 酸枣仁15g 木瓜9g 焦楂曲各12g 香谷芽15g 7剂

1992年9月9日来诊随访：咳嗽基本消失，偶有轻咳，大便数量少，神疲乏力，时有心惊胆怯，一般情况尚好。先生治疗本案，与一般咳喘法异，除止咳化痰之品外，用黄芪、党参、熟地黄、当归、巴戟天、黄柏、大枣等扶正培元，穿山甲、三棱、莪术活血行瘀，黄芩、龙胆草清肺中郁热。是邪正兼顾，消补兼施。治程中曾用金水六君煎化裁，收到较好疗效。

[按] 清代医家汪文绮曾说："治咳嗽者，外感仅得其半，孰知肺肾相关，以土生金之理？"咳嗽尤其是慢性咳嗽者，不仅外感与内伤交互为患，而且肺、脾、肾三

脏病理互相影响，故治咳，岂可见咳治咳，见痰化痰？通过调节脏腑之间的功能协调，以达祛邪治病的目的，乃是中医整体观念的体现。

（以上医案录自《裘沛然医论医案集》）

刘渡舟

（重经典，精伤寒）

【医家简介】

参见"咳嗽（上呼吸道感染等）"。

【主要学术思想和主张】

参见"咳嗽（上呼吸道感染等）"。

【精选验案】

方某某，女，39岁。

患支气管扩张咯血10年，屡治不效。每至春天，咯血频发，吐痰黄稠，口不渴，时常胸胁疼痛，动则短气，情绪激动之时咯血每易发作。纳食、睡眠、二便尚可。颜面憔悴，舌质暗淡，无苔，脉弦细数。根据脉症反映，属木火刑金，肝火犯肺。治以清金平木。

青黛6g 蛤粉6g 花蕊石12g 鹅管石12g 侧柏炭10g 芦根30g 薏苡仁30g 冬瓜仁20g 桃仁6g 红花6g 川贝6g 马勃6g

以此为基本方加减，或佐清化痰热，或佐益气养阴，或佐健脾益肾。服药半年，诸症平稳，次年春天，咯血未发。

［按］支气管扩张咯血是一个较为难治之证，临床治疗非常棘手，并且容易复发。古人对此，多从肺、肾论治，而从本案咯血的发作时间和诱发因素的两大特点，显与肝火犯肺，损伤肺络，热迫血行有关。肝火能灼炼肺津成痰，离经之血又上积于肺内，故本案又有痰、瘀交阻的病机为患。所以在咯血的同时，伴见咳痰黄稠、胸胁疼痛等症。木来侮金，金叩则鸣，热扰血淖，故痰中带血。治应泻火平肝，清肺凉血化痰为主，方用"黛蛤散"与"苇茎汤"合方。加花蕊石、鹅管石、川贝、红花、马勃，在于加强清热解毒，化痰化瘀之功。本方既清金制木以治本，又清化痰瘀以治标，标本兼顾，故获良效。

（录自《刘渡舟验案精选》）

丁 光 迪

（擅调脾胃，咳喘治气）

【医家简介】

参见"咳嗽（上呼吸道感染等）"。

【主要学术思想和主张】

参见"咳嗽（上呼吸道感染等）"。

【精选验案】

张某，男，31 岁，市百货公司职工。

1984 年 10 月 25 日初诊。咳咯血，已经多日，偶然发现舌面剥蚀一块，色赤，自感病非一般，惊而就医，诊治 6 日，医药少效，转来门诊。据述入秋以来，常见懒倦身疼，但尚无妨起居。天气暴暖，发生干咳，咳多无痰，嗌干，口舌干涩，身热，不恶寒。咳甚咯血，量少色鲜。心烦少寐，有时梦遗。曾经胸透，右上肺有钙化点，余正常，有结核病史。精神紧张，到处探问，是否有危害性。诊时面色淡红，皮肤干燥，舌心芤剥，质赤少津，苔薄微黄，脉细滑，稍弦。据证分析，此为两感咳嗽，外感时邪，引动伏温；是先内伤而后感邪，肺肾两伤，气逆作咳，咳震络伤。治宜清肺养阴，表里兼顾。方用清肺养阴止咳汤（自拟）加味。

冬桑叶 10g 薄荷后下，5g 桔梗 5g 甘草 5g 杏仁打，去皮、尖，10g 黑山栀 5g 淡豆豉 10g、生地 10g，上 2 味同打成泥 百合 15g 炙百部 10g 白茅花 10g 3 剂

另：鸡蛋黄 1 个，打碎，冲入药汁服。

二诊 10 月 28 日。药后咳嗽见减，得微汗，身燥热亦较和，咯血日少，精神稍安。惟尚寐差梦遗，小便黄赤。病有转机，效议出入再进。前方去黑山栀、豆豉；加朱麦冬 10g，盐水炒黄柏 10g。3 剂。

三诊 11 月 1 日。干咳几平，咯血亦止，夜寐安熟，嗌干舌燥全除。惟舌心尚芤剥。这是温邪已解，阴津尚未尽复，再为养阴善后。

生地 10g 百合 15g 川石斛 10g 麦冬 10g 太子参 15g 炙甘草 3g 桔梗 3g 五味子打，1g

鸡蛋黄 1 个，打碎冲入药汁服。5 剂。以后又连服 5 剂，诸症悉平。

［**按**］两感咳嗽，前人很少论及，临床观察，此病并不少见。两感所指，是谓既有时温外感，又有伏温内伤阴津，表里交相为患。多见于入冬、初春两季。其证候，大都是干咳无痰，气温暴暖，其咳亦甚；咳甚则咯血，量少色鲜，或在涎中带血。

嗌干喜润，舌面干灼，小便赤涩。自感身热，但不恶寒，发热亦不甚。其特异的，就是舌心苔剥，如鸡心舌，质赤欠润，脉滑。而且兼症较多，在男子时有梦遗．心烦寐差，甚时并见心悸。在妇女，则多影响月经早潮，或血量增多，白带多。病程长短不一。气候温燥，见症较重，治不如法，拖延时间亦较长；天气转寒，诊治及时，其病亦自好转。如果咯血多，遗精烦躁的，病情就较复杂；要另作考虑。妇女月经量过多的，亦要多加注意。此病辨证要点：一是发病有季节性，大都在秋深入冬，春初、天气暴温时节发作。二是见症特殊，一开始即见舌心苔剥，色赤欠润，干咳而嗌干，这是一般疾病所无的。三是类多兼症，男子易见遗精，妇女月经最多，这是心肝肾受伤所致。总之，是伏温伤阴之变。清肺养阴止咳汤用药大意，取桑、薄、甘、桔、杏仁，辛凉解表，理肺止咳。栀、豉、生地，尤其豉、地同打，能清热并从阴中透出伏温。生地、百合、鸡子黄伍用，兼顾肺心肾三脏之阴，与上二组药配合，轻灵解表，不碍其里，清养阴津，亦不致敛邪。用于临床，屡见功效。如果咳甚声急的，为肺有郁热，加黄芩、炙枇杷叶各10g。咳甚咯血较多的，加白茅花10g，藕汁半杯，另服。如嗌干，舌心干灼较甚的，为心肾阴伤，虚火上炎，加炙甘草3g，玄参10g。用甘草粉蜜汤（粉，用糯米粉）亦佳，小量频饮。如心烦少寐，梦遗较频的，亦为心肾两伤，阴虚火旺，加朱染麦冬10g，盐水炒黄柏10g。如果药后身热解，为邪已透达，先去黑栀、豆豉；干咳减，再去薄荷。此病虽云两感，但里证较表证为甚，所以病情转机如何，往往视阴伤的恢复情况而定。一般所见，干咳止后，舌心的苔剥，尚须延续一段时间。其病向愈，大都是得微汗而身和咳止。用药步骤，开手以清温与养阴并进，得效以后，以养阴固本收功。但解表较易，因为表证不甚；养阴较难，盖阴津先伤之故。养阴不能用厚味滋腻药，否则反而口腻生痰，其咳更为不爽。

（摘自《中国百年百名中医临床家丛书·丁光迪》）

张镜人
（重视中土，升降并举）

【医家简介】

参见"咳嗽（支气管炎）"。

【主要学术思想和主张】

参见"咳嗽（支气管炎）"。

【精选验案】

沈某某，女，52岁。

初诊　1980年8月15日。

主诉　咳嗽咯血2天。

病史　有支气管扩张咯血史 10 余年，近因感受外邪，身热虽退，咳嗽依然，昨起又见咯血，血色暗红。

舌脉　舌质红，苔黄腻，脉滑数。

辨证　表邪虽解，痰热恋肺，木火刑金，灼伤血络。

诊断　支气管扩张咯血。

治法　泻肝清肺，宁络止血。

方药　水炙桑皮 15g　炒黄芩 9g　炙百部 9g　炙紫菀 9g　苦杏仁 9g　炙苏子 9g　炒赤芍 9g　仙鹤草 30g　干芦根 30g　白及片 9g　黛蛤散 9g，包　参三七粉 2g，分吞

3 剂

随访　药后痰血已止，咳嗽亦减，苔黄脉滑，上方有效，予以巩固，原方去三七粉，加南北沙参各 9g，5 剂而愈。

[按]　咳不离乎肺，肺为娇脏，喜润而恶燥，喜清而恶浊。盖咯血之证，每见邪热内蕴，木火刑金，血络受灼而动血。方中以黄芩、黛蛤散、桑白皮泻肝清肺；百部、紫菀、杏仁润燥泄肺，苏子肃肺降气；白及、仙鹤草宁络止血，参三七活血化瘀而止血，诸药相合，热清则络宁，气降即火降，火降则血静。临床治咯血，颇重视缪仲淳治血证三法："宜降气不宜降火，宜补肝不宜伐肝，宜行血不宜止血。"本案选用苏子降气，青黛、黄芩清肝，避免大苦大寒之品，不犯"伐肝"之戒，亦不早用阿胶之类以免留瘀，而投三七行瘀以止血。选用方药契中病机，故见效甚速。

（录自《中华名中医治病囊秘·张镜人卷》）

邵长荣
（病证互参，平肝清肺）

【医家简介】

参见"肺胀（肺心病）"。

【主要学术思想和主张】

参见"肺胀（肺心病）"。

【医论医话】

支气管扩张是常见的肺部慢性化脓性疾病。由于支气管及其周围组织的慢性炎症，破坏了管壁，造成支气管扩张和变形。本病以长期反复咳嗽、咯痰、咯血为临床特征。多发于儿童及青年时期麻疹及百日咳后的支气管炎，男性多于女性。中医学认为，支气管扩张属于"咳嗽"、"肺痈"、"咯血"的范畴。

发病原因包括先天和后天原因。先天发育异常，如先天囊性变、原发性纤毛不活动综合征等；后天获得性，如各种病因导致管壁破坏（肺炎、肺结核、百日咳、鼻窦炎、毒性气体、血管畸形、免疫反应）和支气管阻塞（异物、外源性压迫）等。

其中大多数是后天性的。

中医学认为，本证的常见病因是由于感受六淫之邪，邪恋不散，蕴热于肺，气血凝滞而发病；或素有痰热蕴肺，化火伤津，或郁怒伤肝，木火刑金，所以见有反复咯黄痰或咯血。症状表现多数从青、幼年期开始发病，常继发于严重肺部感染。临床表现为反复咳嗽、咯脓痰。痰静置后可分为3层，上层为泡沫，中层为黏液，下层为残渣。反复咯血，血量多少不一。干性支气管扩张仅表现为反复咯血，常见有杵状指（趾）。若病变广泛，反复感染，可并发肺纤维化、肺气肿和肺源性心脏病，且出现相应的症状。胸片、胸部高分辨率CT，可以帮助诊断；纤维支气管镜检查可以帮助鉴别管腔内肿瘤，或异物等引起的出血。

（摘自《邵长荣谈咳喘》）

【验方效方】

○ 方一　平肝清肺汤（自拟）

［功效］平肝清肺，凉血止血。

［主治］支气管扩张。临床特征为咳嗽气促，痰黏，咯吐鲜血、血量多，每因情绪抑郁不舒或发怒激动而发病。伴胸胁胀痛，口干口苦，大便偏干。舌质红、苔薄黄，脉弦滑数。中医辨证属肝火犯肺，血逆妄行。

［组成］柴胡9g　前胡9g　青黛9g　丹皮9g　炒蒲黄9g　六月雪9g　茜草根9g　平地木30g　海蛤壳12g　野菊花12g

［用法］先将药物用冷水浸泡30分钟，浸透后煎煮。首煎沸后文火煎40分钟，二煎沸后文火煎30分钟。煎好后两煎混匀，总量以250~300mL为宜。每日服1剂，每剂分2次服用，饭后2小时温服。

○ 方二　温胆汤加减

［主治］咯血（痰湿肝旺证），症见咳嗽痰多、色白质黏，咯痰欠畅，或兼有黄脓痰，有时痰中夹血，胃纳欠佳，苔白或黄腻，脉弦滑。

［组成］陈皮9g　半夏9g　茯苓12g　甘草6g　枳实9g　竹茹9g　白术12g　紫菀9g　前胡9g

［加减］若身热烦躁，痰黄，口渴口苦，加柴胡15g；黄芩15g；若胸痛、呼吸不畅，加平地木15g，瓜蒌皮9g，郁金9g；若胃脘痞闷，苔厚腻，加苍术12g，厚朴9g。

［中成药］橘红痰咳颗粒：每次1包，每日3次，口服。

［食疗方］萝卜鲫鱼汤：萝卜250g，鲫鱼1条，陈皮15g，将鱼去鳞洗净，萝卜洗净后切丝，将鱼用油略煎后，放入萝卜、葱、姜、陈皮，加适量盐、酒，煮汤后食用。

○ 方三　泻白散合苇茎汤加减

［主治］咯血（痰热夹瘀证）症见咳嗽，咳吐脓痰，胸闷作痛，烦躁不安，或见

痰中带血，苔黄腻，脉滑数。

[组成] 桑白皮12g　地骨皮9g　开金锁30g　芦根30g　冬瓜仁30g　鹿衔草18g　薏苡仁30g　黄芩15g　瓜蒌皮10g　栀子9g　藕节9g

[加减] 若咳而喘满，痰多黏稠，加海藻10g，海蛤壳15g，海浮石15g；若咯血量多，加蒲黄9g（包煎），侧柏叶9g，参三七6g。

[中成药] 金荞麦片，每次5片，每日3次，口服。

[食疗方] ①双花饮：蚕豆花9g，白茅花9g。两味水煎取汁，加冰糖适量代茶饮服。蚕豆花、白茅花有凉血止血作用。本方适用于风热伤肺，咳嗽咯血鲜红者。②柿饼1只，川贝粉3g。柿饼隔水蒸熟，挖开中心加入川贝粉，于每晚临睡时服用，薄荷汤送服。柿子味甘性寒，自润肺生津、清热止血作用。本方适用于支气管扩张咯血、咳嗽、口干鼻燥者。

　○ 方四　沙参麦冬汤加减

[主治] 咯血（气阴亏耗），症见胸闷，干咳少痰，口干咽燥，气短，形体消瘦，舌质红，脉细。治拟益气养阴、清肺润燥。方拟。

[组成] 北沙参15g　麦冬9g　百合9g　薏苡仁12g　当归9g　白芍12g　黄芪12g　太子参12g　仙鹤草12g　黄芩9g　紫菀9g

[加减] 若食少、便溏，加白术9g，茯苓9g，山药9g；若低热盗汗，加地骨皮9g，功劳叶9g，白薇9g。

[中成药] 参贝北瓜膏，每次15g，每日3次，温水凋服。

[食疗方] ①银耳鲜藕粥：银耳50g，鲜藕500g（去节），糯米50g。藕洗净后绞取其汁，银耳和糯米加水如常法煮粥，粥将稠时加入藕汁，至熟时加入冰糖适量。适用于支气管扩张咯血、干咳少痰者。②百合枇杷膏：新鲜百合3000g，枇杷1000g（去皮、核），蜂蜜300g（炼熟）。百合洗净与枇杷、蜂蜜同置锅内加水拌匀，用文火焖酥，然后用微火炒至不粘手为度，取出冷却。每日2次，每次2食匙，开水冲服。③鲜藕猪肺煲：猪肺1具，鲜藕（切片）200g。猪肺洗净切块，加水适量，先用武火煮沸，余去血水，加入姜、葱、酒去腥，再加入藕片同煮，至猪肺酥熟，加入适量盐及味精等调料，佐餐服用。适用于支气管扩张消瘦乏力、纳谷欠馨者。

（摘自《邵长荣谈咳喘》）

【精选验案】

案1　张某，男，37岁。

初诊　1997年6月22日。

主诉　有支气管扩张史20年，加重1年。

病史　20年来经常痰多咯血，1年前患病毒性肝炎后，咯血频频，且量多达200～500mL，住院用垂体后叶素、酚磺乙胺（止血敏）及青霉素等治疗后咯血止。但是近日受寒感冒，咳嗽咯血又作，症见面色萎黄，吐痰黄脓，咯血色鲜，动则汗多，气促，无发热，口淡纳少，二便尚调。

舌脉 舌苔薄腻，脉弦细滑。

检查 胸片和肺部 CT 确诊为左下支气管扩张。

辨证 肝火犯肺，痰热壅遏，灼伤肺络。

诊断 中医诊为肺痈（肝火犯肺型）；西医诊为支气管扩张。

治则 平肝清肺，凉血止血。

方药 柴胡 9g　前胡 9g　平地木 30g　丹皮 9g　炒蒲黄 9g　川芎 9g　茜草根 15g　野菊花 9g　夏枯草 9g　鹿衔草 18g　黄芩 18g　野荞麦根 30g　连翘 9g　7 剂

医嘱 忌食生冷辛辣之品。

二诊 6 月 29 日。药后咯血渐止，咳嗽痰多，挟有血丝，每日 100～200mL，舌苔薄腻，脉弦滑。拟原法再进，原方加炒藕节 9g，7 剂。

三诊 7 月 6 日。痰血止，咳减痰多，色黄黏稠，鼻塞黄涕，身重胸闷，胃纳不馨，口淡，二便尚调，舌苔薄腻，脉细滑。再拟清肺健脾，祛痰通窍。

方药 鹿衔草 18g　连翘 9g　黄芩 15g　佛耳草 9g　苍术 12g　白术 12g　陈皮 9g　姜半夏 9g　猪苓 12g　茯苓 12g　生甘草 9g　海蛤壳 15g　海藻 15g　海浮石 12g　辛夷 9g　苍耳子 9g　路路通 9g　14 剂

四诊 7 月 20 日。咳嗽咯痰、黄涕基本消除。乃益气固表，健脾培本。拟原方去鹿衔草、连翘，加黄芪 12g，党参 9g，防风 9g，14 剂。

随访 调治 3 个月后不久，因感冒咯血又起，但咯血量已明显减少，用上述方法复治 1 个月，未用西药，即控制了病情。邵长荣认为这是疾病转归过程中常有的现象。继续调治了半年，症情稳定，咯血未作。

[按] 肝脉上行于肺，肝失疏泄，肝火偏旺，木火刑金，灼伤肺络，而出现肝火肺热之咯血证。此患者原有支气管扩张史，但因患肝炎后咯血次数加频，与肝火肺热有关。邵长荣用平肝清肺，凉血止血法治疗，火降气顺，血自归经，咯血控制后则以健脾益肺治疗为主，固本健运可以促使排痰，这是治疗支气管扩张的有效方法之一。

案2 陈某某，男，52 岁。

初诊 1997 年 9 月 12 日。

主诉 反复咳嗽、痰黄、咯血近 30 年。

病史 反复咳嗽、痰黄、咯血近 30 年。胸片示两肺支气管扩张。近年来症情逐年加重，咳嗽、咯黄痰连续不断，每年大发作 2 次，伴咯血，平时鼻塞流脓涕。西医诊断为支气管扩张合并慢性副鼻窦炎。刻下：咳嗽痰黄，气急胸闷，头昏面红，鼻塞流脓涕。

舌脉 苔薄黄，质红而干，脉弦。

检查 左下呼吸音低。胸片示两肺支气管扩张。

辨证 肝阳上亢，肺热痰壅。

诊断 中医诊为肺痈（肺热肝旺型）；西医诊为支气管扩张。

治则 平肝清肺，通窍化痰。

方药 鹿衔草18g 连翘12g 黄芩18g 细辛4.5g 路路通9g 柴胡9g 前胡9g 平地木30g 赤芍18g 白芍18g 茅根18g 芦根18g 桃仁9g 冬瓜仁18g 青皮9g 陈皮9g 半夏9g 佛耳草18g 半边莲30g 7剂

医嘱 忌食生冷辛辣之品。

二诊 9月19日。药后咳嗽减少，痰色转白，鼻塞流脓涕明显减轻。原方去半边莲，14剂。

三诊 10月3日。近感风邪，怕冷而喘。前方加荆芥9g，防风9g，细辛5g，杜衡5g，桂枝6g，野荞麦根30g，六月雪30g，14剂。

四诊 10月17日。诸症缓解，痰稠黏。前方加海浮石15g，海蛤壳15g，海藻9g，28剂。

五诊 11月15日。

随访 五诊后症情缓解，用玉屏风散及健脾补肾药守法加减治疗1年，症情稳定。1年来，支气管扩张未大发作，未咯血，鼻炎未发。

[按] 支气管扩张患者常合并副鼻窦炎。由于副鼻窦炎经久不愈，脓涕沿着咽喉、气管壁往下流，沉积于小支气管，使其反复感染，使本病的防治更趋复杂。故对支气管扩张合并副鼻窦炎者，邵长荣强调两病同治方能获得良效。即使是在缓解期也要注意副鼻窦炎的治疗，才能控制感染源，有效防止支气管扩张的反复感染。本例用鼻炎专方加千金苇茎汤治疗旨在化脓通窍，合用清肺平肝之品以控制支气管扩张的感染，缓解期固本不忘治副鼻窦炎，全面整体的治疗终使该患者得到长期的缓解。

案3 石某，女，57岁。

初诊 1997年10月27日。

主诉 反复咯血10年，加重1个月。

病史 18岁患肺结核（双肺）。10年前起反复咯血．量多时达500mL。胸片示两肺广泛性结核钙化灶，伴支气管扩张，右下肺胸膜粘连。近年来咯血量减，但次数频繁。1个月前因外出旅游而疲劳过度导致咯血，量达100mL左右，用止血药后血量减少到20～30mL，伴头晕，背部酸胀，胸闷，纳少心烦，口干易汗，二便正常。

舌脉 舌红，苔薄少津，脉细小数。

检查 神清，气平，面色少华。心率82次/分，律齐。两肺呼吸音粗燥，左下肺闻及干啰音（＋＋）。

辨证 肝肾阴虚，虚火烁肺。

诊断 中医：血证（肝肾阴虚）；西医：肺结核后支气管扩张。

治则　平肝降火，养阴清肺。

方药　柴胡9g　前胡9g　平地木30g　功劳叶12g　粉丹皮9g　黄芩18g　百部9g　丹参12g　鹿衔草18g　柏子仁9g　仙鹤草30g　茜草根12g　藕节5个　女贞子12g　旱莲草12g　7剂

二诊　1997年11月3日。药后咯血次数减少，但昨晚饮食不慎，咯血量又有所增加，口干、头晕、心烦、舌红，苔薄少津，脉细小数。再以原方加钩藤9g，7剂。

三诊　1997年11月10日。药后咯血仅有1次，量少，头晕、心烦有减。原方继服14剂。随访2周后，诸症基本缓解，继续治疗3个月，咯血无反复。

[按]　邵长荣认为本例患者由于肺结核后病灶肺组织收缩，导致支气管变形扩张，出现反复咯血。该类型与一般感染型支气管扩张发病特点有所不同，大多数患者除反复咯血外，平时很少有痰。治疗除平肝泻火外，应以养阴清热为主。

案4　李某某，男，42岁。

初诊　1997年6月22日。

主诉　有支气管扩张史20余年，加重1年。

病史　有支气管扩张史20余年，平时痰多，经常咯血。1年前患病毒性肝炎后，咯血频作，每次咯血量多，一碗左右。X线胸片和肺部CT检查确诊为左下支气管扩张。用垂体后叶素、酚磺乙胺（止血敏）、青霉素等治疗血止。近日因感冒咳嗽咯血又作。刻下：吐痰黄脓，咯血色鲜，一日数口，动则汗多，气促，无发热，口苦纳少，二便尚调。

舌脉　舌红，苔薄腻，脉弦细滑。

检查　神清，气平，面色少华。心率75次/分，律齐。两肺呼吸音粗。

辨证　肝火犯肺，痰热壅遏，灼伤肺络。

诊断　中医：肺痈（木火刑金）；西医：支气管扩张咯血。

治则　平肝清肺，凉血止血。

方药　柴胡9g　前胡9g　平地木30g　丹皮9g　炒蒲黄9g　茜草根15g　野菊花9g　夏枯草9g　鹿衔草18g　黄芩18g　野荞麦根30g　连翘9g　谷芽15g　麦芽15g　7剂

医嘱　注意休息，宜食清淡。

二诊　1997年6月29日。药后咯血渐止，咳嗽痰多，夹有血丝，每日痰量100~200mL，苔薄腻，脉细滑。原方加炒藕节9g，再服7剂。

三诊　1997年7月6日。痰血已止，咳减痰多，痰黄黏稠，身重胸闷，胃纳不馨，口淡，二便尚调，舌苔薄腻，脉沉细。拟清肺健脾祛痰续治。

方药　鹿衔草18g　连翘9g　黄芩15g　佛耳草9g　苍术12g　白术12g　青皮9g　陈皮9g　姜半夏9g　猪苓12g　茯苓12g　海蛤壳15g　海藻12g　海浮石12g　14剂

随访　调治3个月后不久因劳累感冒，咯血又起，但咯血量已明显减少，用上述方法治疗1个月，未用西药，即控制了病情。邵长荣认为这是疾病转归过程中常有的现象。继续调治半年未发。

[按] 本例为木火刑金所致咯血的典型案例，邵长荣在治疗中强调用平肝清肺，使火降气顺，血自归经。

案5 黄某某，男，46岁。

初诊 1998年11月24日。

主诉 反复咳嗽咯血30年，加重4年。

病史 支气管扩张史30年，咯吐黄痰，1973年曾大咯血1次。近几年咯血频作，量少，痰多明显。1994年11月CT检查示特发性弥漫性肺浸润纤维化，两下肺炎症，左下胸膜增厚。1周前又因受寒咳甚，引发咯血，以痰中带血为多，一日少则几口，多则十数口。伴有怕冷，胸闷，口干不欲饮，纳少，大便欠畅。

舌脉 舌暗，苔白腻厚，脉细滑。

检查 神清，气稍急，面色萎黄。心率78次/分，律齐。两肺呼吸音粗糙，闻及散在的湿啰音（＋＋＋）和干啰音（＋＋）；左下肺闻及捻发音。

辨证 肺脾两虚，痰瘀交阻，血行脉外。

诊断 中医：肺痈（痰瘀交阻）；西医：支气管扩张。

治则 健脾温肺，化痰祛瘀。

方药 黄荆子9g 炙麻黄9g 赤芍18g 白芍18g 桃仁9g 杏仁9g 川芎9g 仙鹤草30g 青皮9g 陈皮9g 姜竹茹9g 姜半夏9g 苍术12g 白术12g 猪苓9g 茯苓9g 焦六曲9g 谷芽12g 麦芽12g 7剂

医嘱 注意预防感冒。

二诊 1999年1月11日。患者服上方后自觉好转，咯血止。自己转方续服1个月，近日痰量又增多，但无痰血，怕冷，背冷为著，苔白腻，脉细滑。拟温阳蠲饮，健脾化痰。

方药 熟附块9g 川桂枝6g 赤芍18g 白芍18g 细辛4.5g 麻黄6g 青皮9g 陈皮9g 姜半夏9g 姜竹茹9g 苍术12g 白术12g 防己9g 羌活9g 独活9g 荆芥9g 防风9g 炙紫菀9g 焦六曲9g 谷芽12g 麦芽12g 14剂

三诊 1999年1月25日。药后怕冷明显减轻，痰量也减少，苔薄白，脉细。再予原方去麻黄，继服14剂。

随访 上方加减治疗半年余，诸症明显减轻。

[按] 支气管扩张多以肺热居多，而本例则表现为肺寒。邵长荣认为该患者为痰瘀交阻，脉道不通，阳气无法贯通，肺脏失于温煦，则病情反复不愈。温能散寒化瘀通络，脉道通畅，则气血运行有序，脏器得养，沉疴得起。

案6 陈某，男，38岁。

初诊 1998年5月7日。主诉反复咳痰咯血10年，加重2年。病史 自1990年始反复咯痰色黄脓。1993年突感喉痒而咯血200mL，住院治疗后咯血止。1994年起每隔 3~4 个月少量咯血 1 次。1997 年开始咯血频繁，黄痰不止。胸片示两肺支气管扩张。昨晚又出现痰血，伴胸闷汗多，口干，纳便正常。

舌脉　舌红，苔黄腻干，脉小滑。

检查　神清，气平。心率 80 次/分，律齐。两肺呼吸音粗。

辨证　肺热内蕴，热灼脉络。

诊断　中医：肺痈（肺热内蕴）；西医：支气管扩张。

治则　清肺化痰，凉血止血。

方药　鹿衔草 18g　黄芩 18g　连翘 12g　炒藕节 9g　侧柏叶 12g　仙鹤草 30g　佛耳草 18g　蚤休 9g　半边莲 30g　青皮 9g　陈皮 9g　茜草根 30g　防己 9g　白术 12g　猪苓 12g　茯苓 12g　7 剂

医嘱　忌食生冷海鲜辛辣之品。

二诊　1998 年 5 月 24 日。药后咯血止，黄痰减少，口干，苔薄腻，脉小滑。再拟前法加减，前方加玄参 9g，7 剂。

随访　中药继续调治 3 个月，咯血未作。

[按] 此患者反复咯血黄痰，曾在外院用药半年未控制咯血，而邵长荣用清肺化痰，凉血止血的方法，用药 1 周使患者咯血控制，疗效明显。

（以上医案录自《邵长荣肺科经验集》）

黄吉赓
（补肾益气，擅治咳喘）

【医家简介】

参见"咳嗽（上呼吸道感染等）"。

【主要学术思想和主张】

参见"咳嗽（上呼吸道感染等）"。

【医话医论】

支气管扩张的临床表现主要有长期咳嗽痰多，或咳吐黄脓痰，或反复咯血，黄吉赓认为支气管扩张属于咳嗽、肺痈、咯血的范畴，临床常表现为痰郁生热、留滞肺胃的痰湿挟热证，痰热内阻、肺失清肃的痰热郁肺证，热郁化火、肺络受损的肺胃实热证，痰热恋肺、脾失健运的肺热脾湿证，痰热伤阴、肺络失宁的阴虚痰热证，及痰热留恋、气阴已伤的气阴两虚证。在制定膏方时要根据患者气伤阴亏的情况和痰湿、痰热、痰火的多少来权衡用药，若患者表现为实热证为主时，不用膏方。在治疗中既要防止滋腻恋邪，也要避免苦寒败胃，常以麦门冬汤、千金苇茎汤、小柴胡汤为基本方，注意和胃健脾，杜绝生痰之源。

（摘自《黄吉赓肺病临证经验集》）

【精选验案】

案1 崔某，女，79岁。初诊日期：2008年11月7日。

病情概要 有支气管扩张史多年，经常咳嗽痰黄，时有少量咯血，胸闷，胃脘不适，嗳气，嘈杂，泛酸，腰腿酸痛，苔薄，质淡红，脉弦滑数。

病机 肺肾两虚，胃失和降，痰热内蕴，肺失清肃。

治法 补益肺肾，清肺化痰，凉血宁络，健脾和胃。

膏方 西洋参60g，另煎冲入 天门冬150g 麦门冬150g 生地150g 熟地150g 山药100g 枸杞子100g 菟丝子150g 沙苑子150g 制何首乌150g 制黄精150g 功劳叶150g 淮牛膝100g 女贞子150g 旱莲草150g 丹参100g 广郁金90g 当归身90g 赤芍100g 白芍100g 生熟苡仁150g 白茅根30g 芦根30g 开金锁300g 冬瓜仁300g 合欢皮100g 柴胡150g 前胡150g 黄芩150g 炙紫菀150g 玉桔梗60g 黛蛤散100g 款冬花100g 鱼腥草300g 野蔷薇花100g 蒲黄炭90g，包煎 侧柏叶300g 藕节炭100g 炙黄芪300g 炒白术150g 炒枳壳90g 陈皮60g 竹沥半夏150g 茯苓100g 佛手60g 砂仁30g，后下 黄连30g 吴茱萸15g 海螵蛸300g 瓦楞子300g 煨水香90g 炙甘草60g 大枣200g 黑芝麻100g 莲子肉100g 阿胶150g，烊化 龟甲胶150g，烊化 鳖甲胶150g，烊化 饴糖800g

案2 任某，男，50岁。初诊日期：2007年12月6日。

病情概要 有支气管扩张史多午。经常咳嗽痰黄黏，胸闷气急，自觉内热，口干，四肢小温，苔薄，质暗红，脉细弦。

病机 气阴不足，痰热内蕴，肺失清肃。

治法 益气养阴，清肺化痰。

西洋参90g，另煎冲入 天门冬150g 麦门冬150g 生地150g 熟地150g 山茱萸100g 山药150g 茯苓150g 枸杞子100g 菟丝子150g 功劳叶150g 南沙参150g 北沙参150g 旱莲草150g 女贞子150g 淫羊藿150g 川石斛300g 野百合300g 丹参100g 炒白芍100g 川芎60g 当归90g 生熟苡仁300g 合欢皮150g 白茅根300g 芦根300g 开金锁300g 鱼腥草300g 冬瓜仁300g 竹沥半夏150g 柴胡150g 前胡150g 黄芩150g 炙紫菀150g 款冬花100g 玉桔梗90g 桑白皮150g 净蝉蜕60g 炙僵蚕90g 炙黄芪200g 炒白术150g 炒防风90g 陈皮90g 葶苈子100g 炒枳壳90g 砂仁30g 川贝粉60g，冲 蒲黄炭90g，包煎 煅牡蛎300g 黛蛤散100g 谷芽150g 麦芽150g 煨木香90g 六一散90g 仙鹤草300g 黑芝麻100g 莲子肉100g 阿胶100g，烊化 龟甲胶100g，烊化 鳖甲胶100g，烊化 饴糖600g

二诊 2009年11月26日。时咳嗽，痰黄黏，胸闷，烘热怕冷交作，纳差，苔薄白有裂纹，质暗红，脉细。肺肾两虚，痰热内蕴，治拟补益肺肾，清肺健脾化痰。上方加生晒参60g（另煎冲入），苍术100g。

案3 徐某，男，65岁。初诊日期：1995年12月5日。

主诉 反复咳嗽、咯血20余年，年年加重已10年。

病史 患者反复咳嗽、咯血20余年，曾大咯血3次（600mL）。10年来，每年因大咯血住院2次，每逢冬季卧床不起。平时每月咯血5~6次，每次量约10mL。常年静脉滴注丁胺卡那、洁霉素、庆大霉素、氯霉素，口服环丙沙星等抗生素，似及每年冬天服用人参蛤蚧散已5年，均未见效。现诊：患者咯血色鲜红，夜间往来寒热，时有咳嗽，咽痛，痰白沫黏、难以咳出，伴有胸闷，心悸，口干饮多喜温，腰酸痛，苔黄腻微花少津，舌质偏暗红，脉小弦滑（88次/分）。

诊断 中医：咯血；西医：支气管扩张。

按气阴不足、邪热恋肺辨治，给予麦门冬汤、清金化痰汤合小柴胡汤养阴清肺化痰，并加用银黄片、穿心莲内酯片以加强清热之功，各服3~4片，每日4次。经过8个月的治疗，病情得以减轻，但每周仍有咯血2~3口，最多达5~6口，虽用云南白药等止血剂，但未能收效，改用四生丸、百合固金汤合小柴胡汤三方加减，并重用生艾叶30g。又继续治疗11个月，期间有5个月未咯血，进而给予左归丸加减养阴补肾，因方中鹿角过于温燥，故去之。患者于冬令服参蛤散（蛤蚧2对，西洋参50g）研粉吞服，前后共治疗10余年。近6年以来，患者咯血减少为每月1~2次，亦未发生大咯血。曾有1年及2年冬天均未咯血。冬季卧床时间明显减少，精力增加，近1年来口干减少，咳痰亦畅，胸闷得轻。同时患者心情变得舒畅，重新恢复了战胜病魔的信心。

［按］患者患支气管扩张大咯血，且年逾花甲，肾气已衰，成肺肾气阴两虚之体，病势随着岁月的消逝亦不断地发展，虽治疗，病情仍无好转。经黄吉赓治疗，其病情得到了控制，疗效明显。黄吉赓认为养阴、清热、止血有机相配是取效的关键。由于患者病程长，痰郁久生热化火，热灼伤肺，进而耗气伤津。正气愈虚，邪热愈盛，症情错杂，实为难治。开始时以养阴清肺化痰之剂，但清热养阴之力不足，故改用百合固金汤以加强滋阴之力，并加用银黄片和穿心莲内酯片使清热力量倍增。在止血剂的选择方面，黄吉赓根据已用多种方药未得奏效的情况，采用了凉血止血的四生丸并重用生艾叶。艾叶性温具有和血散瘀，良好的止血功效。现代药理研究指出，艾叶中所含的苦艾素能兴奋血管收缩中枢和运动中枢从而起到止血的效果。在四生丸中艾叶作为佐药用量很小，而在本例患者用量达30g，取得了良好的止血效果。虽然艾叶用量大，但与方中其他清热养阴药合用，仍为佐药。艾叶的温燥之性被制，既有效地利用了艾叶止血之功，又防止了其过分温燥之性。

补益方药的选择和应用也应重视。患者病位虽在肺，投麦门冬汤有病重药轻之嫌，故改用百合固金汤同时滋养肺肾之阴，重用生地30g入肾而补其阴，下焦肾水得充，则能上滋于肺，此为金水相生之法。此外，患者就诊前每冬补以人参蛤蚧散但无效，经黄吉赓改服西洋参蛤蚧散，配合滋阴清热方药，颇有疗效。

（以上医案录自《黄吉赓肺病临证经验集》）

周仲瑛

（复合施治，着眼痰瘀）

【医家简介】

参见"咳嗽（上呼吸道感染等）"。

【主要学术思想和主张】

参见"咳嗽（上呼吸道感染等）"。

【精选验案】

胡某，男，40岁，2006年2月13日初诊。

患者有慢性支气管炎、支气管扩张、咯血病史20多年，每年都在清明前后发病。开始呈感冒样咳嗽，继则咯血，胸闷隐痛，痰黏，呈绿色，夜晚口干痛。舌质暗红，苔淡黄薄腻，脉细滑。证属痰热郁肺，肺虚络损，气阴两伤。治以益气养阴、清热化痰、凉血止血。

处方　南沙参12g　北沙参12g　大麦冬10g　太子参10g　生黄芪15g　鱼腥草15g　炙桑白皮12g　法半夏10g　桔梗5g　炒黄芩10g　知母9g　泽漆12g　金荞麦根20g　仙鹤草15g　白茅根15g　川百合12g

14剂，常法煎服，每日1剂。

二诊　2006年3月6日。经治咳嗽已止，咽喉有痰，咳吐不利，呈灰黑色，背部冷。舌质暗红，苔黄薄腻，脉小滑。前方既效，原法进退，治守原意。

处方　南沙参12g　北沙参12g　麦冬10g　太子参12g　百合12g　羊乳15g　生黄芪20g　法半夏10g　桔梗5g　鱼腥草15g　炒黄芩10g　浙贝母10g　生薏苡仁15g　光杏仁10g　金荞麦根20g　淮山药12g　陈皮6g　14剂

三诊　2006年3月20日。慢性支气管炎、支气管扩张、咳血病史20余年，经治近月，最近基本不咳，晨起咳痰不多，背部怕冷减轻，二便正常。舌质暗红，苔薄黄，脉小滑。原方出入。

处方　南沙参、北沙参各12g　大麦冬10g　太子参10g　焦白术10g　百合12g　潞党参10g　羊乳15g　生黄芪20g　法半夏10g　桔梗5g　鱼腥草15g　炒黄芩10g　浙贝母10g　光杏仁10g　生薏苡仁20g　金荞麦根25g　陈皮6g　炙桑白皮10g　14剂

辨析　本案患者支扩病史20余年，久病伤正，肺之气阴耗伤，故反复发作，经久不衰。清明前后春木渐旺，阳气升发，引动肺经伏邪而易发。胸闷隐痛、咳痰质黏呈绿色提示痰热壅肺，灼伤肺络而咯血。故证属痰热郁肺，肺虚络损，气阴两伤，

本虚标实。治疗合用益气养阴、清热化痰、凉血止血法。周仲瑛选方沙参麦冬汤、清金化痰汤加减治疗。药用南沙参、北沙参、麦冬、百合养阴润肺止咳；半夏、陈皮、泽漆、光杏仁、桔梗化痰宣肺止咳。泽漆辛、苦、凉，有毒，功擅化痰散结，周师常用之治疗咳嗽、慢性咽炎、淋巴滤泡增生。

二诊 时咳嗽已平，痰热显减，故去泽漆、桑白皮、知母之苦寒之品，以免伤正。咯血未作，故去白茅根、仙鹤草，并加杏仁、羊乳、浙贝母、生薏苡仁、淮山药、陈皮。羊乳为补肺要药，周师常用之治疗慢性肺病日久正虚之证；杏仁、浙贝母宣肺化痰；生薏苡仁、山药、陈皮合黄芪、太子参不仅健脾益气，还有补肺益气之功，以杜生痰之源。痰黏呈绿色提示痰热蕴肺，有成痈之势，故用炙桑白皮、炒黄芩、知母清化肺经之痰热，鱼腥草、金荞麦根、桔梗化痰消痈排脓，仙鹤草、白茅根凉血止血。治疗2周，咳嗽控制，诸症均减。背部冷感，乃肺气不足、卫表疏松之征兆，不经温阳散寒而投补气固表之品即能治愈．本案为本虚标实之证，初诊痰热标实现象明显，后以气阴不足本虚为主，治疗用药因之有所侧重。

（录自《周仲瑛临证医案精选》）

洪广祥

（治肺不远温）

【医家简介】

参见"喘证（慢性阻塞性肺病、肺气肿）"。

【主要学术思想和主张】

参见"喘证（慢性阻塞性肺病、肺气肿）"。

【医论医话】

支气管扩张的主要病理是痰瘀阻肺，郁而化热。"痰、瘀、热"是本病的病机重心，由于瘀血的形成，脉络阻塞，使气血运行障碍，致肺失宣降，往往加重咳嗽、胸闷等症。瘀血既是一种病理产物，又是一种致病因素，"瘀血不祛则血不归经"，从而加重咯血。在这里痰热为本，瘀血为标，本着标本同治的原则，因不祛除肺经痰热则无以祛除瘀血的病因，不治疗瘀血则无以控制瘀血引起的病理变化，故宜标本兼顾，在清肺化痰的基础上加入田三七、大小蓟、蒲黄等活血祛瘀安止血之品，既能祛除离经之血，又能改善毛细血管供血，使血循经隧而不致溢于络脉之外，从而达到控制咯血的目的。

（摘自《洪广祥治疗支气管扩张验案5则》）

【精选验案】

案1 王某某，女，50岁，初诊于1993年2月20日。

患者7年前诊为支气管扩张，以后每年冬、春季复发。今年2月以来因情绪抑郁不舒而出现咳嗽咯血痰，每天10余次，在某院给予枇杷止咳糖浆、复方新明磺、青霉素、止血散、脑垂体后叶素等药3天罔效，而求诊于洪教授。症见：咳嗽气促，咯痰夹血，胸胁胀痛，口渴口苦，大便偏干，舌质红暗、苔薄黄，脉弦滑数。体检：两肺听诊闻及湿性啰音。

辨证　肝火犯肺，血络灼伤。

治法　清肝泻肺，凉血止血。

处方　青黛10g　海蛤壳20g　生栀子10g　黄芩10g　生地20g　丹皮10g　赤芍15g　生蒲黄15g　花蕊石30g　三七粉3g　瓜蒌皮15g　郁金10g　生大黄10g　7剂

二诊　服2剂后咯血量减少，大便稀，每日2～3次，胸闷气短，苔薄黄，脉弦细数。续原方，加孩儿参15g治之。7剂。

三诊　咯血止，其他症状缓解。舌淡红旅暗、苔薄黄，脉弦滑。病属缓解期，以调肝、泻肝为主。

处方　青黛10g　海蛤壳30g　生栀子10g　生地15g　孩儿参15g　黄芩10g　瓜蒌皮10g　郁金10g　三七粉3g，另吞服

服药月余，随访近年未发。

[按]　本案病机为肝火犯肺，灼伤血络。中医认为肝气旺于春，肝脉上注肺。该患者因情绪抑郁，郁而化火，木火刑金，灼伤肺络，而出现肝火肺热之咯血证。导师认为，支气管扩张的发作常以春季和秋季为多，部分患者每因情绪抑郁或性情急躁，暴怒伤肝，而激发支气管扩张症的急性发作，此类患者的症状表现常以咳痰咯血为主，多数是出血如涌，肝火炽盛和邪火迫肺的见证突出。治疗重在清肝泻肺，以阻止病情发展。胸胁胀痛明显者，应在清肝泻肺的基础上加入瓜蒌皮、郁金以疏肝通络解郁。治疗谨守病机，故效如桴鼓。

案2　周某某，男，56岁，初诊于1993年2月13日。

患者反复咳嗽，咯痰，痰中夹血3余年（有时血止），诊断为支气管扩张。近来咳痰咯血较频，少则几次，多则10余次。血色时而暗红，时而鲜红。咯黄稠痰不爽日20～30次，伴夜寐不安，口渴不欲饮，动则气喘，少气懒言，舌质偏红暗、苔黄白相兼，脉细弱无力，听诊两肺呼吸音减弱。

辨证　气不摄血，痰热内遏。

治法　益气摄血，兼清痰热。

药用　生黄芪20g　西党参20g　白术15g　炙甘草10g　陈皮10g　黄芩10g　法半夏6g　炒蒲黄15g　熟大黄6g　枇杷叶10g　川楝子15g　7剂

二诊　服上药后咳血止，但咳嗽痰多，痰黄白相兼，量约100mL/d，舌质红暗、苔稍腻，脉弦滑。继用原方，加蒲公英30g、鱼腥草20g。7剂。

三诊　咯血止，咳嗽、咯痰明显减少，其他诸症悉平，舌脉同前，继以香砂六君子丸、归脾丸等健脾益气中成药调理3个月，精神大振，脉象亦冲和有力，体力

劳动后也无气短的现象发生。

[按] 洪老师治支气管扩张咯血，见气虚夹痰盛之患者，注重益气。反对"不究其源，不通其证，或大寒大热之药妄投乱进"。主张用六君子汤加黄芪、炒蒲黄等益气固本止血，盖脾胃为气血生化之源，脾胃虚损，土不生金，肺气亦不足。又气血阴阳互根互用，咯血时久既易伤血又伤中气，气虚则血不易固摄。洪氏之旨在于利用黄芪、党参大补中气之力，以收止血之效。因脾气统血，中气一旺，固使血不离经。方中又以法半夏、陈皮加强顺气化痰作用，从而达到清肃肺气之目的，肺气一顺，气机升降协调，岂有血不归经之理，此不止之自止，正是古人"毋见血而止血"的教训，可见先生辨病辨证恰到好处。

案3 万某某，男，30岁。初诊为1991年11月15日。

患者5年前诊断为支气管扩张，半月前因发热、咳嗽、胸闷、痰多。在某院经抗生素治疗后高热渐退，近3天出现午后低热，手足心热，盗汗，咳吐黄脓样痰液，有时痰中带血，血色鲜红，气短乏力，胸部不适，口渴欲饮，食欲不振，两便尚可。舌质红暗、苔薄黄，脉弦细数。

辨证 痰热郁肺，热伤气阴。

治法 清化痰热，益气养阴。

处方 炒黄芩10g 鱼腥草30g 海蛤壳20g 金荞麦根20g 天葵15g 太子参20g 麦门冬10g 五味子10g 地骨皮15g 白薇10g 生甘草10g 7剂

二诊 低热已退，盗汗已止，昨晚咯吐鲜血4次，仍有胸闷气短，咳嗽咯黄稠痰，舌质暗红、苔薄白黄相兼，脉弦滑数。

拟原方加生蒲黄15g（包煎）、地榆炭20g、仙鹤草15g。7剂。

三诊 手足心热已除。咯血渐止，咯痰量少，痰黄白黏稠，不易咯出，仍有胸闷，气短，饮食两便尚可，舌边尖红、苔薄黄腻，脉弦细数。效不更方，守原方加减出入服药月余，诸症悉除。

[按] 此患者出现低热、咯血等症，仍是因感染未完全控制的缘故。究其因实属痰热郁遏于肺所致，如不清化痰热，病情将可能再度反复，所以临床上常用七叶一枝花、金荞麦根、天葵子、鱼腥草、黄芩等，热为阳邪易伤气阴，故本案除见痰热遏肺外，尚可见气阴两虚，阴虚内热之症，因而此方中加用益气阴、清虚热药物，以达标本同治、攻补同施之目的。

案4 高某，男，16岁。初诊为1992年3月24日。

1990年6月初始咳嗽咯鲜红色血夹痰，每因受寒感冒而复发，近周来受风寒之邪，而致咳嗽，气息粗促，咳痰黏稠，咯吐不爽，痰中带血，血色红紫相兼，口不渴，时有发热，大便偏结，口唇及舌质暗红、苔黄白腻，脉弦滑数。

辨证 痰瘀阻肺，兼挟瘀热。

治法 泄热化痰，祛瘀止血。

处方 蒲公英30g 合欢皮30g 天葵子15g 十大功劳15g 鱼腥草20g 海蛤壳20g 浙贝母15g 南沙参15g 田七粉3g，吞服 大小蓟各10g 炒蒲黄15g 7剂

二诊 患者服药后咯血基本控制，但仍有咳嗽、咯痰、胸闷、气短，口唇转红润，舌质较暗紫、苔白腻，脉弦滑。

处方 继服原方去南沙参，加用夏枯草、桔梗、太子参。7剂。

三诊 咳嗽、胸闷、咳痰缓解，咯血完全控制，稍觉气短，舌淡红、苔腻，脉滑。

处方 续用上方加白术15g，服药30剂后，诸症告愈，继用玉屏风散合生脉散调服半年，随访1年，病未复发。

案5 黄某某，男，54岁，初诊为1995年10月7日。

患者10余年来反复咳嗽，并痰中时有血丝，经X线胸片和支气管纤维镜检查于1972年确诊为支气管扩张（左下）。本次发病前3天因感外邪而诱发咳嗽，以干咳为主，伴咽喉干燥、口臭，给予枇杷止咳糖浆、蛇胆川贝液和复方新明磺，用药3天症状未减，故求治于中医。症见：咳嗽阵作，以呛咳为主，咳时面赤气粗，痰黄黏稠而难于咯出，痰中偶见鲜红血丝，口唇鲜红干燥，口苦而渴，大便秘结，小便偏黄。患者素体肝气偏旺，性情急躁，舌质红苔少，脉弦细数。

辨证 燥热犯肺，灼伤肺络。

治法 清燥救肺，润燥止血。

处方 枇杷叶10g 瓜蒌皮15g 桑白皮10g 北沙参15g 麦冬20g 火麻仁10g 金荞麦根30g 白茅根30g 阿胶珠10g，烊化 藕节炭10g 血余炭3g，冲服 7剂

二诊 咳嗽明显缓解，咯血量减少，大便已不结，其余诸症明显改善，复诊仍以原方去火麻仁，再加丹皮、赤芍以祛瘀宁络。7剂。

三诊 咳嗽及全身症状均消失，舌质仍暗少津、苔薄白，脉弦滑，继以清肝理肺、化瘀通络方药调治，以青黛、枇杷叶、三七粉、川楝子、百合、酥鳖甲、金荞麦根、水蛭，共泛水为丸。每日3次，每次10g，连续服药观察半年，支气管扩张症状未发作，经X线摄片复查，支气管扩张范围有所缩小，肺纹理粗乱亦有改善。

[**按**] 患者咯痰夹血，口唇干燥，舌红少苔，大便秘结。显属燥热炽盛，肺津亏耗之症，故用沙参、麦冬、阿胶珠、火麻仁生津润燥，桑白皮、枇杷叶、金荞麦根、瓜蒌皮宜降肺气，白茅根凉血止血，共收清热润燥、宁络止血之功。燥为六气之一，在四季中为秋季主气，故后世多称为秋燥之气，洪教授治燥邪犯肺，灼伤肺络之咯血证，在咯血止后治燥，推崇刘完素治疗燥证"开通道路"的方法，自拟润燥通络丸药，以宜通经络，使津液得布，则燥证自然得除，在临床上确有一定的指导意义。

（以上医案录自洪广祥治疗支气管扩张验案5则）

肺 痨

（肺结核）

张 锡 纯

（衷中参西，勇创新方）

【医家简介】

参见"喘证（慢性阻塞性肺病、肺气肿）"。

【主要学术思想和主张】

参见"喘证（慢性阻塞性肺病、肺气肿）"。

【验方效方】

○ **方一 参麦汤**

[主治] 治阴分亏损已久，浸至肺虚有痰，咳嗽劳喘，或兼肺有结核者。

[组成] 人参三钱 干麦冬四钱，带心 生山药六钱 清半夏二钱 牛蒡子三钱，炒，捣 苏子二钱，炒，捣 生杭芍三钱 甘草钱半

○ **方二 清金解毒汤**

[主治] 治肺脏损烂，或将成肺痈，或咳嗽吐脓血者，又兼治肺结核。

[组成] 生明乳香三钱 生明没药三钱 粉甘草三钱 生黄三钱 玄参三钱 沙参三钱 牛蒡子三钱，炒捣 贝母三钱 知母三钱 三七二钱，捣细药汁送服

[加减] 将成肺痈者去黄，加金银花三钱。

（摘自《医学衷中参西录》）

【精选验案】

案1 陈林生，江苏浦口人，寓天津一区玉山里，年十八岁。自幼得肺劳喘嗽证。

病因 因其母素有肺劳病，再上推之，其外祖母亦有斯病。是以自幼时，因有遗传性亦患此病。

证候 其证，初时犹轻，至热时即可如常人，惟略有感冒即作喘嗽。治之即愈，不治则两三日亦可自愈。至过十岁则渐加重，热时亦作喘嗽，冷时则甚于热时，服药亦可见轻，旋即反复。至十六七岁时，病又加剧，屡次服药亦无效，然犹可支持也。迨愚为诊视，在一九三〇年仲冬，其时病剧已难支持，昼夜伏几，喘而且嗽，咳吐痰涎，连连不竭，无论服何中药，皆分毫无效。惟日延西医注射药针一次，虽

不能止咳喘而可保当日无虞。诊其脉左右皆弦细，关前微浮，两尺重按无根。

诊断　此等证原因，肺脏气化不能通畅，其中诸细管即易为痰涎滞塞，热时肺胞松缓，故病犹轻，至冷时肺胞紧缩，是以其病加剧。治之者当培养其肺中气化，使之阖辟有力，更疏瀹其肺中诸细管，使之宣通无滞，原为治此病之正则也。而此证两尺之脉无根，不但其肺中有病，其肝肾实亦有病，且病因又为遗传性，原非一蹴所能治愈，当分作数步治之。

处方　生怀山药一两　大甘枸杞一两　天花粉三钱　天冬三钱　生杭芍三钱　细辛一钱　射干三钱　杏仁二钱，去皮　五味子二钱，捣碎　葶苈子二钱，微炒　广三七二钱，捣细

药共十一味，前十味煎汤一大盅，送服三七末一钱，至煎渣再服时仍送服余一钱。

方解　方中用三七者，恐肺中之气窒塞，肺中之血亦随之凝滞，三七为止血妄行之圣药，更为流通瘀血之圣药，故于初步药中加之。

复诊　将药连服四剂，咳喘皆愈三分之二，能卧睡两三点钟。其脉关前不浮，至数少减，而两尺似无根，拟再治以纳气归肾之方。

处方　生怀山药一两　大甘枸杞一两　野党参三钱　生赭石六钱，轧细　生怀地黄六钱　生鸡内金钱半黄色的捣　净萸肉四钱　天花粉四钱　天冬三钱　牛蒡子三钱，捣碎　射干二钱

共煎汤一大盅，温服。

方解　参之性补而微升，惟与赭石并用，其补益之力直达涌泉。况咳喘之剧者，其冲胃之气恒因之上逆，赭石实又为降胃镇冲之要药也。至方中用鸡内金者，因其含有稀盐酸，原善化肺管中之瘀滞以开其闭塞，又兼能运化人参之补力不使作满闷也。

三诊　将药连服五剂，咳喘皆愈，惟其脉仍逾五至，行动时犹觉气息微喘，此乃下焦阴分犹未充足，不能与阳分相维系也。此当峻补其真阴，俾阴分充足自能维系其阳分，气息自不上奔矣。

处方　生怀山药一两　大甘枸杞一两　熟怀地黄一两　净萸肉四钱　玄参四钱　生远志钱半　北沙参四钱　怀牛膝三钱　大云苓片二钱　苏子二钱，炒捣　牛蒡子二钱，捣碎　生鸡内金钱半

共煎汤一大盅，温服。

效果　将药连服八剂，行走动作皆不作喘，其脉至数已复常。从此停服汤药，俾日用生怀山药细末，水调煮作茶汤，少调以生梨自然汁，当点心用之以善其后。

案2　徐益林，住天津一区，年三十四岁，业商，得肺劳痰喘证。

病因　因弱冠时游戏竞走，努力过度伤肺，致有喘病，入冬以来又兼咳嗽。

证候　平素虽有喘证，然安养时则不犯，入冬以来，寒风陡至，出外为风所袭，

忽发咳嗽。咳嗽不已，喘病亦发，咳喘相助为虐，屡次延医，服药不愈，夜不能卧。其脉左部弦细而硬，右部濡而兼沉，至数如常。

诊断　此乃气血两亏，并有停饮之证，是以其左脉弦细者，气虚也。弦细兼硬者，肝血虚津液短也。其右脉濡者，湿痰留饮也。濡而兼沉者，中焦气化亦有所不足也。其所以喘而且嗽者，亦痰饮上溢之所迫致也。拟用小青龙汤，再加滋补之药治之。

处方　生怀山药一两　当归身四钱　天冬四钱　寸麦冬四钱　生杭芍三钱　清半夏三钱　桂枝尖二钱五分　五味子二钱，捣碎　杏仁二钱，去皮　干姜钱半　细辛一钱　甘草钱半　生姜三片

共煎一大盅，温饮下。

方解　凡用小青龙汤，喘者去麻黄加杏仁，此定例也。若有外感之热者，更宜加生石膏，此证无外感之热，故但加二冬以解姜桂诸药之热。

复诊　将药煎服一剂，其喘即愈，又继服两剂，咳嗽亦愈强半，右脉已不沉，似稍有力，左脉仍近弦硬，拟再以健胃养肺滋生血脉之品。

处方　生怀山药一两　生百合五钱　大枸杞子五钱　天冬五钱　当归身三钱　苏子钱半，炒捣　川贝母三钱　白术三钱，炒　生薏米三钱，捣碎　生远志二钱　生鸡内金黄色的捣，钱半　甘草钱半

共煎汤一大盅，温服。

效果　将药连服四剂，咳嗽全愈，脉亦调和如常矣。

案3　罗金波，天津新旅社理事，年三十四岁，得肺劳喘嗽病。

病因　数年之前，曾受肺风发咳嗽，治失其宜，病虽暂愈，风邪锢闭肺中未去，致成肺劳喘嗽证。

证候　其病在暖燠之时甚轻，偶发喘嗽一半日即愈，至冬令则喘嗽连连，必至天气暖和时始渐愈。其脉左部弦硬，右部濡滑，两尺皆重按无根。

诊断　此风邪锢闭肺中，久而伤肺，致肺中气管滞塞，暖时肌肉松缓，气管亦随之松缓，其呼吸犹可自如；冷时肌肉紧缩，气管亦随之紧缩，遂至吸难呼易而喘作，更因痰涎壅滞而嗽作矣。其脉左部弦硬者，肝肾之阴液不足也。右部濡滑者，肺胃中痰涎充溢也。两尺不任重按者，下焦气化虚损，不能固摄，则上焦之喘嗽益甚也。欲治此证，当先宣通其肺，俾气管之郁者皆开后，再投以滋阴培气，肺肾双补之剂以祓除其病根。

处方　麻黄钱半　天冬三钱　天花粉三钱　牛蒡子三钱，捣碎　杏仁二钱，去皮捣碎　甘草钱半　苏子二钱，炒捣　生远志二钱，去心　生麦芽二钱　生杭芍二钱　细辛一钱

共煎汤一大盅，温服。

复诊　将药煎服两剂，喘嗽皆愈，而劳动时仍微喘。其脉左部仍似弦硬，右部

仍濡，不若从前之滑，两尺犹虚，此病已去而正未复也。宜再为谋根本之治法，而投以培养之剂。

处方　野台参三钱　生赭石八钱，轧细　生怀山药一两　熟怀地黄一两　生怀地黄一两　大云苓片二钱　大甘枸杞六钱　天冬六钱　净萸肉五钱　苏子三钱，炒捣　牛蒡子三钱，捣碎

共煎一大盅，温服。

方解　人参为补气主药，实兼具上升之力。喻嘉言谓。"气虚欲上脱者专用之转气高不返"。是以凡喘逆之证，皆不可轻用人参，惟重用赭石以引之下行，转能纳气归肾，而下焦之气化，遂因之壮旺而固摄。此方中人参、赭石并用，不但欲导引肺气归肾，实又因其两尺脉虚，即借以培补下焦之气化也。

效果　将药连服十余剂，虽劳动亦不作喘。再诊其脉，左右皆调和无病，两尺重按不虚，遂将赭石减去二钱，俾多服以善其后。

案4　张耀华，年二十六岁，盐山人，寓居天津一区，业商，得肺病咳嗽吐血。

病因　经商劳心，又兼新婚，失于调摄，遂患劳嗽。继延推拿者为推拿两日，咳嗽分毫未减，转添吐血之证。

证候　连声咳嗽不已，即继以吐血。或痰中带血，或纯血无痰，或有咳嗽兼喘。夜不能卧，心中发热，懒食，大便干燥，小便赤涩。脉搏五至强，其左部弦而无力，右部浮取似有力，而尺部重按豁然。

处方　生怀山药一两　大潞参三钱　生赭石六钱，轧细　生怀地黄六钱　玄参六钱　天冬五钱　净萸肉五钱　生杭芍四钱　射干二钱　甘草二钱　广三七二钱，轧细

药共十一味，将前十味煎汤一大盅，送服三七末一半，至煎渣重服时，再送服其余一半。

复诊　此药服两剂后，血已不吐，又服两剂，咳嗽亦大见愈，大小便已顺利，脉已有根，不若从前之浮弦。遂即原方略为加减，俾再服之。

处方　生怀山药一两　大潞参三钱　生赭石六钱，轧细　生怀地黄六钱　大甘枸杞六钱　甘草二钱　净萸肉五钱　沙参五钱　生杭芍二钱　射干二钱　广三七钱半，轧细

药共十一味，将前十味煎汤一大盅，送服三七末一半，至煎渣重服时，再送其余一半。

效果　将药连服五剂，诸病皆愈，脉已复常，而尺部重按仍欠实。遂于方中加熟怀地黄五钱，俾再服数剂以善其后。

（以上医案录自《医学衷中参西录》）

丁甘仁

（六经分治，内外兼长）

【医家简介】

参见"咳嗽（支气管炎）"。

【主要学术思想和主张】

参见"咳嗽（支气管炎）"。

【精选验案】

徐先生。痰血渐止，咳呛气逆，潮热晚甚，小溲短赤，口干不多饮，左脉弦小而数，右脉滑数，舌苔薄黄。肺经早伤，肝火内炽，风温燥邪乘隙而入，还虑增剧。今拟清燥救肺，清温祛邪。

南沙参　生甘草　霜桑叶　嫩白薇　朱茯神　金银花　连翘壳　冬瓜子　光杏仁　茜草根　川象贝　侧柏炭

二诊　吐血渐止，咳嗽依然，潮热纳少，舌中剥绛，苔薄腻而黄，脉弦细而数。肺阴已伤，湿热酿痰，留恋宿瘀，郁蒸为热，损症根萌已著，非易图治。再拟培土生金，养肺去瘀，未识能得挽回否，尚希明正。

南沙参三钱　抱茯神三钱　淮山药三钱　嫩白薇一钱五分　茜草根二钱　丹参二钱　通草八分　生苡仁四钱　川象贝各二钱　瓜蒌皮二钱　甜杏仁二钱　冬瓜子四钱　生熟谷芽各四钱

（录自《中国古今医案类编肺系病类》）

陈良夫

（精于切诊，清润治肺）

【医家简介】

参见"喘证（慢性阻塞性肺病、肺气肿）"。

【主要学术思想和主张】

参见"喘证（慢性阻塞性肺病、肺气肿）"。

【精选验案】

案1 金女。

初诊　肝气宜疏，肝阴宜养，此不易之治法也。气郁则生火，阴弱则阳浮，痰醒必有咳痰，时或气升头眩，块耕体灼，脉来细滑兼数，舌苔易脱，此由阴阳不充，肝气郁而化火上乘，肺金受灼。拙拟疏降柔养并行不悖，徐图效力。

细生地　女贞子　稽豆衣　紫石英　金铃子　煅石决　川贝母　霍石斛　玉蝴蝶　广郁金　蛤壳　谷芽

二诊　肺为柔金，最畏者火，肝者火之母也，亦为多气多郁之乡。脾与胃皆属土，谓主纳而喜降，脾主运而喜升，一脏一腑为后天之根本，尤关紧要也。平素咳痰间作，偶因失血，咯痰愈粘，气易升逆，耳常鸣响，甚则欠聪，形瘦神乏，便下有时溏泻，杳不思纳，脉来细滑兼弦，苔糙尖光。种种现象，良由肝郁化火，柔金受制，木来乘土，久之而土不生金，此纳呆、便溏之所由来也。且人之气阴，依胃为养，纳食呆滞，则生化之源不旺，腑腑皆失其禀受，形疲神乏，职是之故。拙拟培土以生金，平肝以降火，冀其肺降有权，斯木有所畏，中土不再受侮，庶免积虚成损之虑，特见效殊非易耳。

北沙参　制冬青　甜冬术　稆豆衣　煅蛤壳　原石斛　煅石决　焦白芍　焦谷芽　炙紫菀　盐水炒橘白

三诊　昔人谓土旺则金生，勿泥泥于保肺，金清则木畏，毋亟亟于平肝。昨宗此意立方，投以培土保肺，平肝降火之剂，便溏稍实，而夜分频咳，痰粘气逆，耳仍鸣响，体子灼而手指易震，脉弦细，苔糙光剥。良由阴液不足，肝经气火，化风旋扰，金受火刑，土受木侮，证势频觉淹缠，不易速效，再以前法出入主治。

北沙参　女贞子　川贝母　焦白芍　桑皮　鳖甲　霍石斛　云茯神　稆豆衣　蛤壳　生石决　谷芽　黛灯心

案2　赵男。肺为金脏，最畏者火。心者火之主，肝者火之母也。咳已累月，咯痰黏薄，胸胁均有引痛，体子灼热，午后为甚，迩日又见汗疹，口常干燥，咽喉作痛，形疲神乏，脉来弦滑带数，舌苔花糙尖脱。证由阴液损伤，心肝之火内亢，津液炼为痰沫，有积虚成损之势。考肺胃之阴，津液是也，肝肾之阴，精血是也。咳久痰黏，汗疹频见，肺胃之津液、肝肾之精血，均受损伤矣，治之殊非易易。姑以润养清化主治，从上下并顾，观其动静，然必得咳呛递缓为吉。

霍石斛　麦冬　炙鳖甲　炙桑皮　川贝母　黛蛤壳　女贞　川百合　辰茯神　地骨皮　玄参心　冬瓜子

（以上医案录自《现代著名老中医名著重刊丛书·陈良夫》）

王仲奇
（调理气血，以通为补）

【医家简介】

参见"肺胀（肺心病）"。

【主要学术思想和主张】

参见"肺胀（肺心病）"。

【精选验案】

案1 叶，浦江，四月廿日。

咳呛失血，痰中带红，间有遗泄，腹痛，大便不调，或秘或泻，晡热，盗汗，形瘦，脉濡弦数。肾亏肺伤，肠回拘急，已成劳瘵，冲年尤属可虑，幸勿疏忽。

海蛤粉布包，三钱　金钗斛二钱　香白薇炒，二钱　地骨皮炒，三钱　北沙参三钱　茯苓三钱　罂粟壳钱半　紫菀钱半　款冬花炙，钱半　甘草八分　白扁豆炒，二钱　杭白芍炒，二钱

二诊　四月廿四日，大便较调，腹痛未已，咳呛较减，痰红未净，晡热、盗汗如昔，形瘦、神疲、力乏，脉虚弦数。肺伤肠急，已成劳瘵，冲年尤难治。

海蛤粉布包，三钱　金钗斛二钱　生苡仁三钱　苏芡实三钱　茯苓三钱　白扁豆炒，二钱　香白薇炒，二钱　北沙参三钱　紫菀钱半　罂粟壳钱半　夜交藤四钱　淮小麦三钱

三诊　四月廿八日，咳呛较减，痰红已净，大便较调，腹痛未已，晡热、盗汗未戢，形瘦纳减，力乏神疲，脉濡弦稍数。肺伤肠急，已成劳瘵，前方虽尚安，仍须慎摄为妙。

海蛤粉布包，三钱　白扁豆炒，二钱　香白薇炒，二钱　地骨皮炒，三钱　金钗斛三钱　生苡仁四钱　淮山药三钱　杭白芍炒，二钱　甘草清炙，八分　茯苓三钱　夜交藤四钱　紫菀钱半　罂粟壳钱半

案2 唐，善钟路，四月十八日。

久咳肌肉渐瘦，神疲力乏，声欠清扬，痰曾带血，右卧咳甚而欠逸，脉濡弦。有肺坏叶焦之虑，幸勿疏忽。

海蛤粉布包，三钱　马兜铃炙，钱半　川石斛三钱　野料豆三钱　冬青子三钱　南沙参三钱　木蝴蝶四分　甘草八分　紫菀蒸，钱半　枇杷叶去毛布包，三钱　生苡仁四钱　琼玉膏分冲，四钱

二诊　四月廿四日，声音较亮，卧得转侧，咳呛、痰多，气急如旧未减，腰俞作酸，左胠胁内痛，脉濡弦。仍以保肺，参以强肾，以防肺坏叶焦。

海蛤粉布包，三钱　马兜铃炙，钱半　川石斛三钱　紫菀蒸，钱半　白前钱半　丝瓜络三钱　生苡仁四钱　霜桑叶二钱　粉丹皮炒，钱半　款冬花炙，钱半　续断炒，二钱　枇杷叶去毛布包，三钱　琼玉膏分冲，四钱

三诊　五月七日，腰酸、左肢胁内痛皆已见愈，卧得转侧，喉痛且痒较减，咳呛、痰多、气急如故，声欠清扬，小溲澄澈有粉，脉濡弦。肾亏肺伤，有金碎失音之虑，慎旃切切。

海蛤粉布包，三钱　款冬花炙，钱半　金钗斛三钱　野料豆三钱　冬青子三钱　天

冬三钱　大麦冬二钱　百药煎钱半　木蝴蝶四分　甜百合三钱　干苇茎三钱　琼玉膏分冲，四钱

案3　江，婺源，四月十九日。

脾运委顿，清阳不升，肺苦气逆，肠回拘急，咳嗽已经一载，腹胀，大便溏泻，形瘦，神疲，畏寒，夜寝汗出，脉濡弦。病机入瘵，宜慎勿忽。

生白术二钱　茯苓三钱　益智仁一钱　白果煨，钱半　杭白芍炒，二钱　川桂枝钱半　白扁豆炒，二钱　紫菀蒸，钱半　款冬花炙，钱半　生苡仁三钱　罂粟壳钱半

二诊　四月廿一日，咳嗽乍疏乍数，已经一载，腹胀，食难消受，形瘦容黄，大便溏泻，精神疲惫，惟寝汗畏寒稍愈，脉濡滑而弦。脾钝肠急，肺苦气逆，病机入瘵，未易疗治。

生白术二钱　茯苓三钱　川桂枝钱半　杭白芍炒，二钱　肉果煨，钱半　益智仁炒，一钱　陈六神曲炒，三钱　新会皮二钱　百部蒸，八分　佩兰三钱　罂粟壳钱半　荷叶三钱

三诊　四月廿六日，舒肠运脾，腹胀溏泻较愈，容黄略有津泽，咳嗽未休，仍稍畏寒，脉濡弦。脾钝肠急，肺苦气逆，病机入瘵，仍须慎摄为妙。

生白术二钱　茯苓三钱　川桂枝钱半　杭白芍炒，二钱　白扁豆炒，二钱　益智仁一钱　肉蛤煨，钱半　佩兰三钱　紫菀钱半　百部蒸，八分　生苡仁四钱　罂粟壳钱半　陈六神曲炒，三钱

（以上医案录自《王仲奇医案》）

恽铁樵
（中西汇通，滋阴润肺）

【医家简介】
参见"咳嗽（上呼吸道感染等）"。

【主要学术思想和主张】
参见"咳嗽（上呼吸道感染等）"。

【精选验案】
案1　赵先生，10月9日。

寒热如疟久不愈，前曾吐血，现在仍形寒发热，五月起直至于今，亦仍见咳，喉音哑，不能饮食。此非疟，乃肺痨也。现在病势已臻峰极，法在不救，勉强维持正气，一面以丸药治之，聊尽人事。

归身9g　麦冬9g　杏仁9g　川贝9g　白芍4.5g　炙草1.8g　橘络4.5g　知母3g　炙僵蚕3g

丸药方：獭肝1个研炙　杏仁15g　炒怀药9g　蒺藜9g　虎骨（狗骨代）15g，劈

去髓　天麦冬各9g

上药烘干研末，加新鲜猪脊髓1条，同捣数百杵，酌加炼蜜，丸如绿豆大。每日中、晚、夜半各服10丸，开水下。丸装绢袋内，一佩，一挂房门口，先服佩身者，后服门上者。

[按] 寒热起伏如疟，形寒发热，咳嗽，病似表证。然结合病史，曾有吐血，咳久不愈，当为肺痨，阴虚血燥，损伤肺络则吐血，更见喉音哑，是古人所谓"金破不鸣"者。寒热为卫气与营阴不能协调，温煦开台失职。不能饮食，胃气大衰，阴阳离绝不远，故言"法在不救"。勉强用药，以扶正为先，滋阴润肺。麦冬、川贝、知母滋阴清热润肺，杏仁降气止咳，橘络、僵蚕化痰通络，归、芍养血补血。丸药滋阴药中加獭肝养阴除热，止嗽止血，治虚劳，骨蒸潮热，盗汗，咳嗽咯血，尤为适宜；虎骨（狗骨代）祛风通络，强筋健骨；猪脊髓益髓滋阴，此皆血肉有情之品，较草木之药疗效为佳。二冬、杏仁滋阴润肺止咳，怀山药平补三焦，能补脾养胃，生津益肺，补肾涩精，白蒺藜疏肝泻肺明日，避免药过呆滞。

案2 李先生，3月17日。

脉弦，肤津润，冷汗透衣，手冷及肘，久咳咯痰带血，现在气急。此属肺病，为候已深。其实热非外感，不可用外感药。其肌表已无阳，不得用过凉药。复非补可以济事，故难治。病已无希望，如不药，尚可延七八或十日；若误药，反促其生命。

归身12g　牡蛎9g　炒白芍9g　浮小麦1.8g　天麦冬各9g　五味子12g　湖广子3g土炒　橘络4.5g　苡仁15g　红枣6枚　杏仁9g　瓜蒌霜4.5g

[按] 是亦死证。据案所述，定必有伧医滥施表散辛凉之药剂，是诚不知死活者矣。其冷汗透衣，手冷及肘，卫阳散亡矣，其有热，用磷质自燃以为救济。病已至析骸而炊，易子而食光景，若复误药，经所谓"再逆促命期也"。久咳咯痰带血，肺阴虚血少可知。又见手冷及肘，津润，冷汗透衣，则阳亦大虚。是阴损及阳，阴阳两虚，病重可知。可喜者脉弦，为阳中有阴之象，正气未绝，尚有一线生机。《伤寒论》所谓"脉弦者生，涩者死"。以二冬、五味子、白芍养阴敛肺止咳，杏仁降气，苡仁健脾利湿，橘络、瓜蒌化痰理气，牡蛎、浮小麦止汗。

（以上医案录自《恽铁樵医案》）

黄文东

（活血化瘀，攻邪护正）

【医家简介】

参见"咳嗽（支气管炎）"。

【主要学术思想和主张】

参见"咳嗽（支气管炎）"。

【精选验案】

案1 俞某某，女，31岁，教师。

病史患肺结核3年，伴肺不张，长期用抗痨药物治疗，未见效果。经常咯血、潮热，形体消瘦，故来院门诊治疗。

初诊 1963年5月10日。肺病3年，午后潮热，咳嗽痰稠，右胸隐痛，肝区作胀，面浮神疲，形瘦色萎，不思纳谷，大便干结。舌质淡胖，尖有红刺，脉细。此乃肺脏气阴不足，肝经气火有余，脾胃运化不健。先宜益肺气、健脾胃，佐以肃肺、顺气、清热之法。

炙黄芪9g 炒白术9g 炙甘草3g 杏仁9g 陈皮4.5g 半夏4.5g 蒸百部9g 知母9g 青蒿子4.5g 炙鸡金4.5g

服药后，症状逐步改善。此方连服50余剂。

复诊 1963年9月20日。迭进益气养阴、清肺顺气、调和脾胃之法，低热已平，胃纳较佳，大便正常，但尚不耐劳累，容易引起潮热。近2~3个月来，面色润泽，体重增加10余斤，乃佳象也。咳嗽减而未除，肝区有时作胀，舌淡尖红，脉细，为气阴尚亏之象。再拟滋阴清肺，疏肝和胃之法。

南沙参12g 炙甘草4.5g 桑叶皮各9g 银柴胡4.5g 玄参9g 青蒿9g 白蒺藜9g 海蛤壳12g 白前薇各9g 淡竹茹4.5g 广郁金9g 陈皮4.5g

[按] 本例西医诊断为肺结核、肺不张，中医辨证属"肺痨"范畴。病程较长。初诊时有咳嗽、潮热、胸痛、形瘦纳少等症。当时所确定的治则，除益气清肺之外，以健运脾胃为主。不久，胃纳转旺，体重增加，调治数月，症情显著好转。可说明黄医师重视脾胃为生化之源，对肺病日久，气阴虚而难复者，健脾有助于养肺，确能取得一定的疗效。

案2 钱某某，女，34岁，工人，病史患肺结核多年。

去年6月3日左全肺切除，并作胸廓改形术。术后体虚不复。因服P. A. S引起恶心，停服后胃纳仍差，大便溏泻已久，形体消瘦，体重仅75斤。

初诊 1966年4月9日。左全肺切除已10个月余。大便溏泻日行6~7次，腹中时痛，少腹及肛门坠胀，头胀，失眠，心悸，神疲乏力，不思纳谷，每餐仅一两半。舌苔薄腻，脉细。气阴两虚，肝脾不和，先予健脾柔肝之法。

白芍9g 炒防风4.5g 炒白术9g 陈皮6g 山药9g 炒扁豆9g 白蒺藜9g 丹参9g 炒谷麦芽各15g 5剂

患者系结核病医院住院病人，上方连服14剂。

二诊 4月23日。大便次数减少，但不成形，纳少，心慌，头晕，五心烦热。舌质淡红，苔薄，脉细弱带数。肺脏气阴已亏，肝阳偏亢，脾胃运化不健。治以调理肺脾为主，佐以平肝潜阳之法。

党参9g 炒白术9g 制香附9g 春砂壳4.5g 陈皮6g 生扁豆9g 牡蛎15g 灵磁石15g 14剂

三诊 5月7日。近来大便成形，胃纳增加，每餐约二两余，阴虚潮热之象渐减，脾胃运化较前健旺，乃属佳象。再予滋阴清热，调理脾胃。

北沙参9g 麦冬9g 生扁豆9g 青蒿9g 白薇9g 丹参9g 陈皮6g 春砂壳4.5g 7剂

[按] 此例术后体重未复，气阴两虚，脾胃功能不健。初诊先从大便溏泻着手，故用痛泻要方加入山药、扁豆等健运脾胃之剂；转方再以调理肺脾为主，使胃纳增加，大便成形，正气渐复，病有向愈之机。然后对阴虚潮热方面，加入滋阴清热之药，与调理脾胃之法同用，以免引起脾虚腹泻之症。

案3 周某某，女，24岁工人。病史1964年因咳嗽日久不愈，作X线检查，发现右中肺结核空洞，2年来经抗痨药物治疗，空洞已关闭。

初诊 1966年4月23日。近数月来经常咳血，量虽少而缠绵不止，有时血色粉红，有时呈咖啡色，有时为血丝，面萎少华，近日咳嗽不多，经临腰酸，胃纳尚好。舌质淡青，苔腻，脉细，为阴血不足，络有宿瘀之象。治以养血化瘀，佐以止血之法。

当归9g 丹参9g 赤芍9g 生甘草3g 天门冬9g 侧柏炭9g 茜草根9g 炒蒲黄4.5g，包 藕节5枚 4剂

二诊 5月7日。服药后咳血已减，续服前方8剂。近1周来咳血已止，再服原方5剂以巩固疗效。

[按] 对咳血之症，由于肺热引起者，一般用清肺治咳，凉血止血之剂，可以见效。但络有宿瘀者，往往缠绵难愈。本例舌质淡青，咳血有时呈咖啡色，为宿瘀停留之征。瘀血不去则新血不能归经，故用活血化瘀为主，滋阴止血为佐。病情较重者，可以扩大其剂，选用大黄、花蕊石等祛瘀止血之品。

案4 徐某某，女，21岁，工人。

患右上肺结核有小空洞病已数年。1966年10月起，发热1个月左右，夜有汗出，至今数月未止。1967年5月20日初诊。患肺结核经抗痨治疗已久。曾于去年10月发热1个月左右，卧即觉热，热则汗出，已有数月，肝区觉痛，饮食二便如常。舌质淡，脉细带数。肺气已虚，外卫不固，津液外泄为汗，汗不止则阴液愈伤。治以益气固表，养心敛汗之法。

黄芪12g 白术12g 炙甘草4.5g 麦冬9g 五味子4.5g 青蒿子9g 白薇9g 煅牡蛎50g 煅龙骨15g 淮小麦50g 糯稻根50g 6剂

二诊 5月27日。服药后汗出减少，肝区痛减轻。此次月经过期已半月，少腹作胀，大便不畅。舌质淡，苔薄白，脉细带数。气阴已亏，兼有气滞瘀阻之象。再

与前法加减。

黄芪 9g　白术 9g　炙甘草 4.5g　当归 9g　青蒿子 9g　白薇 9g　煅牡蛎 50g　淮小麦 15g　茺蔚子 12g　制香附 9g　6 剂

案 5　韩某某，女，47 岁工人。初诊 1967 年 12 月 5 日。

右上肺切除后（本月 1 日手术），日间汗出甚多，夜则减少，在头胸部为甚。头昏，泛恶，口淡无味，纳食每餐二两，腹痛大便稀薄，日行 3～4 次，夜不安寐，月经超前，白带较多。舌苔薄黄，脉细。肺气已虚，表卫不固，脾胃不健，冲任失调。治以益气固表，而补脾肾之法。

炙黄芪 9g　党参 9g　炒白术 9g　茯苓 9g　炒诃子 9g　煨肉果 9g　淮小麦 50g　糯稻根 15g　煅龙骨 15g　煅乌贼骨 12g　炙甘草 3g　6 剂

二诊　12 月 11 日。汗出仍多，头昏，纳食无味，腹痛大便稀薄，每日 3～4 次。舌质淡，苔薄腻，脉细弱。肺虚表卫不固，脾胃虚寒，运化不健。再拟益气固表，温中健脾之法。

炙黄芪 12g　党参 9g　炒白术 9g　炙甘草 3g　炮姜 3g　熟附子 9g　煅牡蛎 50g　淮小麦 50g　红枣 6 枚　6 剂

三诊　12 月 17 日。服前方后汗出已少，腹痛大便稀薄均减。原方续进。

[按] 4、5 两例，均系结核病医院住院病人，经过抗痨治疗或手术以后，因肺气虚弱，表卫不固而致汗出过多，或脾胃不健，阳气渐衰而致大便溏泻。类似这种情况，较为多见。故采用益气固表，健脾温中之法，如牡蛎散、附子理中汤等方加减，见效甚著。如果病势发展由肺脾而及于肾脏以致阴阳俱虚，又须用补养肾阴，扶助肾阳等法，对方药的选择，尤为重要。正如《理虚元鉴》所说："治虚有三本，肺、脾、肾是也。"确是治疗肺痨病的经验总结。

（以上医案录自《黄文东医案》）

陈苏生
（一本二分，三辨四审）

【医家简介】
参见"咳嗽（上呼吸道感染等）"。

【主要学术思想和主张】
参见"咳嗽（上呼吸道感染等）"。

【精选验案】
丁某，女，22 岁，交通厅工作，1967 年 8 月 15 日初诊。

有反复咯血史，未找到原因，1963 年在区结核病医院作支气管造影诊断为支气管内膜结核，按结核病治疗，咯血得愈。今年 8 月参加夏收，咯血又发，4～5 天未止，痰血相混，胸膺痞满，气滞不畅，舌净、尖红，脉细数。

紫菀 9g　沙参 9g　贝母 12g　知母 9g　甘草 6g　郁金 9g　百部 9g　车前草 12g　仙鹤草 12g　蛤壳 15g　龙骨 15g

七厘散 1 小瓶分 4 次服。3 剂咳血止，胸舒，再 3 剂愈。

（录自《中国百年百名中医临床家丛书·陈苏生》）

王正公
（攻病宜早，达邪务尽）

【医家简介】

王正公（1912～1991），江苏省昆山县人。主任中医师。出身于中医世家，曾祖父王济堂，祖父王绥之，父亲王慰伯，均为昆山名医。幼承家训，年 14 即从父习医，22 岁自设诊所开业。抗日战争斯间迁沪行医。曾任上海市第二人民医院中医科主任。擅长中医内儿科，对外感温热病和内科杂病如痰饮、哮喘的治疗，有独特之处，尤以善用张子和汗吐下三法治喘著称。

相关著作：《正斋医稿》（上册）、《哮喘与慢支的防治和康复》。

【主要学术思想和主张】

王正公认为"伤寒温病一炉共治，新感伏邪在于辨证"，尤推崇张子和六门三法，主张"攻病宜早，达邪务尽"。强调风为百病之长，首创"寒乃六淫之首"，更重"肺喜温而恶寒"之论。

【医论医话】

对肺结核咯血的病机，依据《内经》"阳络伤则血外溢"的观点，认为是"肺虚络损"所致，但是更重要的在于整体的阴阳、气血、脏腑。经络的机能失衡，特别是与阴阳的偏胜关系更大。可用"阴虚阳亢、气升血溢"来概括。制止肺结核的咯血，应以滋阴潜阳、平降气火，镇其亢逆为主。

（摘自《王正公论肺病》）

【精选验案】

案 1　苏某某，女，30 岁。

患者于 1951 年发现右上肺结核。1952 年胸膜积液。1953 年起即反复咯血，以抗痨药物治疗。此次于 1961 年 12 月 25 日夜 9 时，开始感心悸气急，咳嗽，痰血，旋即大口咯血，血色鲜红，量达 400mL 左右。X 线胸片显示为：左肺中部浸润型肺结核，有肺下部继发感染，左胸外侧胸膜增厚。痰菌阴性。

病案　大口咯血，咳呛气促，面红颧赤，潮热盗汗，胸闷噫气，纳减便艰，脉细数，舌光绛而剥；肺之阴亏虚，络损血溢；宜进滋水清金、育阴潜阳。拟参麦六味合二至丸加减。

处方　南北沙参　天麦冬　大生地　淮山药　白芍　肥玉竹百部　枇杷叶　茅根　藕节　墨旱莲草　女贞子

经上述治疗后，咯血得止，调治1个月出院休养。

案2　俞某某，女，28岁。

患者于1956年因慢性咳嗽兼有咯血，经检查发现左上肺浸润型结核，伴有空洞存在；于1961年8月17日突然咯血，据述咯血有半痰盂之多，在急诊时又咯血约500mL，血色鲜红，当即住院，入院后仍反复咯血，最多一天量达1200mL，痰菌阴性。

病案　咯血不止，量多色鲜，咳嗽气短，身热盗汗，纳呆便秘，小溲短赤，午后火升颧红，舌淡白，脉来弦数，木火型金，肺络受损，血溢气衰，犹防蜕变，欲止其血，先降其逆，即拟柔肝镇逆，佐以保肺宁络。

处方　旋覆花　代赭石　细生地　茜草根炭　鲜侧柏叶　墨旱莲　藕节　鲜茅根　左牡蛎　料豆衣　谷芽　麦芽

移山人参，参三七，蒲黄三味研末，另吞。蚕豆花露代茶。

药后咯血渐少，痰血7天后消失，咳嗽亦稀，舌净质转红，脉弦数亦减，仍宗上方加减，治疗月余，好转出院。

案3　张某某，男，67岁。

过去曾有咯血史，于1960年2月体检时发现浸润型肺结核，伴有空洞形成，经抗菌素及化学药物治疗，于本年10月1日因忿怒动气，又突然咯血，量约750mL，痰菌阴性。

病案　脉象弦劲，苔黄腻，舌质绛，咯血色鲜，面红唇干，身热咳呛，胸肋掣疼，头胀而晕，便秘溲赤，病由郁怒伤肝，肝火上逆，肺络受伤。《内经》云，"阳络伤则血外溢"，加之肠胃积热，助长气火上亢；拟降气镇逆、清热平肝，佐以通腑化瘀之品。

处方　生川军　淡黄芩　生山栀　杭菊花　桑叶　生代赭石　生赤芍　粉丹皮鲜茅根

另：羚羊角粉1.5g，用蚕豆花露过服。

药后腑气下行，肝火抗逆之势较平，咯血已止，痰瘀未净，舌绛较淡，苔黄化薄，脉象弦劲亦减。仍与前意出入。

处方　细生地　南沙参　粉丹皮　生山栀　墨旱莲　藕节　生石决明　茜草炭钩藤　旋覆花　代赭石　鲜茅根

经治疗后，5天后咯血停止，14天后痰红消失。治疗月余出院。

案4　顾某某，男，55岁。

患者于1956年发现浸润型肺结核，左侧伴有气胸；近4日来连续咯血有2000mL左右，这一次的大咯血，致口唇指甲紫绀、呈窒息状态。痰菌阴性。

病案 脉细微欲绝,舌质淡,苔薄黄;咯血不止,气急息促,面唇紫,肢冷鼻煽;肺络内损,血溢气脱,病情危急;急拟大剂益气固脱,以挽危急。

处方 移山参 黄芪 五味子 麦冬 炙甘草 生地 熟地 怀牛膝 紫丹参

另:别直参 15g,参三七 3g,共研末,分 3 次吞服。

经治疗后,至第 4 天咯血基本停止,至 12 天痰血消失,一般症状亦见改善,于 1961 年 4 月 25 日出院。

(以上医案录自《王正公论肺病》)

邓 铁 涛
(重脾胃,倡五脏相关)

【医家简介】

参见"肺胀(肺心病)"。

【主要学术思想和主张】

参见"肺胀(肺心病)"。

【验方效方】

○ **方一 阴虚劳热型(张锡纯资生汤)**

生山药 30g 玄参 15g 白术 9g 生鸡内金 6g 牛蒡子炒捣,9g 热甚者加生地黄 15～18g

○ **方二 气血瘀阻型(张锡纯十全育真汤)**

党参 12g 怀山药 12g 知母 12g 玄参 12g 生龙骨 12g 生牡蛎 12g 丹参 6g 三棱 4.5g 莪术 4.5g

○ **方三 大咯血型**

梅花针叩击人迎穴,每侧 1～2 分钟,并用童便冲服止血散,煅花蕊石 2 份,白及 2 份,血余炭 1 份,共为细末,每服 3g,每日 3 次服

(摘自《邓铁涛医案与研究》)

【精选验案】

20 世纪 60 年代在顺德陈村公社治一老翁,咯血甚多,已 2 天,面与皮肤色如黄蜡,人瘦甚,患肺结核多年。面色尚有华色,唇淡,舌淡胖嫩、苔薄,脉芤数。乃嘱取其孙之中段尿送服止血散 3g 许,教其家人用梅花针叩击人迎穴,每日 3 次。中药处方用八珍汤加白及、侧柏叶、阿胶。3 日而血渐止。

(录自《邓铁涛医案与研究》)

万友生

（寒温统一，西为中用）

【医家简介】

万友生（1917～2003），男，别号松涛。江西省新建县西山乡人，全国著名中医专家。幼从饱学儒士习文十载，爱好书、画、诗、棋。长而奉父命继承祖业学医，就读于江西国医专修院。曾任江西省中医进修学校、江西中医专科学校和江西中医学院教导副主任，内科和伤寒温病、热病教研室主任，江西省中医药研究所所长、江西中医学院教授、主任医师等职。善取西医及现代科学之长，为我所用。

相关著作：《伤寒知妥》、《寒温统一论》、《热病学》等。

【主要学术思想和主张】

万友生治学崇尚张仲景《伤寒论》和吴鞠通《温病条辨》，兼采上自《内经》、《难经》，下及历代寒温各家学说之长，倾毕生精力研究中医理论，提出寒温统一的外感热病理论体系，极力倡导寒温统一。对当代中医界新人新作十分注重，认为中医学只有不断地革新前进、才能跟上现代科学发展的步伐，对人类作出更大的贡献。

【医话医论】

中医认为肺结核病是因肺脏阴阳失调而结核菌肆虐所致。一般来说，中医治病主要着眼于内在的正气失调，而把外来的邪气（细菌等）干扰放在次要地位，认为只要正气恢复，抗力充足，邪气就无立足之地，故须在扶正基础上祛邪。因此，中医诊治肺结核病，着重调整肺脏阴阳。但既要看到气虚、阴虚和气阴两虚的正虚方面。也要看到火亢、痰阻和血瘀的邪实方面，治法应在益气、养阴的前提下清火、祛痰、化瘀。同时还要看到本病病机常常由上焦肺传入中焦脾以至下焦肾，而伤及先后天之本（尤其是后天之本的脾），必须从脾肾扶正培本（尤其是"补土生金"法），才能提高疗效。

（摘自《万友生医案选》）

【精选验案】

案1 丁某某，男，61 岁。1961 年 6 月 14 日初诊。

久患肺结核，骨蒸寒热不已，寐则盗汗淋漓，咳嗽痰多，不思饮食，神疲肢倦，少气懒言，大肉尽脱，卧床不起，脉虚细数。投以六君子汤加味。

党参 15g　白术 10g　云苓 15g　甘草 30g　黄芪 15g　京半夏 15g　炙陈皮 10g　银柴胡 15g　地骨皮 15g

连服 3 剂，骨蒸寒热解除，胃纳渐开。但盗汗仍多，复诊守上方去银柴胡、地骨皮，加生龙骨、生牡蛎各 15g。患者坚持此方服用半年多，日益食增神旺，终至病愈体丰。

案 2 许某某，男，28 岁。

久患肺结核病，时轻时重。去年 7 月咳痰带血，经治血止而咳不止，12 月在医院检查，发现右肺中下部有透光区。今年 1 月间又咳痰带血而色紫量多，并伴有低热、盗汗，持续半月咳始止，现仍干咳不已，胸部闷痛，气短，尿黄，大便干结，胃纳尚可，舌红，脉细弱。

甘草 30g 百部 15g 百合 15g 沙参 15g 山药 15g 桔梗 15g 白及 30g 合欢皮 30g 党参 15g 云苓 15g 紫菀 15g 冬花 10g 橘络 10g 丝瓜络 10g 白果 15g 核桃肉 15g

二诊 5 月 9 日。初服上方 5 剂，咳嗽胸痛基本解除，继进 10 剂而诸症消失，自觉病愈，因而停药，至 3 月中旬，因劳累过度，又咳痰带血，但量较少而色鲜红，3～4 天即自止，现惟劳动时稍感胸痛气促，休息即自缓解，有时干咳、低热、盗汗、尿黄，眠食舌脉正常，仍守上方再进。

三诊 1976 年 2 月 21 日。再进上方 35 剂，诸症又渐消失，但在劳累时稍感胸痛气促。去年 10 月间在医院透视拍片复查，发现原有右肺中下部透光区已消失，但两肺上中部仍稍有阴影，因嘱仍守上方长服以巩固疗效。

案 3 杨某某，男，30 岁。

久患肺结核病，咳痰胸痛，午后颧红，手足心热，咽喉口舌干燥，肌肉消瘦，舌红，脉细数。

甘草 30g 百部 15g 百合 15g 桔梗 15g 沙参 15g 天冬 15g 麦冬 15g 橘络 5g 丝瓜络 5g

患者坚持服用下方 60 余剂，咳痰胸痛全除，体重增加 8kg，经过胸透复查，病已基本痊愈。

[按] 今就上述治验三例分析之：例 1 虽属肺结核病，而且发展到肺肾两虚，金水不能相生，以致骨蒸寒热不已，寐则盗汗淋漓，脉象细数而虚；但因病久损及脾胃，土不生金，以致咳嗽痰多，不思饮食，大肉尽脱，神疲肢倦，气少声低。由于病机关键在脾，故采用"补土生金"法，投以六君子汤加黄芪、银柴胡、地骨皮 3 剂，而寒热顿除，坚持半年而病愈体丰。这里还须指出的是，当本病已传脾时，大都是用参芪为主药的"补土生金"法，但如已由气虚发展到阳虚时，又当大胆采用姜附为主药的"补土生金"法。例如有一妇人，患肺结核病年余，肌瘦面白，午后潮热颧红，子夜后至天明热渐退而身凉肢冷，咳痰稀而多，不思饮食，大便时溏，脉象微弱。前经数医多方治疗无效。后由一医毅然采用附子理中汤，连服 3 剂，诸症大减，调理 1 个月，竟获痊愈，即其明证。例 2 病属肺脏气阴两虚（偏于阴虚）

所致。由于肺脏阴虚火亢，时伤血络，故常见咳血、低热、盗汗、尿黄、便结、舌红、脉细；由于肺气亦虚，故见气短；由于肺气失宣，肺络阻塞，故见胸部闷痛。但因肺阴偏虚，故干咳时多，病未传脾，故胃纳尚可。因此，方用百合、沙参、山药以润养肺阴，党参、白果、核桃内以固补肺气，桔梗、甘草、紫菀、款冬花、橘丝、丝瓜络、百部、合欢皮、云苓以开肺通络，化痰止血。此方初服5剂，咳嗽胸痛即基本解除，继进10剂而诸症消失。后来虽因停药过早而病稍复发，但再进上方35剂，不仅临床症状全除，而且胸透复查原有病灶消失。因嘱仍守上方长服以巩固疗效。例3系属肺脏阴虚，肺络阻塞所致。故现咳痰胸痛，午后颧红，手足心热，咽喉口舌干燥，肌肉消瘦，舌红，脉细数等症。方用百合、沙参、天冬以润养肺阴，桔梗、甘草、百部、橘络、丝瓜络以开肺通络，化痰止咳。患者坚持服用此方60余剂，临床症状全除，体重增加8kg，并经胸透复查，病已基本痊愈。

这里须加说明的是：①我之所以重用甘草治肺结核病，是以《金匮要略》所附《千金》甘草汤治上焦虚热肺痿为根据的。徐忠可注："肺痿之热由于虚，则不可直攻，故以生甘草之甘寒，频频呷之，热自渐化也。"若治上焦虚冷肺痿，则宜用甘草干姜汤（炙甘草配炮干姜）以温之。有一老友，是某医院内科主任，他告诉我曾用一味甘草流浸膏治愈过一些服西药无效的肺结核病，值得重视和研究。现代药理研究证明，甘草具有多方面的重要作用。如在呼吸系统方面，能镇静止咳（中枢性）和解痉平喘（支气管痉挛）；在消化系统方面，能解痉（肠管平滑肌）止痛和抗溃疡病；在心血管系统方面，能升高血压和降低胆固醇；在内分泌系统方面，具有肾上腺皮质激素样作用。此外，还能抗菌（结核杆菌、金黄色葡萄菌、大肠杆菌、阿米巴原虫及滴虫）、抗炎（关节炎）、退热、解毒（药物中毒、食物中毒、体内产物中毒）等。②百部为治肺结核要药。现代药理研究证明，百部对结核杆菌有抑制作用，但此药味苦，攻而不补，肺结核的虚证宜慎用。不可因为现代药理研究证明它有抑制结核杆菌作用就不辨寒热虚实而滥用之。否则，不但难以收到预期的疗效，反有可能引起不良的后果。③百合性味甘平（微寒），为润养肺阴的要药。近代医家对阴虚内热的肺结核病，大都喜用百合固金汤（百合、甘草、桔梗、贝母、生地、熟地、沙参、麦冬、当归、白芍），确有良效。但必纯属阴虚内热者才适宜，若属气阴两虚者则应适当加减。若属脾气虚甚至阳虚者又当禁用。

这里附录一例用"回龙汤"治愈的肺结核病案以供参考：

患者吴某某1987年2月18日来信说："2月16日《江西日报》'新春寄语'中见到您的大名，使我很高兴。回忆四十年代，我16岁在泰和县学徒时，身患肺结核病，当时虽可凭'难民证'到省医院治疗，但治一年多，病情有增无减，透视后大夫说到了晚期，这时我悲观失望。后因事去吉安，经吴某某介绍，请您诊治，吃了几帖中药，因我不能长期留在吉安治病，您根据我的情况嘱我长服"回龙汤"，也可以治此病，既方便，又有效。但学徒期间，利用别人的尿不可能，只好用自己的尿，初时一个月内，犹豫不决，服不下去，后想到您的医德和医术，坚定了我的信心，一直服了14个月，18岁去透视过一次，肺结核病已经钙化，至今没有复发过。今见报，知您尚在执教，特向您汇报一下，此方很有作用。"

（以上医案录自《万友生医案选》）

唐步祺
（服膺郑氏，推崇附子）

【医家简介】

参见"咳嗽（上呼吸道感染等）"。

【主要学术思想及主张】

参见"咳嗽（上呼吸道感染等）"。

【医论医话】

肺痨在中医学文献中，统属于虚痨门，亦有称为痨瘵，骨蒸或劳咳者。其病位虽在肺脏，而证状则遍及全身，五脏六腑俱能受影响，以致全身衰弱，愈到后期，愈难治愈。肺痨病证状虽多，主要为咳嗽、失血、潮热、盗汗几项，故对证治疗，应以平咳止血，退热敛汗为重点。而染此病者，又多由于气血虚衰。故历代医家，亦多本阴虚阳虚，按证论治。凡病势进展，证见干咳少痰，痰黏稠而黄，甚或带血、咯血，口燥咽干，潮热盗汗，心烦失眠。舌质红绛。脉细数者。是属阴虚火动，治宜清金、降火、益水、滋阴，六味地黄汤加减治之，月华丸加减亦治之。如现面色㿠白，手足不温，食少便溏，气短，浮肿，咳剧痰多。苔白。脉细弱。治宜健脾、温肾、补益气血，可用人参养荣汤加减治之。如阴损及阳，阳损及阴，以致阳不化水，阴不化气，阴阳两虚之证，宜用金匮肾气丸治之。如咳剧痰多，痰如鼻涕，或青或绿，腥臭难闻，或痰中带血，甚至咳血，吐血，呼吸困难，面黄肌瘦，子午潮热，困倦嗜卧，少气懒言。舌质淡白，无苔而润，或苔白腻。脉沉细或浮大而空。则应扶阳固本，四逆汤治之。设若虚火上炎，牙龈疼痛，口唇糜烂，但不渴，加入童便引热下行，则虚火可治。如咳痰费力，气逆作喘，吐痰胶黏而臭，带青绿色，咽喉肿痛。舌苔白润而滑。脉现沉细者。上方加茯苓、肉桂治之。如其潮热骨蒸，日晡尤甚，手足心常热，身心烦躁，或热象一张一弛，稽留不去，吐痰青色，结成顽块，凝塞喉间，用尽力气，始能吐出，则宜茯苓四逆加术汤治之。如兼感寒邪，则咳嗽加剧，周身疼痛，尤以腰背痛为甚。舌苔白腻。脉现浮紧而细数无力，新订麻黄附子细辛汤治之。俟其寒去，再参照以上诸方，对证治疗。

（摘自《咳嗽之辨证论治》）

【精选验案】

案1 王某某，男，45岁，工人。

患者害咳嗽、吐血病，经西医检查为肺结核，中医诊断为阴虚火旺，伤肺致咳、吐血。中西医治疗已5年，初时尚能勉强参加劳动。近1年来，日益加重，逐渐卧床不起。10天前，曾大吐血2次，每次约一大碗，病势垂危。

患者身体消瘦，面色萎黄，憔悴无神，两颧突出，有时发赤，多在午后。肌肤苍白，两耳干枯，耳鸣。两足发烧，虽冬季晚上足部亦不盖棉被，但其他部分怕冷。口干，而不思饮茶水。每隔2~3日遗精一次，多不自觉。小便黄浊胀痛，尿完后滴精几点，亦痛。大便正常，咳时气紧，自觉左肺气往上冲，有时可以隐约听着左肺水响，一咳连续十数声，甚至数十声，胸背弯曲，吐痰多白泡沫涎痰，或痰中带血。饮食不减，每餐可吃半斤米饭，喜油脂食品。舌质淡白，苔白腻如石灰色。脉洪大有力，但又非重按即无之虚象。综合以上症状，为阳虚火衰，幸饮食未减，脾胃未败，为可喜之征。先以轻剂四逆汤治之。

制附片31g　干姜15g　炙甘草15g

尽剂后，并未因服辛热药味而咳嗽加剧或吐血。上方加倍剂量治之。

制附片62g　干姜31g　炙甘草31g

连服2剂，自觉嘴唇干燥，牙龈痛，另无其他不良反映。此属虚火上冲，加童便入药，引虚火下行。

制附片62g　干姜31g　炙甘草31g　童便引

又服2剂，虚火之现象平，复就上方去童便引，加葱白通达内外之阳。

制附片62g　干姜31g　炙甘草12g　葱白124g

尽2剂后，咳嗽有所减轻。咳时两胁作痛，精神略现好转，已能起床，自觉左肺有水响声，水气往上冲涌，加茯苓通阳利水止咳。

制附片62g　干姜31g　炙甘草31g　茯苓24g

上方连服5剂，小便由黄浊变为清亮，便后亦不滴精。咳嗽减轻，两颧已不发赤和潮热，脚心烧热减退。但服第5剂药时，吐血甚多，血色乌红，此瘀血在内，经热药之蒸化而吐出，观血色自明。急用大剂甘草干姜汤，化血止血而宁咳。

炮姜炭62g　炙甘草62g

连服2剂，瘀血即无，病势更减轻。改用四逆汤加上桂扶肾阳以止咳。

制附片62g　干姜31g　炙甘草31g　上桂9g

又服2剂，连前共服16剂，时间达1个月，潮热烧热全退，1个月内仅遗精3次，咳嗽减轻，泡沫痰亦少。但感觉困倦无力，精神不振，左肺之气往上冲涌。患者欲病速愈，请重用计量。上方分量倍之，加生姜散表寒。茯苓通阳利水。白术燥湿健脾。桂枝治冲逆之气。

制附片124g　干姜62g　炙甘草62g　上桂12g　生姜124g　茯苓24g　白术24g
桂枝31g

服药3剂后，诸证又减。从滴精遗精来看，病根在肾，肾不纳气，封髓丹治之。

黄柏15g　砂仁9g　炙甘草6g

又服3剂，继续用潜阳丹纳气归肾。

制附片62g　砂仁12g　龟板9g　炙甘草24g

又服3剂，诸证更减。继续用封髓、潜阳两方，缓姜、附之峻烈也。病者至此，已能从事轻微劳动。咳嗽时，总觉左肺水气上涌，恶寒，复以大剂四逆汤加味治之。

制附片250g　干姜124g　炙甘草124g　生姜250g　茯苓31g　白术31g　桂枝31g　上桂12g

服药3剂。在第3剂时，因服药过多，卧床呕吐清水涎沫不止，气若欲断，两眼发黑。此胸膈间积聚痰饮，由呕吐而出，经过3~4个小时，呕吐即停，自觉比未吐时清爽。但仍咳嗽，吐痰很少。用苓桂术甘汤加味治之。

茯苓15g　桂枝15g　白术15g　甘草12g　半夏18g　生姜31g

连服2剂，以缓大剂四逆之烈。仅微咳，嘱其锻炼身体，注意营养调理。

案2　李某某，女，47岁，店员。

患者于5年前生病，初起时感觉精神疲乏，微咳、气紧、心累心跳，咳时吐泡沫清痰，经医院诊断为肺结核，服中西药治疗无效，反日趋严重，现卧床不起，病势垂危。诊断时由两人搀扶而出，不能站立，身体消瘦，面色蜡黄（一般称带土色），虚怯无神，两颧突出，有时发赤，特别怕冷，两足及背心犹如泡在冷水中，但晚上偶而脚心发烧，咳嗽时气喘促，吐青绿色涎痰，带腥臭味，有时痰中挟血丝或小血块，两胁胀痛，胸腹痞满，饥不思食，最近每天只能吃两个鸡蛋花，嘴唇乌黑，起干裂，口虽干而不思饮水，头晕痛，一身重痛，虚烦不眠。舌质淡白，苔白滑。脉沉细欲绝。种种证状，皆现阳不足，由阳虚而成肺痨。现外感寒邪，直中三阴，先以新订麻黄附子细辛汤发表温经，散寒止咳。

麻黄9g　制附片31g　细辛3g　桂枝15g　生姜24g　甘草24g

尽剂后，无丝毫不良反映。患者过去所服中药，皆清凉宣散，养阴清热之剂，今服辛热药味而病现平稳，即为对证，原方加重剂量。

麻黄9g　制附片62g　细辛3g　桂枝24g　干姜31g　生姜62g　甘草31g

尽剂后，上方加葱白124g，通达内外之阳。又尽1剂，咳嗽减轻，晚上较能安眠，仅一人搀扶即可出外诊病，四逆汤加麻黄治之。

制附片62g　干姜62g　炙甘草62g　麻黄12g

尽1剂后，病势又有减轻，但咳时吐血，血色乌黯，虽吐血而精神反较以前好；虽未吃油脂而反思饮食，已能吃二两粮挂面。所吐系瘀血，因服辛热药味将瘀血蒸化吐出，改用甘草干姜汤加血余炭以止血化血消瘀血。

炮姜炭62g　炙甘草62g　血余炭31g

服药1剂后，吐血即止，上方加附片、麻黄治之。

炮姜62g　炙甘草62g　血余炭62g　麻黄15g　制附片62g

连服 2 剂, 能到寝室外休息, 增至每餐能吃二两米饭, 面容由蜡黄无神逐渐转为略现红润, 全身已不重痛, 咳喘都减轻, 清泡沫痰, 两脚不发潮热, 舌质淡红, 苔白润, 脉微细, 此寒邪未尽, 四逆汤加味以温里祛寒。

制附片 62g　干姜 31g　炮姜 62g　炙甘草 62g　茯苓 31g

尽剂后, 上方加细辛、吴萸治之。

制附片 62g　干姜 31g　炮姜 62g　炙甘草 62g　茯苓 31g　细辛 3g　吴萸 12g

连服 2 剂, 面部及两膝以下肿胀。当告诉病家, 服热药而现肿胀, 此邪将去, 佳兆。虽见浮肿胀满, 面精神未衰, 饮食反增。改用附子理中汤去参加桂, 扶阳逐阴。

制附片 62g　干姜 62g　白术 31g　桂子 15g　炙甘草 62g

尽剂后, 面部浮肿消, 面容转红润, 咳时喉管发痒, 觉气往上冲, 此加有外感, 四逆汤合解表药治之。

制附片 62g　干姜 62g　炙甘草 62g　桂枝 31g　紫苏 12g　防风 15g　香附 15g

服 1 剂后, 外感风邪去, 微觉头晕, 腰背胀痛, 寒邪未尽, 新订麻黄附子细辛汤治之。

麻黄 9g　制附片 62g　细辛 3g　桂枝 31g　生姜 62g　甘草 62g

又尽 2 剂, 头晕、腰背胀痛、两脚肿皆痊愈, 仅微咳, 能自己做饭吃, 每餐吃三两米饭。病者服热药多, 恐热甚伤津, 参枣汤治之。

党参 31g　枣仁 15g　甘草 15g

连服 2 剂, 基本痊愈, 惟大病久病之后, 气血大衰, 附子理中汤加味。

制附片 31g　党参 31g　炮姜 31g　白术 31g　炙甘草 31g　当归 15g　黄芪 31g　大枣 31g

连服 2 剂, 晚上睡眠好, 饮食更增, 一切有如好人, 但总觉做一点事就心累跳, 仍以附子理中汤加味善其后, 巩固疗效。

制附片 31g　党参 31g　炮姜 31g　白术 31g　炙甘草 31g　当归 15g　黄芪 31g　茯神 18g　远志 18g　大枣 31g　白芍 18g　淮山 18g

连服 2 剂, 即停服药。当嘱其注意饮食调护, 忌吃生冷瓜果, 及用冷水洗衣等。

3 个月后, 遇其爱人于途中, 据称: 病愈后一切正常, 现已能操持全家六口之家务劳动。

案 3　何某某, 男, 35 岁, 农民。

患者于 1960 年患肿病, 时肿时消, 直至 1963 年肿病告愈。又隔 1 年, 因淋雨感冒咳嗽。初服银翘、桑菊之类方药, 而咳日甚。继进补益之剂, 反而咳不出痰, 一咳连续一二十声, 日益加重。改请西医诊断, 经照片检查, 确诊为肺结核, 治疗半年, 亦无效。

患者身体瘦削, 面容苍白, 精神萎靡, 食欲不振, 午后两颧发赤, 晚上两足潮热, 虽冬季两足赤露被外, 肾囊周围每晚出盗汗, 汗多黏涎, 咳嗽吐痰难出, 梗阻喉中，勉力咳出，痰稠黏而黄，甚至痰中带血，略有咸味，自觉气短喉干。舌质红，无苔而润。脉现浮数。综合以上症状观之，患者身体先因肿病而虚，继后淋雨受寒感冒而咳嗽。法当辛温解表祛邪外出，前医误用辛凉解表法不效，继用补益之剂，使外邪胶固不解，以致久咳不愈，由肺而影响及肾，肾水涸又反火灼肺金，加以外感寒邪，郁久化热，故咳喘不已。法当先行解表，麻杏石甘汤加味治之。

麻黄 9g　杏仁 15g　石膏 24g　甘草 18g　苏叶 12g　防风 15g　贝母 12g

服 2 剂后，外邪去而咳喘有所减轻。自当进而滋肾水之不足，水升则火降，咳喘自愈，都气丸治之。

熟地 24g　山茱萸 18g　茯苓 24g　丹皮 18g　山药 18g　五味子 12g　泽泻 18g

连尽 4 剂，咳喘更减。上方加黄柏、知母，以滋肾水，杏仁利肺气。

熟地 24g　山茱萸 18g　茯苓 24g　丹皮 18g　山药 18g　五味子 12g　泽泻 18g　黄柏 24g　知母 24g　杏仁 18g

上方又服 4 剂，两足已不发潮热，盗汗减少，痰中亦没有血，咳喘随之而减轻。继续进百合固金汤加味，肺肾双补之。

百合 31g　熟地 24g　生地 24g　麦冬 18g　白芍 18g　当归 15g　贝母 9g　玄参 12g　桔梗 12g　甘草 9g　知母 18g　黄柏 18g

连续服 8 剂，诸症痊愈。但为巩固疗效，改用月华丸加味，而重用百部以杀菌，白及以补肺。

百部 31g　白及 31g　生地 18g　麦冬 18g　天冬 18g　沙参 24g　玉竹 15g　百合 24g　贝母 12g　黄柏 18g　知母 18g

服 4 剂后，患者自觉精神转好，饮食增多，乃停止服药。当嘱咐患者，注意饮食起居，节嗜欲，坚心定志，自可不再复发。

（以上医案录自《咳嗽之辨证论治》）

颜德馨

（衡法论治，久病必瘀）

【医家简介】

颜德馨（1920～），江苏省丹阳县人，首批全国老中医药专家学术经验继承工作指导老师，首届"上海市名中医"，首届国医大师。其父颜亦鲁是江淮名医。颜德馨幼承庭训，常随父侍诊。16 岁考取上海中医学院，1950 年，调入上海铁路局中心医院，任中医科主任。临床善治各科疑难杂病、老年病，擅用膏方治疗慢性及功能性疾病。

相关著作：《活血化瘀疗法临床实践》、《气血与长寿》、《中国历代中医抗衰老秘要》、《颜德馨医艺荟萃》、《颜德馨先生诊治疑难病秘笈》、《中华名中医治病囊秘·颜德馨卷》、《中国百年百名临床家丛书·颜德馨》、《颜德馨临床经验辑要》等。

【主要学术思想和主张】

颜德馨提出了"气为百病之长，血为百病之胎"、"久病必有瘀，怪病必有瘀"的学术观点，创立了调气活血的"衡法"治则，被称为"衡法之父"，把传统气血学说发展到一个新高度。

【医论医话】

血证骤发而量多者，气盛火旺较多，盖热迫血络，血受热灼，血热妄行，则血出汹涌，血色鲜红，不可抑制。当是之时，属邪实壅盛，正宜下之，以折其势。

唐容川云："凡系离经之血，与荣养自身之血，已联绝而不合。"瘀血既是出血的原因，又是出血之病理表现，很多病因可引致瘀血，瘀血又导致出血，故"血无止法"乃中医学治疗血证的基本思想。大黄、生蒲黄、参三七均为祛瘀安络之品。如张璐在《张氏医通》中用瑞金丹（大黄、秋石）治疗虚劳吐血，疲血内结者多验。我常以大黄配生地，二药一逐一止，逐不伤血，止不留瘀，功效颇彰。

（摘自《颜德馨临证实录》）

【验方效方】

外治法：附子粉、姜汁调敷两涌泉穴，引火下行；用生大黄粉、鸡蛋清调敷两太阳穴，清热泻火，均为临床常用而有效的外治法。

（摘自《颜德馨临证实录》）

【精选验案】

戴某，男，42岁。1978年5月23日初诊。

主诉　咯血3天，量多。

病史　结核病史已20年，曾多次咯血。以再次大咯血住院。检查：体温36.8℃，心率82次/分，血压160/90mmHg，血红蛋白107.8g/L，红细胞3.7×10^{12}/L，白细胞8.4×10^9/L，出血时间1分钟，凝血时间3.5分钟。两肺呼吸音清晰，左肩脚下可闻及水泡音。诊断：两肺陈旧性肺结核，支气管扩张。入院后每隔2~3小时即咯血1次，每次约40~200mL，3天累计达3000mL左右。经各种紧急处理，包括药物、输血、人工气胸止血等均未有效。胸科医院会诊认为保守疗法困难，主张手术治疗。此时乃请中医会诊。

初诊　巨口咯红，盈盆盈碗，病经一日，病仍不衰，气促声壮，倚床而坐，脉细滑小数，舌红苔薄。血家痰瘀交阻，迫血妄行，急当清营泄热，化瘀安络。

处方　（1）广犀角12g　鲜生地60g　丹皮9g　赤芍15g　生大黄后下，9g　白及粉、参三七粉各3g

和匀另吞，3剂。

（2）紫雪丹1.5g，分2次吞下。

（3）附子粉、姜汁调敷两涌泉穴；生大黄粉、鸡蛋清调敷两太阳穴。3 剂。

二诊　5 月 26 日。咯红势已大减，尚有余波，烦躁不宁，袒胸露腹，喜凉爽，下肢喜温。脉细缓而涩，舌红，苔灰黑。失血后气阴两亏，阴不敛阳，瘀热未化，血不循经，络伤血溢，正虚邪实，再拟育阴化瘀。

处方　（1）生地 12g　麦冬 9g　五味子 4.5g　石斛 12g　桃仁 12g　芦根 30g　北沙参 18g　丹皮 9g　炒赤芍 12g　冬瓜子 12g　生米仁 18g　14 剂

（2）紫雪丹 1.5g，分 2 次吞下。

三诊　6 月 12 日。上方进退连服数月余，脉静身凉，胸中懊侬，间或咯出紫暗色血块，乃瘀热未净，阻塞气机，气有余便是火，亟为扶正，化瘀，降气。

处方　南沙参 15g　北沙参 15g　五味子 9g　党参 12g　麦冬 12g　白芍 12g　生地 30g　白及 15g　阿胶 9g　丹皮炭 9g　生蒲黄包，12g　降香 2.4g　7 剂

自服此方后，缠绵月余之大咯血即未复发，后以调益气血痊愈。

［按］《内经》云"阳络伤则血外溢，血外溢则衄血"，"阳明厥逆，喘咳身热，善惊衄，呕血"，本例具有阳明气逆之症状，火载血上，错经妄行，故先以大黄泻火折其势、犀角地黄汤凉血宁其络。但失血后气血已衰，出现肢冷脉涩，舌红而灰，以及袒胸露腹，烦躁等阴阳俱耗，瘀热未化，虚中挟实的症状，既有厥逆之虞，又有再度失血之险，故用生脉散以防其脱，以千金苇茎汤、紫雪丹祛瘀，清火；症情初定，但气逆余氛非降香不克，故降香启用之，实为关键性之一役。

（以上医案录自《颜德馨临证实录》）

邵长荣
（病证互参，补虚杀虫）

【医家简介】
参见"肺胀（肺心病）"。

【主要学术思想和主张】
参见"肺胀（肺心病）"。

【医论医话】
肺痨的发病和正气不足与痨虫感染有关，其病理性质以阴虚火旺为多见。结核病的病理特点为结核结节、干酪坏死和空洞形成。根据我国现行肺结核分类法，完整诊断应包括：肺结核类型、病变范围、空洞部位、痰菌、活动性及转归。

肺结核可以分五大类：原发型肺结核（Ⅰ型），包括原发综合征及胸内淋巴结结核，血行播散型肺结核（Ⅱ型），包括急性、亚急性和慢性血行播散型肺结核。浸润型肺结核（Ⅲ型），是继发性肺结核的主要类型，包括干酪性肺炎和结核球。慢性纤维空洞型肺结核（Ⅳ型），是继发性肺结核的慢性类型，常伴有较为广泛的支气管播

散性病变及胸膜增厚，肺组织破坏较显著。结核性胸膜炎（Ⅴ型），包括结核性脓胸。症状表现全身症状有发热，盗汗，倦怠，乏力，失眠，食欲不振，妇女月经失调。呼吸道症状有咳嗽，咯痰，咯血，或胸痛，但轻重不一，重症患者或大量胸腔积液患者可见呼吸困难。胸部X线检查可以帮助诊断，确定病灶性质，观察发展过程和治疗效果。必要时作胸部CT检查。痰液检查：是诊断的重要依据，当怀疑支气管内膜结核时可作纤维支气管镜检查。结核菌素试验也是诊断的辅助手段。

肺结核的治疗原则是"补虚以复其元，杀虫以绝其根本"，所以结核病一旦确诊，就应及时给予抗结核治疗。早期合理的抗结核治疗是治愈疾病、消除传染和控制流行的最有效的措施。在抗结核治疗中要坚持"早期、联合、适量、规律和全程用药"的原则。由于正气虚弱是本病发病的关键，也是本病传变、转归和预后的决定性因素，因此应重视培元补虚，以提高抗病能力，促进病变的吸收和治愈。

（摘自《邵长荣谈咳喘》）

【验方效方】

○ **方一　月华丸**（肺阴亏损型）

[主治] 症见干咳少痰，或痰中带血，口干咽燥。手足心热，疲乏少力，舌尖红，苔薄，脉细数。

[功效] 滋阴润肺，清虚热。

[组成] 生地15g　熟地15g　沙参12g　天门冬12g　麦冬12g　贝母9g　桑叶9g　菊花9g　百部9g　阿胶9g　山药15g　茯苓12g

[加减] 咳嗽甚加杏仁9g，桑白皮9g；盗汗加糯稻根30~60g、瘪桃干9g，煎汤代茶。

[食疗方] ①蒜白粥：紫皮蒜20g，每瓣去皮，在沸水中煮2分钟后捞出。然后取大米50g，洗净放入煮蒜水中煮成稀粥，再将捞出蒜放入粥中搅拌均匀。另加白及粉3g，与大蒜粥同服或食粥后再服。每日2次，早晚各1次。适用于肺结核干咳痰血者。大蒜虽属辛温食物，但据实验证明，大蒜具有较强的抑制结核杆菌的作用，故常用于肺结核食疗。②枸杞叶茶：枸杞叶50g。煎汤，代茶饮服。枸杞叶性平味甘，有补虚益精、清热止渴作用，适用于早期低热口干者。③五汁饮：荸荠190g，梨100g，藕100g，鲜芦根50g，麦冬25g。共洗净绞碎取汁，饮服。具有养阴生津、清热润肺作用。

○ **方二　百合固金汤加减**（阴虚火旺型）

[主治] 症见咳呛气急，咯血，痰少黏白或黄，午后颧红，潮热盗汗。

[功效] 滋阴降火，潜阳安神。

[组成] 百合15g　麦冬15g　生地15g　鹿衔草12g　玄参12g　贝母9g　桔梗6g　黄芩18g　百部12g　银柴胡9g　地骨皮9g　青蒿9g

[加减] 咳嗽痰黄加佛耳草18g，夏枯草15g；咯血多加侧柏叶15g，紫珠草9g。

[食疗方] ①百合粥：干百合20g，燕麦50g。2味如常法煮粥，分2次服用。适用于肺结核盗汗干咳者。②蚕豆叶茶：新鲜蚕豆叶250g。洗净用清水煎汤取汁饮服。有止血作用。适用于肺结核咯血者。③五汁膏：鲜藕（去节）500g，甘蔗（去皮）500g，鸭梨（去皮、核）500g，鲜山药500g，鲜百合500g，霜柿饼200g，蜂蜜200g。藕、梨、甘蔗、山药、百合洗净后切碎榨汁；霜柿饼捣泥加入蜂蜜置锅内加热溶化，并加入五汁搅匀，煮沸后冷却收贮于瓶内。每服1~2匙，温开水送服。适用于肺结核骨蒸劳热、干咳咯血者。④金针菜炖猪肉：金针菜50g，瘦猪肉150g。金针菜水发后洗净，肉洗净后切成块状；两味置锅内加水用文火炖酥，加入味精及盐等调料适量。金针菜又名黄花菜，有养血平肝、止血作用。本方适用于肺结核咯血低热、消瘦乏力者。⑤龟板粉：乌龟壳250g。将其置瓦片上煅烧存性，研成细末，用枣泥和丸。每服6g，每日2次，2个月为1个疗程。龟板滋阴潜阳、补血止血。适用于肺结核空洞、低热、咯血者。

○ **方三 保真汤加减（气阴两虚型）**

[主治] 症见咳嗽，气短，咳痰清稀，或夹少量血，神疲乏力，自汗盗汗，食少腹胀，便溏。

[功效] 益气养阴、润燥止咳。

[组成] 党参12g 黄芪12g 茯苓12g 白术9g 炙甘草6g 当归9g 白芍12g 生地15g 熟地15g 天门冬12g 麦冬12g 五味子6g 知母9g

[食疗方] ①百合山药汤：山药50g，百合30g，霜柿饼30g。三味置锅内加水煮熟后，随意服用。适用于肺结核低热、盗汗、干咳、咯血者。②虫草老鸭煲：老公鸭1只，冬虫夏草15g，麦冬30g，陈皮15g，胡椒粉1g，葱2根，生姜5片。鸭去毛及内脏洗净，将冬虫夏草用温水浸发后洗净，同麦冬、陈皮一起纳入鸭腹中，用线绞紧后置锅内，加入清水用武火煮沸，余去上水，然后加入胡椒粉、葱、姜及适量黄酒，改为文火焖至鸭肉酥烂，再加入盐及味精适量即可。适用于肺结核干咳、气喘、盗汗、消瘦、纳谷不佳者。③黑鱼汤：活黑鱼1条，蒜20g。黑鱼去鳞及内脏，清水洗净，锅中清水先煮沸，再投入黑鱼及蒜，用文火煮2小时，再加入盐及味精等调料，佐餐用。适用于潮热盗汗、消瘦乏力者。④蛤士蟆银耳羹：蛤士蟆油15g，银耳30g。上两味先用冷水浸发2~4小时，然后洗净，置锅内加水适量，用文火煮2~3小时，以稠黏为度，加入冰糖适量，分2次服用。适用于肺结核盗汗、低热、咳嗽、咯血者。⑤西米芡实大枣汤：西谷米50g，芡实50g，大枣10枚。将上3味食品洗净后同置锅中，加水用文火煮成稀粥状，加冰糖适量，分2次服用。适用于肺结核久病消瘦、纳呆便溏者。

（摘自《邵长荣谈咳喘》）

【精选验案】

案1 樊某，男，17岁。

半年前咳嗽，发现左下肺纤维空洞型结核，曾经以异烟肼（雷米封）、乙胺丁醇合用治疗。因肝功能损伤停用乙胺丁醇，目前仅服用异烟肼，空洞始终未闭合，痰菌已经转阴。咳嗽，少痰，夹有血丝，纳呆，大便偏干，夜寐欠安；舌质淡红，舌苔花剥，脉细弦。证属肺热伤阴、痰瘀未清。治拟清肺化痰、活血通络、益气养阴。

处方　鹿衔草　黄芩　夏枯草　炙百部　大丹参　平地木　六月雪　野荞麦根　鱼腥草　生甘草　广郁金　全瓜蒌　黄芪　防风　防己　白术　功劳叶　生侧柏叶　天门冬　麦冬　玄参

服药2个星期后咳嗽止，无不适。继续用清肺健脾法善后，3个月后肺空洞关闭。

[按] 肺结核是一种慢性病，有"久病必虚"的一个方面，但它首先是一种"传染病"，有"痨虫"和"邪毒"之病因，所以提出了"祛邪"的重要性。从古代治疗阴虚咳嗽、咯血的药物中筛选出止咳杀虫的百部，清肺泻热的黄芩，又从现代医学加快血循环提高药物治疗效果中收到启发，加用活血药丹参，创制芩部丹运用于临床收到良好效果。

案2　王某某，男，51岁。

初诊　1972年2月23日。

主诉　身热，胸痛，咯黄稠痰。

病史　1966年冬天咳嗽，发热。胸片示右肺结核，伴空洞形成。久用第一类抗痨药物已乏效。来诊时身热，胸痛为甚，动则气急，咳嗽，咯痰黄稠，口中作干。以往有慢性支气管炎病史。舌脉苔黄腻，舌稍红，脉滑数。检查X线胸片示两侧肺纹理增深，右肺上中有浸润干酪样病灶，肺中空洞内径2~3cm。

辨证　肺热痰恋。

诊断　中医：肺痨；西医：浸润型肺结核溶解播散期、慢性支气管炎。

治则　清肺除蒸，止咳化痰。

方药　百部18g　黄芩9g　丹参9g　延胡索15g　姜半夏9g　陈皮4.5g　炙紫菀9g　猫爪草30g　7剂

二诊　1972年3月2日。药后热减，胸痛改善。原方再服7剂。

三诊　1972年3月16日。热退，胸痛已除，但咳嗽痰多未已，气急如前。按原方出入。

方药　百部18g　黄芩9g　丹参9g　陈皮9g　姜半夏9g　炙苏子9g　杏仁9g　桔梗6g　延胡索15g　7剂

四诊　1972年3月23日。咳痰已减，脉滑，苔薄白带黄。原方加鱼腥草30g，海浮石18g，橘贝半夏曲3g（冲服）。以后按前方加减，并给予橘贝半夏曲冲服，连续3个月，除有时气急外，胸片示右侧浸润病灶吸收好转，空洞缩小（1cm×1cm），似保肺片善后。

[**按**] 肺结核的中医治疗，一般以祛寒养阴为大法，用大量养阴药治疗。但我们在临床实践中发现肺结核的"阴虚"是由于"火旺"过盛而灼炼津液之故，只有着重于泻肺火，才能釜底抽薪，去其病根。本例身热痰黄，苔黄腻，脉滑数。说明其火势亢盛，痰热留恋，故重用清肺除蒸，兼以止咳化痰之药。这样两者相互配合，在较短期间就收到显著的效果。

案3 蔡某某，男，40岁。

初诊 1968年4月20日。

主诉 咳嗽，时有痰血，胸痛1年。

病史 1967年经常咳嗽痰血，胸片示右上肺球形病灶为4cm×4cm。用链霉素、异烟肼、对氨基水杨酸钠等治疗，效果不显，并有药物反应。嘱作右上肺叶切除术，但患者有顾虑而来中医治疗。现咳嗽胸痛，时有痰血。舌脉苔白腻，舌稍红，脉小滑。

辨证 痰热壅肺，瘀血内滞。

诊断 中医：胸痹；西医：肺结核球。

治则 清肺化痰，活血祛瘀。

方药 百部18g 黄芩9g 丹参12g 夏枯草12g 秦皮12g 薏苡仁12g 2剂

二诊 1972年4月22日。上药服后无不良反应，续服原方1个多月。

三诊 1972年6月1日。上方服后，胸痛见减，痰血也少。再予原方10剂。

四诊 1972年6月11日。胸痛已除，但时或咳嗽痰多，苔白腻。前方去薏苡仁，加冬瓜仁9g，车前子9g。

以后每隔1个月左右随访1次，以芩部丹（百部18g，黄芩9g，丹参9g）方及夏枯草随症加减。连服1年后，咳嗽胸痛等症均除，但胸片复查无改变；再服1年，右上球形病灶显著缩小为2.5cm×2.5cm。于1970年6月恢复工作，随访2年，情况良好。

[**按**] 肺结核病应用清肺除蒸之法，可获一定效果。但也有不少病例（如肺结核球形病变），由于肺部病变呈大量纤维增殖和干酪坏死，病变局部淋巴血管破坏和瘀塞不通，仅用清肺除蒸之法不能取得满意的效果。从中医学理论来分析，此例胸痛患者时有痰血，属瘀血积块的征象，"不通则痛"。故用活血去瘀的药物，以改善病变部位的新陈代谢，有利于病变的修复，是依据了"祛瘀生新"、"通则不痛"的施治方法。方中夏枯草原为软坚散结之药，中医常用以治瘰疬，现仿此意而治肺结核球，冀其加强活血去瘀的作用。实践证明结核球外围纤维病灶，给治疗带来一定的困难，本例病者服药1年，病灶变化不大，但坚持治疗2年还是收到了效果。

（以上医案录自《邵长荣谈咳喘》）

黄吉赓

（补肾益气，擅治咳喘）

【医家简介】

参见"咳嗽（上呼吸道感染）"。

【主要学术思想和主张】

参见"咳嗽（上呼吸道感染）"。

【精选验案】

翟某，女，32岁。初诊日期：2010年1月14日初诊。

主诉　乏力，午后面部升火9个月。

病史　患者因乏力、盗汗于2009年4月由外院诊断两上肺结核、左侧胸膜炎，经抗痨治疗已9个月。刻诊：无咳嗽，无发热，自觉乏力，午后面部升火。有时胸闷，胸肋隐痛，盗汗，腰酸，月经色暗，胃纳可，口不干。苔根腻微淡黄，少津，舌质暗红带紫，脉小弦滑。

诊断　中医：肺痨；西医：肺结核。

辨证　气阴两虚，肺肾不足，夹有瘀热。

治法　益气养阴清虚热。

方药　黄芪15g　太子参15g　鳖甲15g　生地12g　熟地12g　天门冬10g　麦门冬10g　地骨皮10g　知母9g　枸杞子10g　银柴胡9g　南沙参15g　北沙参15g　五味子6g　白芍15g　当归10g　丹参15g　郁金15g　杜仲10g　莪术15g　白术15g　茯苓15g　炙甘草9g　香附10g　14剂

治疗经过　前方加减共服用70余日，服药1周后升火显减，胸闷1个月后显减，胸胁疼痛显减2周，腰酸已止。

[**按**] 肺结核属于肺痨的范畴，肺痨的病机特点是痨热伤阴，临床以阴虚火旺、气阴不足症状为主要表现。该患者病已9个月，抗痨治疗后，肺部结核病灶已吸收，但患者仍有乏力、午后面部升火、盗汗，为病久虚火灼阴，气阴两亏，肺脾肾不足，治以黄芪鳖甲散和生脉、四君子加减，方中鳖甲、天门冬、麦门冬、生地、熟地、白芍、知母滋阴生津，壮肾水；银柴胡、地骨皮、知母清肺之虚火；黄芪、人参、白术、茯苓、炙甘草，补肺健脾；丹参、郁金、当归、莪术、香附能活血养血，疏肝理气。诸药合之，共奏益气养阴补肾清虚热、疏肝和血之效，症状逐渐缓解。

（录自《黄吉赓肺病临证经验集》）

周仲瑛

（复合施治，着眼痰瘀）

【医家简介】

参见"咳嗽（上呼吸道感染等）"。

【主要学术思想和主张】

参见"咳嗽（上呼吸道感染等）"。

【精选验案】

郭某，女，51 岁，2002 年 3 月 11 日初诊。

患者于 2002 年 1 月 25 日发热，开始诊断为"上呼吸道感染"，用抗生素治疗 10 天热仍不退，后胸科医院查胸部 X 片确诊为"左上肺结核"，用抗痨西药 1 个月不良反应重，出现面部红赤、皮疹、恶心等而不愿再用抗痨药，遂转求中医诊治。口干多饮，舌苔薄腻，脉细。证属肺虚阴伤，热毒瘀肺。治宜养阴润肺，清热解毒，化瘀散结。

处方　功劳叶 10g　白薇 12g　地骨皮 12g　南沙参、北沙参各 12g　大麦冬 10g　平地木 20g　制黄精 12g　生甘草 3g　炒黄芩 10g　炙桑白皮 10g　猫爪草 20g　炙百部 12g　瓜蒌皮 10g

10 剂，常法煎服。

二诊　2002 年 3 月 22 日。自觉症状平稳，偶见咳嗽胸闷，咳痰不多，口稍干，背后隐痛，食纳良好，舌苔薄黄腻，舌质暗，口唇暗紫，脉细弦。肺虚络瘀，气阴两伤。

处方　南沙参 12g　北沙参 12g　大麦冬 10g　太子参 10g　猫爪草 20g　泽漆 10g　炙百部 10g　制黄精 10g　平地木 20g　炮山甲 5g，先煎　炒黄芩 10g　煅牡蛎 20g，先煎　白及 10g　羊乳 15g　片姜黄 10g　14 剂

三诊　2002 年 4 月 5 日。胸片检查提示左上肺结核病灶基本趋向好转稳定，无痰，口干不显，胸不闷，纳佳，苔黄薄黄腻质红，脉细滑。以 3 月 22 方加川百合 12g，炙桑白皮 10g，改炙百部 15g，去片姜黄。28 剂。

四诊　2002 年 5 月 16 日。近况平稳，无不适，仅咽部悬雍垂经常下垂，有梗塞不舒感，舌苔黄，舌质暗，脉细滑。查咽后壁淋巴滤泡增生。以 3 月 22 日方改泽漆 15g，炙百部 15g，加川百合 12g，挂金灯 5g，生黄芪 12g，失笑散（包煎）10g，去炮山甲、片姜黄。21 剂。

五诊　2002 年 6 月 11 日。复查胸片示右上肺病灶趋向吸收，无胸痛、发热、咳嗽等症，稍有胸闷，呼吸不畅，脉小弦滑。肺虚络损，气阴两伤。

处方　南沙参、北沙参各 12g　麦冬 10g　炙百部 15g　平地木 20g　羊乳 15g　牡蛎 25g　炮山甲 10g　白及 10g　炒黄芩 10g　丹参 12g　猫爪草 20g　泽漆 12g　川百合 12g　制黄精 10g　太子参 10g　生黄芪 12g　21 剂

此后一直服上药治疗，2002 年 9 月 10 日查胸片提示肺结核经治病灶已愈，痰找结核菌多次（-）。

[按]　肺结核为中医"风、痨、臌、膈"四大难症范畴，自西医发明抗痨药以来，中药治疗肺结核似已是穷途末路，鲁迅的一篇《药》中云要用人血馒头做药引更是成了某些别有用心的人讥讽中医的"有力依据"。中医真的是不能治疗结核病，有了西药抗痨药就真的不需要中医治疗肺结核了吗？非若是也，是案即是明证。患者诊断明确是肺结核，但服抗结核药出现严重不良反应而无法耐受再服，遂求周仲瑛诊治。周仲瑛根据中医治疗肺痨"补虚培元，抗痨杀虫"原则，施以养阴润肺、清热解毒、化瘀散结之法。药用南沙参、北沙参、麦冬、百合养阴润肺，黄芩清肺化痰解毒，白薇、地骨皮、功劳叶清降虚火，猫爪草、泽漆、百部化痰散结，炮山甲、失笑散活血化瘀散结，太子参、黄芪益气养阴，甘草调和诸药。诸药合用，共奏扶正补虚、解毒活血之功。由于施治得法，故而虽未服抗痨药，结核病灶也获愈合。周仲瑛指出，西药抗痨药总体来说抗痨作用明显，但对那些无法耐受抗痨药不良反应、肝肾功能不全、对抗痨药物过敏或已有耐药性，仍需要运用中医中药进行治疗。如果在用抗痨药时能同时配合中医中药，则可更快改善病人症状，减轻抗痨药的不良反应，提高病人生活质量。由此可见，中医中药在结核病的治疗中仍有用武之地，人类要征服结核病离不开中医中药。

（录自《周仲瑛临证医案精选》）

李　可

（崇尚仲景，善治急症）

【医家简介】

李可（1933～），男，汉族，山西灵石人，毕业于西北艺专文学部。逆境学医，经全省统考获中医大专学历。曾任灵石县中医院院长。擅长融寒温于一炉，以重剂救治重危急症。

相关著作：著有《李可老中医急危重症疑难病经验专辑》，主校彭子益的《圆运动的古中医学》、《圆运动的古中医学·续》，其弟子整理有《李可临证要旨》、《李可学术经验学步实录》、《跟师李可抄方记·肿瘤篇》。

【主要学术思想和主张】

李可崇尚仲景学说。自创方剂 28 首，对各科疑难杂症有独到的救治经验，是山西中医界独具特色的临床家之一。

【医论医话】

本病病灶虽在肺，但上下四旁皆受波及。尤以久病气血耗伤过甚，损及脾肾元气，则根本动摇，危及生命。历来治劳瘵，多从阴虚火旺立论，甘寒养阴润肺，已成定法。不知即使百合固金汤这样四平八稳的方子，脾阳虚者连服 5 剂以上，胃口即倒，大便即稀，生机渐萎。此犹为害之浅者，等而下之，则苦寒泻火，清热退蒸，直至胃气颓败。母气一伤，肺之化源先竭，离生愈远，十难救一。

（摘自《李可老中医急危重症疑难病经验专辑》）

【验方效方】

◇ **黄芪保肺膏**

［主治］通治各期肺结核。

［功效］益气退热，补肾养肺。

［组成］生芪 500g 猫爪草 250g 百合、百部、白茅根、生山药、山萸肉各 200g 野党参、二地、二冬、鸡内金、杏仁、茯苓、沙参、玉竹、煅龙牡、功劳叶、三七粉另入，各 100g 紫菀、五味子、甘草、川贝粉另入，各 70g 龟鹿阿胶另化，各 50g 油桂粉另入，10g 冰糖 1500g 梨 2500g，榨汁对入 姜汁 100g，对入

［加减］虚甚者，加高丽参另煎浓汁 100g（对入），咯血重者加白及粉 100g，空洞形成者加全河车粉 1 具（对入）、冬虫草研粉 50g（对入）。

［制法］以多个容器分装，宽水浸泡一夜，文火煎取浓汁 3 次，混匀，浓缩至多半脸盆，粉剂以药汁调稀糊状溶入，勿使凝结成块，入梨汁、姜汁，煎沸 3 分钟；冰糖另熬至滴水成珠时合三胶汁混匀微煮收膏，装瓶密封，埋入 2 尺深土中 7 昼夜。服时振摇均匀，加温，日服 3 次，每次 10mL。

（摘自《李可老中医急危重症疑难病经验专辑》）

【精选验案】

案 1 刘爱石，女，22 岁，灵石火车站家属，1963 年 5 月 23 日初诊。

患干血痨 3 年多，经太铁医院诊为双肺空洞型肺结核，病危出院。羸瘦脱形，四肢枯细，体重锐减 20kg。骨蒸潮热，昼夜不止半个月。双颧艳若桃李，口苦，舌光红无苔而干，食少，干渴能饮，脉弦而数。古今医家，皆谓"痨"为阳火灼阴，火炎水竭，真阴销铄。尤以昼夜皆热为重阳无阴，当"亟"泻其阳，峻补其阴。乃选清骨散加龟板、黄芩、童便为治。

龟、鳖甲先煎、地骨皮各 30g 知母 20g 银柴胡、胡黄连、秦艽、青蒿、黄芩、炙草各 3g 童便 1 杯对入 水煎分 2 次服

5 月 24 日黎明，病情突变邀诊。见患者呃逆频频，大汗肢厥，面如死灰，喘不

能言，脉微欲绝。其母云："昨午药进1煎，患者即不思饮食。睡前服2煎，泻稀便1次，随即阵阵出汗，气喘不能接续。半夜服参汤一杯，才勉强支持到天亮。"至此，余已知前方误投。盖患者虽在青年，3年痨瘵，其阴阳气血已耗伤殆尽。初诊见其面若桃李，艳若涂丹，误以为乃痨证必有征象，实则已是浮阳飞越之戴阳危象，当救阳固脱为先，反投清骨散，是为一错。胡连、骨皮、知芩苦寒败坏胃阳，稀便一次，气从下脱；银柴胡、秦艽、青蒿之辛寒外散，多汗亡阳于上，尤以鳖甲一物，张锡纯氏谓其"开破肝气之力甚强"，更促肝气外泄，故药后出现上下俱脱之危候，二错在对脉学的书本式理解，"数"固主火、主热，然当四诊合参，全面辨析，力不致误。肺痨脉多数，濒危之际，有一呼一吸10次以上，一分钟120~240次以上者，已是七急八败之死脉，何来"火"与"热"之可言！故数脉变局中有"数则为劳，数则为虚"两条。若非躬行实践，绝难领悟。遂急疏张锡纯氏来复汤合参附龙牡救逆汤，以救阳固脱。

红参捣、附子各30g　干姜20g　炙草60g　净山萸肉90g　生龙牡粉、白芍各30g

从煎沸10分钟后，频频喂服，余守护病榻，以大艾柱灸神阙，药进5次，约200mL，半小时许，呃止、汗敛、喘定、厥回，幸得脱险。且如此辛热燥烈大剂，仅一味山萸肉敛阴固脱，其3年之久之骨蒸劳热竟67天未发。足证骨蒸劳热，乃气血大虚，阳失统束之假热，绝不可见热投凉，见蒸退蒸。自此之后，余终生不用清骨散之类治骨蒸劳热之套方。

[按]　回顾中医史上，自1347年丹溪翁创"阳有余阴不足论"600多年间，历代中医皆宗丹溪之旨治痨瘵，从"阴虚火旺"立论，滋阴降火，清热退蒸，甘寒养阴，濡润保肺，已成定法。亢热不退者，则以芩连知柏，苦寒泻火坚阴，终至伤脾胃之阳。脾胃一伤，食少便溏，化源告竭，十难救一。本例的深刻教训，使余毅然脱出了古人"滋阴降火"的窠臼，确立了"治痨瘵当以顾护脾肾元气为第一要义"的总治则。重温仲景"劳者温之"之旨，理血痹以治虚劳之法，及东垣先生《脾胃论》精义，以补中益气汤为基础方，补土生金，探索治痨新径，10年后渐有小得。

案2　灵石逍遥村村长吴宝双之妻，24岁。

从山东逃荒来山西，与宝双结为夫妻。1975年夏，经县医院拍片诊为"双肺空洞型肺结核"，已成干血痨症。病程1年，经闭5个月。咯血不止，食少便溏，黎明必泻。骨蒸潮热，面色㿠白无华，唇、指白如麻纸。毛发枯焦，四肢枯细，身瘦脱形，一年时间体重减轻25kg。弱不禁风，动则喘息，夜不能卧，日仅进食1~3两。不仅无月经，亦无白带，自感阴道干涩，符合血枯经闭特征。虽在酷暑，仍觉怯寒，四肢不温。午后则潮热阵作，汗出如洗。家在一小山坡上，距大路约百步之遥。必有人扶持，休息4~5次始能到家。已备妥棺木寿衣，惟怜其外乡逃荒来灵，举目无亲，不忍坐待，乃邀余一视，不过"尽心"而已。《内经》虽有九候虽调，大肉尽脱亦死之明文，但患者正在青年，素体健壮，未必就是必死之证。但病至五脏俱伤，脾肾元气将亡境地，绝不可见病治病。若先认定"结核"二字，妄投清骨散、秦艽鳖甲之类，必致重伤脾阳，速其致亡。10年前的教训，历历在目。余苦思彻夜，惟补土生金一法可用。盖脾胃为后天之本，脾胃健则气血得以生化，五脏赖之得养，病虽危殆，便有一线生机。且肾为先天之本，五脏之伤，穷必及肾，肾伤则生命根本动摇。今患者元气衰微欲脱，且肾中元阳又是釜底（脾胃）之火，若非此火，脾胃何以蒸化？万病不治，求之于肾。欲行补土生金，先得补火生土，先后二天并重。乃拟借重补中益气汤为主，增入山萸肉、生龙牡粉、肾四味、油桂、赤石脂，温肾益精，固本救脱。加炒谷、麦芽醒脾，加乌梅酸甘化阴，小剂缓补，以观机变。

生芪30g　红参另炖、灵脂各10g　白术、当归、肾四味各10g　柴胡、升麻各3g　炙草10g　山萸肉、炒二芽、乌梅各30g　油桂3g,冲　赤石脂、生龙牡粉各10g　鲜生姜3片　枣6枚　胡桃肉4枚与红参为人参胡桃汤，与补骨脂为青娥丸

上药2煎混匀，得汁150mL，日分3次服。

上方得效，连服25剂，服3剂停药1天。2个月后来诊，潮热退净，汗敛喘定，胃口大开，日食量增至斤许，晨泻愈，大便成条。由此益证此症潮热乃肝（肝虚则寒热往来，疏泄无度）脾（气虚发热，甘温除大热）肾（元阳外越）虚极之假热。病有如此转机，大出意料。家人及村邻反认为是"回光返照，死期不远"。但既有一线希望，又二次登门求治。患者走路不喘，咯血偶见。余暗自庆幸初诊立法尚合病机。仍嘱服原方10剂，加三七、白及各3g，冬虫草5g，研粉冲服，生山药50g入煎（为《金匮》薯蓣丸治血痹虚劳主药，补脾益肺滋肾妙药）。

又隔半月，患者偕宝双3次来诊，面色红润，已无病象。咳嗽、咯血已止，日进食增至斤半。觉阴道有分泌物渗出，双乳微胀。此乃气血生化渐旺，天癸前兆。乃因势利导，师《金匮》治血痹虚劳意，以补虚化瘀通经为剂。

生芪、当归、坤草、丹参、刘寄奴、熟地各30g　红参（另炖）、灵脂、土元、桃仁、红花、炮甲珠、柴胡、川芎、炮姜、炙草各10g　赤芍25g

上方服至5剂，经通。经治不满3个月，患者体重增至67.5kg（病前60kg）。透视双肺空洞愈合、钙化。乃以河车大造丸去地、柏之苦寒，增入龟鹿二胶、冬虫草、三七、红参、蛤蚧、砂仁、熟地、小米炒二冬为丸善后。此丸服一料后又自服胎盘2个，体重复元，险死还生，健壮逾于往年，1976年生一子。

案3　段纯镇夏禹教员吴秀荣，25岁。

1983年8月17日，怀孕已5个月，因午后潮热，夜间盗汗，咳喘，痰多白黏，食少倦息，经X光科拍片证实双肺结核浸润型，恐抗痨药伤害胎儿，特来中医科求治。诊见患者面色苍白，两颧艳若涂丹，虽在盛夏，畏寒特甚。呕逆食少，发生于最近半个月，乃结核中毒反应。腰困，少腹有坠胀感。脉大而虚，舌淡。有动胎之虞，用药颇多顾忌。

拟补中益气汤合生半夏加茯苓汤，加肾四味、山萸肉、生龙牡粉益气健脾，固

肾护胎。

生芪 30g　当归、白芍各 25g　白术 20g　红参另炖、柴胡、升麻、苏梗、砂仁各 10g　生半夏、鲜生姜、茯苓、山萸肉、生龙牡各 30g　肾四味 60g　炙草 10g　姜汁 10mL 对入

煎取浓汁 300mL，日分 3 次服，7 剂。

9 月 1 日二诊　盗汗止，潮热退，咳喘已减十之七八，少腹已不坠胀，食纳增，精神佳，脉大之象已敛，惟觉掌心烦热。原方加乌梅 30g、胎盘粉 3g，冲服，7 剂。

9 月 11 日三诊　咳止，痰已很少，腰已不困。近来食欲大增，面色红润。掌热已很轻微，原方 10 剂加生山药 30g，隔日 1 剂。

10 月 4 日四诊　诸症均退，以丸方治本：胎盘、生山药各 100g，冬虫草、红参、龟鹿二胶各 30g，制蜜丸。每丸重 10g，每服 1 丸，2 次/日。

1984 年 3 月 14 日来门诊复查，于今年 1 月足月顺产，母女均健，拍片，双肺结核已钙化。追访 5 年，健康胜于病前。

案4　段纯山头村杜润梅，23 岁，1965 年冬病危邀诊。追询病史，知于 1964 年冬患者因 8 个月男孩因病夭折，悲伤过度，情怀郁结。日久，食少形瘦。今春流产，矢血过多，多次发生贫血性休克。虽经调治，未能复元。夏末患痢，寒热如疟，日下脓血便 10 余次。服白头翁汤不效，又服葛根芩连 12 剂，输液半个月，病不减，反见口噤不能食。盛夏憎寒，不离棉衣，日渐消瘦，咳嗽盗汗。经 X 光透视见右肺浸润型肺结核。闭经，卧床不起 4 个月余。食少呕逆，咳喘自汗，脓血便仍未止，每便必脱肛。用抗痨药后食纳锐减，形容枯槁，眼眶塌陷。23 岁少女，满脸皱纹，毛悴色焦，皮肤干瘪（即《金匮》肌肤甲错之象）。见其舅偕余来探视，悲泣不已，安排后事，一日数度晕厥，气息奄奄，病情确属危重，余诊其脉，细数不乱，两尺尚能应指。面色虽萎黄欠华，尚不致灰败，思之再三，觉患者正在青年，虽耗伤过甚，未必就是死证。但病由寒痢误用苦寒损伤胃阳，邪陷入里成痨。延久损及于肾，生命根基动摇，已无"病"可攻。亟亟扶正固脱，醒脾救胃，先复胃气，若得胃气来复，便有生机。

红参（捣末同煎）、生半夏各 30g，山萸肉、生山药各 100g，炙草 15g，鲜生姜 10 大片（切），煎取浓汁 300mL，对入姜汁 1 盅，一日内不分次数缓缓呷服，呕止后，改为日分 3 次服，3 剂。

余疏方后，其舅与余约定，由他亲侍服药，守护观察。若有转机，再请上山一趟；若有不测，待处理后事毕，再谢奔波之劳。4 日后其舅来门诊告知：服第 1 剂后当日呕止。服完第 2 剂后，汗敛喘定，知饥、索食藕粉 1 小碗，蒸小米约 2 两许，并服稀粥 4～5 次。服完第 3 剂后，日可进食半斤许。余偕其舅再赴山头，见患者已半卧、半靠于炕上，两目有神，语声低而清晰。脉虽细弱，但属有根。下痢脓血如前，未再休克。乃疏第 2 方，以补中益气汤加山萸肉、生山药、肾四味顾护脾肾元气。

生芪18g　红参另炖、白术、当归各10g　柴胡、升麻、陈皮各3g　制肾四味各10g　山萸肉、生山药各100g　炙草15g　鲜生姜3片　大枣4枚　胡桃4枚，打　3剂

二诊后，由其舅往返传递病情变化，余斟酌改方。上方服6剂后，已能起坐，日可进食七八两。便脓血、咳嗽、午后潮热不减。第3方咬定顾护元气、补土生金之法，原方加炒谷、麦芽醒脾，煅龙牡粉固脱。服20剂后，日可进食斤半，已能起床下炕游走几次。每日进食自身有微汗、正气斩复，营卫递调伏邪外透，痢疾不治而愈。咳嗽亦减，朝热轻微。效不更方，再给原方20剂，间日1剂。

上方服后，日见起色。月经来潮，咳嗽、潮热止，食纳逾于往昔，面色红润，已可到户外活动。经X光检查，右肺结核已钙化。1966年夏生一男孩。

[按] 此例属于误治败症，故治法不循常规。如此垂危重症，经治2个月，服药49剂，无一味治痢之药而痢愈；仅一味生山药治痨之药而痨亦愈；可见古人"扶正邪自退"之说，确有至理。中医学又有"万病不治，求之脾肾"的论断，在危重疑难病的治疗上，确有起死回生之效。盖脾胃为后天之本，"有胃气则生，无胃气则死"；"脾胃一伤，百药难施"。肾为先天之本，为人生命之主宰。内寄命门真火（肾气、元气、元阳），为生命的原动力，五脏精气的源泉。故五脏之伤，穷必及肾，肾气败亡则生命终结。故凡治病，皆当首先顾护脾肾元气，勿使损伤。若已损伤，则亟亟固脱救肾，醒脾救胃，使胃气来复，病人才有生机。故此症首方虽药仅5味却是起死回生的关键。其中独参汤合山萸肉益气救脱；生山药滋润血脉，固摄气化，宁嗽定喘，补肾益肺，为《金匮·薯蓣丸》治痨瘵之主药；生半夏为降胃安冲止呕圣药，与等量之鲜生姜、姜汁、炙草合用，既解其毒，又能止剧烈之呕吐，从而使胃气复苏，为本症的治疗破一难关。余每年用生半夏数百斤，经治老人、孕妇、小儿各种危急重症，无一例中毒，可放胆使用。

案5　灵石剧团数练赵改莲，女，44岁，1984年3月26日初诊。

病史：1983年11月X片示：两上肺均显示有点片状、云雾状新老病灶，以右上肺为著，两肺结核（浸润型）。

患者工作繁重，日夜排练剧目，随团下乡演出，40岁后体质渐虚，劳倦内伤，积劳成损。1983年9月，因潮热盗汗服知柏六味加秦艽鳖甲6剂。热退后渐变五更泄泻，食少神倦，动辄自汗喘促，咳嗽痰多，有明显的咸味，喉间有水鸣声，腰困如折，整日怠惰思卧，日渐消瘦，4个月减体重5kg。今春以来，特殊怕冷，三天两头感冒，每排练一场戏，全身汗出如洗，遂病休1个月。服抗痨药引起呕吐厌食，每日午后发热一阵，出冷汗，夜夜盗汗。面色萎黄，眼圈发黑，手指、膝盖发凉。脉沉细而弱，极数，每分100次以上。舌淡胖润，齿痕累累。纵观脉证：数脉主热，此为常；数则为虚为寒，此为变。肺痨脉皆数，无一例外。数至七急八败，阴阳气血皆欲脱，非虚寒而何？误用苦寒，胃气先伤；盗汗5个月，阴损及阳；喘咳不休，肺病及肾。虽有中午一阵潮热，亦属肝虚失敛，疏泄太过。虚证、寒证、阴证显然。

此为肺痨之本质，其他皆为假象。劳者温之，虚者补之。拟用阳和汤加味变通。本汤为治外科疮疡阴证之神剂，对骨结核、肠结核、淋巴结核皆有卓效。用治本病，甚为合拍。惟胃已伤，滋腻助湿，加砂仁拌捣，以制君药熟地之腻。加重姜炭用量，油桂吞服，以复胃阳。盗汗易麻黄为根，加生芪，甘温益气而除大热，且对疮疡有托毒生肌之效。加红参、灵脂益气化瘀，缓通血痹。加萸肉敛肝，防阴阳气血之脱散，生山药益肺脾肾之阴。

生芪、熟地各30g 砂仁10g，拌捣 山萸肉30g 生山药60g 红参另炖、灵脂各10g 麻黄根30g 白芥子炒，研，10g 鹿角胶化入，10g 油桂研吞服，3g 姜炭10g 生半夏、云苓各30g 五味子、细辛、炙草各10g 鲜生姜10片

4月9日二诊：上药连服5剂，多年喉间水鸣声消失，喘汗减，食纳佳，去生半夏、细辛、五味子，3剂。

4月13日三诊：诸症向愈，痰又多，晨喘重，腰困甚。加生半夏、细辛、五味子；加青娥丸（盐补骨脂、胡桃肉），冬虫草4g、蛤蚧尾1对、红参10g研末吞服，沉香磨汁（对入）3g，5剂。

4月25日四诊：稳步好转，晨泻止，便成形，精神食纳已如常人。加三七、胎盘各5g（研末冲服），补先天肾气，缓化血痹。上方加减进退共服30剂，至6月初拍片，双肺结核钙化，体重回升，超过病前，恢复排练演出。

[按] 以本汤治各类结核病10余例，均在短期内治愈。历来视痨瘵为死症，有"风劳气臌膈，阎王座上客"之谚。古今死于此症者，不可胜计。以余浅见，治虚损痨瘵，当遵"劳者温之，虚则补之"之旨，师仲景血痹虚劳之意，在调补肺脾肾之中，佐以活血化瘀之法，把定保护脾胃元气一关，凡一切有碍脾胃元气之品，皆摒弃不用，三黄、栀子、生地、鳖甲列为禁药。阴分有亏者，重用山药，或以鲜山药佐餐。选乌梅、山萸肉酸甘化阴，敛阴固脱。并以五谷食饵为助，源泉不竭，何愁阴之不复。凡用滋阴退蒸、苦寒泻火之法而治痨瘵之虚热者，"十死不救，医之罪也"（喻嘉言）《理虚元鉴》曰："治虚三本肺脾肾。"余增一本，曰治肝，虚劳极期，亢热熏蒸，肝之疏泄太过，元气欲脱，以山萸肉救之。"治劳三禁"不可犯：一禁燥烈，不得用燥剂治痰；二禁伐气，不得用青枳肉蔻苏子破气之剂；三禁苦寒，不得用知柏芩连栀子泻火。犯此三禁，轻病转重，重病必死。余治骨蒸潮热盗汗重症，以补中益气汤甘温除大热，重加山萸肉90g，乌梅30g，生龙牡粉各30g，三五日转轻，半月退净。待胃气来复，食纳大增，增入血肉有情之品，胎盘、龟鹿二胶，蛤蚧、虫草生精补髓，养血温阳，虽奄奄一息者亦有起死回生之望。

案6 灵石南油农民董麦友，36岁，1983年9月17日传染科住院病人，会诊病例。

患肺结核10年，3年来不断发生大口咯血，频咳不止，咳剧，则血沫喷溅，胸痛，神疲，住院7日，未能控制。每次大咯血约200mL（2月份已住院一次），现仍

频频咳喘，面赤气粗，胸痛彻背，脉洪大，舌红尖赤，边有瘀斑。每次犯病，即用针剂止血，血虽暂止，胸膈积瘀已甚，难免堤防溃决，不可收拾。肺胃以降为顺，今气火冲逆，有升无降，血热妄行，咯血不止。惟久病必虚，不可清火，免伤胃阳。但降其气，气降则火降，血自归经。血证不可一味兜涩，于止血之中行瘀、化瘀，免留后患。

瓜蒌30g 薤白15g 生半夏30g 姜汁1盅，对入 丹参30g 檀降香各10g 旋覆花12g，包 赭石细末30g 炙枇杷叶30g 桃杏仁泥各15g

三七5g、白及10g研粉煮糊，加红白糖服，甘草10g，童便、韭汁各30mL对入，3剂。

9月21日，陪同屈大夫查房，血止，病象显露，面色苍白少华，拟培元固本丸善后。

龟鹿二胶、红参、灵脂、三七、白及、水蛭、冬虫草各30g，胎盘2个，制蜜丸服。1985年4月3日，患者因重感冒来诊，知其10年宿疾再未复发。鲜韭菜榨汁服，通治一切急性出血症，止血而不留瘀，甚效。

（以上医案录自《李可老中医急危重症疑难病经验专辑》）